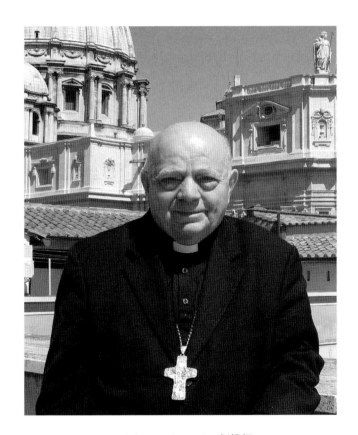

エリオ・スグレッチャ枢機卿

人格主義生命倫理学総論

人格主義生命倫理学総論

―― 諸々の基礎と生物医学倫理学 ――

E.スグレッチャ 著
秋 葉 悦 子 訳

知泉書館

Manuale di bioetica

Volume I

Fondamenti ed etica biomedica

by

Elio Sgreccia

©2007 Vita e Pensiero - Largo A. Gemelli, 1 - 20123 Milano
All rights reserved

Japanese translation rights arranged with
Vita e Pensiero - Largo A. Gemelli, 1 - 20123 Milano
through Japan UNI Agency, Inc., Tokyo

凡　例

(1) 原書の強調は傍点で示した。
(2) 訳者による補足は〔　〕で示した。
(3) 訳注は（訳注）と表記し，原注とともに脚注に掲げた。
(4) 原書における引用文献のミスや脱字等は，可能な範囲で修正した。

第4版序文

　1986年にヴィタ・エ・ペンシエーロ（Vita e Pensiero）社から『生命倫理学――医学・生物学提要』というタイトルの書が出版されてから20年が経過した。新たな学問分野を体系化するこの最初の――イタリアで最初の――試みは、基礎的性格のいくつかの章を含み、残余の章で、中絶から安楽死に至る、生命倫理学の主要な問題が論じられた。概ねこの新版と同じ章である。

　哲学者であり、当時のローマ・カトリック大学の学長であったアドリアーノ・バウソラ（Adriano Bausola）教授がこの書の序文を記した。彼は聖心カトリック大学に生命倫理学を最初は学科として、次に文化研究センターとして、その後第一水準の講座として、最後に医学部の大学付属研究所として、導入する計画を支持した。この献身と支援に対して、氏の早生に対する哀惜とともに最大の敬意と感謝を保持しつつ、この最初の書に寄せられた彼の序文を取り上げたい。

　続く版は、この最初の書の夥しい増刷の後に執筆された。タイトルを変更したため、最初の出版物の第2版とすることは考慮されなかったが、最初の出版物は事実上、続く出版物に反映されている。テキストが全2巻に拡大されて出版されたとき、すなわち1988年に『生命倫理学提要――生物医学の基礎と倫理学』（第1巻）、1991年に『生命倫理学提要――医学の社会的側面』（第2巻）が出版されたとき、この2つの巻が第1版となった。第2版はやはり全2巻で、それぞれ1994年（第1巻）と1996年（第2巻）に、第3版は1999年（第1巻）と2002年（第2巻）に出版された。

　我々は今、現実には20年にわたる第5版であるにせよ、第4版を提出する。

　まず最初に、この版においては、文献に関しても、規範的文書や判例

に関しても，生命倫理学の進化がもたらした科学的，哲学・倫理学的，法的現代化に考慮が払われていると言うことができる。

また，考察に基づく意見と，正当な場合には批評も考慮した。全般に，提要は高水準の普及を享受し，様々な翻訳を記録した。スペイン語（メキシコと，間もなくスペインで），ポルトガル語（ブラジルと，間もなくポルトガルで），フランス語（カナダ，フランス），そして現在，英語（米国）とウクライナ語で翻訳作業中である。

要約版が，ルーマニア，ロシア，ブルガリアで出版され，またアラビア語の総合版（エジプト）も印刷中である。

裏切ることのできないこの信頼の投資のゆえに，我々はこの第4（「5」）版に着手した。

本書を特徴づけるものとして，その根底にある「存在論的人格主義」に導かれた哲学的措定がある。存在論的人格主義は，理性を信じ，啓示へと，また現実との対話へと開かれている。また，評者によって特徴的な性格として強調されているのは，実験科学，哲学的人間学，規範倫理学の間の「三角形方式」（そこでは人間学が三角形の頂点に配置される）のボルト（心棒）となる認識論と方法論の措定である。生命倫理学はその複合学問分野性において，現実，人間，そして人間の行為と人間の善に関する規範を解明する知の類推と一致する。生命倫理学の個別問題に対する倫理的判断のために使用される基準学（criteriologia）のかなりの部分は，根底にあるこの方法論に判断を委ねる。世俗的と規定される著作や，本書で言及した著作も，この方法論の貢献を肯定的に捉えていることを，私は確認することができた。

内容至上主義の観点と編集上の観点から，第4版は，これまでの版をも特徴づけてきた現代化の努力のほかに，二つの固有の注意を払った。第一は，より内容至上主義的な性格のものであり，より最近の生命倫理学の議論に対する哲学的性格の貢献，すなわち，必要不可欠な科学的データの収集によって時々見逃されうる貢献を強調していることである。第二は，より技術的な性格のものであり，我々は実際，テキストの各章の終わりに，読者，よりいっそう学生に対する教育上の助けとして，要旨一覧を掲載することとした。

これまでの版においてと同じく，文献目録と編集上の援助に対して，他の協力者ロベルタ・ミナコーリ（Roberta Minacori）（ローマカトリック大学生命倫理研究所研究員，博士）とパルマ・スグレッチャ（Palma Sgreccia）（同研究所博士課程）に感謝しなければならない。

E．S．

初版序文

　医学と生物科学の発展によって生じる期待と問題は夥しい。それらの科学の発展は魅力的な見通し，非常に広く前途有望な肯定的な可能性を開く。ある瞬間，そこでは数百年間人類が不可能だと考えてきた多くのことがまさに可能になろうとしている，一つの時代の出発点にいるようにすら感じられる。

　遺伝学の発展は，この方向をますます速いテンポで推し進めた。しかし他のどの人間の領域とも同様，この領域においてもまた，肯定は幾度か否定的な波及効果を伴った。

　生物医科学の進歩は，新たな要求と新たな社会的・政治的要請を産み出すがゆえに，人間と社会を問い質し，挑発する。これらの発展に関して，新たな倫理的問いが沸き起こる。

　ここで問題になるのは，しばしば複雑な問いと困難な解決である。

　このため，ローマに偉大な医学部とミラノに偉大な人文学部を擁する聖心カトリック大学に生命倫理センターを創設することが，かつてないほど必要であるように思われる。このセンターは，上に言及した多くの問題の調査と解決に固有のたゆまぬ貢献をすることに専念する。

　センターの指導者エリオ・スグレッチャ師の『人格主義生命倫理学』は，その広さ，洞察力，そして大いなるバランスをもって，この学問分野を支える構造の概略を示すがゆえに，確かな貢献を与える。

　このように有機的な，真摯な，献身的なこの種の作品は，イタリア文化界に最高級の貢献を果たすだろう。それは，まず医師と医学部の学生に関心を抱かせるであろうが，必ずや他の多くの人々，新しい科学の発展によって燃え上がる希望を共有しつつも，道徳的要求とのたゆまぬ対決の必要性の自覚を合わせ持つ多くの人々をも引き寄せるだろう。

アドリアーノ・バウソラ

目　次

凡　例……………………………………………………………………… v
第4版序文…………………………………エリオ・スグレッチャ　vi
初版序文……………………………………アドリアーノ・バウソラ　ix

第1章　生命倫理学の起源，普及，定義 …………………………… 3
「新たな」考究としての生命倫理学の出現と用語の起源………… 3
世界における生命倫理学の主要なセンター ……………………… 7
医学倫理学から生命倫理学へ ………………………………………17
定義の問題 ……………………………………………………………26
生命倫理学，人間学，学際性 ………………………………………34

第2章　生命倫理学の認識論的正当化，判断の基盤，研究方法論 ‥43
生命倫理学の認識論的正当化 ………………………………………43
生物医科学と生命倫理学との関係 …………………………………48
生命倫理学のモデルとメタ倫理学の問題 …………………………54
　　生命倫理学のモデル ……………………………………………54
　　可知論と不可知論──ヒュームの法則 ………………………56
　　記述倫理学と社会生物学モデル ………………………………63
　　主観主義あるいは急進的自由モデル …………………………66
　　実用主義・功利主義モデル ……………………………………69
　　社会契約論モデル ………………………………………………72
　　現象学モデル ……………………………………………………73
　　原則の倫理学 ……………………………………………………74
　　人格主義モデル …………………………………………………75
生命倫理学における研究方法 ………………………………………79

道徳法と市民法………………………………………………………82
　　世俗的生命倫理学とカトリック生命倫理学…………………………86

第3章　生命──形態，起源，意義……………………………………91
　　生命とその諸形態……………………………………………………91
　　生命と目的論…………………………………………………………95
　　進化論に対する賛否…………………………………………………98
　　還元論に抗して………………………………………………………108
　　生物学の問題内部の哲学的問題……………………………………112
　　人間中心主義倫理学と反人間中心主義倫理学……………………117

第4章　人格と身体………………………………………………………125
　　医学の人間化…………………………………………………………125
　　人格とその中心性……………………………………………………127
　　身体とその価値………………………………………………………135
　　　二元論的または主知主義的概念…………………………………136
　　　一元論的概念………………………………………………………140
　　　人と身体性の人格主義的概念……………………………………142
　　人格の超越性…………………………………………………………152
　　人格，健康，病気……………………………………………………158
　　健康と病気──簡潔な歴史的認識…………………………………163
　　　古代…………………………………………………………………163
　　　近代およびポスト・モダニズム時代……………………………165
　　人の身体──商品化とデフォルメ…………………………………168

第5章　生命倫理学とその原則…………………………………………173
　　生としての，また科学としての倫理学……………………………173
　　客観的道徳と主観的道徳……………………………………………181
　　人の自由………………………………………………………………189
　　　自己実現としての自由……………………………………………190
　　　道徳的養成の必要性………………………………………………191
　　規範，価値および自然法……………………………………………192

「目的への手段」としての自然道徳法……………………………199
　　「自然本性」と「理性」との本質的な一致……………………200
　　自然道徳法の認識………………………………………………………201
　　自然法は「生きている」………………………………………………203
　　目的論的倫理学と義務論的倫理学……………………………………205
　　現代倫理学のパースペクティブ………………………………………209
　　　人間学の沈黙……………………………………………………………210
　　　「超越的」の観念の歪曲……………………………………………211
　　討議倫理学（ハーバーマス）…………………………………………212
　　　討議倫理学の前提………………………………………………………212
　　　討議倫理学の性格………………………………………………………212
　　　手続的理性………………………………………………………………213
　　　間主観性は普遍性の位置を占める……………………………213
　　人格主義生命倫理学のいくつかの派生命題と原則…………214
　　　物理的生命保護の原則………………………………………………214
　　　自由と責任の原則………………………………………………………219
　　　全体性の原則あるいは治療原則……………………………………221
　　　社会性と補完性の原則………………………………………………223
　　北米の生命倫理学の諸原則……………………………………………226
　　諸々の衝突状況と衝突解消のための諸原則………………234

第6章　生命倫理学と医学…………………………………………………239
　　医学の「複雑性」と倫理学の合流……………………………………239
　　科学としての医学と倫理学的要請……………………………………241
　　科学技術の誘惑……………………………………………………………246
　　社会との衝突………………………………………………………………249
　　環境的構成要素……………………………………………………………256
　　医学の目的，限界，リスク……………………………………………257
　　　現実に対する尊敬………………………………………………………257
　　　関係的な知としての医学……………………………………………259
　　　回復させる能力としての医学………………………………………261
　　　治療における関係……………………………………………………263

「不可能な医学」……………………………………………… 266
　　医師・患者関係………………………………………………… 267
　　　医師・患者関係の性質……………………………………… 267
　　　医療行為の基礎……………………………………………… 271
　　　医師・患者関係のモデル…………………………………… 274
　　　患者の善の意義……………………………………………… 279
　　　情報提供と同意の範囲と質………………………………… 282
　　医師・患者関係における徳の回復…………………………… 285

第7章　生命倫理委員会……………………………………… 289
　　なぜ生命倫理委員会か………………………………………… 289
　　生命倫理委員会の設置に不可欠の前提条件………………… 292
　　医学的知と「医学」の行使の人間学的合一の再構成に向けて …… 296
　　準拠する基準と価値の問題…………………………………… 299
　　医学の政治化の克服──病者の諸権利と医師の諸権利…… 301
　　綿密な倫理学的判断のパラメーター………………………… 304
　　生命倫理委員会の機能と性格………………………………… 307
　　生命倫理委員会に最適の性格………………………………… 312
　　国際的な状況…………………………………………………… 315
　　　アメリカ合衆国……………………………………………… 317
　　　オーストラリア……………………………………………… 320
　　　日本…………………………………………………………… 322
　　　欧州…………………………………………………………… 324
　　イタリアにおける生命倫理委員会…………………………… 336
　　結論と展望……………………………………………………… 347
　　ユネスコとその生命倫理委員会……………………………… 350

訳者あとがき……………………………………………………… 353
文献一覧…………………………………………………………… 361
人名索引…………………………………………………………… 433
事項索引…………………………………………………………… 440

各論目次

第8章　生命倫理，遺伝学，出生前診断
〈遺伝子操作と遺伝子工学〉
テーマの重要性と範囲設定
遺伝子工学の歩みにおけるいくつかの重要な段階
介入のレベルと目的 ―― 新しいポスト・ゲノム医学の期待とリスク
  介入のレベル
  目的
倫理的方向付けと倫理的判断規準
「作因源」の不可侵性
倫理的方向付けの諸原則
特殊倫理規範
出生後の遺伝子診断とスクリーニングの諸問題
  病気の診断を確認するための出生後の遺伝子検査
  結婚前および妊娠前診断
  労働者に対する遺伝子スクリーニング
  「ヒトゲノム計画」および関連する倫理的諸問題
  司法分野における遺伝子検査
  保険加入目的での遺伝子検査
遺伝子治療
人を変更・増強する遺伝子工学
バイオテクノロジーの成果の特許
〈出生前診断〉
歴史と医学的適応
方法と技術の手順
  非侵襲的技術

侵襲が最小限の技術
　　侵襲的技術
　遺伝子検査後の結果と帰結
　出生前遺伝子診断についての倫理的指示

第9章　生命倫理学，性，人の生殖
　テーマの範囲設定と現代的意義
　性に関するカトリック道徳の発展
　性と生殖に関する人間学的前提
　相互「承認」としての性
　身体的な性と心理的な性
　性に対する自由と責任
　結婚と生殖
　結婚の意義と夫婦行為の意義　責任ある生殖と避妊の倫理
　　責任原則
　　愛の真実の原則
　　誠実の原則

第10章　生命倫理学と中絶
　生命倫理学的視点
　遺伝学とヒト生物学から見た新生受胎産物（neoconcepito）
　胚に見られるヒト性
　新生受胎産物の存在論的，倫理的価値
　　予防策としての法
　　霊魂吹き込みの瞬間
　　自意識
　　本質的行動と関係
　　人の像の承認
　　生殖または緊急避妊的中絶の意図
　　哲学的結論——生物学的なるものと人間
　　倫理学的結論
　法的倫理学から見た中絶

いわゆる「治療的中絶」あるいは母の生命と胎児の生命の衝突
　治療的中絶の「適応」
　「治療的中絶」に関する倫理的評価
　劇的なケース
　結論
優生学的中絶
中絶に関する法と良心の異議
自由と真理に訴える良心
法の規範性と良心の拘束
良心の異議と自由意思による中絶
中絶の「隠れた」形態
自然流産の予防

第11章　生命倫理学とヒトの受胎のテクノロジー

倫理的問題の定義
いくつかの区別
〈人工授精〉
歴史上および統計上の徴候
医学的適応，使用される技術，成果
　医学的適応
　使用される技術
　結果
人工授精の倫理的評価
配偶者間人工授精の道徳的側面
精子採取の手段と方法論の正当性
非配偶者間人工授精の倫理的評価
配偶子の卵管内移植（GIFT）と他の体内受胎技術
〈体外受精（FIVET）胚移植〉
テーマの重要性と現実性
FIVETについての歴史的徴候
適応，手法，成功率
FIVETの併発症

卵巣過剰刺激症候群
　　　胎児奇形の発生率増加の可能性
　　　子宮内膜と胎児の成長のずれ
　　　子宮外妊娠
　　　多胎妊娠
　FIVET に関する倫理問題
　　　配偶者間体外受精──胚と夫婦の一致の喪失
　　　非配偶者間人工体外受精
　　　結婚と親の一致に対する影響
　　　胎児のアイデンティティ
　　　優生学への衝動
　　　「代理母」
　体外受精（FIV）と実験
　受精と妊娠の異常形態
　人工受精は人間関係の意義を変える
　　　凍結胚の運命は？　生まれながらの養子？
　　　倫理と法の狭間の人工受精
　　　結論的考察
〈性の選択または事前の決定〉
性の選択／事前の決定へと駆り立てる諸々の動機
受精前の仮説的または実験的手法
受精後の今後見込まれる手法
自然的方法と性の選択
倫理的評価
　　　目的または動機
　　　方法と技術の正当性
「治療としての子から治療的クローンへ」
　　　幹細胞
　　　治療的クローニング
　　　ANT 技術

第 12 章　生命倫理学と不妊手術
　歴史上の徴候と不妊手術の様々な形態
　世界における避妊的不妊手術
　イタリアにおける状況
　技術
　道徳的評価
　人格と身体の完全性の不可侵性
　人の全一性
　自由選択と全体性の原則
　症候としての自由意思による不妊手術の要求
　重大な危険性の推定と特殊事例
　　いわゆる「境界例」
　　精神病の女性と配偶者間または非配偶者間の暴力事例
　法と不妊手術
　自由意思による不妊手術と自由主義的な新・自然法

第 13 章　生命倫理学と人を対象とする実験
　〈臨床試験〉
　実験は不可欠である
　薬学実験の技術的意義
　歴史，実務，法制
　人を対象とする実験の倫理学
　　評価基準となる倫理的諸価値
　　人を対象とする実験に作用する諸々の倫理的指示
　倫理的評価と具体的事例
　〈胎児とヒト胚を対象とする実験〉
　テーマの新規性
　治療的性格の子宮内への介入
　純粋な科学実験の介入
　ヒト中絶胎児を対象とする実験
　移植目的の胎児組織の採取
　生物医学領域における研究に対する倫理的義務の提案

第14章　生命倫理学と臓器移植
科学技術の進歩
分類と歴史的・記述的覚書
生体ドナーからの肝臓移植
可視的臓器の「非救命的」移植
「ドナー交換」移植
法制化の見通しと国際協力
イタリア法の状況
問題の倫理的側面 —— 一般原則
　ドナーとレシピエントの生命の保護
　レシピエントの人格的アイデンティティとその子孫の保護
　インフォームド・コンセント
　死体からの移植における死の確認の問題
脳死についての今日の議論
異種移植の事例
組織移植
臓器ドナーとしての無脳症新生児

第15章　生命理倫理学，安楽死，死の尊厳
用語の定義と問題の歴史
今日の文化の脈絡
　思想と生命の世俗化
　合理論的および人道的科学至上主義
　テクノロジーと人間化の狭間の不均衡な医学
教会の教導権の教え
安楽死の道徳的性格に関する教義の概要
　本来の意味における安楽死の拒絶
　治療的手段の釣り合いのとれた使用通常のケアと緩和ケアの提供
　執拗な治療と死の忌避（distanasia）の拒絶
　鎮痛剤の使用
　終末期患者への真実告知
いくつかの職業義務と法律の文書の検討

欧州評議会の勧告
　　治療措置についての事前の宣言
　　　欧州の医学倫理学の諸原則
　　　欧州議会の決議案
　　　安楽死法制の発議
　　　イタリア上院保健衛生委員会の法案
　　　2006年のイタリア医師職業義務規程
　　世界の現行法の状況
　　小児の安楽死
　　　新生児の安楽死に関するフローニンゲンのプロトコール
　　法律問題としての安楽死
　　安楽死と自殺

第16章　生命倫理学とテクノロジー
　　飽くことを知らない歴史
　　科学技術，人間学，倫理学の進歩
　　情報科学と人間学
　　　人間学的・文化的側面で，情報科学が再保証することになるもの
　　　情報科学導入の問題的側面
　　情報科学の文化に対する倫理的要請
　　テクノロジーの応用に関するいくつかの特殊倫理のフロンティア
　　　遺伝子操作
　　　原子力利用
　　　環境汚染
　　技術が唯一の地平であるとき人はロボットになる

人格主義生命倫理学総論
―― 諸々の基礎と生物医学倫理学 ――

第1章
生命倫理学の起源，普及，定義

───────

「新たな」考究としての生命倫理学の出現と用語の起源

　「生命倫理学（bioetica）」という語が腫瘍学者ファン・レンセラー・ポッター（Van Rensselaer Potter）の著作[1]に出現してからほぼ20年，この名称をもって迅速かつ大いなる成功を収めた観念の推移を回想することは有益である。今日ではすでにその発展の歴史的あるいは哲学史的概観図が存在する[2]。

　本書の旧版と比較しても，新たな学問分野に関する文献，著作，出版物は増加しており，今やその行程と動向をよりいっそう明確にすることが可能である。

　とは言え，遂げられた大事業に必要な検証を施すのは容易ではない。増大する提案の相違と，時折哲学的アプローチの対立が，考究の射程の拡大と，著者，研究センター，そして著作物の数の増加と一致するからである。このことは，十分な意味を持つ定数と接点を見出そうとする者に，大いなる慎重さを命ずる。

　そこで，まず，最も顕著な発展と，問題の十分な認識を表明するよう

───────

1)　1970年に «Perspective in Biology and Medicine», 14(1), pp. 127-153 に掲載された彼の論文 Bioethics. The science of survival が世に出る。翌年，この論文は彼の著書 Bioethics. Bridge to the future, Englewood Cliffs(N.J.)1971 の第1章になる。

2)　C. Viafora (a cura di), Vent'anni di bioetica. Idee protagonisti istituzioni, Padova 1990; D. Gracia, Fundamentos de bioética, Madrid 1989 (Tr. it. Fondamenti di bioetica, Milano 1993); A.R. Jonsen, Birth of bioethics, Oxford 1998.

な，特に際立ったいくつかの著作と組織（センター，委員会，専門教育）を取り上げながら，この思想の歴史的，文化的パノラマを提示することが適切であるように思われる。

　生命倫理学が，言葉の固有の意味において米国で生まれたこと，しかしその名称を案出し，それに一定の意味を付与したのはポッターの著作だけではないことは，周知のところである。彼はこの語を導入することによって，生命倫理学は「生物学の知識（conoscienza）を人間の諸価値の体系の知識と結び付けた・新・た・な・学・問・分・野」[3]でなければならないことを強調した。彼の記述によると，「私は，生物学，生きているものの体系の科学的知識を表すために語根（radice）*bio* を，そして人の価値の体系の知識を表すために *ethics* を選択する」[4]。ポッターは実際，全生態系の生き残りに対するリスクを，知（sapere）の二つの領域，すなわち自然科学的知と人文科学的知の分裂のうちに認めた。広義の人文科学の文化の一部を成す倫理学的諸価値（*ethical values*）と生物学的諸事実（*biological facts*）との截然たる区別が，ポッターによると，人類とその地上の生の存続を危うくした，かの見境のない科学技術の基礎になったのである。彼が，生命倫理学を「生き残りの科学（*science of survival*）」と呼んだのは，まさにこのためである。生き残りへの「本能（istinto）」は十分ではなかった。それゆえ，新たな科学，まさに生命倫理学が必要とされたのである。

　ポッターは，新しい知の緊急性を予想した。その知はもはやただ自然現象を知り，それを説明するだけでなく，かくして人類の生き残りを助け，未来の世代の生活の質をよりよいものにすることができるように，科学技術の知識を賢明な仕方で用いることができるような方法を発見することをも目指すような知である。差し迫った破局を回避する唯一の道は，二つの文化，すなわち自然科学の文化と人文科学的道徳（umanisitica morale）の文化との間に「橋」を架けることであった。生命倫理学は，その上，ポッターによると，人にのみ焦点を合わせるべきではなく，その眼差しを全生物圏に広げなければならなかった。すなわち，生命全般に対する，人のいずれの自然科学的介入にも広げなければ

---

[3] Potter, *Bioethics. Bridge to the future*, p. 1.
[4] *Ibidem*.

ならなかった[5]。この意味において，生命倫理学の概念は，伝統的な医学倫理学（etica medica）に比して，より広い意義をもって据えられた。ポッターは生命倫理学を「新たな知恵（nuova sapienza）」と定義した。「生き残りの科学は，単なる自然科学以上のものでなければならず，それゆえ，新たな知恵の獲得にとってより重要な二つの構成要素を強調するために，生命倫理学（bioethics）という語を提案する」[6]。

ポッターの概念においては，要するに，生命倫理学は警戒状態から，まさに自然科学と社会の進歩に関する危機的な不安から始まる。かくして逆説的に，まさに自然科学の進歩の結果として，人類の生き残りの可能性に対する疑いが理論的に表明される。

かの数年間とそれに続く数年間に告げられた，遺伝子工学の領域における諸々の発見は，生物兵器を作成し，生命の形態，種と個体の基本法自体を変更する可能性への懸念を引き起こし，それは，この警戒が大きな反響を呼び，「破局的な」類型の観念とおそれの風潮を引き起こすようなものであった。

しかし生命倫理学のこの最初の思潮の傍らに，考究すべき他の「遺産」がある。それは今日，ポッターのそれと比べて，現実に優勢になった遺産であり，W・T・ライヒをして，生命倫理学という語の「二地点に同時存在する」創始と言わしめるほどのものである[7]。まさにこの同じ数年間，オランダ生まれの著名な産科医で，人口統計学の領域で研究に従事していた，ケネディ倫理学研究所の創始者アンドレ・ヘレガースによって与えられた強力な推進力が認識されなければならない。彼は生命倫理学を産婆術，すなわち医学，哲学，倫理学間の対話と対比を通して諸価値を把握することのできる科学とみなす。ヘレガースによると，したがって，この新たな領域の対象は，臨床上の実践に暗黙裡に含まれている諸々の倫理学的側面である。この学問分野を学究的に構造化することにより，生命倫理学の語を最初に大学の世界に，次いで生物医学，

---

5) 彼はこの観念を，次の著書のテーマにもなる「包括的生命倫理学（global bioethics）」という語で示すことになる。V.R. Potter, *Global Bioethics. Building on the Leopold Legacy*, East Lansing 1988.

6) Potter, *Bioethics. Bridge to the future*, p. 2.

7) W.T. Reich, *The Word «Bioethics». The Struggle Over its Earliest Meanings*, «Kennedy Institute of Ethics Journal», 1995, 5(1), pp. 19-34.

政治，そしてマスメディアの領域に導入することを目指したのは，疑いなくヘレガースであった。後に，前述のように，彼の概念が優越することになる。すなわち，生命倫理学は大多数の学者によって，医学の知識と倫理学の知識を統合しうる特殊な学問分野とみなされる。ヘレガースについては，さらに，臨床生命倫理学者が伝統的倫理学者以上にエキスパートになるであろうことを予言しつつ，この新たな学際的学問分野に特有の方法論を導入した功績も認めなければならない。このパースペクティブにおいて，「医師のモラル（morale medica）」という語と区別するためにも，その語の代わりに生命倫理学という新しい語が採用された。

それゆえ，ポッターの生命倫理学の概念は，より著名なヘレガースの生命倫理学によって翳らされた。このため，ポッターの遺産は慎ましいものになったが，グローバルな生命倫理学の最初のヴィジョンは，生物圏をも包含するがゆえに，あるいは人類とその短期・長期の相互作用をも包含するがゆえに，疑いなくその重要性を保っている。その上まさにこの概念は，時の経過につれて，環境生命倫理学の誕生にも好都合に作用した。

しかし厳密な歴史においては，すでにポッターとヘレガースの数年前，正確には1969年に「ヘイスティングス・センター（Hastings Center）」が創設されたことが強調されるべきである。少し後で述べるとおり，「ヘイスティングス・センター」は，哲学者ダニエル・キャラハンと精神医学者ウィラード・ゲイリンによって創設された。生命倫理学の語はまだ用いられていなかったが，彼らは特に生物医学分野における研究と実験の領域において，規範を研究し，定式化することに傾注したのである。米国においては，実際に，遺伝学分野における発見がまだ告げられる前に，人体実験の領域におけるいくつかのセンセーショナルな濫用に続く告発と裁判によって，実験の倫理学的問題をめぐる議論がすでに先鋭化していた。たとえば1963年にブルックリンのユダヤ人慢性病院（Jewish Chronic Disease Hospital）において，実験の過程で何よりもまず彼らの同意なしに高齢患者に腫瘍細胞が注射された。1965-1971年の間，ニューヨークのウィローブルック・ステート病院（Willowbrook State Hospital）で，同病院に入院していた幾人かの障害児

にウィルスを接種することにより，ウィルス性肝炎に対する免疫処置についての一連の研究が実施された。これらの実験は，ナチス時代の強制収容所で実施された野蛮な実験を再び想起させた[8]。

世界における生命倫理学の主要なセンター

　シェークスピアの『夏の夜の夢』（cfr. V.i, 15-17）に敷衍しつつ，A・G・スパニョーロは論証する。神学と哲学は，「『住む家と名』にまったく貢献しなかった。「家」は，会議と出版物を通して生命倫理学を急速に普及させた，諸々の研究センターである。「名」は，生物学（biology）と倫理学（ethics）の語を，誰でも予測しうるような，ほとんど自然発生的な仕方で接近させたことによって生じた名〔bioethics〕である」[9]。
　キャラハンとゲイリンは，この問題について討論するために率先して科学者，研究者，哲学者を参集させた。その反響は，生命倫理学の研究に体系的に従事する機関，「社会，倫理学，生命科学研究所」の創設へと導いたと言われている。研究所はヘイスティングス・オン・ハドソン（N.Y.）に本部を置き，間もなく「ヘイスティングス・センター」の名で一般に知られるようになり，保健・医科学の倫理的，社会的，法的側面を考察することを固有の目的とした。これらの研究への関心は，最初は研究所の運営や経済的な問題に配慮せず，センターの起源は，一部は母親から資金を得て，キャラハンの家の空室にあったという程度のものであった[10]。1988年にセンターは年間予算160万ドルに達し（一部は政府の基金，一部は私的基金に由来する），指導委員会の24名のメンバー，

---

[8]　A.R. Jonsen - A.L. Jameton - A. Lynch, *Medical ethics, history of north America in the twentieth century,* in W.T. Reich (ed.), *Encyclopedia of Bioethics*, New York 1978, pp. 992-1001.

[9]　A.G. Spagnolo, *Bioetica*, in *Dizionario interdisciplinare di Scienza e Fede*, a cura di G. Tanzella Nitti e A. Strumia, Roma 2002, p. 198.〔「こうして，詩人の想像力が，ひとたび見知らぬものの姿に想いいたるや，たちまちにして，その筆が確たる形を与え，現実には在りもせぬ幻に，おのおのの場と名を授けるのだ。強い想像力には，つねにそうした魔力がある」。シェイクスピア（福田恆存訳）『夏の夜の夢・あらし』（新潮文庫，2003年56刷改版）106頁。〕

[10]　P. Quattrocchi, *La bioetica, storia di un progetto*, in C.G. Vella - P. Quattrocchi - A. Bompiani, *Dalla bioetica ai comitati etici*, Milano 1988, pp. 57-97.

30名のスタッフ，および130名の奨学生に依っていた。最初のそして現在〔2007年当時〕のディレクターは，共同創設者のダニエル・キャラハンである。現在，ヘイスティングス・センターは，ギャリソン（N.Y）に本部がある。

　センターは，独立した，世俗の，営利を目的としない，公衆一般に対する傑出した教育的活動を伴う，ほとんど社会的使命を有する研究機関であることを企図する。その活動は以下のような特殊な目的をもっている。生物医科学の進歩および医療専門職自体から提起される倫理学的諸問題に取り組み解決を試みること。多くの科学的発見の倫理的重要性について，公衆一般を教育すること。そして，たとえば後発性免疫不全症候群（AIDS），生命維持措置の中止，人工生殖，出生前診断，保健分野における資金の分配などのような，現代社会の多くの困難な道徳的諸問題のためのガイドラインの作成に貢献すること。

　このセンターは事実上，ポッターの展望に比して，その地平を拡大しつつ，医学と社会医学の広範なテーマを生命倫理学の論争に引き入れ，様々な生命倫理学の個別問題について教育計画と指示（direttive）を作成することに貢献した[11]。

　これらの研究の成果は，センターの公的機関誌「ヘイスティングス・センター・リポート」と，夥しい数の他のモノグラフに公表される。

　ヘイスティングス・センターが誕生した同じ年，ワシントン（D.C.）のジョージタウン大学に，上述のとおり，胎児生理学の研究に傾注するヘレガースが赴任した。彼は，生命倫理学の学際的な研究プログラムを開始する明確な意図をもって，この大学に異動してきた。まさにこの目的のために，ヘレガースはジョージタウン大学医学部にいくつかの授業を確保するために，1968年と1969年にプロテスタント倫理神学者ポール・ラムゼイを招いた。この道徳の授業から，『人格としての患者（The patient as person）』と『製造された人（Fabricated man）』の二冊が共に1970年に刊行された。それは明確に，アメリカにおいて生命倫理学を世に送り出した最初の出版物とみなされうる。

　丁度この時期，ケネディ家は，先天性精神障害の予防に関するいくつ

---

11) D. Callahan (ed.), *The Hastings Center. A short and long 15 years*, New York 1984.

かの研究に資金供与することを決定した。この研究が含む倫理的問題が，生殖の生理学にも生命倫理学にも従事する機関の創設をヘレガースに提案させた。このような仕方で 1971 年に，「人の生殖と生命倫理学の研究のためのジョセフ＆ローズ・ケネディ研究所」，すなわちすでに指摘したように，公式に生命倫理学研究所の名称を付与された最初のセンターが誕生した。1976 年のヘレガースの死後，研究所は現在も存在するケネディ倫理学研究所の名称を採用し，公式にジョージタウン大学に合併された。長年にわたって E・D・ペレグリーノがその所長であった。ケネディ研究所の内部に，独立した責任者を持つ「生命倫理学センター」の本部がある。後に，ジョージタウン大学の他のセンターと共同で以下のような活動が展開された。すなわち，「共同体と家庭医学部門」の内部に「健康および人文科学局（Division of Health and Humanities）」。また，すでに 1964 年から大学に存在した「人口調査センター」。そして，「アジア生命倫理学プログラム」。これは，アジア諸国の生物医学分野において科学技術の発展によるインパクトから生じた倫理的問題を評価するために計画された。さらに，「専門職倫理学における欧州プログラム」。これはまずドイツで，続いて他の欧州諸国で発展した。

「生命倫理学センター」と「ケネディ研究所」[12]は，ジョージタウン大学（1789 年にイエズス会によって設立された）を本拠地とする。それは，体質的に，どの宗教的信条の学生，研究者にも開かれている。すなわち，それが主要目的とするのは，学際的方法論による研究——そのメンバーが社会科学と自然科学の出身であることに由来する——，哲学と倫理神学の分野を優先する研究，宗教間およびエキュメニカルな対比による研究である。

研究所およびセンターによって監修される出版物は，その数においても扱われるテーマにおいても夥しい。とりわけ言及に値するものの一つは，1978 年に W・T・ライヒによって監修された，そのジャンルにおいて唯一の『生命倫理学事典（Encyclopedia of Bioethics）』である。事典は 1995 年に第 2 版，2004 年に第 3 版を重ねた。総頁数 3,000 頁に

---

12) L. Walters, *The Center for Bioethics at the Kennedy Institute*, «Georgetown Medical Bulletin», 1984, 37 (1), pp. 6-8.

及ぶ全5巻から成り，437名の著者によって作成された464項目がアルファベット順に配列されている。ケネディ研究所は，さらに隔月に *New Titles in Bioethics*，すなわち新たに刊行された書物の概要を記した最新文献目録と，*Scope Note Serie*，すなわち雑誌記事をも含む文献目録のモノグラフを刊行する。公式機関誌は«Kennedy Institute of Ethics Journal»である。

センターの他の重要な活動は，オンラインBioethicslineでの書誌情報サービスの開設であった。これはメリーランド州のベセズダ〔メリーランド州中部，ワシントンD. C. 北西郊外の高級住宅地区。National Institute of Health, National Naval Medical Centerがある〕の国立医学図書館に依拠し，MEDLARSシステムを通じて米国そして世界に提供される。ジョージタウン大学の図書館，「国立生命倫理学文献参照センター」は，英米圏の最重要文献を収蔵する。

この文化区域において，とりわけT・L・ビーチャムとJ・F・チルドレスの働きにより，著名な業績『生物医学倫理学の諸原則』の中で米国の生命倫理学説が形成された。それは「原則主義」の理論の輪郭を描く[13]。これについては後述する。生命倫理学の父の一人に数えられる他の思想家はE・D・ペレグリーノである。長年にわたる生命倫理学センターの所長としてすでに言及したが（現在〔2007年〕はジョージタウン大学の倫理学高等研究センター長），D・C・トーマスマと共に，医師・患者関係についての新たな概念を構築した[14]。

米国の最初の二つの研究センターの後，非常に多くの他の，たいていは大学か病院と提携したセンターが普及した[15]。我々はすぐ後に，その

---

13) T.L. Beauchamp - J.F. Childress, *Principles of biomedical ethics*, New York 1994^4; A. MacIntyre, *After virtue. A study in moral theory*, Notre Dame (Ind.) 1981 (tr. it. *Dopo la virtù. Saggio di teoria morale*, Milano 1988).

14) とくにE.D. Pellegrino - D.C. Thomasma, *For the patient's good. The restoration of beneficence in health care*, New York 1988 (tr. it. *Per il bene del paziente. Tradizione e innovazione nell'etica medica*, Cinisello Balsamo 1992) 参照。同じ著者らはこれに先立って，*A philosophical basis of medical practice. Toward a philosophy and ethics of the healing professions*, New York 1981 を刊行した。

15) 世界中で近年出現した生命倫理学と医学倫理学のセンターはその数を増しており，すべてを引用することはできない。専門的助言の詳細は，欧州の状況については，*Annuaire Européenn de Bioéthique*, Paris 1996. 世界の状況については，毎年用意される完全なリスト *World directory of academic research groups in science ethics*, UNESCO, 1993 を参照。

アプローチ（impostazione）を特徴づけるもののうちのいくつかを示す。アメリカでは多数のモノグラフを刊行した「教皇ヨハネ23世センター」が注目に値する。それはカトリック教会の教導職（Magistero）に忠実な原理的パースペクティブによって活動する。

オーストラリアではP・シンガーが指揮したメルボルンのモナシュ大学「ヒト生命倫理学センター（*Center for Human Bioethics*）」の活動が注目される。彼は極端な「世俗主義」の基礎を築いたことでよく知られているが，国際生命倫理学協会の公式機関誌《Bioethics》誌の共同編集者でもあった[16]。オーストラリアにおいてもカトリック的傾向を持つ二つの生命倫理学センターが活動している。「トマス・モア・センター（*The Thomas More Center*）」と，「セント・ヴィンセント生命倫理学センター（*St.Vincent's Bioethics Center*）」である。

欧州では，数世紀にわたって社会生活を鼓舞してきたより意味深長な哲学的・道徳的体系が，以前から旧大陸で発展していたが，生命倫理学が登場したのは〔新大陸の〕数年後であった。遅れた原因は，おそらく，米国とは異なる保健や大学のシステムの構造に，法医学者たち（medici legali）によって教授される職業義務という強固な存在に，あるいは過度の学術的専門化のゆえに学際的作業を組織することの難しさに，帰することができる[17]。

スペインでは1975-76学年度にサン・クガ・デル・ヴァリエス（バルセロナ）の神学部に，生命倫理学の様々な分野においていくつかの研究セミナーが設立された。そしてこれらのセミナーから「ボルハ生命倫理学研究所（*Instituto Borja de Bioetica*）」が誕生した。研究所はA・ヘレガースの弟子であり協力者のフランシスコ・アベル（イエズス会士）（Francisco Abel, S. J.）を指導者とし，1980年に私的財団の規約を受け入れて誕生した。生命倫理学における関与と研究によってスペインで首位を占めるこのセンターのほかに，D・グラシア（マドリッドのコンプル

---

16) P. Singerの主要な著作のうち，我々が想起するのは，*Practical Ethics*, Cambridge 1979 (Tr. it. *Etica pratica*, Napoli 1989); Id., *Animal liberation. A new ethics for our treatment of animals*, New York 1975 (Tr. it. *Liberazione animale*, Roma 1986); Id., *Rethinking life and death. The collapse of our traditional ethics*, New York 1994 (Tr. it. *Ripensare la vita*, Milano 1996).

17) Aa.Vv., *Medical ethics in Europe*, «Theoretical Medicine», D.C. Thomasma, 1988, 3; A. Rogers - D. Durand de Bousingen, *Bioethics in Europe*, Strasbourg 1995.

テンセ大学医学部予防医学,公衆衛生および科学史学科長)の奮闘が書き留められなければならない。すでに注で引用した彼の著作『生命倫理学の基礎(*Fundamentos de bioética*)』は際立っている。それは,ヒポクラテス学派から我々の時代に至るまでの生物医学分野における諸々の倫理的概念の発展の歴史的・哲学的検討から出発して,哲学思想の発展において,生物医学分野における倫理学的判断の基礎であったものの輪郭を描く。歴史的検討は広範にわたり,施善,無加害,自律,正義の諸原則の正当化は,古代から現在のアメリカ合衆国の思想に至るまでの倫理思想の様々な段階に遡る。

著者は同国人の人格主義および現象学の哲学者デルガド(L. Delgado)とスビリ(X. Zubiri)に同調しつつ,普遍的倫理学の要請の基礎として,「善の形式的倫理学」の理論を前進させる。しかし倫理学的判断の内容のレベルでは,普遍的基礎の可能性が実在することを否定する。著者はこの著書の中で,臨床生命倫理学に関するさらなる著作を後続させることを約束した。彼の貢献は,国際的な領域において,最も注目に値するもののうちの一つである[18]。

スペインには1993年から「アンダルシア生命倫理学研究センター(*Sociedad Andaluza de Investigación Bioética*)」も存在する。その活動は定期刊行物《*Bioética y Ciencias de la Salud*(生命倫理学と衛生科学)》の出版によって示される。また「ガリシア生命倫理学研究グループ(*Grupo de Investigación Bioética de Galicia*, GIB)」の幅広い活動も特筆される。

1983年にルーヴァン・カトリック大学の幾人かの教授たちの発案で,ブリュッセルに「生命倫理学研究センター(*Centre d' Études Bioéthiques*)」が創設された。それは,実質的には,営利を目的としないルーヴァン大学と提携する外郭団体である[19]。生命倫理学関係の他のセンターはフランスに存在する。特に想起されるのは,「国立保健および医学研究所(*Institute National de la Santé et la Recherche Médicale*,

---

18) Gracia, *Fundamentos de bioética*, pp. 369-382.

19) J.F. Malherbe, *Pour une éthique de la médecine*, Louvain 1990 (Tr. it. *Per un'etica della medicina*, Cinisello Balsamo 1989). 生命倫理の諸問題について,特に人口統計学と生物政策をテーマにしたM. Schooyansの著作がルーヴァンで際立っている。M. Schooyans, *L'avortement. Enjeux politiques*, Longueuil (Quebec) 1990 (Tr. it. *Aborto e politica*, Città del Vaticano 1992); Id., *La dérive totalitaire du libéralisme*, Paris 1991.

INSERM)」である。近くに「倫理学文献情報センター（CDEI）」が設立された。

オランダでは生命倫理学の最初の研究所「保健衛生倫理研究所（*Instituuto voor Gezond-heidsethiek*）」が，1985年にマーストリヒトに設立された。英国では1975年から「医学倫理学研究所（*Institute of Medical Ethics*）」編集の季刊誌《Journal of Medical Ethics》が刊行されている。研究所はエディンバラにあり，「附属でない独立の組織」であることが明確に規定されている。刊行物は，実際には，英国医師会（British Medical Association）との共同編集である。

ロンドンでは「生命倫理学と公共政策センター」を通してキリスト教的，ヒポクラテス的傾向を持つ《Ethics and Medicine》誌が刊行されている。ロンドンではまた，1977年に設立された「ヘルスケア倫理学リナカー・センター（*Linacre Centre for Health Care Ethics*）」の活動が，英国のカトリック・コミュニティへの奉仕によって，特に指摘されるべきである。

欧州地域においては，一人のドイツ人著者の作品が特に指摘される。彼はパレスチナと北米に居住して活動していたが，実質的な仕方で生命倫理学の議論に貢献した。それは，H・ヨナスの『責任の原理（*Il principio responsabilità*）』であり，この学問分野への最大の貢献の一つに数えることができる。著者はポッターが出発したのと類似したテーマについて考察を進める。科学技術の増大する可能性にかんがみて，それが人類の生き残りに及ぼしうる脅威を検討する。人類には生き残る義務があり——それは著者によると優先権を持つ命令である——，それゆえ，新しい倫理学を創設することが必要である。彼はこれを「未来の」倫理学と呼ぶ。なぜならそれは，未来の世代の負担において生物圏に人が介入することの帰結を検討した上で創設されなければならないからである。生物科学技術（バイオテクノロジー）の介入の指導基準は，破局を排除する基準でなければならない[20]。

---

20) H. Jonas, *Das Prinzip Verantwortung*, Frankfurt a.M. 1979 (Tr. it. *Il principio responsabilità. Un'etica per la civiltà tecnologica*, Torino 1990). Id., *Philosophical Essays. From ancient creed to technological man*, Chicago 1974 (Tr. it. *Dalla fede antica all'uomo tecnologico*, Bologna 1991).

我々はイタリアの状況についても若干の言葉を費やさなければならない。我々の生命倫理学センターは，イタリアにおける最初期のものの一つであり，1985 年に聖心カトリック大学（Università Cattolica del Sacro Cuore, UCSC）内にもたらされた。それは，ローマの医学部 A・ジェメッリに設置された。管理機関は学長と医学部長（当然含まれるべきメンバー membri dei diritto），および医学，生物学，哲学，法学，倫理学，神学の専門家の中から学長によって任命された他の 18 人のメンバーから成る委員会によって構成される。1992 年に，学部評議会と学部長会議の決定により，センターの近くに生命倫理学研究所が創設された。研究所は，内科と外科の学士課程および保健分野の大学修了資格における全教育活動の他に，博士課程と学部修了後の専修課程を配置することによって，大学構内でその活動を展開する。

生命倫理学センターは，イタリア領土における養成活動に影響を及ぼしており，近年はイタリアのいくつかの地域で様々なコンソーシアム──それによって，保健スタッフや，直接または間接に生命倫理学の諸問題に関心のある他の人々に向けた必修の課程（corsi residenziali）を持つ生涯教育のための活動を支援する機関──の創設に貢献した。

センターの公式機関誌は «Medicina e Morale» であり，隔月ごとに生命倫理学，職業義務（Deontologia），医師のモラルの様々な側面に関する論文，解説，コメント，書誌の書評を公表する。カトリック大学の生命倫理学センターと研究所の活動は，本書の刊行のほか，今や総計で数 10 冊に上る二つの双書にも示されている[21]。

---

21) センター編集の出版物のリストを挙げる。A. Serra - G. Neri (a cura di), *Nuova genetica. Uomo e società*, Milano 1986; E. Sgreccia (a cura di), *Il dono della vita*, Milano 1987; S. Mancuso - E. Sgreccia (a cura di), *Trattamento della sterilità coniugale*, Milano 1989; A. Bompiani - E. Sgreccia (a cura di), *Trapianti d'organo*, Milano 1989; M.L. Di Pietro - E. Sgreccia, *La trasmissione della vita nell'insegnamento di Giovanni Paolo II*, Milano 1989; L. Antico - E. Sgreccia (a cura di), *Anzianità creativa*, Milano 1989; M. Petrini, *Accanto al morente. Prospettive etiche e pastorali*, Milano 1990; A. Serra - E. Sgreccia - M.L. Di Pietro, *Nuova genetica ed embriopoiesi umana*, Milano 1990; E. Sgreccia - S. Burgalassi - G. Fasanella (a cura di), *Anzianità e valori*, Milano 1991; E. Sgreccia - V. Mele (a cura di), *Ingegneria genetica e biotecnologie nel futuro dell'uomo*, Milano 1992; A.G. Spagnolo - E. Sgreccia (a cura di), *Lineamenti di etica della sperimentazione clinica*, Milano 1994; E. Sgreccia - A.G. Spagnolo (a cura di), *Etica e allocazione delle risorse nella sanità*, Milano 1996; A. López Trujillo - E. Sgreccia (a cura di), *Metodi naturali per la regolazione della fertilità: l'alternativa autentica*, Milano 1994; E. Sgreccia - V. Mele,

センターと研究所を特徴づける哲学的パースペクティブは，トマス主義から着想を得た「存在論に基礎を据えた人格主義」であり，しかもこの視点から出発して，他のアプローチとの対話を閉ざすことも排除することもせずに，カトリック思想との継続的な調和をさらに進展させる。

イタリアではすでに1984年にジェノヴァの「生命倫理学センター（*Centro di Bioetica*）」の活動が開始されていた。センターの活動は，人の生命のみに注意を限定せず，生きているものすべてを考究に含める要請によって特徴づけられ，したがって，環境や動物の生命倫理学の問題にも，掘り下げられた仕方で取り組んでいる[22]。

もう一つの重要な研究センターは，ミラノのサン・ラファエル病院科学研究所と提携したセンターである。そこには1985年から「医学およびヒト科学科（*Dipartimento di Medicina e Scienze umane*）」が存在し，一般向けの科学誌《KOS》ともう一つ，倫理学的・保健的（etico-sanitario）性質の雑誌《Sanare Infirmos》[23]が刊行されている。

1988年にパドヴァの《Lanza》財団の「倫理学と医学プロジェクト」がスタートを切った。このプロジェクトは科学と社会によって据えられた倫理問題の幅広いパースペクティブを設定しているが，特に経済における倫理学の思潮と生命倫理学における傾向の調査を行う[24]。カトリック的傾向を持つこのセンターは，基本的に異文化間の対話を重んじ，生命倫理学の領域における様々なパースペクティブの対比を進展させる意図を持つ。

生命倫理学のカトリック的見方を強く批判する意味において「世俗的」アプローチから出発するのは，ミラノの政治学と倫理学の研究および養成のためのセンター，ポリテイア（*Politeia*）である（イタリアの他の都市にも事務所がある）。このセンターもまた，経済倫理学，環境倫理

Rilevanza dei fattori etici e sociali nella prevenzione delle malattie professionali, Milano 1994; M. Lombardi Ricci, *Fabbricare bambini? La questione dell'embrione tra nuova medicina e genetica*, Milano 1996.

22) Cfr., ad esempio, S. Castignone (a cura di), *Etica ambientale*, Atti della Giornata di etica ambientalista, Napoli 1992.

23) P. Cattorini, *Profilo della scuola di medicina e scienze umane. Educare ad un'intenzione antropologica*, «Sanare Infirmos», 1988, 3, pp. 19-23.

24) Viafora (a cura di), *Vent'anni di bioetica*; Id., *Fondamenti di bioetica*, Milano 1989; Id. (a cura di), *Centri di Bioetica in Italia. Orientamenti a confronto*, Padova 1993.

学，そして生命倫理学のセクションを有する。センターの編集で刊行される雑誌は «Notizie di Politeia» のタイトルを持ち，様々な起源の雑多な業績を収集するが，にもかかわらず，分析的かつ功利主義的アプローチを反映し，またこのグループの研究作業全体の基礎である方法論的個人主義に特権を与えている[25]。生命倫理学のセクションは，引き続き，«Bioetica» 誌を編集する「生命倫理学評議会（*Consulta di Bioetica*）」を創設した。

　際立った特徴を示す他の拠点は，フィレンツェ大学の人間学講座である。ここでは B・キアレッリが «Problemi di bioetica» 誌と「生命倫理学イタリア協会（*Società Italiana di Bioetica*）」を創始した。哲学的視点は生物学的・進化論的アプローチを反映する[26]。

　トリエステで人権に関する国際研究所内に誕生した「生命倫理学センター（*Centro di Bioetica*）」，あるいは 1988 年に設立され，生物学のテクノロジー，そこに含まれる倫理学的側面に傾注するミラノの「生物科学技術監視グループ（*Gruppo di attenzione sulle biotecnologie*, GAB）」のような他のイニシアティブが，最近，イタリアの生命倫理学の概観に活気を与えた。さらに，ミラノの「家族に関する研究国際センター（*Centro internazionale di studi sulla famiglia*）」が想起されるべきである。このセンターは，カトリック的傾向を持ち，家族に精密に焦点を合わせた調査研究の視点に立っている。シチリアでは 1991 年にシチリア神学部内に「生命倫理学シチリア研究所（*Istituto Siciliano di Bioetica*）」が開設された。研究所は最近，『生命倫理学事典（*Dizionario di Bioetica*）』の刊行を監修した。メッシーナでは 1992 年に教皇庁立サレジオ大学と提携する「生命倫理学研究所（*Laboratorio di Bioetica*）」が創設された。

　イタリアにおける生命倫理学の学術教育は，多くの教皇庁立大学で，特に神学的パースペクティブをもって非常に早期に開始された。神学分

25）　かかる方向づけは以下の著作において明るみに出すことができる。M. Mori (a cura di), *Questioni di bioetica*, Roma 1988; Id., *La bioetica: questioni morali e politiche per il futuro dell'uomo*, Milano 1991; U.Scarpelli, *La bioetica. Alla ricerca dei principi*, «Biblioteca della libertà», 1987, 99, pp. 7-32.

26）　B. Chiarelli, *Problemi di bioetica nella transizione fra il II e il III millennio*, Firenze 1990.

野においてテッタマンズィの果たした貢献は著しい[27]。

公立大学においては，教科としての生命倫理学は，まず自由選択科目として，いくつかの内科・外科学部で開始された（ローマ・カトリック大学もそのうちの一つである）。それは引き続き，競争試験の（第一および第二区分の大学教授のための，および大学研究者のための）受験資格を得るための教科群に編入され，次いで大学教育の科学・教科部門に編入された。実際には教科としての生命倫理学は，F02X（医学史），F22B（法医学）および M07C（道徳哲学）の各部門に配置される。医学部においては，とりわけ，生命倫理学は 1988/89 学年度から学士課程を再編した新表 XVIII の教育と統合された[28]。

疑いなく，生命倫理学の大学教育は，この教科をよりよく定義するのに貢献した。同じことは，生命倫理学の考察に強い刺激を与えた生命倫理学の委員会組織──「倫理委員会」とも称される──についても言われなければならない。このテーマは，本書の第 7 章で分析される。

医学倫理学から生命倫理学へ

現在の議論および生命倫理学の異なったアプローチを完全に理解するためには，その言葉自体およびその最近の変遷が普及する以前の，医学における倫理学的考察の歴史的経緯に言及する必要がある。数世紀の間，いくつかの発展段階で，基準学と哲学的カテゴリーが配備され，特定のテーマについて同様の議論を幾度も生じさせ，輪郭を描いた。

この側面におけるいくつかの発展段階が重要である。すなわち，ヒポクラテスの医学倫理学（etica medica），神学的傾向を持つ医師のモラル，

---

[27] D. Tettamanzi, *Bioetica. Nuove frontiere per l'uomo*, Casale Monferrato 1987, 1990² （新版，1996）および «Medicina e Morale» と «Anime e Corpi» 誌上の多数の論文において；Id., *Nuova bioetica cristiana*, Casale Monferrato 2000; Id., *Dizionario di Bioetica*, Casale Monferrato 2002.

[28] 我々は，聖心カトリック大学医学部における生命倫理の教育経験を E. Sgreccia - A.G. Spagnolo, *L'insegnamento di bioetica nel Corso di laurea in Medicina e Chirurgia. L'esperienza nell'Università Cattolica del S. Cuore*, «Medicina e Morale», 1996, 4, pp. 639-654 に記した。医学部における生命倫理教育の一般的な問題については，P. Cattorini - V. Ghetti (a cura di), *La bioetica nelle facoltà di medicina*, Milano 1997 も参照。

現代哲学の寄与，欧州における人権についての考究——とりわけ最後の世界大戦後の。我々の考察は，幾人かの著者によってなされたように拡大したり，掘り下げることはできないが[29]，文化の現時点を理解するために不可欠な過去の諸要素にも注意が向けられるだろう。現代哲学特有の原則と基準の貢献については，次章におけるメタ倫理学，生命倫理学のモデル，および倫理思想の基礎の問題で扱う。

古代よりも進歩した社会におけるのと同じように，古代社会における医学倫理学の起源に，我々は三つの要素を見出す。医師が尊重しなければならなかった倫理的性格の要請，病者に対する支援の道徳的意義，および国家がその市民に対してなさねばならなかった公共の福祉についての決定。すでに紀元前 1750 年のハムラビ法典は，それに先立つシュメールの規定から影響を受けて，医師の活動を規制する規範と保健福祉事業に対する税金についての最初の規定を含んでいた[30]。さらに医学の領域における西洋倫理思想の再構築において，ヒポクラテス（ほぼ B.C.460-370）とその「誓い」を度外視することはできない。

誓いの本文が含まれている『ヒポクラテス全集』全体については，原典批判はもとより，原作者の推定と信憑性について問題があることは周知のとおりである[31]。「全集」はもちろん，一つの伝統の貢献の帰結であって，一人の思想家や師の貢献の帰結ではないが，歴史的批判に照らしても，誓いに含まれている思想の本質的なヒポクラテス的なパターナリスティックな性格は依然として強固である。

D・グラシアによる解説[32]は，テキストの分析，その倫理学的・宗教的構造および歴史的・哲学的解釈の視点から，詳細にわたる資料によって証拠づけられたもののように見える。この解釈によると，誓いは，当時の文化に特有の，何らかの仕方で法律を凌駕すると考えられていた，医師という人格のカテゴリーに固有の，法律以前の性格を表明する。法律は，一般市民に向けた，公共の仕事を実践する者のためのものであっ

---

29) 特に Gracia, in *Fundamentos de bioética* の広範にわたる資料に基づいた再現を指す。

30) Cfr. D. von Engelhardt, *Storia dell'etica medica*, in S. Leone - S. Privitera (a cura di), *Dizionario di Bioetica*, Bologna 1994, pp. 954-958.

31) S. Spinsanti (a cura di), *Documenti di deontologia e etica medica*, Cinisello Balsamo 1985.

32) Gracia, *Fundamentos de bioética*, pp. 45-84.

た。おそらく，医療専門職は，王や聖職者の職務のように，まさに誓いの中に宗教的な意味で表現された「強い道徳」によって統制される「強い専門職」であったのだろう。

　誓いの構造は以下のものを包含する。a. 特徴を際立たせる導入としての，神性の加護を求める言葉。b. 二つの節から成る中心的な部分。すなわち，一つは師を尊敬する義務，師が弟子に無償で教えを伝達する義務，そして一般に誓いに署名する者に教えを授ける義務に関わる。もう一つの節は，より実際的に，治療に充てられている。それは，一定の行為を退けるよう，医師を義務づけている。たとえそれを求める者に対しても毒を投与しないこと，「人工妊娠中絶」をしないこと，どのようなものであれ，病者や家族に対する性的濫用をしないこと。および，医師の秘密の尊重。c. 誓いを守る者に対する肯定的な意味における神の承認（祝福）と，それに違反する者に対する懲罰的な意味における神の承認（呪詛）を祈願する結び。この歴史的分析によると，それゆえ，誓いの実質的な内容は，時間を超越した規程，すなわち18世紀まで考えられていたような，自然法を記した表現のようなものではなく，それを神聖な性格（生理学的かつカリスマ的司祭職）で覆いつつ，超越性の雰囲気の内に医療専門職を考究した，当時の哲学と文化の反映ということになる。この解釈からは，このようなヒポクラテスの思想が，今日では否定的な含意をもって「医師のパターナリズム」と呼ばれているものに，事実上，哲学的・神学的基礎を与える結果を導いたことになる。

　もちろん，誓いは医師の行為の道徳性の基礎を，過去から未来の世紀まで，「施善と無加害〔善を施し悪を施さない〕の原則（principio di beneficienza e non maleficienza）」と定義される原則，すなわち患者の善の原則に据える。医師はつねに病者の善のためにふるまうがゆえに——なぜならそれは彼のエートス（ethos）であるから——彼が定めることは，他の確認を，患者の確認さえも必要としないのである。

　したがって，ここでの問題は，医師たちのカーストを護る単なる徳性（moralità）でも，ある種の自然本性的な徳性でもなく，医師が法を超えて，またあらゆる疑いを超えて，その上訴しえない保護者であるところの患者の善という神聖な原則に基礎を据えた徳性である。しかし，——まさにソクラテス，プラトン，アリストテレスの思想に続く倫理学的・

哲学的思想の発展に関して——ヒポクラテスの概念のうちに，主観的でない，それゆえ客観的な真理に基礎づけられた徳性の基準を築く努力を無視することはできない。そこには善それ自体の意識，また，自分自身の主観的な望みとは別の側に，また望みを超えて，人格の尊重の意識がある[33]。

はっきり認められるべきことは，ヒポクラテスの思想が古典文化全体を通して，また中世全体を通して，「正典（canonico）」であり続けたことである。6世紀のシリアにおける「アサフ・ベン・ベラチアフ（Aseph Ben Berachyahu）の誓い」，エジプトのモーゼ・マイモニデ（Mosè Maimonide）（1135-1204）の「医師の日常の祈り」，ペルシャのモハメド・ハサン（Mohamed Hasin）（1770）の「医師の義務」のような，様々な文化に普及した類似の定式句は，ヒポクラテスの誓いのほとんど普遍的な影響を証明する。

現代思想，すなわちヒューム，アダム・スミス，ミル，グレゴリーの倫理学的自由主義に裏づけられた自律原則の出現と，その後の人権と市民の権利の定式化が，再びD・グラシアが肯定するように，「医師の反パターナリズム」を表明することは確かである。しかしこの新しい原則は，患者の自律についても医師の自律についても，その有効性と保証の契機として，施善の原則のすべてを除去することはできない。

現代の社会思想に流布した正義の観念も，この施善の原則を除去しえないだろう。我々は施善の原則を，医療専門職の今日の歴史と無関係な超越性の上に基礎づけられたものではなく，善と真の観念の上に基礎づけられたものだと考える。また，自律や正義の他の諸原則の信頼性自体の基礎をなすものだと考える。これについては，倫理学的判断の基礎に関する章でより詳しく検討する。

しかし現実の生命倫理学は，——とりわけ，施善・無加害，自律，および正義という有名な原則に従う生命倫理学は，——再びはるかな歴史的伝統から着想を得て，西洋思想の全発展に沿って進む。

この再建において，キリスト教思想，キリスト教神学，保健領域における実践，および教会の教導職，特にカトリック教会の教導職の貢献は

---

33) G. Reale - D. Antiseri, *Il pensiero occidentale dalle origini ad oggi*, Brescia 1983, I, pp. 76-78.

省略されえない。

　キリスト教思想はヒポクラテスの倫理をただ歓迎しただけではなく，プラトン，アリストテレス思想と共同して作用したように，教育によっても福祉事業の実践によっても新たな概念と新たな価値を導入した。

　これらの貢献は，まず何よりも「人格」概念の決定的な創設のうちに，病者への福祉と医療専門職の新たな神学的な外形のうちに，特にカトリックの領域で，ガリレオの時代の最初の困難の後に，科学的合理性と宗教的信仰との間で積極的な対話の基礎を築き，それを探求したことのうちに見出すことができる。

　キリスト教思想における人格の価値——キリスト教的人格主義——は，古典的な二元論の凌駕から立ち現れる。このため，精神的霊魂のみならず，その身体・精神の合一における人の全体が，神の被造物として，すなわち創造主自身の前で世界における大地と生命の共同責任を負う守護者（custode）として，考究される。

　その上，受肉・贖いの神秘によって，人は誰でも，特により困窮した人は，贖い主の現存の象徴とみなされ，尊重され，病者への福祉は，最後のそして終末論の審判の基礎に据えられる価値となる。そこでは，病者に対してなされたことは，「私にしてくれたことである」という〔キリストの〕言葉において判断される[34]。

　創造され贖われた，人格主義の意味における世界と人類の新たな見方は，キリスト教化された世界の歴史の中で，よいサマリア人のたとえを具現化する病院を設立するようキリスト教コミュニティを導き[35]，少なくとも17世紀までには，カトリック教会とキリスト教コミュニティは，兄弟愛の義務とメッセージの真正性の確認として，公衆衛生の義務を担うことになる。

　「市民病院（ospedale civile）」や福祉事業への市民の「権利」という概念が肯定されるようになるフランス革命の後も，キリスト教コミュニティは，もはや後進国でない国々で市民社会を「補助」する意味におい

　34）マタイ25，40.「はっきり言っておく。わたしの兄弟であるこの最も小さい者の一人にしたのは，わたしにしてくれたことなのである。」

　35）ルカ10，30-37.〔日本では1556年にポルトガルの外科医ルイス・デ・アルメイダ（イエズス会士）が大分に最初の病院を設立。〕

てばかりでなく，とりわけ苦しんでいる人に対する，キリストが望んだ兄弟愛の「証拠」としても，病者への支援を放棄しない権利・義務を感じることになる。

　キリスト教的な意味における医師像（figura）の神学的な意味はよく把握されているが，それは，道徳律を超越する聖職者階級の重要人物像ではなく，兄弟の「世話をする」義務を持つ人々のコミュニティの表現として，苦しんでいる人の奉仕者（diakonos）であるよう召されている者の像である。そしてその神学的な像は，もし信者であれば直接的に，よいサマリア人，すなわち，苦しんでいる人の世話をしたキリスト自身を演ずるよう，彼を招く。福音が病者のうちに「患者であるキリスト」を見るよう命ずるのと同様，医師のうちにも「奉仕者であるキリスト」を認識しうるよう求められる。

　カトリック教会が一つの神学的モラル（una morale teologica）を発展させてきたのは，この神学の名においてである。それは，被造物たるすべての人の生命の神聖性と不可侵性を宣言し，中絶，嬰児殺，安楽死，手足等の切断（mutilazione）を非難し，医学倫理学というテーマを正義という徳の論述の中で，あるいは殺すなかれという戒律についての注釈において考察した中世的ルネッサンス的扱いから徐々に解放されつつ，いっそう実質をそなえた「医師のモラル」を発達させるものである。それは，医師のふるまいについての倫理学的判断の基礎が，啓示の，そして，——たとえヒポクラテスの誓いがキリスト教世界においてもイスラム教世界においても，つねに倫理性（eticità）の表明として認識されてきたのだとしても——，ヒポクラテスの規定のみでは確実ではないデータから引き出される，より最近の医師のモラルに関する著作に至る。

　この何世紀にもわたる関心の継承が，医科学がとりわけ現代にもたらした問題についての，カトリック教会と他のキリスト教宗派の権威ある確固たる教えである。カトリックの領域で，「医師のモラル」の最大の表明が見られた意義深い歴史の時期がある。ピオ 12 世の教皇在位期間の数年間である。医師たちに向けられたピオ 12 世の「講話とラジオメッセージ」の教えに立ち戻る者は，——その作品は体系的に再考するに値するのだが——，それらが二つの憤りをほのめかしていることに気づく。すなわち，強制収容所で犯された罪のみにとどまらないナチスの

犯罪があることへの憤り。および，その曖昧さのうちに人の生命の迫害と抹殺に向けることができた，また向けることができる科学技術の進歩の推進への憤り。

そして，生命倫理学の誕生が配置されたのも，まさにこの歴史の十字路においてであった[36]。しかし医学領域におけるカトリック道徳の考究は，ピオ12世の教皇在位期間の後，その後継者たちによって引き続き豊かなものにされた。そして国際的な領域においてもまた，教会の言明は概して，またカトリック教会の言明は特に，慎重な考慮の対象となっている。なぜなら，医師たちは，自己の宗教的所属という理由によるばかりではなく，患者の宗教的従順という理由によっても，また，道徳的指示や規範がその上に根拠づけられているという客観的な理由によっても，それを無視しえないからである。

我々は，医師らに向けられたピオ12世の「講話とラジオメッセージ」の集成の他に，人間と家族の概念に一部言及されている第二ヴァチカン公会議の文書，特に司牧憲章『現代世界憲章』，1968年7月25日のパウロ6世の回勅『フマーネ・ヴィテ〔人の生命〕(*Humanae Vitae*)』，1974年11月18日の教理聖省（カトリック教会の教義に関する機関）の「人工妊娠中絶に関する宣言」，1975年12月29日の「性のモラルのいくつかの問題についての宣言」，1975年3月13日の「カトリック病院における不妊手術についての司教への書簡」を想起しないことはできない。ヨハネ・パウロ2世については，婚姻のモラルに関する多数の講話と1981年11月22日の使徒的勧告（*Familiaris Consortio*），そして彼の教皇在位期間中の，1980年5月5日の教理聖省の「安楽死に関する宣言（*Iura et bona*）」および生命倫理学の分野に関していっそう本腰を入れた文書，1987年2月22日の「初期の生命の尊重と生殖の尊厳に関する指示（*Donum Vitae*）」が想起される。回勅の中で基本となるのは，『真理の輝き（*Veritatis Splendor*）』（1993年8月6日）と『生命の福音（*Evangelium Vitae*）』（1995年3月25日）である。後者において，ヨハネ・パウロ2世は「生命倫理学」の語を明示的に用い，より現実的

---

36)　E. Sgreccia, *La bioetica, fondamenti e contenuti*, «Medicina e Morale», 1984, 3, pp. 285-306; Id., *La bioetica tra natura e persona*, «La Famiglia», 1985, 108, pp. 30-42.

な基本的諸問題に取り組んでいる[37]。

　他のキリスト教会や他の宗派は，同じように自らの信者たちに指示を与え，医学や政治の世界に対する提言を表明した。〔これらについては〕個別のテーマの論述において，再び言及されるだろう。これらのうち直ちに想起されるのは，ジュネーブ教会の世界教会協議会（Consiglio Ecumenico）の「生命の操作。遺伝子工学における倫理学的諸問題」（ジュネーブ，1982年）と題された，中絶と出生前診断に関する指示である。

　イスラム教世界からは，1981年1月にクウェートで開催された，イスラム医学に関する国際会議で承認された「医学倫理学のイスラムの規程」を我々は想起する[38]。

　生物医学の領域における原則と行動基準の定式化に対する貢献の歴史的全景を完全なものにするために，極めて重要な法的，職業義務的性質を持つ世俗的側面での貢献を想起する必要がある。それは，ニュルンベルク裁判（1945-46年）の後，引き続き発展した。

　ナチスの犯罪行為に対して執行されたこの裁判で，ナチス政権の命令により，医師の協力を得て，捕虜と市民に対して犯された犯罪が世界に知らしめられた。これらの犯罪は，今日，裁判の記録文書によって認識され，収集されており[39]，それが道徳から解放された，あるいは道徳自体の保持者であることが推定される絶対的権力によってなされえたことの否定的証拠であり続けている。しかもそれは「強制された」がゆえに正当化されると考えつつ，政治権力によって道具として利用された医師

---

[37]　カトリック教導職の文献の公式版は Libreria Editrice Vaticana によって編纂されている。教皇文書は，以下のシリーズ中に公表されている。Pio XII, *Discorsi e Radiomessaggi*, 20 voll., Città del Vaticano 1948-59; Giovanni XXIII, *Discorsi, messaggi; colloqui del S. Padre Giovanni XXIII*, 5 voll., Città del Vaticano 1960-64; Paolo VI, *Insegnamenti di Paolo VI*, 16 voll., Città del Vaticano 1965; Giovanni Paolo II, *Insegnamenti di Giovanni Paolo II*, Città del Vaticano 1979. しかし各文献の公式機関は，つねに *Acta Apostolicae Sedis* (AAS)，またカトリック教会の公式機関は，«L'Osservatore Romano» である。聖座の文献の承認，認可された収集は，イタリアでは *Enchiridion Vaticanum*, Bologna 1981 コレクションに所蔵されている。医師に対するピオ12世の講話の収集は，F. Angelini (a cura di), *Pio XII. Discorsi ai medici*, Roma 1959.

[38]　*Codice Isramico di Etica Medica* (gennaio 1981), in Spinsanti (a cura di), *Documenti di deontologia e etica medica*, pp. 166-186. 様々な宗教の観点から生命倫理学の考究を掘り下げたものとして，S. Spinsanti, *Bioetica e grandi religioni*, Milano 1987 参照。

[39]　Cfr. il volume di R.J. Lifton, *I medici nazisti*, Milano 1988.

の協力で行われたのである。

　いくつかの点で,先駆的な生命倫理学の誕生と一致しうるように思われる規範の二つの系列が,この悲劇的な契機から発展した。一つは人権の定式化,もう一つは世界医師会（AMM）や国際医科学機構審議会（CIOMS）のような国際機関に由来する医師の職業義務規程の現代化の漸次的な是認。この立法とこれらの諸規定は,理論上のそして正当化根拠の考究を必然的に伴い,また要求するに至った。それは,組織的な一つの学問分野,すなわちまさに生命倫理学に必然的に合流しなければならなかった。

　第一の系列上に,国連によって公布された「世界人権宣言」（1948年12月10日）および「人権と基本的自由保護のための条約」〔欧州人権条約〕（1950年11月4日のローマ協定）から始まるすべての法典化が発展した。これらは一連の「宣言」,「条約」,「勧告」,「憲章」のすべてに至るまで,市民的・政治的な他の基本的自由の保護とともに,生命と身体の完全性の保護についての義務的承認を含んでいる。「勧告」の中では,たとえば,欧州評議会の勧告,すなわち組織と臓器の移植に関する勧告 n.29/1978,病者と死にゆく者の権利についての勧告 n.79/1976,ヒトの胚および胎児の利用に関する勧告 n.1046/1986 および n.1100/1989 が想起される。

　個別の問題を扱う過程で,文化的権威のゆえに,またそれらが触れる倫理学的価値のゆえに,我々はこれらの,また他の文書を引用する。法的効力に関しては,様々な文書が異なる規範的重みを持つことは周知のとおりであり,特に「勧告」は,諸国家によって受容されたときに真に固有の法的価値を持つ。しかしいずれの場合でも,文化的および倫理学的意義を持つことに変わりはない。中でも著しい倫理学的価値を持つのは,1996年11月16日に欧州評議会の閣僚委員会によって承認された「人権と生物医学条約」（生命倫理条約）である。

　職業義務規程の中では,1947年の「ニュルンベルク綱領」,1948年にジュネーブで公布され,1949年にロンドンで改訂された,いわゆる「ジュネーブ宣言」を含む,世界医師会（AMM）の「医学倫理学規程」が想起される。同じAMMの,生物医学の実験と研究に関する「ヘルシンキ宣言」は有名である。これは1962年に公布され,同じくヘル

シンキで 1964 年に修正され，1975 年に東京，1983 年にヴェネチア，1989 年に香港，1996 年にサマセット・ウエスト（南アフリカ），2000 年 10 月にエディンバラ，〔2008 年にソウル〕で改訂された。

死の瞬間の決定と病気の最終段階のケアについては，やはり AMM の 1968 年の「シドニー宣言」（1983 年にヴェネチアで改訂）が想起されるべきである。

欧州経済共同体の医師会国際協議会，すなわち医学部門領域における他の権威ある組織の働きによって，たとえば 1987 年 1 月 6 日にパリで公表された「欧州医学倫理学原則」と題された文書を想起しないことはできない[40]。

イタリアでは生物医学の進歩によって余儀なくされた路線上で，医師会全国連盟が「医師の職業義務規程」を改訂する措置を講じた[41]。

定義の問題

我々が想起した生命倫理学の過去と最近の歴史の道程から，直面する問題，内容，そして引合いに出される基準の射程の広さが明るみに出る。すなわち，最初の理論的アプローチから，広く普及した，単一指向的で自動的に有益な進歩という 18 世紀的概念を危うくする「天変地異説〔激変説〕」を含む生物生態学的関心（ポッター，ヨナス）に至るまで，生命倫理学は米国と欧州の様々なセンターの成果によって，医学，人口

---

[40] 職業義務のテキストの有意義な収集は，Spinsanti, *Documenti di deontologia e etica medica* に見出される。人権と医学活動の対比については，M. Torrelli, *Le médècin et les droits de l'homme*, Paris 1983 参照。その後，欧州評議会の編集で，医学と人権に関する書物が出版された（後掲文献参照）。

[41] イタリアの医師職業義務規程の歴史的行程は，F. Introna - M. Tantalo - A. Colafigli, *Il Codice di Deontologia medica correlato a leggi ed a documenti*, Napoli 1992 で概説されている。かかる著書によって，イタリアの職業義務規程は 1912 年にトリノの医師会によって公刊され，全国的なものは存在しなかったことが分かる。1954 年にイタリアの医師らの間のレファレンダムによって，かかる規程が最初のイタリアの規程の刊行の基礎として採用され，その後 1978 年と 1989 年に改正された。1995 年の規程のテキストとともに，専門職の職業義務の組織化は，*Guida all'esercizio professionale per i medici chirurghi e gli odontoiatri*, Torino 1994, parte IV (aggiornamento dicembre 1995), p. 897 に見出しうる。医師職業義務規程最新版は，2006 年に承認された〔その後 2009 年，2014 年に一部改正〕。

統計学，ヒトと動物に対する実験的研究をめぐる新旧の問題についての倫理学的・哲学的性格の新たな考究をとおして豊かになる。それは，人の生命と動物の生命のつながりを強調し，最後に，様々な宗教学説の古典的な医学倫理学の貢献や人権と対比させられる。

　ここから，何よりもまず生命倫理学の定義の問題，今のところ解決済みにされたようには見えない問題が生ずる。

　生命倫理学を歴史的に，あるいは歴史主義的に，突然変異体の観念の思潮として描写する者がいる。また，生命倫理学をむしろ生物医科学と人文科学との間の学際的な比較方法論と考える者がいる。生命倫理学の考究を道徳哲学の一つの分野に引き戻す者もいる。そして今や，職業義務とも法医学[42]とも人権とも同一視しえないその役割によって，この考究は，たとえこれらの学問分野と何らかの関係や比較すべき点を持たないわけにはいかないとしても，よりよく知られた，古い医学倫理学の一部門と考えることはできず，独立した学問分野として定義されうると考える者がいる[43]。

　以上で導かれた補説（*excursus*）から，地理的・文化的意味におけるより最近の，本来的な意味での生命倫理学についても，あるいは医学倫理学，宗教的モラル，職業義務，および人権により積み上げられてきた今日までの寄与についても，我々は，確かに極めて広範にわたるが，他方では申し分なく特徴づけられた全景を前にしているという結論に至る。

　それゆえ，我々は今や，何よりもまず，生命倫理学という名称の下で，本来の意味の医学倫理学も再認識されることになった事実を十分に確認したと思う。したがって，生命倫理学は，医学倫理学に最近付加された部分としてではなく，反対に，生命への干渉に関わる倫理学とし

---

[42]　（訳注）法医学は，日本では犯罪検証上の応用や司法上の問題解決に応用される医学分野を指すが，広義には法体系全体の中に投影または適用される，人に関する臨床生物学の全知識と定義される。「法医学（medicina legale）」の名称を最初にもたらしたのは，ローマ教皇の主治医であり，教皇庁控訴院の法律顧問，教皇領の保健制度の長官でもあったパオロ・ザッキア（Paolo Zacchia）（1584-1659）の著書『法医学の諸問題（*Quaestiones Medico-Legales*）』であったと言われている。同書は1621年から1651年にかけて刊行された全9巻に及ぶ大著であり，医療過誤や医学倫理学の問題もカバーしていた。同書はザッキアの死後も18世紀末までいくつかの地域で版を重ねた。法医学については後述本文29-32頁も参照。

[43]　A. Bompiani, *Bioetica in Italia. Lineamenti e tendenze*, Bologna 1992.

て，人の生命と健康に対する干渉をも再び包含するところまで広義に解釈される。しかし医学は今日ますます，その進歩とともに生物学分野における基礎研究を利用し，社会的な意味においても周辺の要素と関わりを持つ[44]。

導入部分ですでに言及したように，ポッターは1971年[45]に新語を案出したほかに，「生物学の知識と人間の諸価値の体系の知識との組み合わせ」というように，新しい学問分野をともかくも定義した[46]。すなわち，彼は生命倫理学を，社会の善を保障するためにどのように科学的知識を用いるかを指示すべき新しいタイプの知恵とみなした。生命倫理学は，それゆえ，「生き残りの科学（science of survival）」でなければならなかった。

ライヒは，生命倫理学事典の一連の三つの版において，二つの異なった生命倫理学の定義を提示している。1978年版においては，生命倫理学を「諸価値と諸々の道徳原則に照らして検討される，生命科学と健康科学の領域における，人の行動の体系的研究」[47]と定義した。

それゆえ，生命科学と健康科学の領域は，一般に，医学のみならず，さらに生物圏の考察をも含むものとなった。諸々の干渉は，医療専門職に関連する干渉でありうるが，たとえば人口統計学や環境問題に関する干渉のような，全住民〔全個体群〕に関連する干渉でもありうる。そして，この体系的研究の特徴は，諸々の価値や道徳原則への言及，すなわち正当性または不当性の諸々の基準，判断，および限界の定義への言及にある。

1995年版，その後2004年版においても再び，ライヒは次のように定義して，生命倫理学の定義により以上の広さを与える。「学際的アプローチにおける，倫理学的方法論の多様性の利用をもってする，生命科学と健康科学の道徳的次元——道徳観，決定，行動，ガイドライン等を含む——の体系的研究」[48]。この定義によって，彼はポッターが提示した

---

[44] C. Iandolo, *Etica clinica e bioetica*, «Giornale Italiano di Formazione Permanente del Medico», (15) 1987, 2, pp. 88-103.

[45] Potter, *Bioethics. Bridge to the future*.

[46] Reich, *The word «Bioethics»*.

[47] Reich (ed.), *Encyclopedia of Bioethics*, 1978, I, p. XIX.

[48] *Ibi*, 1995, p. XXI.

「グローバルな生命倫理学」という本来の概念を一部採用していることが明るみに出る。ライヒ自身，実際に次のことを明確にしている。「20年以上前に，それをもって新語が提案された，広い見方がなお確認される。生命倫理学を狭められた意味——実務において生物医学研究の倫理学を扱いうる，拡張された医学倫理学——において構想する人々とは異なり，我々は健康と生命科学の社会問題，環境問題，そして全世界規模の問題を包括するところまで，生命倫理学を拡張した」[49]。

したがって，1995 年の定義では，生命倫理学の扱う実質的な対象は，社会的行動や政治的決定を含むすべての道徳的次元に拡張される。この意味で，1995 年の定義はより完全なものに見える。さらに生命倫理学の形式的対象も変更される。というのは，生命倫理学はもはや諸価値や道徳の諸原則に照らしてではなく，「倫理学的方法論の多様性を通して」検討されるからである。ライヒはこのような判断を介して，過去の歳月に生じた誤解，すなわち，諸原則はもっぱらビーチャムとチルドレスによって主張されたものである，という誤解を取り除き，根本的に倫理多元主義への扉を開こうとする。

我々の意見では，この開放は，生命倫理学の規範的役割を妨げるときには価値相対主義のリスクを安易に生むが，疑いなく非常に重要である。実際，倫理学的問題に対しては，最初の瞬間は様々な観点の吟味から出発することが適当だが，次いで決定する際には，——生命倫理学は実践的な目的を有するため——様々なアプローチの各々によって提供される論証や基準の有効性を吟味する必要がある。それによって選択の有効性が合理的に推論され，このようにしてのみ，結局のところ生命倫理学自体の崩壊を意味する倫理相対主義を回避しうる。

それゆえ生命倫理学は，この意味で，医師の職業義務にも法医学にも，単なる哲学的考察にも引き戻されえない。

この違いを明確にするために，1991 年 2 月にエリチェで開催された国際会議で，ある研究グループが一つの文書，いわゆる，まさにエリチェ文書を起草した。この文書の中で，法医学研究者たち内部での生命倫理学の役割についての様々な論争の結果，生命倫理学の目的と，この

---

49) S. Spinsanti, *Incontro con Warren Reich*, «L'Arco di Giano», 1995, 7, p. 219.

学問分野と職業義務および法医学との関係が考察された。1978年の『生命倫理学事典』の内容を大筋でたどるこの文書では，生命倫理学の適格性（competenza）は，次の四つの領域において認められる。
　a．保健専門職の倫理学的諸問題，
　b．たとえ直接治療的なものでないとしても，人に対する研究の領域に出現する倫理学的諸問題，
　c．保健政策（国内および国際的），職業医学（medicina occupazionale），および家族計画と人口調整政策に関連する社会問題，
　d．他の生物（植物，微生物，動物）の生命に対する干渉および一般に生態系のバランスに関連することがらに関わる問題。

法医学および専門職の職業義務との関係については，文書は次のように表現する。

「1．1978年の『生命倫理学事典』の承認された定義に従って，生命倫理学は，学際的方法論をもってする，以下を対象とする研究領域である。『その行動が諸価値と諸々の道徳原則に照らして検討される限りでの，生命科学と健康科学の分野における人の行動の体系的な検討』。その特徴は，取り組む諸問題の類型，倫理学的要請の性質，および用いられる方法論に由来する。
　『生物学の領野』——それは医学のそれよりもはるかに広い世界を示す——に応用される倫理学として，生命倫理学は伝統的な医学倫理学を包含し，さらにそれ以上に及ぶ。それは次のものを含む。a．全保健専門職の倫理学的諸問題，b．その治療的応用から独立した行動研究，c．保健政策，労働医学，国際的な公衆衛生，人口調整政策と結びついた社会的諸問題，d．人の生命との関係における動植物の生命の諸問題。
　生命倫理学の目的は，生物医学に関係する道徳の諸問題と，法律および人文科学の領域との関係を合理的に分析することにある。それは，合理的な基礎と科学的に適合した方法論によって，人格の価値と人権に立脚した，すべての宗教上の信条を重んじる，倫理指針を策定することを含意する。かかる倫理指針は，個人的なふるまい

のみならず，通用している法規や，現在および将来の専門職の職業義務規程にも刻印されうるような方向付けのために応用される目的をも有する。

　生命倫理学の研究手段は，掘り下げた，また現代化された仕方で生物医学的事実の性質を検討することを，また人間学のレベルでその含意を際立たせること（人間学的契機）を，そして倫理学的「解決」とその解決を支える理性の命令の正当化を究明すること（応用的契機）を目指す〔…〕，特有の学際的方法論から結果として生ずる。

　2. 医師の職業義務は，保健専門職固有の職業上の行動規範の研究を目的とする学問分野である。この学問分野は三つの規範的秩序を含む。
a. 道徳規範。すなわち伝統的な，そして今日では，その『構築のために医学倫理学がその土地を準備した』生命倫理学の内部で考察される，医学倫理学の対象。
b. 諸規程に集成された，また医療専門職の口述および記述のすべての伝統における，厳密な意味での職業義務規範。
c. 各国の法規範。
医師の職業義務の目的は，医療専門職の行動規範と規則の本質的な掘り下げと現代化である。

　三つの領域の研究手段は以下のように区別される。
a. 道徳規範とその現代化された再解釈の研究は，生命倫理学から生じた結論との緊密なつながりにおいて発展させられる。
b. 厳密な意味における職業義務規範の現代化は，国内および国際的な職業義務規程との継続的な対比を要する。
c. 職業義務的性格を持つ法規範は，職業義務的諸価値との一致を探る目的においても，各国の現行法の下で研究される。〔…〕

　3. 法医学（Medicina Legale）は，その自然的性質からして学際的な科学である。それは，特有の方法論をもって，より満足のゆく解釈，適用，発展を可能にするために，法規範に含まれる生物医学的内容を研究し，また，生物学的および／または医学的秩序の調査や評価を必要とする事例の解決のために，司法や私人と協力する。

〔…〕
　法医学の教育は，医師の職業義務の教育を通して，生命倫理学——すなわち，その方法論とそれがもたらす結論によって，職業義務規程の現代化と認識論的正当化に，法律制定の方向付けに，また，その正当性の基準と限界が議論されている生態系のより広範な領域における人の生命に対する干渉の位置づけに貢献する，実際に，よりいっそう自律的で広範な学問分野——と，当然のことながら関連づけられる」[50]。

　この定義においても，『生命倫理学事典』のそれと同様，議論し，検討することこそが生命倫理学の任務であるという哲学的アプローチの多元性の自覚の下で，何が価値と道徳原則かは特定されていない。我々は次の章で，これらの様々な傾向の記述を参照しよう。
　とりわけ興味深いのは，A・ペッシーナの生命倫理学の定義である。「生命倫理学は，西洋文明が持つすべての知的能力を賭けるような，科学技術の発達に対する批判的意識として位置づけられる」[51]。ペッシーナ教授は，西洋文明の感覚（方向および意味）を取り戻すために，科学技術の成り行きについて考究する必要性を強調する。

　「生命倫理学は，つまり，科学技術文明の良心として位置づけられなければならない。そこでは，『批判的な良心』という語は，技術的科学（tecnoscienze）によって導入された特定の実践的，理論的内容の解明と道徳的評価の水準を示す〔…〕。この視点からは，生命倫理学は，実際に，誰によっても展開される哲学的活動として立ち現れる。なぜなら，技術的科学（質料的・物質的対象）が提出する問い（形相的・理論的対象）は哲学的性質を持ち，科学技術的活動の内部で人のアイデンティティを構築することの意義に関わり

---

50) Società Italiana di Medicina Legale e delle Assicurazioni, *Il Documento di Erice sui rapporti della Bioetica e della Deontologia Medica con la Medicina Legale*, 53rd Course «New trends in forensic haematology and genetics. Bioethical problems» (Erice, 18-21 febbraio 1991), «Medicina e Morale», 1991, 4, pp. 561-567.
51) A. Pessina, *Bioetica. L'uomo sperimentale*, Milano 1999, p. 22.

〔…〕，生命倫理学の問いは，全人類とすべての人に関わるからである。すなわち，技術的科学は，ある複雑な実用的な働き以上のものであり，様々な手段の媒介によって生命——単に人の生命だけでない——の意味と活動領域を設定することを強く要請する，真の固有の文化である」[52]。

分析哲学によって提示される生命倫理学は，その不可知論によって特徴づけられる。そしてそれは，評価を表示する命題の真偽を確定することは不可能だと考える。たとえばU・スカルペッリは，生命倫理学はある一定の選択の前提条件を明らかにし，それを示しうるのみだと考える。彼は次のように言う。

「哲学的生命倫理学は本質的にメタ生命倫理学であり〔…〕，概念を明らかにして前提条件に光を当てる試みであり〔…〕，要するに学際的でなければならない。すなわち夥しい支流が流れ込む川でなければならない。関連する学問分野の多様な性質は，言語学的，論理学的，方法論的関係について，特に複雑な問題を提出する。我々は再び中心に，現代倫理学における基本的で決定的な問い，すなわち『事実と当為の問い』，あるいは事実の記述的前提と規範的前提，すなわち一定の義務と託された価値との間の論理学的関係という問いを見出す」[53]。

最後に，いわゆる「世俗的生命倫理学」に言及しよう（本書は後にこのテーマを扱う）。それは，教義と信仰に立脚するようなカトリックの生命倫理学とは対照的な，「理性と意識の価値に基礎を置く」生命倫理学である[54]。しかし本書でしばしば繰り返されるとおり，カトリック信者

---

52) *Ibi*, p. 41.
53) U. Scarpelli, *Bioetica: prospettive e principi fondamentali*, in Aa.Vv., *Bioetica. Questione civile e problemi teorici sottesi*, Milano 1998, p. 21.
54) 1996年6月9日に «Sole 24 Ore» に公表された，C. Flamigni, A. Massarenti, M. Mori, A. Petroni の署名入りの「世俗的生命倫理学のマニフェスト（*Manifesto di bioetica laica*）」を参照。以下の会議録も参照。*Quale base comune per la riflessione bioetica in Italia? Dibattito sul Manifesto di bioetica laica*, «Notizie di Politeia», 1996, 12.

が基準点とする存在論的に根拠づけられた人格主義のアプローチは，信仰絶対主義（fideista）ではなく，諸価値と諸規範の合理的正当化を度外視しない（このため，ある神学の分野からは，合理主義 razionalismo と非難される）。

　最後の記述的な注釈として，我々は，生命倫理学の論法は，これまでに三つの異なった契機を形成したと言うことができる。すなわち，一般生命倫理学，特殊生命倫理学および臨床生命倫理学。

　a．倫理学の基礎を扱う一般生命倫理学は，諸価値と医学倫理学の本来的な原則に関する，また生命倫理学の文献の源泉（国際法，職業義務，制定法）に関する議論である。

　b．特殊生命倫理学は，医学的テーマについても生物学的テーマについても，つねに総合的側面下で，扱われる重要問題を分析する。たとえば遺伝子工学，中絶，安楽死，臨床実験等々。何が体系的生命倫理学の支柱かは重要なテーマであり，それは当然，倫理学の体系が，倫理的判断の諸々の基底と正当化根拠として採用する諸々のモデルと基礎に照らして解決されなければならない。それゆえ，これは，一般生命倫理学の結論と連関させることなしには果たされえない。

　c．臨床あるいは意思決定（decisionale）生命倫理学は，医学の実践と臨床例の具体的事象において，何が危険にさらされている価値か，あるいはどのような適正な手段によって，それらの諸価値を変質することなしに行動指針を見出しうるかを検討する。すなわち，ある原則や評価基準を選択するかしないかは，事案の評価を条件づけるであろうし，我々の意見では，具体的な事例はつねに，あるいはほとんどつねに，考慮すべき多元的側面を示すことが認められるが，臨床生命倫理学を一般生命倫理学から分離することはできない。

生命倫理学，人間学，学際性

　これまでに我々が述べたところから，新しい学問分野は，様々な意見と現に存在する様々な倫理学的立場との単純な比較としては理解されえず，準拠価値とそこで作用している選択方針を示唆せざるを得ないか

ら，合理的に有効な基準に根差した客観的解答を提供することを引き受けなければならないだろう。

妥当な解答を探求する際，生命倫理学特有の性格を持つ問題に学際的にアプローチする必要が生ずる。生物医科学と環境科学（エコロジー）によって展開された役割は明白であるが，一方で，この研究部門において，参照基準となる哲学的人間学を度外視しえないことは，だれもが自覚しているわけではない。しかしこの哲学的人間学の内部で，身体的物質的生命の，夫婦の愛と生殖の，苦しみの，病気と死の，さらには自由と責任，個人と社会，個人と自然の関係の価値が，その位置づけと倫理学的真価を見出す。「科学の知恵」，ポッターの表現を用いるなら*wisdom of science*を探求するための実験科学と人文科学のこの複雑な交錯においては，さらに，生命倫理学における環境と生態系の妥当な役割，意義，そして価値を定めるために自然哲学，そして科学哲学と法哲学の貢献が必要であろう。最後に，「意味の地平（orizzonte di senso）」として，神学へと開かれていることが適当である[55]。

それらの間で非常に緊密な関係を保ちつつも，これらの各学問分野は，固有の，他から独立した認識論的地位を有する。

人間学に関しては，我々は，かの人間学的概念，すなわち存在論的に基礎づけられた人格主義に準拠する。それは，我々の意見では，人の実在的かつ客観的な意義をいっそう正当なものにし，また，その価値付けに貢献するところのものである。それは，観念論的，生物学的還元に服しない人格の総合的ヴィジョンとして現れる。科学の進歩および医学と法の社会的な体制によって据えられた問題を解決しうるためには，我々は，実際，まず最初に人格の価値，その特権およびその任務に関する問いに答えなければならず，かくして人格を手段化するどのような可能性をも排除すべきだと考える。

生命の基本的価値，人格の超越性，人格の統合的な概念——それは身体的，心理的，および精神的価値の総合から生ずる——，人格と社会との間の優先性と補完性の関係，夫婦愛の人格主義的な精神的一致の

---

[55] F. D'Agostino, *La teologia del diritto positivo. Annuncio cristiano e verità del diritto*, Atti del Simposio internazionale «Evangelium Vitae» e Diritto, Città del Vaticano 1997, pp. 121-131.

(communionale) 概念は，人と社会の倫理のすべてにとってだけでなく，生命倫理学にとっても有効な基準点である。これらの諸価値は，生物医学——すなわち，まだ克服されていない病気や，同じ科学技術的社会から，また環境の搾取から生じた典型的な悪の防止を忘れて，今日，進歩における楽観的な熱狂に駆り立てられているように見える科学——の発達によって生じた諸問題を解決しようとする者に光を投じなければならない。まさにこのために，基準となる哲学的人間学が不可欠である。それは，その合一における人格，および人格と実存的条件，すなわちそこに住む空間と，それを生き，またやがて生きる時間をつなぐ，全射かつ単射であるような関係〔全射：始域の像が終域の像と等しくなるような写像，単射：定義域の相異なる二点の像が常に相異なるような写像〕に注目する。この視点において，かくして人は，我々がすでに参照した著作においてハンス・ヨナスが言及した責任のカテゴリーの大いなる重要性を理解する。

存在論的に基礎づけられた人格主義的人間学は，理性の認識を超えた認識を認める者，すなわち神学の可能性を受容する者によってのみ支えられる——と人は言う——人間学であるがゆえに，非常にしばしば批判される。回勅『信仰と理性（Fides et ratio）』が我々に想起させるとおり，形而上学と信仰の知性の重要性が強調される。

「神の言葉は人の経験と思考さえ超えるものに絶え間なく言及する。しかし，もし人の認識が感覚で捉えうる経験の世界に厳密に制限されるのなら，この『神秘』は啓示されえず，神学がそれを何らかの仕方で理解可能なものにすることもできないだろう。形而上学は，それゆえ，神学研究における特権的な媒介として位置づけられる。形而上学的地平を欠く神学は，宗教的経験の分析以上に達することには成功しないし，啓示された真理の普遍的で超越的な価値を一貫性をもって表現することを信仰の知性に許すこともないだろう」（n. 83）。

誤解に陥らないよう，合理論的神学（teologia razionale）と啓示神学（teologia rivelata）とを区別する必要があるように思われる。合理論的神

学は，伝統的に弁神論または神の哲学と呼ばれ，自然理性に照らして，理性によって至高の存在の認識に達しうるものを研究する科学である。

それに対して啓示神学は，合理論的神学とは異なる質料的対象（研究するもの）と形相的対象（採用する視点）を持ち，結果的に，異なる認識論の基本法を伴う他の科学であることになる。啓示神学は，信仰によって光を投じられた理性に照らして，啓示される所与を研究する。したがって質料的対象は，合理論的神学のそれと部分的に一致する。というのは，研究されるのは同じ神であるが，神自身が自らについて我々に啓示したすべてのことに研究対象を広げるため，対象が合理論的神学よりも著しく拡大するからである。したがって，同じ信仰を受け入れた者のみが適切に神学をなしうるだろう。形而上学と神の合理論的哲学は，両者とも実在の究極的基礎，すなわち存在に触れるに至るがゆえに，多くの共通点を持つことは十分明らかである。このことが明らかである以上，我々が提示する人間学と倫理学は，信仰によって照らされた理性から出発せずに，――そこから生ずる話題は同一の信仰箇条を持つ者にのみ有益であるがゆえに――形而上学の知識であれ，人間学の知識であれ，倫理学の知識であれ，一連の合理的な哲学的知識のすべてを考慮に入れるものであることを言い添える必要がある。我々の意見では，存在論および存在論的に基礎づけられた人格主義を啓示神学と取り違える者は，形而上学それ自体と神学の意義の否認を表明するのである[56]。人を純粋にその経験的側面に還元する経験論的哲学の城壁に立て籠もる者は，人を身体とみなし，また精神とみなす，プラトンから今日に至るまでの哲学の伝統の大部分に反する知的偏見を表明するのである。『信仰と理性』における「現象から基礎へ」の歩みへの（n. 83），また形而上学的領域の思考への（cfr. n. 81）招きは重要である。ヨハネ・パウロ2世は以下のように言及する。「実在と真理は事実尊重主義と経験主義を超える。どんなに不完全で類推的なものであっても，この超越的で形而上学的次元を，真の確かな仕方で知ることを可能にする能力を取り戻し

---

56) Vedi la voce *Ragione* di Antonio Staglianò in *Dizionario interdisciplinare di Scienza e Fede*, a cura di G. Tanzella-Nitti e A. Strumia, Roma 2002, pp. 1167-1180 e la voce *Metafisica* di Antonio Livi, *ibi*, pp. 939-957.

て欲しい」(n. 83)[57]。

　どの科学も，その科学自体によって定められた境界の内部で，その完成度を表明する。このことは，諸科学がそれらの間で開放されていることを妨げるものではない。かえってそれらを織り混ぜることは，各々がその元のままの認識論の基本法を維持するにもかかわらず，研究対象の把握において豊かさをもたらす。なぜなら，単に正面からだけではなく，側面からも内側からも，また高所からさえも対象を観察することは，「統合」の認識論的方向付けに従って，観察される対象の全包括的（omnicomprensiva）見方に貢献しうるからである[58]。

　生命倫理学は，倫理神学，一般的にいわゆる「医師のモラル」に対しても特有性を示し，区別される。保健スタッフの養成に向けられたこの道徳の一部は，信仰の見方に照らして，それゆえ教導職によって明確に示されたキリスト教の啓示に照らして，これらの〔諸科学の〕介入について考察する。すなわち，それは，信仰の所与についての，また人のふるまいにおける神の法の適用についての考究として存在理由を持つ。そしてそれは，たとえ多くの結論が道徳哲学の結論と簡単に一致するに至るとしても，特に信徒のコミュニティの内部で有効性を持つ。

　しかし我々の意見では，医学や生物学の側から人の生命について，それゆえまた人に対する介入の正当性について合理的，哲学的に考究することの合法性と必要性を否定することは，信仰それ自体にとって不適当であり，有益でないだろう。というのも，人の生命はまず何よりも，理性を使う者全員によって合理的に知られる生来の価値だからである。そして，人の人格の価値は，恵みによって，また聖霊のたまものによって尊貴なものにされるが，信仰者と非信仰者の全員にとって，不可侵の価値であることをやめないからである。理性の価値と，生来的とも言われる合理論的倫理学の合法性とを否定することは，教会の伝統に反する。

　実際に，中絶に関する議論においても，多くの人々から，ここで問題になっているのは信仰または不信仰の問題だと危うく考えられそうに

　57）　Cfr. inoltre l'articolo: J. Ratzinger, *Fede e ragione*, «L'Osservatore romano» del 19 novembre 1998, p. 8; J. Habermas - J. Ratzinger, *Ragione e fede in dialogo*, Venezia 2005.
　58）　B. Lonergan, *Method in Theology*, London 1972 (Tr. it. *Il metodo in teologia*, Brescia 1975).

なっている。しかし人の生命はすべての人にとって上述のような価値を持つものであり，それを尊重する義務は，単に信仰者である限りにおいてのみではなく，人である限りにおいて人の義務である。すなわち，信仰者は，超自然的な補強理由を持つだろうが，この理由が，善意の人や正しい理性を持つ人のすべてを，理性の光に照らして人の事実について考究することから解放するために使われてはならない[59]。

　カトリック教会自身は，理性と知性からその重みと価値を取り去る信仰絶対主義のいずれの立場をも，啓示された真理の領域における異端を非難してきたのと同じ強さで，数世紀にわたって非難してきた。教会はかえって，科学と信仰，理性と啓示の調和の原則を擁護してきた。しかし人の心の弱さのために，またイデオロギーの圧力のために，また問題に内在する難しさのために，調和は必ずしもつねに容易で直接的ではない。

　これは，人と神，自然と超自然，哲学と神学の関係を含意するデリケートで本質的な点である。理性と啓示は，同じ創造者，神を持ち，それゆえ相互の支えを要求し，同等の尊重に値する[60]。

---

59)「人の生命の尊重は，キリスト教徒にのみ義務づけられるのではない。すなわち，人格であり，また人格であるべきものの分析に基づいて，それを要求する理由は十分である」。信仰教理省の「人工妊娠中絶に関する宣言」*Dichiarazione su L'aborto procurato* della S. Congregazione per la Dottrina della Fede(18.11.1974), n. 8, in *Enchiridion Vaticanum*, V, Vologna 1979, p. 427. 理性・信仰の関係について，それを「真理の二つの翼」(「序言」) に特徴づける回勅『信仰と理性 (*Fides et ratio*)』を度外視することはできない。R. Fisichella の貢献 *Da credente in difesa della ragione*, in D. Antiseri, *Cristiano perché relativista, relativista perché Cristinao. Per un razionalismo della contingenza*, Soveria Mannelli 2003, pp. 133-153 も意義深い。さらに，P. Poupard による *Fideismo* の項目 in *Dizionario di Scienza e fede*, a cura di G. Tanzella-Nitti - A.Strumia, Roma 2002 を参照。

60)「どの学問分野も秩序正しく研究すれば，もし本当に科学的な方法で，また道徳規範に従って進められれば，信仰との真の矛盾はないであろう。なぜなら世俗の現実と信仰の現実は，同一の神に起源を持つからである〔…〕。この点で，科学の正当な自律が十分に知覚されていないところから引き出された，時折キリスト教徒の間にさえ見られる，ある心的態度〔メンタリティ〕を嘆かわしく思う。それは，多くの精神を，科学と信仰は互いに対立し合うと考えるところまで無理に導いてゆくことによって，争いと議論を引き起こすところのものである（第二ヴァチカン公会議『現代世界憲章』*Constituzione pastorale «Gaudium et Spes»*, n. 36, in *Enchiridion Vaticanum*, I, Bologna 1985, p. 835)」。「聖なる公会議は，第一ヴァチカン公会議が教えたことを想起しつつ，以下のことを宣言する。異なった『認識の二つの秩序』——すなわち信仰のそれと理性のそれ——があること，そして，教会は『人の技能と学説が〔…〕，その原則やその方法論の各々に固有の領域で利用されること』を禁じないことを。それゆえ，この正当な自由を認めつつ，教会は，文化，とりわけ科学の合法的な自律を断言

この理性と啓示の邂逅は，物質界の内部にある肉体を持つ実在を対象とし，合理的手続を使用する実験科学分野で我々が活動すればするほど，結果として緊急不可欠なものになる。

このことはさらに，相対主義と不可知論にさらされて人の真理を放棄した「形而上学の沈黙」の長い期間を経て，今日ではいっそう活発に要求されている。科学と信仰の対話は，一方にとって，また他方にとって共通の参照符である理性の仲介によってのみ生じうる。ここから，医学と生物学の領域においても哲学的・道徳的考究の要請が生じるし，また，生じたのである。

これに関して，以下のことを自問する必要がある。絶対者（神）の実在の承認を度外視しうるような，純粋に合理的な「世俗的な」倫理が存在しうるかどうか，あるいは，もっぱら生来的価値の上に基礎づけられた倫理学によって，合理的に，前述の諸価値の中に，特に人格の価値を保障するものとして絶対者の実在を発見すべきでないかどうかを。現象学，認識形而上学，直観存在論のレベルで，「世俗的な」合理論的倫理学（etica razionale）の正当性を肯定する者の思想を我々は共有する。しかし一方で，もし議論が，必然的なものとして，究極的かつ媒介的な形而上学の創設へと押しやられるのであれば，合理性それ自体が，絶対神，すなわち人格の価値と倫理規範の超越性の最終的根源を肯定することを結論づけなければならないだろう[61]。

形而上学に基礎を置き，人格の価値の肯定から出発して合理的に神の存在の肯定に達し，そしてキリスト教の啓示のうちに超合理的な，非合理的でない知識を見出す合理論的倫理学とのこのつながりは，理性と啓示，科学と信仰の対話を助ける。

全般的な「意味の危機」によって特徴づけられる現代文化の脈絡において，「生命の究極的，全体的（globale）意味を探究する知恵の次元」を再発見することが重要である（『信仰と理性』n. 81）。この知恵の次元

する」（同 n. 59）。

61) Cfr. P. Valori, *Può esistere una morale laica?*, «La Civiltà Cattolica», 1984, 3, pp. 19-29. 倫理的経験における神の暗黙の肯定について，E・レヴィナス（Levinas）の考究 *Etica ed infinito*, Roma 1984, および一般にこのリトアニアの哲学者の考究——しかしトマス主義型の倫理学のアプローチから重要な点で離れる考究——のすべてを参照。

が必要不可欠なのは，人類の技術力の計り知れない増大が，究極的価値の知識の更新を要求するからである。もしこれらの技術的手段が単に功利主義的でない目的への秩序に事欠くことにならざるをえないなら，それらは非人道的で破壊的なものであることが容易に判明しうるだろう。

科学研究の領域においては，形而上学的，道徳的視点へのいかなる招きも拒否させた実証主義的な態度が押し通されてきた。このことがもたらしたものが，人格とその生命の全体性（globalità）が持っている重要性の喪失である。科学技術の進歩に内在する潜勢力を自覚する幾人かの科学者たちは，市場の論理のみならず，自然に対する，また，人間自身に対するデミウルゴス〔世界形成者〕的力の誘惑にも屈しているように見える。

しかし功利主義と合理主義の傍らには，真理という目的地に到達する希望も何らの可能性もなく，研究をそれ自体目的として捉える̇ニ̇ヒ̇リ̇ズ̇ムもある。「注目されるのは，要するに，特に真理は同意の結果であり，知性を客観的な実在に適応させることではないと考える者による，全世界的で絶対的な主張に対する不信の蔓延である」（『信仰と理性』n. 56）。

この脈絡において，存在論的に基礎づけられた人格主義生命倫理学は，『信仰と理性』の言う̇知̇恵̇の̇次̇元（dimensione sapienziale）に貢献しうる。

それゆえ，我々は生命倫理学を，理性の範囲を超えた直観的な科学，究極の要請，そして「意味の地平」として理解される神学へと開かれた，合理論的認識論の基本法を持つ学問分野として理解する。生命倫理学は，科学的，生物学的および医学的データの記述から出発して，人に対する人的介入の正当性を合理的に検討する。この倫理学的考究は，基準となる直接の極を人格とその超越的な価値の内に持ち，最終的な基準を絶対的価値である神の内に持つ。この見地からキリスト教の啓示との対比は，当然で自然的なものであり，現今の哲学的概念と比較検討することも実り多い。

第 2 章
生命倫理学の認識論的正当化，
判断の基礎，研究方法論

生命倫理学の認識論的正当化

　前章から，事実上ある状態が浮上する。すなわち，諸々の生きている存在に対する人的介入の一切についての体系的考究の試みとして生命倫理学は存在する。それは，生命それ自体および生物圏に対する人のふるまい，すわなち科学と科学技術の介入を指導する諸々の価値と規範を見極めるという固有の困難な目的を持つ考究である。
　意味（$senso$）と意義（$significato$）のギャップを埋めるために，技術的活動という言葉の意味を改めて問題にする（risemantizzare）必要がある。というのも，技術的活動に内在するどの意味も，その活動によって伝達される個々の意義ともはや一致しないからである。生命倫理学は，技術が分裂させたものを再統合するための手段を獲得しなければならないだろう[1]。
　今，我々が設定する問いは決定的である。この考究は，科学の全体像の内部に正確に配置されるか？ それなしではすませることができないような正当化の根拠（giustificazione）を有するか？ その判断の基礎になる固有の基準学（criteriologie）を有するか？ そして研究方法（metodo）を有するか？
　ことによるとその実質は単なる寄せ集めでしかないのではないか。す

　1）　Cfr. F. D'Agostino, *Bioetica nella prospettiva della filosofia del diritto*, Torino 1997, pp. 313-317.

なわち，厳密なアイデンティティと必然性のない，他の諸科学（生物学，哲学，医学，義務論等々のような）を調合した「カクテル」のようなものなのではないか？[2]

一般に理解されているとおり，その疑問は重大であり，それは三つの問いの内に明示される。第一に，認識論の役割と正当化（giustificazione）の問題，第二に，倫理学的判断の基礎の問題，第三に方法の問題。

まず第一の問い，生命倫理学の認識論的正当化に関する問いに取り組もう。

フランスの著名な血液学者で，フランス国家諮問倫理委員会の最初の委員長ジャン・ベルナールは，1930年から今日に至る生物医学分野における進歩と発見の歴史を，二つの重要な革命，治療の革命と生物医学の革命に触れつつ再現した[3]。

無力な数千年ののち，スルファミン（1932年）とペニシリン（1929年）の発見による最初の革命は，「結核，梅毒，大敗血症，内分泌腺疾患，体液の生化学的異常のような，長期間にわたって致命的だった病気を克服する力」[4]を人類に与える。

第二の革命は最近である。それは，生命の形成を司る法則の発見に始まり，遺伝子コードの発見以降，いわゆる「ゲノム医学」の特性を明確にする。

この発見は，科学者によって再び観察され医学に革命を引き起こしたが，生命と人の概念においても革命を引き起こし，それゆえ，人類の運命そのものについての考究を安逸の眠りから呼び覚ました。

ベルナールはまた，近年における医学の偉大な進歩に言及する。健常なボランティアと病者に対する新薬の実験方法の体系化，臓器と組織の移植，蘇生技術の使用，化学療法や外科的，放射線的方法論をもってする，持続的に更新される腫瘍との戦い，そしてエイズという未解決の新たなフロンティアに至るまでの，大伝染病（チフス，天然痘，ポリオ）と

---

2) この種の異議は，«Rivista Italiana di Medicina Legale» のような科学レベルの雑誌においても提出されている。たとえば，G. Canepa, *Bioetica e deontologia medica: aspetti problematici e conflittuali*, «Rivista Italiana di Medicina Legale», 1990, 1, pp. 3-6 を参照。

3) J. Bernard, *De la biologie à l'éthique*, Paris 1990.

4) *Ibi*, p. 22.

戦うためのワクチンの大量使用。

　これらの発見に後押しされ，医学倫理学は新たな重要局面で刺激を受け，発展を遂げた。医学がより強力で有効なものになれば，個人保護の規範も厳格かつ公認のものにならなければならない。

　前章で述べたとおり，これを代弁するのが国際的な医学の重要な諸機関であり，その証人が国際的な職業義務規程[5]とガイドラインである。イスラム世界においても，この時期に医学倫理学の規程がもたらされる[6]。

　治療医学のこの潮流は，実験的方法によって増強され，前述のように職業義務規程と医学倫理学に護られた古典的潮流――私はこれをヒポクラテス・モデルと呼ぶ――を代表するものであったし，今もそうである。

　遺伝学の科学的発見がもたらされたことによって，また，発生学と産科学分野の新知識が応用された結果，――それは人工生殖の到来を導いたのであるが――医科学はその発展が全く予見できない，また，今もしばしば均一の（omogenea）倫理と職業義務の指針を欠く，新たな段階に入った。

　遺伝子工学，詳しく言うと，制限エンドヌクレオチドと組換えDNAの二重のメカニズムを介して，異なる種においても，遺伝子コードの断片または一部を一つの細胞から他の細胞に移転させる可能性が初めて出現し，当然のことながら警戒状態を引き起こした。工業技術の研究成果を多様な生命体に応用する可能性は，核爆弾よりもはるかに廉価で，しかも制御することが難しい「生物爆弾」を創造する可能性を垣間見させた。そのすべては，人によって生物圏と生態系を変更する可能性をも懸念させた。

　人は当時，人類の破局が生じうるかのように指摘された事態を回避するために，新しい倫理学，すなわち生物学的進化それ自体の内部から規範を導き出すことのできるような，生物圏全体の倫理学を希求した。

　すでに言及したとおり，これが，V・R・ポッターの著作において最

---

5) Spinsanti (a cura di), *Documenti di deontologia e etica medica*, pp. 37-43.
6) *Ibi*, pp. 166-188.

初に名称を与えられた生命倫理学誕生のきっかけである[7]。同じ要求は，すでに指摘したとおり，ドイツではハンス・ヨナスの著作『責任原理』によって明らかにされた[8]。

破局へのおそれ，モラトリアム，そして科学者間における普遍的な規範の必要性は，最初の科学倫理学監視委員会の組織と，DNAへの介入に関する最初のガイドラインの草案を生み出したゴードン会議とアシロマ会議[9]が証明するように，研究者集団の内部から要請された。このガイドラインは世界中の様々な機関によって再び取り上げられる[10]。

しかし人々は，さらなる現実主義と良識をもって，この新たな可能性とこの新たな科学技術を速やかに観察し始めた。

真のそして本来の遺伝子工学に関しては，すぐに遺伝子治療の実現可能性が考えられた。それは今では，体細胞については実施可能な段階に達しているが，生殖系の細胞については，なお内在するリスクのゆえに，大いに議論を醸している[11]。

新薬製造（インシュリン，インターフェロン etc.）のための，また農業や畜産における製品拡大のための産業的な応用も速やかに実現された。遺伝学における新知識は，いっそうデリケートで新たな倫理学的問題をはらむ出生前および出生後診断に使用されるまでになった。

すでに数年前から，特に「ヒトゲノム・プロジェクト」とヒトの遺伝子コード，すなわち各個人が受け継いだ遺伝構造の「シークエンス（sequencing）」──すなわち解読──の成果が得られた後，「ゲノム医学」と「予言医学」が語られている。これは最初の偉大な成果であり，個々の遺伝子や遺伝子群の機能を特定し，またコード化された無数のタンパク質を認識するために，さらなる成果が続かなければならないことになる。「ゲノム」の時代の後，「タンパク質」の時代と「機能的ゲノ

---

7) Potter, *Bioethics. Bridge to the future*.
8) Jonas, *Das Prinzip Verantwortung*.
9) R. Dulbecco, *Ingegneri della vita*, Milano 1988; E. Sgreccia, *Storia della bioetica e sua giustificazione epistemologica*, in Aa.Vv., *La storia della medicina nella società e nella cultura contemporanea* (Atti del Convegno internazionale di studio, Istituto di Studi politici S. Pio V, Frascati 21-30 giugno 1991), Roma 1992, pp. 69-84.
10) Sgreccia - Mele (a cura di), *Ingegneria genetica e biotecnologie nel futuro dell'uomo*.
11) この議論については，本書〔各論〕の遺伝子工学に関する章を参照。

ム」の時代が開かれる。それは，治療目的の一層の追求を可能にするが，各人および各家族の遺伝構造の内奥の秘密を知る可能性をも開く。

真のそして本来の遺伝子工学の領域においては，懸念されている破局への可能性とともに，肯定的な応用の可能性も示される。それゆえ，倫理学的な問題は，研究者，政治家，企業家にとって，重要で明白なものになる。なぜならそれによって，遺伝的資質は治療できるが変更はできないという遺伝子工学の応用が保障され，また，生態系は，特にミクロ生物学の領域においては，現代と将来の世代の人々の健康をバランスよく両立させることができるからである[12]。欧州議会や各国の生命倫理委員会はこの懸念を繰り返し表明してきた[13]。

先端技術がさらに進展すると，人工的に発生させられた胚の生命ばかりでなく，親であること，すなわち父性と母性の概念と人の性の目的自体も危うくされることにより，懸念は他の重要な事象である生殖に関してもさらに大きくなる

選別的優生学へ，胚に対する実験へ，また人の身体と生殖がまさに商業化されていく具体的な可能性は，今や周知の事実であり，大いに懸念されるべきである。

この経緯から，実験科学が政治学的認識論の知見によるルールを採用する危険を冒していることがはっきりと分かる。すなわち，それは「可能な人為（arte）」[14]，すなわち，できることは何でも研究し，もはや素朴にあるがままの実在（realtà）を認識しようとはしなくなる。

かくして，科学と倫理学の関係を前もって問題にすることと，また，

---

12) Sgreccia - Mele (a cura di), *Ingegneria genetica e biotecnologie nel futuro dell'uomo*, pp. 131-166.

13) Cfr., ad es., Usa, *President's Commission for the study of ethical problems in medicine and biomedical reserach*, Summing up. Final Report on studies of ethical and legal problems in medicine and biomedical and behavioral research, Washington (D.C.) 1983; Parlamento europeo, *Risoluzione* (doc. A2-327-88) *sui problemi etici e giuridici della manipolazione genetica*, 16.3.1989. より広範にわたる文献目録と資料による裏付けは，cfr. A. Serra, E. Sgreccia, M.L. Di Pietro, *Nuova genetica ed embriopoiesi umana: prospettive della scienza e riflessioni etiche*, Milano 1990, pp. 311-318.

14) J. Testart, *L'oeuf transparent*, Paris 1986 (Tr. it. *L'uovo trasparente*, Milano 1988) における M. Serres の序言。F. D'agostino は，生命倫理学が「技術がなしうることをしないことのできる者を切望する無力の修辞学」に変容することは不毛だと考える (*Bioetica nella prospettiva della filosofia del diritto*, Torino 1997, p. 315)。

生物医科学分野における生命倫理学の介入はどのようなものでなければならないかを明らかにすることが，無視しえないものになる。

生物医科学と生命倫理学との関係

「顕微鏡と望遠鏡は倫理学的部分を明らかにしない」というロバート・ノージックの断定[15]は，間違いなく挑発的である。また，レナート・ダルベッコは，「数世紀の間，科学者たちは，社会の中で，彼らの役割の自律と中立を守りながら，歴史の悲劇の外にいた。ベーコン学派やデカルト学派の哲学者たちは，自負心をもって，政府，教会，権威者の，いずれの方面からもたらされる統制や干渉のいかなる要求も拒否してきた」[16]ことを想起する。

しかし今日このメンタリティは，ダルベッコを含めて生命倫理学の問題を最初に提出した，生物医科学に従事する研究者の大多数には共有されていない。議論の対象となるのは，研究の動機と，生命倫理学の認識論的基礎という厳密な領域である。

これについて，生物学と医学は実験科学であるという事実が想起される。というのも，それは非常に厳密な方法，すなわち，ガリレイとベーコンによって提案され，今日に至るまで，科学者たちによって少しずつ完全なものにされてきた，かの実験的方法に従うからである。

この方法は，周知のとおり，厳密な行程に基礎づけられている。すなわち，現象の観察，説明的仮説，実験的検証，そして実験結果の評価。この方法論に基づく行程は，知識の有機的で筋道立った蓄積を可能にし，自ずからその方法の有効性を示している。すなわち，その行程をたどる実験者は，肯定的であれ否定的であれ，先行する実験者が獲得した成果を利用でき，同じ方法によって，新しい貢献をもたらすことができる。科学が時折，偶然の観察（たとえばフレミングのペニシリンの発見），あるいは自然現象の再現を利用することは真実であるが，生物医学分野で現代科学を前進させたものは，特に方法論的に明確な，実験に固有の

---

15) R. Nozick, *Spiegazioni filosofiche*, Milano 1987, p. 447.

16) Dulbecco, *Ingegneri della vita*, pp. 13-14.

手続に基づく方法である。

　しかし実験的方法は，観察，計算，比較等に都合のよい量的測定が可能な事実と資料に支えられねばならないという固有の限界を持つ。それゆえ，実験的方法は，その定義からしてそもそも還元主義的であり，これは考慮されるべき事実である。

　この要素を考慮に入れつつ，我々は自問する。「どのような動機のために，またどのような要請のために，実験的である生物医科学で倫理学的問いが提示されるのか？」。多くの人々は最も明らかと思われる回答を与えた。「生命倫理学的考究の要請は，応用の瞬間に提出される。したがって，実験的研究それ自体は中立であると推定されるが，その応用については，その結果とリスクに関する生命倫理学的な事前の検討が必要になる」。この肯定命題は真である。なぜなら生物医学分野における科学的発見，たとえば組換え DNA のテクノロジーの応用の前に，その目的，帰結，リスク等々について，一連の生命倫理学的問いを向ける必要があることを誰も否定しえないからである。しかし生命倫理学の役割とその正当化を，ただ応用の瞬間にのみ認めることは，我々がさらに詳しく検討するとおり，不十分で制約的であろう。

　他の研究者は，一般に，科学研究に内在する倫理学も認めるが，それは単に研究の諸々の規範原則（canoni）への忠誠という意味においてのみである。それゆえ，かかる倫理学は方法論的綿密さのうちに，また成果を伝達する精確さのうちに，また科学界の側から規制されやすい仕方での手続の透明性のうちに，具体化されるだろう。このような研究に「内在する倫理学」は，どのタイプの科学に対しても，したがってまた生物医学研究に関係する生命倫理学に対しても有効な義務論的要請を表明する[17]。

---

17) E. Sgreccia, *La risposta nella trascendenza*, in J. Jacobelli (a cura di), *Scienza ed etica: quali limiti?*, Roma 1990, pp. 163-173; R.K. Merton, *Priorities in Scientific Discovery*, «American Sociological Review», 1966, 22, pp. 235-259; P. Rossi, *La nascita della scienza moderna in Europa*, Bari 1997; C. Mitcham, *Philosophy of Technology*, in *Encyclopedia of Bioethics*, New York 1995, V, pp. 2477-2483; E. Agazzi, *Il bene, il male, la scienza*, Milano 1992; E. Sgreccia, *Potenzialità e limiti del progresso scientifico e tecnologico*, «Dolentium Hominum», 1988, 37, 1, pp. 137-144; J. de D. Vial Correa - E. Sgreccia (a cura di), *Etica della ricerca biomedica. Per una visione cristiana*, Atti della nona Assemblea Generale della Pontificia Accademia per la Vita, Città del Vaticano 2004.

しかし実験科学分野における科学研究に特有の倫理学——および, とりわけ生物医科学分野における生命倫理学——は, この正確性という規約 (codici) に限定されえない。我々は実際, ある活動の倫理性にとって必然的に不可欠なもののカテゴリーと, 完全な倫理性の判断にとって十分なもののカテゴリーとを区別することを習得しなければならない。

たとえば, ある外科医が外科手術を巧みに計画し, その手術を完璧に遂行する能力をもつことは, 専門職の倫理性に必要なものであるが, その外科手術が完全に倫理的であると言いうるには十分ではない(指示の有効性において, 同意の獲得において, また, たとえばそれを実施するための倫理性の諸条件が多種多様である臓器移植が遭遇するであろうような, 人格のより上位の諸々の善の尊重において)。

それゆえ, 科学研究と倫理学との間に疑いなく現実に存在するこの二つのつながり(応用レベルでのつながりと, 研究自体の方法論的手続の遵守における研究者の義務論に関するつながり)のほかに, 何よりもまず研究者の志向性に関して, 少なからず重要な他のつながりが存在する。研究者も, 研究のオーガナイザーや出資者も一個の人格であり, 善い, または悪い, あるいは単に功利主義的な意図を持ちうる。研究の企てはつねに一つのプロジェクトであり, 戦略的な目的——病気の治療, あるいは農業や工業や薬品の拡大に向けられうるような目的——を露呈するか, または秘匿する。あるいは, 異種生殖 (procreazione interspecie) の実験的試みや, 個体の遺伝的資質を変更する場合のように, 生物学的プロセスを操作または変更する目的も持ちうる。

このタイプの倫理性または計画の非倫理性は, それ自体, 重要であるばかりでなく, 下位レベルで協力する者にとって大きな意味を持つ。すなわち, 彼らは, 良心において正しくないと考えるプロジェクトに緊密に協力する気にならなければ, プロジェクトの目的 (finalità) を知り, 良心の異議申し立ての権利・義務を有する。科学的な秘密も産業上の秘密も, それ自体悪い, あるいは故意に逸脱的なプロジェクトに緊密に協力する者から, この権利を剥奪することはできないはずである。生命倫理学の領域において, この種の多くの状況を想定することができる。たとえば中絶薬, 残念ながら今日市販されているピル RU486 の類に関する研究など。

研究と倫理学の間のもう一つのつながりは，実験手続に関わる。すなわち，それは，生物医学実験の倫理学，より正確には，人に対する実験に関するすべての問題（同意，リスク，子ども，精神病者，意識喪失者，胎児に対する実験等）と，動物に対する実験に関するすべての問題を包含する生命倫理学である。

実際，目的についての倫理学だけでは足りず，手段と方法を一連のものとした倫理学が要求される。すなわち，たとえ目的が善いものであっても——たとえば不妊のカップルに子どもを与える——，選択される手続が必ずしも正しいとは限らない。それは，人の生命と尊厳を侵害しうるかもしれない（余剰な受精卵の喪失）。「善を為すために悪を為してはならない（non sunt facienda mala ut veniant bona）」の原則はよく知られている。

しかし我々の意見では，より深遠な，作用する側面（目的，手続，方法論，リスク）とつねに関連を持ち，先行するすべての事柄を包括するつながりは，補完的性格（*carattere integrativo*）の要請から派生する。

実験的方法は，実験的，量的な側面のみを考慮する限りでは，もともと現実（il reale）の「還元」であり，現実のより深遠で包括的な側面，存在論的性質および価値論的意義は，実験的方法の手続から脱け落ちることに我々は言及した。したがって，実験的方法論は倫理学的な問いを提出するが，この問いは，現実の価値はもとより，現実の複雑さと深さに及ぶため，実験的レベルを超えて首尾一貫した解明を要求する[18]。

たとえば，もし科学者がヒト胚を対象とする研究を行うのであれば，結果と方法論的正しさに関する手続上の倫理面の観察しか行わず，あるいは，その成果の応用のみを要請することはできない。そこでは，何がヒト胚か，人か否か，人格の価値を有するか否かが問われなければならない。

この問いに対する応答から，他のすべての生命倫理学の意図が明らかになる。すなわち重厚な現実すべてが価値あるものとして尊重されると

---

18) J. Ladrière, *I rischi della razionalità*, Torino 1978; E. Agazzi, *Il bene, il male e la scienza*, Milano 1992; Sgreccia, *Il progresso scientifico tecnologico di fronte all'etica*; Bompiani, *Bioetica in Italia. Lineamenti e tendenze*, pp. 187-220; Sgreccia, *Potenzialità e limiti del progresso scientifico e tecnologico*.

き，目的，手段，リスク等についての倫理学的要請が理解される。この側面は，科学者であり哲学者でもあるK・ヤスパースによって明快に把握された。彼の断言するところでは，実験科学は，実在（la realtà）の質的側面も，その深遠な価値における性質も，認識したり知覚したりすることはできず，また，それのみでは，方法論上科学や科学研究の諸々の目的自体を明らかにすることすらできない。なぜなら，科学や科学研究の諸々の目的自体は，みな人の活動と人の生命それ自体の諸々の目的を定めることを要求するだろうし，また要求しているからである[19]。

ポパーやエクルズのような，より最近の論者たちは，現実のより包括的な観察に関するもののほかに，固有の方法論的手続に関しても，実験科学のこの限界を強調した[20]。それゆえ，科学・倫理学のつながり——あるいはより正確には科学研究と倫理学との関係——は，自由に選択できる問題でも，あるいは最近の流行の問題でもなく，多種多様な，科学それ自体の手続内部で生まれつつある要請である。

もちろん我々が指摘したように，もし研究内部で問いが生じるなら，応答は，実験的側面とそれを補完する実在との統合を要求する。すなわち，研究対象とする生きているものの存在論的で価値論的な視点において，応答することを要求する。またそれゆえ，科学研究それ自体からは抽出されえず，究極的な見方から，また考慮される実在の包括的な意味から引き出されなければならない判断基準を綿密に構築することが必要になる。

上述の例を再び取り上げると，もし胚に対する実験が，治療またはそれ以外の目的で実施されるなら，まず最初に，何がヒト胚の包括的な実在か（存在論），また何がその価値か（価値論）が問われなければならない。そして，ここで問題になっているものが，たとえば人たる存在〔人間〕（un essere umano）である，ヒトの個体（un individuo umano）である，という確信によってひとたび結論づけられるのであれば，そのとき

---

19) K. Jaspers, *Der Arzt im technischen Zeitalter*, München 1986 (Tr. it. *Il medico nell'età tecnologica*, Milano 1991); Reale - Antiseri, *Il pensiero occidentale dalle origini ad oggi*, III, pp. 457-462.

20) *Ibi*, pp. 707-779; D. Antiseri, *Trattato di metodologia delle scienze sociali*, Torino 1996, soprattutto pp. 220-237.

は個々の人間に対する実験の意義が問われなければならず、未成年者が問題となっているときと同じように、研究者の義務が特定されなければならないだろう。

この基準学（criteriologia）によって決定するためには、誰が人（l'uomo）か、何が人の価値か、何が人の運命かが明らかにされる必要があるだろう。そして、人である限りの人、その起源、そしてその運命が論じられるとき、すべての人、すべての人の尊厳、そしてすべての人の超越性を一つに結ぶ共通点（accomunare）の探求に至る[21]。

結論として、我々が科学と倫理学の関係について、また結果的に生物医科学と生命倫理学に関して述べたところを適用しつつ、次のように言明することができる。すなわち、生命倫理学の正当化は、単に研究を応用する局面のみに関わるのではなく、まさに研究の局面と研究の方法にも関わるのであり、結局のところ、生命倫理学は生物医学研究に関する補完的な見方として位置づけられる。

そして、医学を福祉事業（assistenza）と保健制度の側面下で考察するなら、倫理学的要因はいっそう重要になり、科学的な知と行為の倫理規範との間の統合がまったく明白になる。医学人類学分野で近年生み出された研究[22]によると、病気、健康、予防等々の概念それ自体を検討するうえで、一方的な科学的考察だけでは根本的に不十分であることが判明した。心理的および精神的な「人格的」要因のウェイトは、福祉事業の全領域において、病者の安寧の評価のみならず、保健従事者の評価においても、決定的な要因である。

保健制度に関しては、それが保健教育、市民の協力を前提とし、また資源の配分および施設と福祉事業の提供において、当局(autorità)のための指導規準として正義の概念が要求されることは、今日ではよく知られている。経済倫理学と保健倫理学は、社会的レベルで、先進的な民主

---

21) S. Vanni Rovighi, *Elementi di filosofia*, Brescia 1963, III, pp. 189-269.

22) L. Delgado, *Antropologia medica*, Milano 1991; Jaspers, *Der Arzt im technischen Zeitalter*; J. Vedrinne, *Éthique et professions de santé*, «Médecine et Hygiène», 1984, 11, pp. 1171-1173; M. Vidal, *Etica de la actividad científico-técnica*, «Moralia», 1983, 4, pp. 419-443; L. Villa, *Medicina oggi. Aspetti di ordine scientifico, filosofico, etico-sociale*, Padova 1980; Pellegrino - Thomasma, *For the patient's good. The restoration of benefince in health care*.

主義における公的負担という,より重要な主題の下でめぐり合う[23]。

生命倫理学のモデルとメタ倫理学の問題

生命倫理学のモデル

　生命科学に関する倫理学の必要性がほぼ普遍的なものであるとしても,準拠する倫理学モデルの系統的記述については,それとは反対に,U・スカルペッリのような思想家が異を唱えて,生命倫理学においてはどの倫理学も寛容の原則に基づいた形式的規則のみを定めるか,せいぜいそれに加えて「著しい損害の不在」[24]の原則を提示しうるのみである,と主張する。

　実際に,生命倫理学の全体を観察する者なら,我々が多元性ばかりかそれらの間でおよそ両立しえない基準学の多元論に直面していることを容易に認めることができる。多元論は,基準となる人間学にも,倫理学的判断の基礎についての理論にも関わる。

　生命倫理学の基礎におけるアプローチの多元論と多様性は,特有の仕方で英語圏の文献中に示される。長い間,施善,無加害,正義の原則の適用に基づいた原則主義の立場が優勢であった。しかし近年,このアプローチには多方面から強い批判が寄せられている。それに対して別のアプローチが次第に出現している。徳倫理学,決疑論的倫理学,ナラティブ倫理学,説明的(interpretativa)または解釈学的(ermeneutica)生命倫理学,そして最後にケア倫理学およびフェミニズム生命倫理学などである[25]。

---

　　23) Gracia, *Fundamentos de bioética*, pp. 199-311.
　　24) Scarpelli, *La bioetica. Alla ricerca dei principi.*
　　25) 特筆すべきものとして, M.A. Grodin (ed.), *Meta Medical Ethics. The Philosophical Foundation of Bioethics*, Dordrecht 1995; K.D. Clouser - B. Gert, *A Critique of Principialism*, «Journal of Medicine and Philosophy», 1990, 15 (2), pp. 219-236; E. Pellegrino - D. Thomasma, *Virtues in Medical Practice*, New York 1993; A.R. Jonsen, *Casuistry as Methodology and Clinical Ethics*, «Theoretical medicine», 1991, 12 (4), pp. 295-307; A. Carse. *The Voice of Care. Implications for Bioethical Education*, «Journal of Medicine and Philosophy», 1991, 16 (1), pp. 5-28; S. Sherwin, *No Longer Patient. Feminist Ethics in Health Care*, Philadelphia 1992; V. Mele, *Bioetica al femminile*, Milano 1998.

それゆえ,特に近年においては,生命倫理学「の」個別問題の検討を超えて,倫理学的判断の基礎になる価値と原則となりうるものを明らかにし,「正当（lecito）」と「不当（non lecito）」を証拠づける相違点を明確にするための,生命倫理学「に関する」議論が中心になった[26]。

倫理学的判断の基礎について議論するためには,極限状態の解決に適用しうるような,実用的で,状況に応じて融通のきく,ある種の合意のみに基礎を置いた観念的な位相における論述では十分ではないことを言い添える必要がある。

むしろ,真の正当化と,それゆえ一定の道徳的行為がそれによって公正または不公正,正当または不当,義務または禁止と考えられるような,究極的に拠るべき根拠を明らかにしなければならないだろう。

この場所で,人はメタ倫理学〔倫理学用語の意味,倫理学的判断の性質,正当性等についての理論的研究〕の用語で,まさにこの類型の基礎を正当化しようとし,また,生命倫理学の領域における価値,原則,規範の合理的正当化に言及しようとする。「メタ生命倫理学」が構築されるのは,メタ倫理学の上である。

> 「メタ生命倫理学は,一定の行動規則を恣意的に課すことにも,実践的要請の機能における観念体系の詳述にも限定されえず,むしろ物理的生命に介入する行為に関して,保健従事者や科学者,また端的に人に向けられた価値論的・規範的（assiologico- prescrittiva）選択に正当性を帰するよう努めることによって,『強い』意味で,指示と方向づけを提供しなければならない」[27]。

寛容を口実に,いずれの準拠体系にも「無関心」を申し立てることは承認しがたい。生命倫理学の諸問題の人間的および社会的重要性について考究するのであれば,なおさらである。母胎内の胎児を抹消するか保護するかを決定すること,あるいは,妊娠の一定期間内に全ての望まれない胎児,あるいは奇形の新生児の絶滅を法律で許容することが問題

---

26) Gracia, *Fundamentos de bioética*, pp. 315-388; L. Palazzani - E. Sgreccia, *Il dibattito attuale sulla fondazione etica in bioetica*, «Medicina e Morale», 1992, 5, pp. 847-870.

27) 2 Palazzani - Sgreccia, *Il dibattito attuale sulla fondazione etica in bioetica*, p. 849.

とされているとき，また，ヒト種の「生き残りの問題」あるいは将来の世代のための生態系の保護が問題とされているとき，人は責任ある仕方で，倫理学的諸問題の研究者に固有の道徳的義務——有効かつ理性に基礎づけられた，それゆえ共有可能で少なくとも責任をもって対比しうる方向づけを追求する義務——から逃れることはできない。

参照すべき多くの体系が存在するという事実を，研究から逃れる口実としてはならず，かえって理論上，教育上の義務に対し挑戦するのでなければならない。

可知論と不可知論：ヒュームの法則

今日，倫理学に関わるすべての議論のある種の十字路となった論点が，前もって明らかにされる。すなわち，ここでの問題は，いわゆる「ヒュームの法則」であり，二つの相反する配置，「不可知論」と「可知論」の間に，倫理学者と生命倫理学者が予め位置づけられることになる。一方を他方から分かつものが，まさにいわゆる「ヒュームの法則」である。

この法則は，D・ヒュームの著作『人間本性論』に記された観察に由来し，それを「自然主義的誤謬」[28]と定義したG・ムーアに始まる現代分析哲学によって，再び取り上げられた。

かかる法則は，自然的事実の領域と道徳的価値の領域との間に「重大な区別」が存在することを肯定する。すなわち，「事実」は可知的であり，指示動詞（verbo all'indicativo）によって記述でき，かつ科学的に立証可能である。他方，価値と道徳規範は単なる前提（条件）であり，立証不能な規範的判断（prescrittivi giudizi）の余地を与える。それゆえ，l'essere〔であること〕（l'essere が観察可能な事実をもって同定されるとき）と il dover essere〔であるべきこと〕との間では，推移や推論は可能でも妥当でもないことになる。すなわち，"*is*"（è）から "*ought*"（si deve）に，また "*sein*"（essere）から "*sollen*"（dovere）に移行することはできない。

不可知論者は，諸価値は認識の，また「真」あるいは「偽」と呼びう

---

28) *Ibidem*.

る肯定命題の対象たりえないと考える。

　可知論者は反対に，諸々の価値と道徳規範の合理的で「客観的」な基礎を探求する。

　倫理学を，したがって生命倫理学を正当化することは，何よりもまず「重大な区別」あるいは「自然主義的誤謬」を凌駕する可能性について議論することを意味する[29]。我々はこの点について，ヒュームの思想をより詳細に検討しよう。

　ヒュームの法則は，単なる事実から義務を演繹することの不可能性を告げる「指導原理」（regola aurea）である。「私がこれまで関わったどの道徳体系においても，私がつねに注目したのは，著者は少しの間，理性で考える通常の仕方で前進し，善の実在を確認するか，あるいは人間的な事象について観察を行うことである。しかし私は，普通行われるように，動詞 *é*〔である〕と *non é*〔でない〕によってまっすぐに命題を発見する代わりに，*dovrebbe*〔ねばならないだろう〕と *non dovrebbe*〔のはずがない〕と接続する命題以外に出会わないことに不意に気づかされる。この移行は，気づかないほど微細であるが，最大の重要性を持つ。この dovrebbe と non dovrebbe は，ある新しい関係または断定を表わすから，〔…〕まるで思いもよらないように見えるものの根拠，すなわち，この

---

29) P. Zecchinato, *Giustificare la morale*, Trento 1990. 可知論およびヒュームの法則については，cfr.: G. Carcaterra, *Il problema della fallacia naturalistica. La derivazione del dover essere dall'essere*, Milano 1969; U. Scarpelli, *Etica senza verità*, Bologna 1982; F.E. Oppenheim, *Non cognitivismo, razionalità e relativismo*, «Rivista di Filosofia», 1987, 78, pp. 17-29; K. Baier, *The Rational and the Moral Order*, Chicago, 1995; D.O. Brink, *Il realismo morale ed i fondamenti dell'etica*, a cura di F. Castellani e A. Corradini, Milano 2005; L. Ceri - S.F. Magni (a cura di), *Le Ragioni dell'Etica*, Pisa 2004; F. D'Agostino, *Il diritto naturale e la fallacia naturalistica*, in *Filosofia del diritto*, Torino 1996; W. Frankena, *The Naturalistic Fallacy*, «Mind», 1939, pp. 464-467; R. Egidi - M. Dell'Utri - M. De Caro (a cura di), *Normatività Fatti Valori*, Macerata 2003; W. Frankena, *Ethics*, Angleword Cliffs 1973, (Tr. it. *Etica*), Milano 1979; S. Hampshire, *Fallacies in Moral Philosophy* (1949), in *Freedom of Mind*, Oxford 1972; E. Lecaldano, *Hume e la nascita dell'etica contemporanea*, Roma-Bari 1991; E. Lecaldano, *«Grande Divisione», «legge di Hume» e «ragionamento in morale»*, «Rivista di Filosofia», 67, 1976, p. 82; H. Putnam, *The collapse of the fact/value dichotomy and other essays*, Cambridge 2002; C. Stevenson, *Facts and Values*, New Haven, (Ct) 1963; S. Toulmin, *An Examination of the Place of Reason in Ethics*, (Tr. it. *Etica e Ragione)*, Roma 1970; G.H. Von Wright, *Is and Ought*, in Aa.Vv., *Man, Law and modern Forms of Life*, a cura di E. Bulygin, J.L. Gardies e I. Niiniluoto, Dordrecth 1985, pp. 263-282; L. Wittgenstein, *Tractatus logico-philosophicus*, Torino 1995; Id., *Conferenza sull'etica*, in *Lezioni e conversazioni sull'etica, l'estetica, la psicologia e la credenza religiosa*, Milano 1967.

新しい関係が全く異なる他のものから演繹されうる仕方の根拠を提示する必要がある」[30]。

　この・法・則は，規範（および，したがって命令，すなわち dover essere〔であるべき〕）を事実から引き出すことが正当でないことの断定のみを行う。しかしヒュームの法則は不可知論へと導くから，それは歴史上，まず経験主義によって，その後，新経験主義によって表明されたいくつかの記述命題（enunciato descrittivo）のみが真または偽でありうるという，もう一つのテーゼを前提としなければならない。

　ある記述的叙述がなぜ真または偽かは検証されうる。一方で規範命題（enunciato normativo）は，まだ存在しないが存在すべきものを表現する。したがって人は何らの検証もなしえない。

　それゆえ，essere と dovere との重・大・な・区・別を正当とする理論的前提は，M・シュリック（Schlick）のいわゆる検・証・原・理（principio di verificazione）——それについて，その意義を検証するのにふさわしい方法を示しうる場合にのみ，ある前提が意味を持ちうるような原理——の境界内で認識形而上学（gnoseologico）を設定することによって表示される。この視点は，認識論的考究の領域においては，反証主義の（falsificazionista）視点に有利な形で，今日では事実上放棄されている。反証可能性（falsificabilità）の基準は，ある理論の確証と反証（conferma e smentita）との間の論理的な不均衡に基礎を置く。反証は論理的に終局的なものであるが，確証はそうではないからである。「一・つ・の・理・論・の無・数・の・確・証・は，こ・の・理・論・に・確・実・性・を・帰・さ・な・い。他方，ただ一つの反証は（もし我々がプロトコール命題〔経験科学の基礎にある観察命題〕と補足的仮説を疑う理由を持たないなら），そ・の・理・論・を・論・理・的・に・虚・偽・と・す・る」[31]。

　もし存在（l'essere）が，数学的なそれと類似した静態の存在者（un ente）として理解され，人が機械的で宇宙還元的な概念を持つのなら，essere〔である〕から dover esser〔であるべき〕への移行は不当であるが，もし我々がこの狭い圧搾機の外に出るなら，形而上学的な眼差しによって（『信仰と理性』参照），我々は実在の本・質とロ・ゴ・スを，すなわちその目・的・論・的・方・向・性を捉えることができる。「我々は事物の諸価値，その自

---

30) D. Hume, *A Treatise of Human Nature*, London, 1739-1740, libro III, Parte I, I.
31) D. Antiseri, *Trattato di metodologia delle scienze sociali*, Torino 1996, pp. 63-64.

然本性〔…〕また，それによって人の尊厳が花や虫の尊厳よりもまさる，諸価値の客観的秩序を見出す」[32]。

全体を取り戻すことなく，事実，すなわち断片にとどまることによってのみ，我々はアンティセリのように，次のように言うことができる。「情報は命令を生み出さない。したがって，この視点においてのみ，essere から dover essere に移行することは論理的に可能ではない。要するにこれがヒュームの法則，すなわち指示的断定（asserzioni indicative）と規範的断定（asserzioni prescrittive）との間の，事実と価値との間の重大な区別である。かかる法則は自然法にとっては死の法則であり，諸価値は科学に基礎づけられないことが示される。すなわち，諸価値は我々の良心の選択に基礎を見出す」[33]。

アンティセリはやはり，かかる法則に有利な視点において，次のことを明確にする。「ヒュームの法則は，良心の自由の論理的基盤である。超越的な諸価値は良心の選択の対象である。すなわち，それは，『論証された』定理でもないし，『自明の』また『自動的に基礎づけられる』公理でもない」[34]。

20世紀に「ヒュームの法則」は，アンリ・ポアンカレのような他の著者らによって再び定式化された。ポアンカレは言う。「科学的な道徳はありえず，まして不道徳な科学もありえない。その理由は簡単である。それは——字義どおり？——純粋に文法的なある理由である。もし三段論法の前提が二つとも指示的なものであれば，結論もまた指示的なものであろう。〔…〕連接棒とギアの全装置を始動させることのできる道徳的なモーターは，感情以外のものではありえない」[35]。

ヴィトゲンシュタイン（『論理哲学論考（Tractatus）』の），カルナップ，ヘアそしてポッターの定式化もまた意味深長である。ポッターは次のように言う。「ある規範または決定，あるいはある政策への提案を表明す

---

32) J. Seifert, *The Philosophical Diseases of Medicine and Their Cure. Philosophy and Ethics of Medicine*, vol. 1, *Foundations*, Dordrecht (Netherlands) 2004, p. 301.

33) D. Antiseri, *Cristiano perché relativista, relativista perché cristiano. Per un razionalismo della contingenza*, Soveria Mannelli 2003, p. 62.

34) *Ibi*, p. 64.

35) H. Poincaré, *Dernières Pensées*, Paris 1917, pubblicato nell'antologia *Poincaré*, a cura di F. Severi, Firenze 1949, p. 59.

る断定（assertion）〔根拠に基づかない主張〕を，事実を表明する断定から演繹することは不可能である。それは，事実から規範や決定や提言を演繹するのは不可能だと言うことと同等である〔…〕倫理学は科学ではない」[36]。

不可知論者によって用いられるムーアの自然主義的誤謬に関する思想は，「ヒュームの法則」とは異なり，直観主義（intuizionismo）へのドアを開く。〔すなわち，ムーアによると，〕善は「黄」色と類似した何かであって，物でも自然的な性質のものでもない。それゆえ，善であるものを論証的に認識する可能性はない。「もし『何が善か？』と問われれば，私の答えは，『善は善であり，ほかの何ものでもない』である。あるいは，もし『いかにして善を定めうるか？』と問われれば，私の答えは，それは定めることができない，である。〔…〕私が支持するのは，『善』はちょうど『黄』という単純な観念と同様の，単純な観念だということである。そして，黄色とは何かを，それを全く知らない者に説明する手立てがないように，善とは何かを説明する手立てもないということである。〔…〕人が馬の定義を示すことができるのは，馬が多くの様々な属性や質を持ち，それらをすべて列挙することができるからである。しかしすべてが列挙され，馬がより単純な言葉に還元されるとき，後者が引き続きさらに定義されることはできない」[37]。

善，すなわち価値は事物ではないため，定義しえず，直観しうるのみである。すなわち，善の本質究明へと歩を進めようとする者は，まさしく「自然主義的誤謬」に陥ることになる。〔ムーアは言う。〕「しかしすべてこれらの真理は，様々なものでありうるにもかかわらず，一つの共通した性格をもつ。それらは，文法上の主語であれ述語であれ，存在する何かを指示する。最もありふれた類型の真理は，存在する二つの事物間の関係を示すものである。倫理学的真理がこの類型と合致しないことは，直ちに理解される。そして，自然主義的誤謬は，何らかの技巧によって倫理学的真理をこの類型の真理に合致させようとする試みから生まれる。ある物事を善と認めるとき，その善さは，手で触れ，あるいはその物自体から分離し，また，たとえより完璧な科学的手段によっても

---

36) K.R. Popper, *La società aperta e i suoi nemici*, I, Tr. it., Roma 1973, p. 100.
37) G.E. Moore, *Principia Ethica*, Cambridge 1903, Tr. it., Milano 1964, p. 51.

それを他に移転させることのできるような特性ではない」[38]。

ムーアは自らを実在論者（realista）として位置づける。彼の考えでは，倫理学は客観的な学問分野であり，それは，たとえある物事の善さがその物自体から分離できず，それゆえ決して定義しえないとしても，人のどのふるまいが「善い」または「悪い」と規定されうるかを一義的に決定することを認めるような学問分野である。この立場が直観主義に基づいて，主観主義へと流されうることは明らかである。

「ヒュームの法則」も「自然主義的誤謬」に関する思想も，不可知論によって広く利用される[39]が，それらが独力で，客観的タイプの認識という性格を持つ，道徳的な知の構築を阻止すると断定することはできない。

essere〔である〕から dover essere〔であるべき〕への移行を正当化する目的論的秩序は，実在を単なる事実のデータに実在の還元することによって，見分けることができなくなる。

事実と価値の間のどのような関係も否定する者と，道徳的価値を経験的事実の上に平らに均そうとする者との間に，「重大な区別」を置く〔カント的〕図式主義（schematismo）から脱しようとする中間の道，すなわちアリストテレス・トマス主義に由来する究極目的原因論（finalismo）の輪郭が描かれる。

我々の人格的アイデンティティを実現するために，我々は何が我々の善か，何が我々の目的かを知らなければならない。この目的（dover essere）は，理性によって，基礎（Fondamento）として突き止められる。それは，単に存在者の起源にあるのではなく，現存（esistenza）あるいは存在（essere）の存続に不可欠の実際的条件でもある。

実在における，知的で超越的な一つの「基礎」の現存を肯定することは，人の責任，人自身が身に帯びている使命を，取るに足りないものでなくする。それは，ある場合には，理性によって究明される義務に反対するところにまで達するほどのものである。しかし目下，形而上学の議論は，警告的な直接的重要性を持たず，また説得力を持たないために

---

38) *Ibi*, pp. 206-207.
39) しかし現時点では分析的な分野においても「重大な区別」は克服されつつある。H. Putnam, *The collapse of the fact/value dichotomy and other essays*, Cambridge 2002.

拒絶される。それゆえ,正当化の要請に対する応答は,「心の分別」や「不合理な信仰」で補完される[40]。

我々はいかにしてよりよい説明手段を持つか,問題の一切は,認識しうる「事実たること (fattualità)」を指す「essere〔である〕」という語に付与される意味にかかっている。もし「essere」が純粋な経験的事実性を指すなら,もちろんヒュームの法則が正当化される。たとえば,多くの人が盗み,殺し,または冒瀆的言辞を弄する,という事実ゆえに,盗み,殺し,冒瀆の語が道徳的に正当であるという結論を導くことはもちろんできない。もしそれらが不当であることを論証しようとするなら,我々は単なる事実の探求にとどまらない,ある基準に訴えなければならない。

しかし事実の下にある「essere」という観念は,単に経験的でない,より深遠で包括的な様相において,たとえば「本質 (essenza)」や「自然本性 (natura)」や内在的な究極目的原因論のような,すなわち「形而上学的」な意味で理解されうる。そのとき dover essere〔であるべき〕は essere のうちに,意識のあるどの主体もそれを実現することへと招かれている essere のうちに,その基礎を見出す。

このように,「人々 (uomini)」の語は,経験的な意味において理解されうる(かかる仕方で,この表現は,盗む個人と盗まない個人,殺す個人と殺さない個人等々を指す)が,人の「本質」や,理性的な人格に固有の人の「自然本性」,あるいは「人の尊厳」というものも考えられうる。そしてそのときは,その本質や自然本性によって,盗む者と盗まない者との間に道徳的レベルである相違を設定しうる合理的基礎を見出すことができ,また見出さなければならない。しかし非常に容易であると思われるこの観察は,形而上学的要求,すなわち我々の心 (mente) が経験

---

40) Cfr. A. Pessina, *Linee per una fondazione filosofica del sapere morale*, in Pontificia Accademia pro Vita (a cura di), *Identità e statuto dell'embrione umano,* Città del Vaticano 1998, pp. 210-236; G. Bontadini, *Saggio di una metafisica dell'esperienza,* Milano 1995; A. Livi, *Metafisica,* in *Dizionario interdisciplinare di Scienza e Fede,* a cura di G. Tanzella-Nitti e A. Strumia, Roma 2002, pp. 939-957; V. Possenti (a cura di), *La questione della verità,* Roma 2003; G. De Anna, *Realismo metafisico e rappresentazione mentale. Un'indagine tra Tommaso d'Aquino e Hilary Putnam,* Padova 2001; P. Sgreccia, *Legge di Hume e fallacia naturalistica: i dogmi del positivismo logico,* «Medicina e Morale», 2006, 3, pp. 567-589.

的事実を「超えて」，深奥で事物の存在の道理と行動の「真理」，すなわち，その人格の尊厳との一致を把握する必要と能力があることを前提にする。

　生命倫理学の様々なモデルを詳述する前に，それらの相違を理解するために，また諸価値の合理的基礎の可能性が重要であることを強調するために，予め以上のことを述べる必要があった。しかしそれ以上に，もし生命倫理学を理性と堅固さの基盤の上に，すなわち真理の上に構築する希望すらないのなら，生命倫理学について論ずることは無益で絶望的であろう。道徳的行為と諸価値を真たらしめる一つの基礎（fondamento veritativo）に達する道程は困難な消耗戦であり，それを企てることは刑罰に等しい。諸価値を欠く社会は存続しえないと言われるが，では，もしそれらの諸価値が単なる意見でしかないなら，かかる社会の結束は実現しうるだろうか？「真理なき倫理学」は，喉の渇きに身を焦がす者の前に置かれた空のコップに等しい。

　それにもかかわらず，時折複雑な具体的状況において，あるふるまいが善と真の規範に合致していることを認識することが困難な消耗戦であることは，否定されるべきではない。しかしこれは実践理性，すなわち *recta ratio agibilium*〔正しい実践理性〕の任務である[41]。

　正当にもマリタンは次のことを明るみに出した。すなわち，道徳規範の認識は，数学的認識や歴史的認識のような他の認識形態とは異なり，「類推的な（analogo）」[42]タイプの認識であるが，ここで問題になっているのはやはり認識であり，知（sapere）の他の領域にも応用される，少なからず重要で啓蒙的な認識である。

記述倫理学と社会生物学モデル

　（ヒュームの法則による断固たる反対において）諸々の事実の基盤上に倫理規範の基礎を据える，価値と規範を相対化する帰結を伴う最初の試み

---

41)　J. Maritain, *Neuf leçons sur les notions premières de la philosophie morale*, Paris 1951 (Tr. it. *Nove lezioni sulle prime nozioni della filosofia morale*, Milano 1979); Vanni Rovighi, *Elementi di filosofia*, III; Tommaso d'Aquino (san), *Summa Theologiae*, I-II, q. 55, a. 7 ad 3, Bologna 1984; A. Da Re, *L'etica tra felicità e dovere. L'attuale dibattito sulla filosofia pratica*, Bologna 1986.

42)　Maritain, *Neuf leçons sur les notions premières de la philosophie morale*, pp. 97-109.

は，社会学的・歴史主義的方向づけによって表明された。ここで問題にされるのは，純粋に記述的な倫理学の提案である[43]。かかる提案によると，社会はその進化の中で諸々の価値と規範を生み出し，また変更する。それらの価値と規範は，ちょうど生きている諸々の存在がその生物学的進化の中で，その機能に照らして，またつまるところ固有の存在の向上のために一定の器官を発展させてきたように，社会の発展のための機能を果たす。ダーウィンの進化論は，M・ウェーバーの社会学説によって，またH・J・アイゼンクとE・O・ウィルソンの社会生物学説によって構築されるに至る。

文化人類学の研究者や生態学者たちも，しばしば類似した場所にいる。この思想を簡単な言葉に翻訳すると，宇宙と世界内の様々な形態の生命が進化を被ったように，社会もまた進化し，この生物学的および社会学的進化のただ中で道徳的価値を変更しなければならないことが，肯定されることになる。「生物学的エゴイズム」や自己保存本能から出発する進化の圧力はつねに新しい適応形態を見出す。法と道徳はそのうちの文化的表現ということになろう。

宇宙と生物界における人類の新たな状況が今やそこに出現する現在の進化の状況において，新たな諸価値の体系が構想されなければならないだろう。なぜなら以前の諸価値の体系は，人が構築することになる生態系を形成するのにもはや適さないからである。人の生命はそれゆえ，様々な形態の生命，およびそれとの共存関係のうちに生きる宇宙と，実質的に異ならないであろう。倫理学はこの見方では，進化のバランス，すなわち，変異，適応，そして生態系のバランスを維持する役割を持

---

43) 「記述的な倫理学」という語の意義については，一致した以下の見解を参照。S. Privitera, in F. Compagnoni - G. Piana - S. Privitera (a cura di), *Nuovo dizionario di teologia morale*, Milano 1990, pp. 354-358. Per l'esposizione del sociologismo e del bioecologismo in etica cfr.: E.O. Wilson, *Sociobiologia. La nuova sintesi*, Bologna 1979 (edizione originale, *Sociobiology. the new synthesis*, Harvard 1975); B. Voorzanger, *No norms and no nature. The normal relevance of evolutionary biology*, «Biology and Philosophy», 1987, 2, pp. 569-570; B. Chiarelli, *Storia naturale del concetto di etica e sue implicazioni per gli equilibri naturali attuali*, «Federazione Medica», 1984, 37, 6, pp. 542-546; Id., *Problemi di bioetica nella transizione dal II al III millennio*; F. Remotti, *La tolleranza verso i costumi*, in C.A. Viano (a cura di), *Teorie etiche contemporanee*, Torino 1990, pp. 165-185.

ち，またその機能を果たす[44]。

　自然と文化との間には密接な関連があり，その境界を定めることはしばしば困難であるが，これらの思想家にとっては，自然は文化のうちに解体し，また反対に，文化は自然の進化を模倣した労作にほかならない。

　このモデルを採用することは，進化論を当然のものとみなすだけでなく，前提として「還元主義」，すなわち人を宇宙の歴史主義的，自然主義的契機に還元することを受け入れることをも許すだろう。したがって，この見方は，あらゆる生き物を一つの進化の大河に投げ入れることによって，それ自体であらゆる倫理学と人の諸価値の相対主義をもたらす。——なぜなら，この進化は，人においてかくのごとく頂点を持つが，人は定義可能な頂点としても確たる基準としても理解されず，積極的および消極的な意味における同じ突然変異の主体として理解されるからである。ここで問題にされているのは，要するにヘラクレイトス哲学〔万物流転を説く〕のイデオロギーの一種である。そこでは安定した一性（unità）や諸価値の普遍性，すなわち，あらゆる時代の人にとって，つねに有効な規範は何一つ認められない。生命倫理学のレベルで，この思潮は選択〔淘汰〕（selezione）の意味においても，社会改良論・変更論の意味においても，優生主義を正当化する。まさしくヒトラーの人種差別主義は，このイデオロギーに根差していた。

　もしこのイデオロギーが真実なら，——なぜならここで問題になっているのはイデオロギーであるから——，チンギス・ハンからヒトラーのそれに至るまで，歴史が認識する最も残虐な犯罪も，現代に生きる我々にとってのみ犯罪，すなわち彼らの死後に生じた犯罪であって，人類に対する犯罪ではないことになるだろう。「人権」を定める努力は無力であり，いずれにせよ暫定的なものであるということになろう。

　このモデルに照らして，ヒト種の進化と進歩に必要なメカニズムとして，「適応」と「選択」のメカニズムが評価される。環境，生態系への適応，そして種の進歩により適した質の選択は，消極的であれ積極的であれ，優生主義を正当化することへと導く。人類が遺伝子工学を通

---

44) E. Sgreccia, *Scienza, medicina, etica*, in Serra - Neri (a cura di), *Nuova genetica. Uomo e società*, pp. 7-11.

して進化と生物学的選択のメカニズムを科学的に支配する能力に到達した今では，この理論の追随者にとっては，動物の種だけでなく，人の種も改良し，変更する選択的遺伝子工学を正当化しうる．しかし，底流にあるこの思潮において，次のことを認めることができる．すなわち，ある者は単純に，社会に現存する諸価値を正当と認めることへと導かれる．しかし他の者，特に社会生物学者たちは，人の生物学的資質への革新的な介入の正当化にも傾く．いずれの場合でも，この思潮においては，ヴィーコ流の同一視，「真なるものは作られたものにほかならない（verum ipsum factum）」，そして「善なるものは作られたものにほかならない（bonum ipsum factum）」が認められる．

文化や習慣のいくつかの構成要素が進化に従属することが明らかであるとき，次のことも同様に明らかであることを考える必要がある．すなわち，人は単に神経学的な複雑性（complessità）のためだけではなく，自然本性のゆえに，他のいずれの生物とも異なる人にとどまること，また善と悪は交換できず，存在の法と科学の法と道徳の法は，同時に偽であり真であることはないことを．死，苦痛，真理への渇き，連帯，そして自由は，文化の労作ではなく，歴史の全時代において人に随伴する事実であり価値である．

主観主義あるいは急進的自由モデル（liberal-radicale）

多くの思潮が今日，道徳的主観主義に注ぎ込んでいる．新啓蒙主義，倫理的自由主義（リベラリズム），ニヒリズム実存主義，新実証主義的科学主義，情緒主義，決定論[45]．

これらすべての潮流の第一の命題は，道徳は事実の上にも客観的または超越的価値の上にも基礎づけることはできず，主体の自律的な「選択」にのみ基礎づけることができるというものである．換言すると，人は「不可知論（non-cognitivismo）」，すなわち諸価値の不可知性から出

---

45) H. Kelsen と K. Popper の思想は，主観主義・決定論的方向に再び導きうる．イタリアではこの傾向は Scarpelli と Antiseri の思想に現れている．A. J. Ayer と C. L. Stevenson の情緒主義は，同じアプローチに再び導きうる．J・P・サルトルのニヒリズム実存主義と H・マルクーゼのリベラリズムは，この思潮に合流する結果に至る．Reale - Antiseri, *Il pensiero occidentale dalle origini ad oggi*, III, pp. 508-779 参照．

発する。

　自律の原則は，したがって強い意味を帯びることになる。道徳的行為の唯一の基礎は自律的選択であり，倫理的・社会的地平は，社会の自由主義化に対する責任によって描かれる。唯一の限界は他者の自由（明らかに自由を活用しうる立場にある者の自由）という限界か，あるいは功利主義的な語義における回避すべき著しい損害という限界である。

　至上の究極的な基準点として，自由が援用される。すなわち，自由に欲求され受容されること，そして他者の自由を侵害しないことこそが正しいのである。それは，フランス革命から革新的な強さでほとばしり出たメッセージである。この見方には間違いなく真理の一端があるが，しかしそれは人類の全真理でも自由の全真理でもない。我々はこの自由のメッセージが提案するすべての要求を聞いた。中絶の自由化，生まれてくる子の性別の自由な選択——また「性転換」の抑圧しえない欲求を持つ成人の選択，未婚の者であれ配偶者を失った者であれ，独身女性についても体外受精を要求する自由，死の瞬間について決定する自由（リヴィング・ウィル），自由のしるしと強調としての自殺，等々。

　実際にここで問題にされているのは，半減された自由である。すなわち，それは，通常それを主張し，表明することのできる一部の者の自由であり（誰が生まれてくる子の自由を擁護するだろうか？），その実質的な内容は，拘束や強制「からの自由」であって，究極目的原因論の意味において正当化されるような，生の計画や社会の計画「への自由」ではない。換言すると，ここで問題にされているのは，責任なき自由である。

　マルクーゼはフランス革命とロシア革命の計画——彼の見解では，一方は市民の自由，もう一方は必要からの自由に目を向けるのみの計画——を完成に導くために，1960年代に三つの新しい自由を要求した。自由の新たなフロンティアは，マルクーゼによると次のようになるだろう。まず，従属的な労働からの自由，なぜなら労働は人の活動を奴隷的なものにするであろうから。家族からの自由，なぜなら家族は人の情緒性を奴隷的なものにするであろうから。そして倫理からの自由，なぜなら倫理は人の知性に目的を割り当て，目的は選択の自由それ自体を拘束するかもしれないから。彼はその著作『エロスと文明』の中で，自由で

多様な形態の愛について述べている[46]。

　しかし，たとえマルクーゼがそれを「祝祭（festa）」と呼ぶとしても，このような自由が悲劇的なゲームであることは労せずして分かる。それは「ニヒリズム」である。なぜなら自由の前に，また自由の中に，何も仮定しないからである。

　自由な行為はみな，それを設定する人の生——実存的な生——を実際に仮定する。生は自由の前に来る。生きていない人は自由ではありえないからである。そして，自由は一定の内容を持ち，つねに何かを渇望し，また何かに触れるある行為である。自由はその内容について責任を持つ。

　結論において，自由は生の計画のための存在と実存を仮定する[47]。

　さて，自由は生に敵対し，自らを破壊し，その根を枯渇させる。それゆえ，選択の責任を否定するとき，自由は盲目の力になり，危険を覚悟で自らをもってするゲームや自殺を敢行する。

　我々が責任について論ずるとき，我々はもちろん，自由の中で生まれる責任と理性によって支えられる責任，すなわち，自由に追求される計画の手段と目的を評価する責任について論ずるのである。つまり我々は，少なくとも今ここで，単に市民法や外部の権威の前での責任，すなわち共通善の何某かの価値が援用される理由を持ちうるような責任のみを意味したいのではなく，責任の第一の表現でも最大の表現でもない責任を意味したいのである。

　それは何よりもまず，理性とその良心の声の前での，すなわち問題となっている諸価値の倫理学的評価に対するの前での，内的な責任である。この責任は，市民法が沈黙し，司法官が関知せず，糾問しないときにも存続する。それどころか，この内的責任は，市民法が人格の基本的で放棄しえない諸価値を傷つけるような結果になるとき，しばしば市民法と対立しうる。

　人の生命の最も荘厳でドラマティックなテーマで取り囲まれたこの場

---

[46] H. Marcuse, *Eros e civiltà*, Torino 1968; V. Melchiorre, *Amore e matrimonio nel pensiero filosofico e teologico moderno*, Milano 1976.

[47] Cfr. C. Vigna (a cura di), *La libertà del bene*, Milano 1998; V. Possenti, *Essere e libertà*, Soveria Mannelli (CZ) 2004; R. Spaemann, *Felicità e benevolenza*, Milano 2001.

は，これらのテーマについての理論的および歴史的・哲学的議論のすべてを展開する場ではない。しかし我々の時代のメンタリティに影響を及ぼすこの倫理学「モデル」，すなわち文化，文学，出版物，そして特に習慣に影響を与えるモデルが現存することを念頭に置く必要があった。

しかし倫理学的主観主義と決定論の研究者は，社会規範を提示する必要の前で，とりわけ自律原則を尊重して自律の限界を受け入れない者の前で，困難に陥る。ホッブスのリヴァイアサンの「抑制」機能に訴えないために，「寛容の原則」あるいは単純に，他者への「重大な侵害」の不在という基準が提示される[48]。しかしその実質的内容は，道徳と事実の「合理的」基礎の放棄であり，特に道徳的自律を享受しない人を前に（胚，胎児，臨死者），倫理学的自由主義は，最後には暴力とより強力な法律を合法化する方向へと滑落する[49]。

実用主義・功利主義モデル

不可知論の袋小路と，社会的レベルで主観主義に本来そなわっている弱さは，実用的レベルにおいて間主観性の回復をもたらした。道徳規範の個人主義的基礎を拒絶しないような接点を見出すために，人は，アングロサクソンの国々で大いに普及した「公共倫理学」の様々な公式の労作——最後には最大多数の主観主義のようなものになる——にたどり着く[50]。

---

48) Scarpelli, *La bioetica. Alla ricerca dei principi*.

49) 主観的決定論と極端な「寛容の原則」に対する批判は，いわゆる「世俗主義」の思想自体の領域にも見出されうる。たとえば，M. Mori, *I limiti dell'etica senza verità*, «Biblioteca della Libertà», 1987, 99, pp. 67-76; S. Quinzio, *Perché la tolleranza non basta, ibi*, pp. 77-81 参照。倫理学的リベラリズムの「反リベラル」の帰結については，Schooyans, *La dérive totalitaire du libéralisme*; V. Possenti, *Le società liberali al bivio*, Torino 1991; V., Possenti, *La cultura radicale*, in Id., *Filosofia e società. Studi sui progetti etico-politici contemporanei*, Milano 1983, pp. 94-134; J.C. Guillebaud, *Le principe d'humanité*, Paris 2001 参照。

50) 我々は文献におけるいくつかの発言を指摘するにとどめる。M. Mori, *Utilitarismo e morale razionale*, Milano 1986; Id., *Bioetica. Una riflessione in corso*, «L'informazione Bibliografica», 1990, 16, 3, pp. 442-452; E. Lecaldano, *Il contributo di una filosofia «laica»*, «Biblioteca della Libertà», 1987, 99, pp. 57-66; Id., *Principi e basi razionali di un'etica non religiosa*, in E. Berti (a cura di), *Problemi di etica: fondazione, norme e orientamenti*, Padova 1990, pp. 23-68; Id., *Etica e significato: un bilancio*, in Viano (a cura di), *Teorie etiche contemporanee*, pp. 58-86.

この多様な思潮の共通分母は，形而上学の拒絶およびその結果として普遍的な真理と，それゆえ道徳レベルで全ての者に有効な一つの規範に達しうるという考えに対する不信である。

基本原理は，費用／便益関係に基づく活動結果の計算の原理である。我々は直ちに，この関係が有効性を持つのは，同質かつ副次的な意味において，同一の価値と同一の人格に関係づけられるときであること，すなわち究極的な原理としてではなく，人格とその価値に関係づけるべき判断の要素として引き受けられるときであることを指摘する。かくして，かかる原理が有効に用いられるのは，たとえば患者の生命と健康にとって予測可能な害（正確には「リスク」と定義しうる）と便益に基づいて正当に評価されるような治療法の選択を決定する際，外科医や内科医によって適用されるときである。

しかしかかる原理は，――金銭的コストを人の生命と比較するときのように――，異質なもの同士の間で諸善を「平衡させつつ」，究極的かつ根本的な仕方で用いることはできない。医学分野で用いられ，治療上の決定の評価や経済的資源の使用のために提案される多くの公式は，最後には功利主義的な性格を帯びることになる。

ヒュームの経験主義に遡る古い功利主義は，費用／便益の計算を個々の主体の快／不快の評価に還元した。新功利主義はベンサムとミルに依拠し，三重の戒律に自らを要約する。人格の最大多数の快の最大化，苦痛の最小化，人格的自由の範囲の拡大[51]。

このパラメーター〔測定基準〕上で「生の質（quality of life）」の概念が綿密に構築され，ある人々によって生命の神聖性の概念に対置されることになる。生の質は，まさに苦痛や，しばしば経済的コストの最小化との関連において評価される。

治療の効果と功利性，あるいはある疾病治療のために経済的資源を

---

51) J. Bentham, *An introduction to the principles of moral and legislations* (1779), London 1970; J.J. Smart - B. Williams (eds.), *Utilitarianism for and against*, Cambridge 1973; J.S. Mill, *Utilitarianism* (1781), New York 1974 (Tr. it. *L'utilitarismo*, Bologna 1981); J.C. Harsanji, *Rule utilitarianism and decision theory*, «Erkenntnis», 1977, 11, pp. 25-53 (Tr. it. *Utilitarismo*, Milano 1988); R.M. Hare, *The language of morals*, London 1952 (Tr. it. *Il linguaggio della morale*, Roma 1968); R. Brandt, *Ethical theory*, Englewood Cliffs 1959; Singer, *Ripensare la vita*; Palazzani Sgreccia, *Il dibattito attuale sulla fondazione etica in bioetica*.

使用する適合性を評価するためにもまた，ときには「厳格な」功利主義，ときにはより「緩やかな」功利主義に依拠する様々な公式が提示された。ACB（analisi costi / benefici, 費用／便益分析），ACE（analici costi / efficia, 費用／効果分析），QALY（quality-adjusted life years, 年齢に適合した質）は，最後のものは特に，治療的介入と保健分野における資源配分を決定する要因の中に，治療費との比較において，患者側の経済的要因と同等の生産性の回収を包含するところまで行き着いた公式である。

これらの公式は，患者の個々のカテゴリー——奇形の新生児，癌患者——に対する他の多くの提案と同様，異質な要因を比較することによって（健康と生産性，あるいは治療法と資金の利用可能性），出費の非生産性，または単に生物学的または経済的要因の評価に根差した生の質の概念の名において，最後には治療法や援助活動の拒否を決定する[52]。

かくして行為の功利主義を緩和するために，規範の功利主義によって行為の功利主義を和らげる，より広い施善の規則のいくつか——「衡平」または「福祉事業の最小限」のような——が導入される[53]。「衡平」，「公平」，「中立的考察」，「功利性の社会的拡張」，あるいは「社会的幸福の計算」，「倫理の最小限」の規則は，相対主義や，規範の真の基礎が欠如した状態を無効にするためには役立たない。幸福の経験主義的，実用主義的レベルにおいて，私的利害と社会的利害との間での調停を予測する極度の難しさも強調されなければならない。

幸福と生の質を探求するかかる領域においては，幾人かの論者によって，人格のカテゴリーは，単にそれが快と苦を感じることができるということのみによって，感覚的存在のカテゴリーに還元されるところにまで行き着く。その帰結は以下のとおりである。a.「無感覚の」あるいは感覚能力を備えていない個人（少なくとも神経構造の形成段階までの胚，あるいは植物的昏睡状態の個人等のような）の利益保護の領域における不顧慮，b. 苦痛が快を超える（または超えることを予想しうる）感覚を持つ

---

52) Cfr. Seifert, *The Philosophical Diseases of Medicine and Their Cure. Philosophy and Ethics of Medicine*, I, *Foundations*, pp. 306-323.

53) Gracia, *Fundamentos de bioética*, pp. 276-281; G. Herranz, *Scienze biomediche e qualità della vita*, «Vita e Pensiero», 1986, 6, pp. 415-424; E. Sgreccia - A.G. Spagnolo (a cura di), *Etica e allocazione delle risorse in sanità*, Milano 1996.

個人，または他者に対して量的に喜びよりも苦痛をもたらす個人（障害者，奇形胎児，臨死者等）の排除の正当化，c. 苦痛を回避するという条件のみによる人の生命に対する干渉，抹消さえもの正当化（胎児にとって無痛の処置でありさえすれば，妊娠の進行した段階においても中絶が合法化される）」[54]。したがって，もし功利主義が一方で幾人かの人たる存在〔人間〕に対する尊敬を排除するなら，他方では逆説的に，「感じる」能力，したがって快と苦を知覚する能力に基づいて，動物と人間とが同等であることを認めることになる。

かくして，人は功利主義の地平にとどまる。そこでは「誰の」有用性が，また「何に関して」探究されなければならないか，明確に特定されない。あるいはより正確には，人の生命は苦痛の有無に関して，また費用の生産性または非生産性という経済主義的基準に関して評価されることになる[55]。

社会契約論モデル

ある面で功利主義に類似した（いくらかの不一致が存在するにせよ）公共倫理学の方向性が，社会契約論──また倫理的共同体によって，すなわち決定する能力と権限を有する者によって取り付けられた間主観的な合意の基準を軸とするそれ──によって形成される。この方向性を表明したのが，その著書『生命倫理学の基礎』におけるH・D・エンゲルハートの思想である[56]。この思想家においては，「倫理的共同体」の社会的コンセンサスは，まだ共同体に属さない者（胚，胎児および小児）の過小評価を正当化し，それゆえ彼らの権利は，おそらく成人に依存することになり，結局のところ，人格とはみなされない。かくして，社会的関係を欠く病者や回復不能な知的障害者のような，もはや社会に復帰しない者は，「もはや人格でない」レベルで過小評価されることになる。

---

54) Palazzani - Sgreccia, *Il dibattito attuale sulla fondazione etica in bioetica*, p. 862.

55) Cfr. Singer, *Ripensare la vita*. 著者は，旧い戒律を以下のような他の新しい戒律と代えることを予言する。「多様な人命の価値」，「待望される場合にのみ子どもたちを出産せよ」，「〔動物を〕種に基づいて差別してはならない」。

56) H.T. Engelhardt jr., *The Foundations of bioethics*, New York 1986 (Tr. it. *Manuale di bioetica*, Milano 1991). Una risposta a Engelhardt è presente in Seifert, *The Philosophical Diseases of Medicine and Their Cure. Philosophy and Ethics of Medicine*, I, Foundations, pp. 240-283.

結局のところ，人格の概念は，最後には社会学的概念になる。

現象学モデル

間主観的倫理学のこの全景の域内で，現象学とコミュニケーション倫理学を再開する思潮が想起される。

現象学的倫理学は，とりわけM・シェーラーとN・ハルトマンによって，倫理学的価値への可能性（apertura），諸価値への「意図的」および「直観的」な一定の可能性を申し立てる。しかしながら，倫理学的諸価値は情緒的なレベルで（シェーラーの，人における神的要素），また「宗教的な」レベルで基礎づけられる。それゆえ，具体化される必要のある基礎の可能性が肯定される。しかしそれは，情緒的主観主義へと相対化され，それゆえ普遍的有効性を帯びることのできないような地面上にである。地平は社会的地平にとどまり，しかも定式化は困難である。

D・グラシアによって定式化された「善の形式的倫理学」の理論も，実在の知識自体が価値としての実在の意味を良心にもたらす限りで，価値の形式的で普遍的な要求を肯定する。それゆえ，この現象学の全景に再び参入する。しかし，かかる形式的要求は，主観的な，状況によって命ぜられる評価や賞讃が行われている最中に実現する。それゆえ道徳は，要求としては，合理的で普遍的な意味に基礎が据えられるが，具体的な選択としては，再び主観的評価によって命ぜられる[57]。

「平等主義」のような，共有された規範を採用することで，社会的類型の「手続的」合意を探求することによって，あるいは「理想的観察者」，「倫理の最小限」あるいは「等蓋然性（equiprobabilita）の公準」のような調整概念を導入することによって，具体的選択の主観主義を超えようとする試みもまた人為的な手続であり，主観主義と間主観主義的協定の地平を超えることに成功しない[58]。

---

57) Gracia, *Fundamentos de bioética*, pp. 363-382.

58) 現実観察者の理論について，R.M. Veatch, *Medical ethics*, Boston 1981; Hare, *The language of morals*; Id., *Freedom and reason*, Oxford 1963 (Tr. it. *Libertà e ragione*, Milano 1971) 参照。「等蓋然性の公準」は，Harsanji, *Rule utilitarianism and decision theory* によって定式化される。平等主義の理論については，J. Rawls, *A theory of justice*, Cambridge 1971 (Tr. it. *Una teoria della giustizia*, Milano 1982) 参照。Palazzani - Sgreccia の作業によるより完全な資料収集として，Palazzani - Sgreccia, *Il dibattito attuale sulla fondazione etica in bioetica* 参照。

ドイツ文化の領域でK・O・アーペルやJ・ハーバーマスによって提案されるコミュニケーション理論は，社会的コンセンサスの基盤にコミュニケーション——それは一方では功利主義の「計算する理性」を超えることを承認しなければならず，他方では諸価値の中身と名宛人についての取り決めの可能性を開かなければならない——を据える[59]。いくつかの諸価値は，もちろんコミュニケーション自体の内に暗黙裡に含まれている——真実を語ること，他者の意見の尊重，意見と表現の自由の尊重のように——が，それらはある規範の基礎に先立つ予備的な諸価値であることを認識する必要がある。この思潮によって据えられた基本原則（Groundnorm）によると，「正当化すべき規範は，予測可能な帰結について，すべての関係者のコンセンサスを得ることができなければならない」。この基本原則自体が，規範の有効性をコンセンサスに従属させる危険，また，関係者が誰であるかを特定しえない危険をはらむ。

原則の倫理学

いくつかの道徳原則の必要性が肯定されるものの，その正当化が不確かなままにされる一つの方向性——我々には公共倫理学の地平に含まれるように思われる——が，ビーチャムとチルドレスによって理論化された，いわゆる原則主義によって描かれる[60]。

非常に著名な諸原則（施善，無加害，自律，正義）は，個別に，また一括して高度の重要性を持ち，それらはもちろん生物医学的・福祉事業の領域における介入の評価に参入し，引き続き一つの基礎を必要とする。実際，患者にとって何が善または悪であるかは，相変わらず特定されないままである（たとえば多数の重篤な奇形を持つ新生児について，彼を救助すること，あるいは死に行くにまかせることは善か？）。その上，諸原則自体の間で，特に自律の原則と施善の原則との間で，序列が定められなければならない。そして，第一のものは第二のものの下位に置かれる必要がある。さもないと主体の自律自体が保障されない。病者が自己決定を

---

59) 我々はいくつかの指示のみにとどめる。K.O. Apel, *Comunità e comunicazione*, Torino 1977; J. Habermas, *Teoria e prassi nella società tecnologica*, Bari 1978; Gracia, *Fundamentos de bioética*, pp. 558-591.

60) Beauchamp - Childress, *Principles of biomedical ethics*.

行使する状態にないとき，あるいは医師と患者の自律が彼らの間で対立するときはなおさらそうである。自律の原則を施善の原則と両立させるためには，人格の真の善を探究することによって現実的な一致点を見出す必要がある[61]。生命倫理学の諸原則に充てた第5章でこの議論を再開しよう（ここでは簡単な示唆にとどめる）。

いわゆる「一応の義務（deontologia prima facie）」の議論も，同様に逃避的なもののように見える[62]。このアプローチによると，実際には，つねにそしてどんな場合でも有効な義務は課されず，字義どおり，た
だ原則の点においてのみ有効な・・・（一応の）義務だけが課されるが，現実にはその適用において，かかる諸原則は同等で確実な解決を与ええないような例外と衝突を許す。我々の考えでは，もし単に形式的価値のみを持つ原則の宣言の庇護の下で具体的選択の相対主義を宣言したくないなら，問題となっている諸価値を序列と調和のうちに組織し，衝突を除去しながら，衝突の原因を解明し，解消する義務と必要を告げることが必要であろう。

人格主義モデル

先行するモデルの二律背反を解決し，同時に価値と規範の客観性の構築に有効であると我々が考えるモデルは人格主義モデルである。

人格主義は少なくとも歴史的には三重の意味をもって，あるいは三重の意味の強調をもって語られうることを直ちに明確にする必要がある。すなわち，関係的（relazionale）人格主義，解釈学的（ermeneutico）人格主義，存在論的（ontologico）人格主義[63]の三つである。関係的・コミュニケーション的意味においては，すでにアーペルとハーバーマスにおいても見たように，特に主観性と間主観的関係の価値が強調される。

---

61) I. Carrasco de Paula, *L'etica dell'intervento medico: il primato dell'interesse del paziente*, in E. Sgreccia - A.G. Spagnolo M.L. Di Pietro (a cura di), *L'assistenza al morente* (Atti del Congresso internazionale: «Care for dying person», 15-18 marzo 1992), Milano 1994, pp. 333-342; A.G. Spagnolo, *I principi della bioetica nordamericana e la critica del «principialismo»*, «Camillianum», 1999, 20, pp. 225-246 の作業におけるこれらの原則の衝突の明晰な分析を参照。

62) D. Ross, *The right and the good*, Oxford 1930.

63) Cfr. Viafora (a cura di), *Vent'anni di bioetica*, pp. 45-48.

解釈学的意味においては，自らの「先行理解（precomprensione）」による実在の解釈――ガダマーに見られるような――における主観的意識の役割が強調される。そして存在論的意義においては，関係的主観性と意識の重要性を否定することなく，身体・精神の合一から成る現存と本質が，主観性自体の基礎にあることを強調することが望まれる。

人格は「理性を備えた自存的存在（ens subsistens ratione praeditum）」あるいはボエティウスの定義のように，「理性的本性を有する個別的実体（rationalis naturae individua substantia）」と解される。人においては，人格性は，生命を吹き込まれた身体によって構成され，一つの精神によって構造化された個体性のうちに現存する[64]。

人格主義の伝統は，人の理性それ自体に，またその自由の核心に深く根差す。すなわち，人はその生において，自らについて「考究」し，自己決定しうるようになる唯一の存在であるがゆえに人格である。また，人は物事の意味を把握し発見し，自らの表現と自らの意識的言語に意味を付与する能力を有する唯一の生物である。理性，自由，そして意識は，ポパーによれば，宇宙の法則や進化論的法則の流れに還元しえない「不意に出現した創造」[65]を象徴する。肉体的実在を形成して生命を与え，またそれによって身体が制御され構築されるのは，精神的霊魂の恩恵による。自我は数字，番号，原子，細胞，ニューロンに還元されえない。シャンジューが言うような「ニューロン的人間」は，人の全体を論じ尽くすものではなく，かえって脳を構成する心（mente）を必要とする。それはちょうど，身体を構成し，導き，生かす精神的霊魂を必要とするのと同様である。人格を動物から区別する存在論的および価値論的相違は，植物を爬虫類から区別する，あるいは石を植物から区別する相違とは比較できない。どの人においても，どの人格においても全世界が再現され，意味を獲得するが，宇宙は同時に通り越され，超越される。ど

---

64) この視点の掘り下げとして，Vanni Rovighi, *Elementi di filosofia*, III; J. Hervada, *Introduzione critica al diritto naturale*, Milano 1990; S. Cotta, *Giustificazione e obbligatorietà delle norme*, Milano 1981; Maritain, *Neuf leçons sur les notions premières de la philosophie morale*; J. Seifert, *Essere e persona*, Milano 1989; L. Palazzani, *Il concetto di persona tra bioetica e diritto*, Torino 1996; V. Possenti, *Noi che non sappiamo affatto che cosa sia la persona umana...*, «Filosofia Oggi», 2004, 27, 1, pp. 3-28 参照。

65) K. Popper - J. Eccles, *L'io e il suo cervello*, 3 voll., Roma 1982.

の人のうちにも全世界の意味と人間性の全価値が包蔵されている。すなわち，人の人格（la persona umana）は合一（un'unità），全体（un tutto）であって，全体の一部ではない。

　社会自体は，人の人格を基準点とする。人格は社会にとって目的であり起源である。キリスト教の啓示は，創造——創造もまた一定の限界内で合理的な結論である——，救済，そして神との一致という真理によって，神性に触れる地平と価値の拡張をこの人格主義的ヴィジョンに付与する。人は，——ひとりひとり誰もが——信仰者にとっては神の像，神の息子，キリストの兄弟である。しかし合理的でまた世俗的などの考究に照らしても，人の人格は基準点として，手段ではなく目的として，経済，法律，そして歴史自体を超越する実在として現れる。医学倫理学の議論においてであれ，生命倫理学の議論においてであれ，哲学的秩序のこれらの前提が単なる抽象概念であると考えてはならない。なぜなら倫理学も医学もその目的地は人であり，人は価値の豊かさのために尊重されるからである。

　受胎の瞬間から死に至るまで，苦しみや健康のいずれの状況においても，正当と不当との間の基準点と尺度は人の人格である。

　我々が言及する人格主義は，主観主義的個人主義と混同されない。後者において強調される概念は，ほとんど排他的に人格を構成するものとして，自己決定と選択の能力を強調する。これはプロテスタントと実存主義の世界で大いに普及した見方であり，アメリカの神学の思潮においても優勢である。実在論やトマス主義型の古典的人格主義は，この実存的要素，あるいは選択能力——人格の運命とドラマがそこにある——を否定することなく，人格の客観的および実存的地位も（しかも優先的に）肯定しようとする[66]。人格は何よりもまず精神性を付与された身体，受肉した精神であり，人格は単にそれがなす選択によってではなく，人格であるところのものによって価値がある。それどころか，どの選択にお

---

66) 人格を自己関係と他者関係との合致と解釈する Luigi Pareyson の「存在論的」人格主義は，別のマトリックスを持つ。人は存在と関係を持つのではなく，存在との関係である（cfr. *Esistenza e persona*, Genova 2002^7）。実存主義の視点において，存在は自由と一体化し，したがって人格は選択になる（V. Possenti の復刻版，*Essere é libertà*, Soveria Mannelli 2004 を参照）。さらに Pareyson の視点においては，（かの観念論者におけるように），人格は身体の含意なしに提示されることを指摘するべきである。

いても，人格はそれであるところのもの，すなわちその実存と本質，その肉体と精神を従事させる。そしてどの選択においても，ただ選択の行使，選択する能力のみが存在するのではなく，選択の脈絡，すなわち目的，手段，価値もまた存在する。

実在論的（realista）人格主義は，人格のうちに合一，しばしば称されるように，身体と精神の合一である全体（unitotalità）を見る。精神は客観的価値を象徴する。それは，自己の人格についても他者の人格についても，主観性が担う，また担わざるをえないものである。

人の人格とその諸価値は，選択が由来する源泉なしに，また選択が表明する価値の内容なしに，一連の選択のうちに分散し消し去ることはできない。

人格の客観面と主観面は，人格主義倫理学のうちに呼び戻され，引き入れられる[67]。ある行為の倫理的価値は，志向性の主観的側面下で考察されなければならないだろうが，その客観的内容と帰結においても考察されなければならないだろう。善をなし悪を避けるよう，どの良心をも促す自然道徳法は，それゆえ，その価値の完全な豊かさにおける人格の尊重，すなわちその存在論的本質と尊厳における尊重のうちに具体化する。このことは，倫理的ふるまいの全領域に当てはまるし，生命倫理学についても当てはまる。

もしある外科医が，結果的にその人の死をもたらす危険のある難しい手術において，故意のない不注意を犯せば，主観的に責任を負うことはないかもしれない。しかし人の生命の喪失という客観性は，不注意によって繰り返されないよう，外科医の努力を決定づけなければならない事実であり続ける。行動についての内的判断の局面（momento）においては主観性の評価が優越するが，規範と職業義務の局面においては，主観的性向をつねにより適したものにすることに役立つ客観的価値が優越する。確実性を得るためには，ますます真理を探究しなければならないことになる。

我々は，「徳倫理学」の再評価を目指すアングロサクソン系の幾人かの思想家の目下の要求を，人格主義的見方の中に配置しうると考える。

---

67) Cfr. Seifert, *The Philosophical Diseases of Medicine and Their Cure. Philosophy and Ethics of Medicine*, I, *Foundations*.

それは,「原則の倫理学」に対抗するものとして,あるいはいずれにしても優先するもののように感じられる[68]。我々は,ただ倫理学的判断を適用する瞬間にのみ,諸価値を具体化するための後天的な一定の能力が要求されるのではなく,人格の意味と価値についての感受性それ自体が,徳に触発される良心の領域から生じることを確信している。しかし,まさに人格主義モデルを考慮に入れることによって,諸々の価値と規範の解明および基礎の局面と,それら諸々の価値と規範の正当かつ一貫した適用の局面との統合(integrazione)が必要になる。

　我々は,倫理的行動における主要な徳の役割を呼び戻す,より先進的な方法を有する。しかし我々は二つの局面を分離しうるとは考えない。さもないと徳の概念それ自体あるいは有徳なふるまいは,基礎を欠く結果になりかねない。

生命倫理学における研究方法

　人格主義生命倫理学に関して我々が述べたところから,生命倫理学の研究と教育の方法もまた,帰納的方法(規範は生物学的または社会学的事実の観察から形成される)によっても,単に演繹的方法(行動規範は諸原

---

68) L. Palazzani, *Bioetica dei principi e bioetica delle virtù. Il dibattito attuale negli Stati Uniti*, «Medicina e Morale», 1992, 1, pp. 59-86; E.D. Pellegrino, *A philosophical source of medical morality*, «Journal of Medicine and Philosophy», 1979, 4, 1, pp. 1-7; Id., *The caring ethics. The relationship of physician to patient*, in A.H. Bishop - J.R. Scudder, *Caring, curing, coping. Nursephysician-patient relationships*, Alabama 1985, pp. 8-30; Id., *Philosophical groundings for treating patient as a person. A commentary on Alasdair Mac Intyre*, in E.J. Cassell - M. Siegler (eds.), *Changing values in medicine*, Frederick (Mo) 1985, pp. 97-104; Id., *Professional ethics: moral decline or paradigm shift?*, «Religion and Intellectual Life», 1987, 3, 4, pp. 21-45; Id. *Altruism vs. self-interest: Ethical models for medical professions*, «NYU Physicians», 1988, 45, 1, pp. 41-43; Id., *Character, virtue, and self-interest in the ethics of the professions*, «The Journal of Contemporary Health Law and Policy», 1989, 5, pp. 53-73; Id., *Trust and distrust in professional ethics*, in E.D. Pellegrino - R.M. Veatch - J.P. Langan (eds), *Ethics, trust, and the professions. Philosophical and cultural aspects*, Washington (D.C) 1991, pp. 69-89; Id., *The virtuous physician, and the ethics of medicine*, in E.E. Shelp (ed.), *Virtue and medicine. Explorations in the character of medicine*, Dordrecht 1985, pp. 237-255; Pellegrino - Thomasma, *For the patient's good. The restoration of beneficience in health care*. Degli stessi autori cfr.: *A philosophical basis of medical practice. Toward a philosophy and ethic of the healing professions*, New York 1981.

則から直接的な仕方で演繹される）によっても，形をとりえないことが容易に理解される[69]。ここで，我々が三角形方式——連結する三つの点を検討することによって構成される——と呼ぶ一つの方法を提案する必要があるように思われる〔本書299頁図1参照〕。

まず，科学的に査定された確実な根拠と精確性を示しながら，生物医学的事実，たとえばDNAの組み換えやヒトの体外受精に着手する可能性を提示すること（解説）が必要である。これが三角形のA点である。このA点の検討から，人は人間学的意義の掘り下げへと，すなわち，人格の生命，合一，および尊厳に，どの価値が関係するかを分析することへと移行しなければならない。これが頂点B，より純粋に哲学的な総合点である。

この検討の後，人は個人的および社会的レベルでどの価値が保護されるべきであり，どの規範が行為と主体に付与されるべきかを定めることができるだろう。すなわち，諸々の原則と行動規範は，人格・価値によって，また人格において階層状に調和させられた諸価値（生命，健康，人格的責任等）[70]によって構成される，この中心と比較されなければならない。

かかる倫理的諸問題の解決は，人格の概念と根底にある諸価値との関係において探求されなければならないだろう。すなわち，この点において，その全体における人の哲学が呼び戻される。これが我々の三角形方式のC点である[71]。

他の思潮によって提示される別の解決との比較は，可能な限りにおいて，提示される解決が正当であることの弁明を伴わなければならないだろう。

それゆえ，準拠する人間学との比較が，動的かつ恒常的な仕方で命ぜ

---

69) 採用された人間学的視点を明らかに反映する方法の問題について，Gracia, *Fundamentos de bioética* の委曲を尽くした章，様々な歴史的・哲学的解決を再提案する395-503頁，「倫理の最小限」または「最小限の倫理」の問題を論ずる527-575頁を参照。

70) A. Pessina, *Personalismo e ricerca in bioetica*, «Medicina e Morale» 1997, 3, pp. 443-459; Id., *La relazione tra la ricerca biomedica, l'antropologia e l'etica filosofica. Appunti per una riflessione metodologica*, in J. de D. Vial Correa - E. Sgreccia (a cura di), *Etica della ricerca biomedica. Per una visione cristiana*, pp. 144-158.

71) 道徳哲学全般の任務のより完全な検討として，Vanni Rovighi, *Elementi di filosofia*, III, pp. 189-269 参照。

られる。したがって，科学的発見と科学技術の応用は，新たな可能性と新たな成果を絶え間なく開き，この進化は，社会の進化および社会の法的調整（adeguamento giuridico）に絶え間なく影響を与える。

　人間学は，技術的，科学的に可能なものと，倫理学的に正当なものとを区別する基準を提供する。人間学はまた，政治的多数によって法的に認可されたものと，人の善にとって正当で益になるものとを画する判断基準をも提供する。

　この「三角形」の対話（生物学・人間学・倫理学）によって，まさに人間学そのものが強く要求され，豊かになることは明らかであるが，人間学が，凌駕されることも屈服させられることもない諸々の基準と価値を想定することもまた，同じように必要である。なぜならそれらの諸々の基準や価値は，科学的進歩と社会の目的論のまさに動因に当たるからである。

　人格の基本的諸価値は，道徳的にだけでなく法的にも保護されなければならない。それらの諸価値は，諸々の国際裁判所と諸国の憲法が宣言しなければならない，いわゆる人間の諸価値である。ここで，倫理と法，道徳法と市民法の関係という問題が据えられる[72]。

　人格主義生命倫理学がそこに連結される二つの極は，人格主義と，アリストテレス・トマス主義の根元にある目的論（形而上学的基準点）である。

　人格主義生命倫理学は，「理論的に動的な企て」である。というのは，その都度再提案される科学的発見と関わりを持つからであるが，しかし特に，固有のアイデンティティと価値の全体を知覚する現代人の様々な様相を考慮に入れるからでもある。それは，批判的，弁証法的構造を持ち，人格の実体論的（sostanzialistica）概念によって支えられる。

　人についての真理は，その多様な次元において，単に古典的な思想の

---

[72] Aa.Vv., *Ordine morale e ordine giuridico. Rapporto e distinzione tra diritto e morale*, Bologna 1985; P. Donati, *Il contesto sociale della bioetica: il rapporto tra norme morali e norme di diritto positivo*, in Aa.Vv., *Bioetica: un'opzione per l'uomo*, Milano 1988. Sul tema del rapporto tra bioetica e diritto cfr. F. D'Agostino, *Bioetica e diritto*, «Medicina e Morale», 1993, 4, pp. 675-691; Id., *Bioetica*, Torino 1996; Aa.Vv., *Evangelium Vitae e diritto*, Città del Vaticano 1997; F. D'Agostino, *Diritto e morale*, in *Filosofia del diritto*, Torino 1996; S. Viotti, *Il problema morale della legge civile*, «Studia Moralia», 1999, 37, pp. 321-356.

遺産であるばかりでなく，理論的な利得（*guadagno*）でもある。生命倫理学における研究方法は，真理に類似した意義を出現させる。それはまさに，すべての学問分野が，それらを特徴づける方法によって，真理と関わりを持ち，人の実践によって危うくされているものを評価する行程で理解し合い，相互作用を及ぼすことができるからである[73]。したがって，人格主義生命倫理学は，演繹的な論理ではなく，様々な知の形態の体系的な相互作用を追跡するのであるから，具体的な冒険的企てである[74]。

道徳法と市民法

　市民法と道徳法の関係に関する幾世紀にもわたる哲学的議論は，今日，西洋民主主義の挑戦のうちに実体的な要因を形成している。

　すでに聖トマスは，道徳の全領域が法律でカバーされえないこと，しかも法律は道徳の基礎を据えることはできず，せいぜい道徳についての要求を認めうるのみであることを明らかにした。それゆえ，善と悪が構成される倫理的地位を法律に望んではならない。しかし共通善を保障するのに必要かつ不可欠の一定の基本的価値は，法律によっても保護されなければならず，法律が共同生活と共通善に本質的な善を保護しないときは（中絶法の場合のように），その法律は法ではなく，変更されなければならず，「良心の異議」の対象たりうる。

　出生後の，およびこれから生まれてくる各人の生命，家族，不可欠な医学的福祉事業という根本的な善は，もはや「倫理の最小限」ではなく，共通善を保護するがゆえに基本的な倫理の必要条件を構成する。なぜなら，ここで問題にされているのは最小の事柄ではなく，全員のため

　73）　Cfr. A. Pessina, *La relazione tra la ricerca biomedica, l'antropologia e l'etica filosofica. Appunti per una riflessione metodologica*, in Vial Correa - Sgreccia (a cura di), *Etica della ricerca biomedica. Per una visione cristiana*, pp. 144-158.

　74）　F. D'Agostino (*Parole di bioetica*, Torino 2004, pp. 21-26) によって言及される「古代ローマの生命倫理学」（ローマ法に関して）参照。それによると，客観性は，抽象的および形式的な諸原則からは引き出されえず，個々の事例の注意深い共有された観察を通してのみ，知恵によって把握されうる。

に擁護すべき「共通善」だからである。

現代の多元主義社会においては，特に生命倫理学の考究と，それによって法の領域に引き起こされた諸問題が台頭した結果，ますます明瞭な仕方で，法律の価値論的基礎を再び明るみに出す必要性が出現している。——生命と健康の科学に関連する道徳的選択において，人の行為を導くことができなければならない人の不可侵の諸価値——法によって承認された——を確実で明白なものにするために。

今日優勢な文化においては，真理・自由の二項分裂が，国家制度による人の生命の有効な保護をますます難しくしており，逆説的に，少数の人々のみが他の大勢の運命を決することのできる独裁制の精巧な形態が出現しつつある。

実際に，すでにしばらく前から，多くの西洋諸国で施行されている人工妊娠中絶に関する法律が，弱者と無辜の者の生命に対するより強い者の権力濫用を合法化することによって，「法律」上の「犯罪」概念が逆説的に変更されている[75]。

人の生命の価値が，あたかも何らかの主観的な利益であるかのように階段を上り下りするこの混乱した法的状況は，法律と道徳を区別する理論を変容させて，二つの要素を徹底的に分離する理論にした，倫理相対主義と法実証主義の帰結にほかならない[76]。

かくして，現在の法学の議論において，しばしば法律の脱道徳性 (amoralità)[77]，——すなわち最終的な要求において，正義や共通善のいずれの基準も度外視する法律へと導く立場[78]——が語られるのを聞く。

75) *Evangelium Vitae*, n. 11; G. Dalla Torre, *Le leggi contro la vita: il loro significato politico-giuridico*, in Aa.Vv., *«Evangelium Vitae» e Diritto*, pp. 99-120; Tadeusz Styczen, *Le leggi contro la vita; analisi etico-culturale*, in *«Evangelium Vitae» e Diritto*, pp. 813-227.

76) この表現は，Ross, *The right and the good*; Id., *The foundations of ethics*, Oxford 1939.

77) この表現は，法的自然主義に対する A. Levi の批判の中で用いられている。A. Levi, *Intorno ad un corollario del principio di socialità del diritto*, in *Scritti minori di filosofia del diritto*, Padova 1957, I, p. 3.

78) H. Kelsen, *La dottrina pura del diritto*, Torino 1966. 彼は次のように言う。「正義は道徳の一つの要求であり，道徳と法の関係は，正義と法の関係を包含する」。しかし著者は，法と道徳の単なる区別から出発して，法から道徳性を完全に排除するに至る。それは今日，学説としてほとんど正当化に成功していない。実際，ホッブスから出発して法実証主義の学説に至るまで，正義は倫理学的理想や実定法の純粋な産物として描写される一方，法は統治者の意志の産物とみなされると考えられている。

より多くの論者は，まさに倫理の最小限の理論，すなわち，道徳が法律の絶対的首位を認め，人権に関する諸々の国際宣言によって普遍的に受容され認可された法律の諸原則に準拠する限度内でのみ，道徳に一定のスペースを留保する理論を提案する。これ以外の場所では，道徳は各人の想像に委ねられ，集団レベルでは権威を剥奪される（delegittimata）[79]。

一部の学説は実際に，法律はいずれの仕方でも真理に依存せず，まさに統治者の規範意志の働き（atto）にこそ依存することを肯定しようとする[80]。

かかるアプローチの効果は，法体系の領域にも政治体系の領域にも深刻に反映する。一方では，実に，法律はその倫理的内実自体を奪われ，真理の探究のうちに共通善の実現へと導く代わりに，同意を探求する純粋な手続的機構に還元される。他方では，民主主義体系は，各個人の権利をその存在のどの段階や状態においても保護するための「道具」として位置づけられる代わりに，多数の利益の防衛のために保持されるべき「目的」になる。

有力な学説によって強調されるように[81]，民主主義の現代的概念は，実際に，その形式的な機構によるよりも，個人の権利の尊重と人格の尊厳の保護を強調することによって際立たせられなければならない。これこそが，立憲国家，すなわち個人の保護のために定められ，憲法原則の諸規定によって認可された諸々の法律によって，まさに政治権力それ自体が制限される，また絶対多数でさえ権力で自由に処理することのできない立憲国家を定義するものである。

真正な民主主義はまさに実体的なものであり[82]，その価値は，「それが

---

79) F. D'Agostino, *L'approccio morale al diritto*, in *Scritti in onore di Angelo Falzea*, I, Milano 1991, p. 230.

80) ホッブスの有名な公理「真理ではなく権威（国家）が法をつくる（*auctoritas non veritas, facit legem*）」の軌跡上に。

81) N. Bázquez, *Bioética fundamental*, Madrid 1996; Aa.Vv., *Ordine morale e ordine giuridico. Rapporto e distinzione tra diritto e morale* (Atti del Congresso Nazionale Teologi e moralisti, Roma, 24-27 aprile 1984), Bologna 1984; A. Caprioli - L. Vaccaro (a cura di), *Diritto morale e consenso sociale*, Brescia, 1989.

82) D'Agostino, *Per un'ermeneutica della «Evangelium Vitae»: legge morale e legge civile*, «Bioetica», 1995, 3 p. 406 も同様である。

具体化し，促進する諸価値とともに存在するか，または倒れるかする。各人の人格の尊厳，その不可侵で不可譲の諸権利の尊重，同様に，政治生活を統制する目的と基準としての共通善の採用は，間違いなく根本的で度外視しえないものである。〔…〕それゆえ，社会の将来と健全な民主主義の発展のために，人間の真理そのものから溢れ出て，人格の尊厳を表現し擁護する本質的，生来的な人間的，道徳的諸価値——それゆえ，どの個人も，どの多数も，どの国家も，決してそれを創造し，変更し，あるいは破壊しえず，ただそれを認め，尊重し，促進しなければならない諸価値——の実在を再発見することが急務である」[83]。

実際に，法学界では，すでにしばらく前から，法の起源だけでなく法の基礎を探求するために，法を規範的に支え人格である限りにおける人の存在論的構造に根拠を置くような，客観的で普遍的な諸々の価値を回復することによって，法の倫理的・価値的要求に再び光を当てる必要が感じ取られている[84]。

したがって，秩序づけられた文化的共同生活を保障するために，また，社会生活を存続させること自体のために不可欠の根本的な諸価値を保護することが憲法の任務である。これらの諸価値を保護することは，どの国家の憲法においても防御されなければならないがゆえに，また社会の存在自体を成り立たせているがゆえに，我々が憲法に最小限，要求するところのものである。

それゆえ，立法者に要求されるのは，社会における人々の要求を創造しようとすることではなく，合意だけではなく「各人の心に書き記された，市民法自体の規範的基準点である」客観的な道徳法を探求することによって，人々の要求を解釈しようとすることである[85]。そのような前

---

83) *Evangelium vitae*, nn. 70 e 71.

84) S. Cotta, *Il diritto nell'esistenza*, Milano 1991, p. 194 は次のように記す。「ある規則の義務づけを証明するためのよりまっすぐな道は，その規則における価値との一致を示す道である。」

85) *Evangelium Vitae*, n. 70. この点についての J. Finnis, *Legge naturale e diritti naturali*, Torino 1996, pp. 304 ss., および J. Höffner, *La dottrina sociale cristiana*, Roma 1979, pag. 57 の貢献は関心を引く。後者は次のように言う。「実定法の大部分の内容は，自然法によって定められるのではなく，単に自然法の普遍的な要請，すなわち共通善に奉仕する要請に従う。民法，訴訟法，刑法の諸法の大部分がそのようである〔…〕」。さらに J. Finnis, *Natural Law - Positive Law*, in Aa. Vv., *Evangelium Vitae e Diritto*, pp. 199-212 も参照。

提に基づいてのみ，特により弱い者に対して歴史上あまりにしばしば政治力の不法な選択を正当化することを許してきた，また正義と自由を独裁主義と恣意に一致させてきた倫理相対主義の危険を避けて，法が本来備えている内在的機能を再発見しうる。それゆえ，カトリック教会の教えは，回勅『生命の福音』において，人の生命に対するいかなる暴力や濫用にも勇気ある拒否を唱えるよう促しつつ，「法の真理」を尊重するよう，立法者にはっきり要求する。

「人は人である限りにおいて，単にヒト種に属するというだけで，権利の主体であるということ，すなわち，その存在自体が，究明されなければならず創り出されるべきではない諸価値と規範をもたらすことを前提とすることなしには，人権は理解されえない。このことを自覚しつつ，真正な人権の文化を促進する必要がある。おそらく今日，人権の理論は，人の義務と人の限界の学説によって完全なものにされなければならないであろうが，そのことは，人類にとって，また世界におけるその存在にとって，自然本性的理性というものが，それゆえまた理性的な法というものがありえないのか，という問いを新たに発することを助けることができるだろう」[86]。

世俗的生命倫理学とカトリック生命倫理学

いくつかのセンターと研究者が，かなりの程度人為的に，世俗的生命倫理学をカトリック生命倫理学に対抗させるための論争を展開した[87]。実際，人々は全員の選択に「開放的」で「敬意を払う」見方——「世俗的な」見方——に対して，「閉鎖的」で「不寛容」だと指摘される，現代社会のような多元的で異種混交の社会においては受容不可能な，カト

---

86) J. Ratzinger, *Ragione e fede. Scambio reciproco per un'etica comune,* in J. Habermas - J. Ratzinger, *Ragione e fede in dialogo*, Venezia 2005, pp. 75-76.

87) L. Palazzani, *Dall'etica «laica» alla bioetica «laica». Linee per un approfondimento filosofico-critico del dibattito italiano attuale*, «Humanitas», 1991, 4, pp. 413-446; A. Fiori, *Bioetica laica e bioetica cattolica*, «Medicina e Morale», editoriale, 1996, 2, pp. 203-207 における議論の展開を参照。

リックの見方を対置したいのであろう。要するに，世俗的生命倫理学は，理性に，そして意識の諸価値に基礎づけられているが，カトリック倫理学はその代わりに教義に，そして信仰に基礎づけられており，一方の見方は他と相容れないと考えられている[88]。

現実には，この問いは悪く立てられ，浅薄に取り組まれているように見える。ここまで我々が述べてきたところから，次のような帰結が導かれなければならないだろう。カトリック信者がなおも準拠する，存在論的に基礎づけられた人格主義的アプローチは，信仰絶対主義の態度からほど遠いばかりでなく，諸価値と諸規範の合理的正当化を度外視しない。そして宗教的信条は，すでに示唆したとおり，理性の要請を卑しめず，かえってそれを鋭敏にし，それを強め，同時に正確に解釈された科学的データに従うよう導く。カトリック信者は，実に，まさに神によって創造されたと信ずるその現実を尊重するがゆえに，科学的事実を心に留め，ここから信仰の諸原則と対比する要素を引き出すのであって，その逆ではない[89]。

他方，人は，人権の学説を綿密に構築しなければならない倫理的労苦をもって，貧弱にされ変形された世俗主義的概念を提示しようとする。あたかもそれが倫理相対主義と一致するかのように，また同等の尊厳に由来し理性の光のみで識別しうる限りにおける，すべての人に共通の価値の承認とは一致しないかのように。「カトリック生命倫理学」と「世俗主義的生命倫理学」との対立は，したがって虚構であり，道を誤らせるものである。比較はむしろ，不協和音を奏でる「独断論」を偏見のない真理の探究に先行させることなく，準拠する人間学について，そして倫理学的判断の基礎の問題について行われなければならない。

今日，生命倫理学に関する論争において見られる本当の相違は，(ウンベルト・スカルペッリの通俗的な表現によれば)「真理なき倫理学」を

[88) 解釈の最近の例は，C. Flamigni, A. Massarenti, M. Mori および A. Petroni の署名のある，いわゆる「世俗的生命倫理学のマニフェスト (*Manifesto di bioetica laica*)」。«Notizie di Politeia» 誌の特集号 (1996, 41/42) でたどられた，多方面の議論の展開を参照。また，U. Scarpelli の遺著，(curata da) M. Mori, *Bioetica laica*, Milano 1998 も参照。カトリック生命倫理学と世俗的生命倫理学との区別に好意的な批判的検討として，G. Fornero, *Bioetica cattolica e bioetica laica*, Milano 2005 を参照。

89) Fiori, *Bioetica laica e bioetica cattolica*, p. 203.

テーマにする者と，反対に，真理に根差すことなしには倫理学（と，したがって生命倫理学）は空虚な言葉を発する，と考える者との間にある。

> 「倫理学を真理に根付かせることは容易ではない。それは必然的に謙遜を伴い，絶え間ない比較を伴い，自らの誤りを認識する覚悟を伴う。しかしまた，対話の可能性をも伴う。なぜなら，真理は誰にも帰属しない，全員のものであって，もし人が真理において対話するなら，暴力と濫用を避けることができるからである。しかしもし真理の外で対話するなら，自分自身，自己の能力，自己の強さを，厳格な，しかし私心のない真理それ自体の基準に代える誘惑に抵抗しえなくなる」[90]。

我々の意図は，人格主義倫理学の提案を支持する，理性に基づく比較を容易にすることである。もし我々が教えの一節を確証のために持ち出すとすれば，――我々はそうしたいと思うが――，それは，我々がそこに協和音と，時折預言者的な直観を見出すからである。

そしてもし我々が，人格の根底に，その現存の究極的な説明とその尊厳の究極的な基準として，創造主があり，また創造があることを肯定することに成功するとすれば，我々は理性にも合致した，またいずれにせよ理性に反しない要求のために，それを肯定するのである。トマス・アクィナスを駆り立てた，理性の要請と信仰の要請との一致についての大きな信頼が，信仰の要請――それは誰に対しても強要されえないが，十分な理性を持つ誰に対しても提案されうる――を縮小または減ずるよう要求されているような気分にならずに，世俗主義者と対話しうるということが我々の信頼の基礎にある。

他方で，生命倫理学の諸問題が，啓示された資料を出発点として，またそれゆえ明瞭な神学的アプローチをもって扱われた著作は不足しない。前章で想起したように，宗教的資料の考察によって，歴史的視点からも特にキリスト教会とカトリック教会の領域で，生物医学研究分野においても医学的福祉事業の人間化の視点においても，偉大な貢献がもた

---

90) D'Agostino, *Bioetica nella prospettiva della filosofia del diritto*, p. 312.

らされたように思われる[91]。

---

91) L. Walters, *Religion and the renaissance of medical ethics in Usa*, 1965-1975, in E.E. Shelp (ed.), *Theology and bioethics*, Dordrecht 1985 (Tr. it. *Teologia e bioetica*, Bologna 1989, pp. 3-16); D. Callahan, *Religion and the secularization of bioethics*, «Hastings Center Report», 1990, 6-7 (Suppl), pp. 2-4; Tettamanzi, *Bioetica. Nuove frontiere per l'uomo*.

第3章

生　命
―― 形態，起源，意義 ――

生命とその諸形態

　本書で目下我々が取り組んでいる議論を理解するために，一般に何が生命であり，特に何が人の生命であるかについての予備的な哲学的論述が必要であろう。宇宙の実在の知覚と理解から，徐々に生命に注意を集中することが，また世界における生命の多様な広がりから人の生命の考察へと遡ることが必要であろう。存在，生命，人は，議論に含意される実在の圏内にある。次の段階で，他の諸々の観念の固有の重要性と意味を吟味すること，すなわち，倫理学あるいは諸価値の科学，科学と生物医学の実践に適用される倫理学が可能になる。
　我々はこの予備的性格と哲学的性格とを併せ持つ二重の論述に徹底的に入り込むことはできない[1]。我々は本書それ自体の要請のために，基本的な概念や観念に言及することのみで満足しなければならない。

---

　1) 人に関する哲学的問題については，以下を参照。J. Gevaert, *Il problema dell'uomo*, Torino 1984; S. Vanni Rovighi, *L'antropologia filosofica di S. Tommaso d'Aquino*, Milano 1965; Aa.Vv., *La filosofia dell'uomo*, Atti del Congresso della Federazione Universitaria Cattolica Italiana, Roma 1961; J. Maritain, *Quatre essais sur l'esprit dans sa condition charnelle*, Paris 1965 (trad. it. Brescia 1968); G. Marcel, *L'homme problématique*, Paris 1965; E. Mounier, *Le personnalisme*, Paris 1950; R. Lucas Lucas, *L'uomo spirito incarnato. Compendio di filosofia dell'uomo,* Milano 1993; X. Zubiri, *Il problema dell'uomo. Antropologia filosofica*, Palermo 1985; B. Mondin, *L'uomo: chi è? Elementi di antropologia filosofica*, Milano 1989; A. Cavadi - N. Galantino - E. Guarnieri, *Alla ricerca dell'uomo*, Palermo 1988; N. Galantino, *Dire «uomo» oggi. Nuove vie dell'antropologia filosofica*, Milano 1993.

「生命は探求する対象ではなく，あらゆる活動の基点である」[2]。生命の最高の形態は，意識を持つ形態である。「知性認識しない者は完全な生命を有しない (*Qui non intellegit non habet perfecta vita*)」[3]からである。

意識と生命は，主体と客体のようには対置されえない。「一般に生命の解釈のパラダイムとして，意識的な生 (vita cosciente) を選択しようとしない者は，生きている存在に対してその生の性質を否認し，それを物質的存在の『客観的』構造に還元することを余儀なくされる——生命を物質に当てはめるとき，何が『存在』を意味するかを理解しうるのは，ただ生きている存在の側からだけであるのに，彼らはそのことを看取しないのである」[4]。人の意識的生は，何が生命であるかが明白になる場所，すなわち神に由来し神へと方向づけられていることが出現する場所である。

生命の問題は生物学の問題ではなく，我々が他のあらゆる問題を設定する内部における地平であり，意味であり，そして「生命の誕生は意味の誕生の条件であるから，我々にとって生命倫理学の第一原則，生命の保護がなぜ形成されるかは十分理解される。すなわち，それは，どのような意味の可能性をも保障する，したがって意味へと開かれた主体として実存する我々の可能性をも保障する地平を保護することである。注意すべきなのは，それが原則であって規範ではないこと，したがって指示 (indicazione) であって規定 (prescrizione) ではないことである。しかしそれにもかかわらず，それは絶対的に決定的な指示である。新しい生命の誕生を前に，観察し黙想する可能性が我々に与えられるとき，我々をとらえる驚異は，我々の心理形態の単なる表出ではなく，より深遠でより人格的な何かである。生まれてくるどの生命にも，我々は，まさに我々自身の根元が姿を現すのを感知する。ただ生命においてのみ，そして生命の助力によってのみ，我と言うことができるのだから，生命を保護することは，単に生命倫理学の原則であるのみならず，基本的な存在論の原則でもある。それは，生物学が科学として主題化することができ

---

2) L. Melina, *Vita*, in *Dizionario interdisciplinare di Scienza e Fede*, a cura di G. Tanzella-Nitti e A. Strumia, Roma 2002, p. 1521.

3) Tommaso d'Aquino, *Summa Theologiae*, I, q. 18, a. 3.

4) Spaemann, *Felicità e benevolenza*, p. 132.

ず，ただ前提とすることだけができるような原則である。そしてそれは，生命倫理学が哲学の学問分野として，前提とすることではなく，誠実と勇気をもって決然と据えることを要求されている原則である」[5]。

　生命と生物学的・有機的生命とは同等の観念を構成せず[6]，それゆえ，生命の概念はそれ自体，類推に基づく概念である。すなわち，生命には様々なレベルが存在し，一つの同じ用語が生命の非常に多くの様相を表現する。我々は動物の生命，人の生命，人以上の生命を指すために，また人の身体的生命，心的生命，精神的生命を示すために，頻繁に生命と言う。古代ギリシャ語には，生命現象の様々な側面を示す三つの用語，*zoé, bios, psyché* が存在する。

　zoé はすべての有機的存在に表出する生命力（*vitalità*）を指す。それは生命の原理であり，その反対は非・生命（non-vita）であって，死ではない。なぜなら死ぬのは生きている個々の有機的存在であり，生命の原理ではないからである。精神的（spirituale）言語が永遠の生命を指すためにも *zoé* という語を使用するのはこのためである（ヨハネ 12,25 参照）。

　それに対して *bios* は構造的に個別的な，複数の，そして死すべき運命のものであり，生命の様相や状態を指す。もし我々がそれによって生きる（*qua vivimus*）生命が *zoé* であるなら，*bios* は我々がそれを生きる（*quam vivinus*）生命である。*bios* は，経験的な時間に拘束された個体のうちに生きているもの（il vivente）を意味する。*bios* の隠喩として，人について，ギリシャ語では，職業，仕事，およびその脆弱な特異性における生を特徴づけるすべてのものを指す。政治的生，理論的生，あるいは観照的生のような生命の様々な形態や状態が，関係形容詞を伴う *bios* によって表現されることは周知のとおりである。

　psyché は生命の息吹き，霊魂，それゆえ生命を指す。古代ローマ人は *psyché* を anima（霊魂）で置き換えた。なぜなら霊魂は身体を個別化しつつ，それに生命を与えるからである。*psyché* は，それによって自分自身を認識し，確認することを可能にし，意味の次元を開くがゆえ

---

5) F. D'Agostino, *Vita*, in *Parole di bioetica*, p. 185.
6) Cfr. V. Possenti, *Vita, natura e teleologia*, in *Essere e libertà*, 2004, pp. 115-144; F. D'Agostino, *Bios/Zoe/Psyche*, in *Parole di bioetica*, pp. 27-34.

に，単に生気を与える物理的性質の原理をはるかに超えるものである。

　宇宙の実在を区分する最初の境界線は，質的および実質的な意味においては，生きている存在と生きていない存在との間に引かれる。生きているものの特性は，哲学的見地からは以下の事実にある。すなわち，生きているものは，生きている主体から生じ，その主体自身を完成することへと向かう活動能力を有する。つまり，生命は内在的な活動能力である。我々は生きている存在の物理的，科学的，生化学的性質の検討を脇に置いて，哲学的見地から問題を検討する。「生命」現象の質的かつ減ずることのできない飛躍は，したがって，生きているものが自己の活動の原因であり，目的である実在的能力（capacità reale）を有することにある。これがまさに「内在的活動」である[7]。生命の第一段階，植物的生命においては，この内在的活動は三重の能力，栄養，成長および繁殖である。第二段階，すなわち感覚的生命の段階において，感覚的活動と，それを通して自己の活動を自律制御する能力が，植物的生命の能力に付け加わる。第三のレベル，すなわち人を特徴づける精神的生命のレベルにおいて，知的意識と自由の能力が現われる。

　生きているものとそうでないものとの間に，単なる程度と複雑性の相違のみを見る機械論（meccanicismo）とは反対に，生気論（vitalismo）は生きているもののうちに質的および実質的な相違を見る。生気論は，生きているものにおいて物理的・化学的プロセスと交換があることを否定しようとするのでもないし，これらの近くに，上位に平行する層のように，いわゆる（植物的，感覚的，知性的）「霊魂」というより高次の存在物（entità）が配置されると言おうとするのでもない。

　我々が質料形相論（ilemorfismo）の一つのバージョンとして理解する生気論は，生きているものにおいて，統一的な新たな原理が，生化学的な交換とプロセスに浸透し，情報が与えられ，導かれることを認める。その新たな原理によって，全体が各部分とその機能を制御し，決定するのである。生きているものは，したがって，実質的かつ固有の合一性（unità）を有する。生きている有機体は，きわめて複雑で，すべてが同じ一つの目的，すなわち個体の保持に向けられた夥しい反応を生

---

　　7)　Cfr. Aristotele, *De anima*, II, 1, 403 b, 16e;「内在的活動は生きているもののみに属する」(Tommaso d'Aquino, *De potentia*, q. 10, a.1.)

ずる，ミニチュアの巨大化学実験室とみなされうる[8]。この合一化原理 (principio unificatore) が，生きているものの霊魂である。

　我々はいわゆる三つの生命界，植物的，感覚的，知的生命界を単純に示唆する。その区別は哲学的見地から，二つの基準に基づいて生ずる。すなわち，生きているものの自律，そして生きていないものの世界〔非生物界〕に対する生きているものの世界〔生物界〕の優越。自律のレベルと優越のレベルが三つの王国を区分する。

　生きている植物においては，内在的な活動の目的も，その活動の形態も，決定された，非選択的なものとして生ずる。

　生きている動物は，認識的・感覚的生命を通して，認識の形態に基づいて自己の活動の形態を選択する（ウサギは草を食べ，あるいは人から逃げる）。人においては活動の実施と形態が選択されるだけでなく，目的（fine）——知的で自由な生によって，そこに達するためのはたらきが選択されるような目的——も選択される。かかる選択は，自由である瞬間から，必然的に倫理を伴うことになる。植物的生命，感覚的生命，および知的生命は，それゆえ，ただ等級を表示するだけでなく，優越のレベルをも表示する。

生命と目的論

　目下重要なのは，生命と生物学の発見のレベルにふさわしい生命と有機体の哲学[9]，すなわち，目的性 (finalità) を除去しない，機械論でな

---

[8]　本章の諸問題を掘り下げたものとして，以下の著作を参照。V. Marcozzi, *La vita e l'uomo*, Milano 1946; Id., *L'uomo nello spazio e nel tempo*, Milano 1953; Id., *Le origini dell'uomo. L'evoluzione oggi*, Milano 1972; P.P. Grasse, *L'evoluzione del vivente*, Milano 1979; G. Pastori, *Le leggi della ereditarietà biologica*, Brescia 1958; *Qu'est-ce que la vie*, Semaine des Intellectuels Catholiques, Paris 1958; per una dimensione filosofica dei problemi, cfr. Vanni Rovighi, *Elementi di filosofia*, III, pp. 73-104; Gevaert, *Il problema dell'uomo*, pp. 91-114; L. Lombardi Vallauri, *Le culture riduzionistiche nei confronti della vita*, in Aa.Vv., *Il valore della vita*, Milano 1985, pp. 41-74; F. Facchini, *Il cammino dell'evoluzione umana*, Milano 1985; Lucas Lucas, *L'uomo spirito incarnato. Compendio di filosofia dell'uomo*; M. Artigas, *Le frontiere dell'evoluzionismo*, Roma 1993.

[9]　Cfr. Possenti, *Vita, natura e teleologia*, in *Essere e libertà*, pp. 115-144.

い，したがって生きている存在を「化学的機械」として解釈しない哲学を定式化することである[10]。

　我々は古代の汎生気論から，宇宙の無限の広がりの中で生命が極めて稀でほとんど生じそうもない現在の状況へと移行した。この結論は，宇宙の計り知れない膨張と全世界の生物圏の割合の縮小に関係する，と人は考えるかもしれない。しかし，有機物を無機物に還元する現代の傾向を明らかにすることも必要である。

　古代の問題は生命と有機体（organismo）であった。プラトンは実に宇宙全体を，完全性と美をそなえた生きているものとして考える。「デミウルゴスは，彼の成し遂げたわざが自然本性に応じて最も美しく，それがありうる最もよいものであるように全世界を建設した。かくして道理に従ってまことらしく言わねばならない。この世界は神の摂理によって生み出された霊魂と知性をそなえた動物であると」（『ティマイオス』，30b）。

　もし古代人にとって実在が生きるもの（res vitalis）であるなら，現代人にとっては実在は延長するもの（res extensa）と思考するもの（res cogitans）との間の緊張である。この二元論は，延長にも思考にも還元されない生命現象を理解するには全く不適当である。現代的な見方は，生命を機械論的要素に，すなわち一連の効率的な原因に還元することを許した。この脈絡において，「運動と生命の内的原理としての」自然本性の概念[11]も消去される。

　現代科学はアリストテレス主義に対する長い戦いのうちに，また目的論排除の擁護下で構築される。このことは，精神の領域を目的性に置き去りにしたまま，res extensa の広大な領域を数学的に研究することを可能にした[12]。

　目的性の観念は，より完全でないものからより完全なものへと向かう，そして知性の分析によって把握されうる運動と結びついている。発達へと向かう有機体の内的目的論が，まさによりわずかなものからより以上のものへと向かう，かかる運動を構成する。しかし変化の数学的分

---

10) J. Monod, *Il caso e la necessità*, Milano 1970, p. 47.
11) Possenti, *Vita, natura e teleologia*, in *Essere e libertà*, p. 118.
12) Cfr. *ibi*, pp. 126-132.

析においては，より完全かあまり完全でないかという観念自体は，もはや意味を持たない。一般に，数学を用いる科学は，作用因・結果の連関のみを表すことができ，原則として目的論を固有の見方によって排除する。

反対に，目的は単に人によって事物のうちに投影される概念ではなく，——すなわち，ただ意識の層においてのみ使用可能な概念ではなく——，主観性と意志を付与された世界においてだけでなく，生命界すべてにおいて究極目的が付与されていることを示す必要があるだろう。

無機物においては，目的（scopo）は外部にある。すなわち事物の中ではなく，設計者の心（mente）の中にある。小刀は切断するために作られている。この目的論は作者の心に由来し，小刀に由来しない。それは自己目的を欠いており，そこでは目的・対象間の分離が現に効力を持つような仕方で，作者が無機物に割り当てる目的を有する。反対に，生命を持つ（animato）対象においては，目的は内在する。

さらなる問題は，意識を付与されていない有機体，あるいはその機能が不随意的（involontario）である人体の部分の場合である。その双方のケースにおいて，植物，有機体，および／または個々の器官自体の働き（operazione）に本来そなわっている，内在的目的論があることを否定するのは困難であるように見える。「究極目的論（finalismo）は単に外部の，つまり完全に何かあるものに向けられた究極目的論ではないだけでなく，まず第一に有機体内部の，つまり意図なしに目的があるところでも究極目的論であることを忘れてはならない。最終的な原因は，たとえそれがささやかで取るに足りないものであっても，生命を付与された各存在内部で，まず取り戻されなければならない」[13]。H・ヨナスも，「目的論なしの有機体は存在せず」[14]，したがって生命は数式化可能な（matematizzabile）現象に還元されえないことを強調する。

生命と生きている有機体について適切に考えることができない文化領域においては，人格に対して尊厳を保障することは不可能になる。

「もし生命という観念を考えることができないなら，人格という観

---

13) *Ibi*, pp. 129.
14) H. Jonas, *Organismo e libertà*, (a cura di) P. Becchi, Torino 1999, p. 127.

念もまた考えられなくなる。人格は生きている存在だからである。人格のアイデンティティは，生きている存在のアイデンティティの一機能である。もし意識と物質が共約不可能な領域として，それぞれ独立に定義され，対置されるなら，人のアイデンティティの規準と人格のアイデンティティの規準とは分離される」[15]。

進化論に対する賛否

　この問題は解決からなお遠く，もし単独に設定された用語で，すなわち生命の直接的な因果関係と，物理的および物質的発生の研究という意味においてそれを考察するなら，それ自体は科学的な問題であり，またそれにとどまる。しかしこの〔科学的〕不確実性は，生命の価値を検討する哲学的および形而上学的問題を損なうものではない。

　F・レディ（17世紀）とL・スパランツァーニ（18世紀）は，ミミズ，昆虫，滴虫が自然発生しないことを証明した。パスツール（19世紀）は，バクテリアが決して自然発生しないことを証明した。もし超濾過性病原体（ultra virus）が存在し，それが生きている存在だとしても，人は現時点でもなお，それらが自然発生したかどうかを決定しえない。しかし万一自然発生が立証された場合でも，それは，哲学的および形而上学的思惟にとって，生命は存在と宇宙の実在の質的な「新規性」という一つの事実を表すと考える人の立場を損なわないだろう。生気論は，換言すると，自然発生説によっては反論されずにとどまるだろう。すなわち，いずれにしても，な・ぜ・，生命は，無機物のある瞬間，自発的に，複雑な接触によって，また多様な反応によって，典型的で特徴的な現象として組織されたかは，相変わらず説明を要するだろう。そして我々がな・ぜ・と言うとき，我々は原初の遠く隔たった作用因も，生命，特に人の生命の最終的で究極的な原因も，理解したいのである。

　同じ所見は，生物変移論（trasformismo）や種の進化論にも該当する。周知のとおり，生・物・変・移・論あるいは進・化・論が，今日では優勢である。

---

15) R. Spaemann, *Persone. Sulla differenza tra «qualcosa» e «qualcuno»*, (a cura di) L. Allodi, Roma-Bari 2005, p. 132.

それによると，生きている種は変異あるいは自然の進化によって，他のものから一つのものを，すなわち，より複雑でないものからより複雑なものを引き出す。この理論は，より古いいわゆる不変論（fissismo）に反対する。不変論によると，現在存在する種は，世界の起源に存在した種と同じ種である。「初めに無限の存在が創造したのと同じ数の種を我々は数え上げる（Tot numeramus species quot primum creavit infinitum Ens）」[16]というフレーズは，リンネによるものと考えられる。

　数世紀にわたって様々な進化論的変異説が発達した。最初の定式化は，J・B・ド・ラマルクのそれであった。彼は1809年の著書『動物哲学』において，二つの原理上に理論を据えた。一つは，種における変異は，ある器官の使用と不使用を原因とする環境への適応によって引き起こされる，という原理，もう一つは，個体において引き起こされる変異は，それが両性に共通であるとき，生殖によって〔次世代に〕伝えられる，という原理である。

　チャールズ・ダーウィンは，1859年の彼の著書『種の起源』において，生存競争と自然選択〔淘汰〕の原理上に進化論を打ち立てた。〔それによると〕競争は種の内部において様々な個体間で生じ，したがって突然変異（mutazioni）は因果律，すなわち，より適した個体が栄え，繁殖し，より適していないものはその特徴とともに姿を消す，という事実に依拠する。

　新ダーウィニズム[17]は，同じ種の様々な個体において確認できる変種についての観察を持ち出すことによって，また遺伝的性質の変更における環境の影響を否定することによって，ラマルクとダーウィンの理論から離れる。〔それによると〕変種の原因は，いわゆる生殖質（germoplasma）のうちに探索される。

　論拠を提出した最初の人物は，尾の無いまたは短いネズミを獲得することなく，異なる世代にわたってネズミの尾を切断する有名な実験を

---

16) Vanni Rovighi, *Elementi di filosofia*, III, p. 94; E. Mayer, *Storia del pensiero biologico*, Torino 1990; A. La Vergata, *L'evoluzione biologica: da Linneo a Darwin*, Torino 1979; G. Sella - P. Cervella, *L'evoluzione biologica e la formazione delle specie*, Torino 1987.

17) Reale-Antiseri, *Il pensiero occidentale dalle origini ad oggi*, III, p. 717; R. Morchio, *La biologia nel XX secolo*, in E. Agazzi (a cura di), *Storia delle scienze*, II, Roma 1984, pp. 367-385.

実施したA・ヴァイスマン (1817-1914) であった。彼の理論は，その著作『遺伝および関連する生物学的諸問題に関する試論』(1892) において主張された。遺伝的性質は，それゆえ，個体の生殖 (riproduzione) と個体の生殖質のうちに追跡されなければならない。

H・デフリース (1848-1935) も新ダーウィン主義者であった。彼は鑑賞植物オニマツヨイグサ (*Oenothera lamarkiana*) を研究し，この植物の通常の変種と巨大な変種の個体の出現を観察した。彼は，遺伝的性質の伝達において，通常でない個体が一定の割合 (1～2%) で出現しうると結論づけた。かくして次のような飛躍あるいは「変異」のための進化の理論を表明した。すなわち，どの種もある瞬間，まだ原因が突きとめられていないある条件において突然の変異を被り，新たな性質を持つ個体を発生させる。この理論は現在の科学的見解の範囲内でなお信頼されている[18]。

しかしこの突然の変化を決定づける根拠はなお知られておらず，その謎の解明を試みる新しい科学は遺伝学であると思われる。

遺伝学は，周知のように，G・メンデルによって誕生する。彼は1865年にエンドウ豆に関する実験によって，遺伝を司る法則を発見した。様々な背丈のエンドウ豆の交配は，分離の法則を示した。より多くの性質を異にする植物の交配は，独立の法則を示した。実験から以下のような結論が導かれた。すなわち，受精時に優性と劣性が示され，さらに，二つに分離しつつ多様な組み合わせの可能性に従って再び組み合わせられる諸要素が存在しなければならない。当時，彼の発見は，それに値する注目を集めなかった。染色性の物質「クロマチン〔染色質〕(cromatina)」を用いて，様々な種の細胞内に一定数見出される二つ一組に結合された染色体 (*cromosomi*) を発見または再発見したのは，ドイツ人W・フレミング (1843-1905) であった。彼は生殖細胞 (cellule germinali) あるいは配偶子においては，かかる染色体の遺産は各細胞ごとに半数であることも発見した。彼はその成果を1882年に公表した。

ベルギー人E・ファン・ベネーデン (1846-1910) は回虫 (*Ascaris*) の染色体を研究しつつ，性細胞 (cellule sessuali) においてはかかる遺

---

18) G.F. Azzone, *Il senso della vita*, Bari 1994.

産が各配偶子ごとに半数であることを発見することによって，減数分裂を記述した。1902年にメンデルを正当に評価し，染色体の発見に基づいてメンデルの法則を確認したのはアメリカの細胞学者W・S・サットン（1876-1916）であった。新たな有機体の染色体の各組において，一本の染色体は精子を介して父方に由来し，他は卵子を介して母方に由来する。諸々の染色体の出会いと混合において，どの発生（generazione）も優性によって沈黙させられた劣性を再び明るみに出そうとする。それゆえ，つねに新しい組み合わせが変異（variazione）を生み，それは後に自然淘汰によって巧みに活用されることになる。

遺伝子は，アメリカ人動物学者T・H・モーガン（1866-1945）の著作において，遺伝子の発見によるもう一つの前進を遂げる。彼は，細胞核に局在する染色体に，タンパク質の巨大分子（grossa molecola）ほど大きい，個体の遺伝的遺産を構成する微粒子の配列が見出されることを突きとめた。かかる遺伝子は，固有の個別性と，他の遺伝子からの独立性を保ちながら複製されることができ，個体特有の性質を司り，可能なすべての仕方で再び組み合わされうる。モーガンは4組の染色体を持ち，11日で繁殖するショウジョウバエ（*Drosophila melanogaster*）について実験を行った。

1927年にH・マラーはセンセーショナルな発見をした。すなわち，X線照射によって，動植物の配偶子は何らかの突然変異（mutazioni）を被る。突然変異は，それに連坐する要素に応じて，遺伝子，染色体，またゲノムの突然変異でありうる。ゲノムの変化は〔種の〕境界（frontiera）の可能性，すなわち染色体の数それ自体の変化に関わる。

この点において，進化論は二つの焦点上で強化された。自然発生の可能性，および生命の形態と種の進化の可能性。

生命の自然発生的起源へのさらなる希望は，アミノ酸のような複雑な有機化合物の形成に関するS・ミラーの実験（1953-1957）に由来する。しかしアミノ酸はタンパク質の基本分子であり，一方，タンパク質は原形質の基本要素である。かかる実験は自然発生を立証するために十分であるとは考えられず，それゆえ問題は未解決のままである。

その間，遺伝子を構成するデオキシリボ核酸（DNA）の発見による新たな光が，遺伝的性質の伝達のメカニズムを明らかにするに至った。

DNA の巨大分子は，リン酸の残留物によって，一つの糖（デオキシリボース）によって，またアデニン，グアニン，シトシン，チミンの窒素化された塩基によって構成されたポリマー〔重合体，低分子量の単量体が重合してできる高分子化合物〕である。DNA の「二重螺旋」構造は，O・エイヴリーと L・ポーリングによってその数年前に実施された研究を踏まえて，F・クリックと J・ワトソンによって 1953 年に突きとめられた。

　その後，別の型の核酸，リボ核酸（RNA）が発見された。それは化学的合成物であるため DNA とはかなり異なる。その構造は一本の繊維（フィラメント）でできているように見え，その機能は遺伝子伝達のメカニズムを活性化することであると思われる。

　分子生物学はこの点について，DNA の塩基の組合せに従って，タンパク質における酵素とアミノ酸のシークエンス〔配列順序〕形成のメカニズムを研究することになる。1955 年に S・オチョアが生体外〔試験管内〕で RNA を合成するのに成功し，1956 年に A・コーンバーグが生体外で DNA を獲得した。1961 年に F・ジャコブと J・モノーは，DNA の鋳型に組み立てられ，三組のコードに記されたタンパク質のシークエンスを含有するリボン状に合成されたメッセンジャー RNA〔mRNA：タンパク質生合成において順次結合されていくアミノ酸の配列を規定する RNA〕の存在を証明した。60 年代における M・W・ニーレンバーグと J・H・マッテイの貢献により，様々な型の RNA の存在（リボゾーム RNA あるいは rRNA，メッセンジャー RNA あるいは mRNA，可溶性または転移 RNA あるいは tRNA）が確定されるに至り，シークエンスがいっそう解明された。

$$\text{DNA} \to \text{RNA} \to \text{タンパク質}$$
$$(\text{転写} \quad \to \quad \text{翻訳})$$

　遺伝子コードに関するこれらの発見は，ウィルスやバクテリアのような生命の最下等の形態から高等生物やヒトに至るまで，有効な唯一の説明によって生命の起源の諸現象に一つの機械論的な解釈を与えることへと科学者たちを駆り立てた。

還元主義の理論はかくして強い刺激を得た。さらに，我々が指摘した突然変異の発見によっても，進化論に顕著な支持がもたらされるに至った[19]。

　ボストンのマサチューセッツ工科大学（MIT）の二人の科学者，P・シンメル（Schimmel）と候　雅明（ホォウ・ヤーミン）（Ya-Ming Hou）によって1988年5月に英国のNature誌に公表された，いわゆる「第二遺伝子コード」の最近の発見は，この方向で解釈されうるだろう。周知のとおり，この第二遺伝子コードはtRNAに対する指示，すなわちどのアミノ酸が結合され，次いで合成の地点に運ばれなければならないかを特定する指示の伝達様式を解読することを可能にすることで，細胞内部でのタンパク質合成過程におけるある重要な様相を明らかにする。かかる論理体系は，すべての生命の形態に用いられ，同じ研究者らによって，かかるコードの解読はさらに前進し，種の進化のメカニズムを知ることにいっそう成功するだろう[20]。

　しかしこの点において，生命の様々な形態の本質的な意義が次第に単一の尺度に還元されることに留意する必要がある。かかる説明は，生命の形態それ自体のいっそう高度で広大な豊かさのうちに充満する究極目的論を括弧で括りつつ，そのメカニズムに関してますます初歩的な（elementale）仕方で理解される。それゆえ，生物学と人間学に関わる認識論のある種の分岐が生ずる。かくして機械論的な説明が下方に向かえば向かうほど，生きている実在全体を解読するための哲学的および目的論的視点がよりいっそう要請される。

　科学の領域で生じたこの進化論の諸理論は，かかる意味において，より一般的な哲学概念――実在の弁証法の概念に根差した観念論や弁証法的唯物論の思想，またベルグソンのような精神主義的哲学のいくつかの

　19）　Cfr. Pio XII, Lettera enciclica «Humani generis», Città del Vaticano 1950; cfr. Giovanni Paolo II, Messaggio ai partecipanti all'assemblea plenaria della Pontificia Accademia delle Scienze (22.10.1996), «Orizzonte Medico», 1996, 5, pp. 4-5.

　20）　哲学的要点においても，進化論の問題に実際に取り組む様々な著者を概観するためには，H. Rolston (ed.), *Biology, Ethics and Origin of Life*, Boston 1995を参照。このテキストは，様々な著者，すべて傑出した科学者と科学哲学者が，まさに「生物学，倫理学，そして生命の起源」と題して1991年にコロラド大学で開催された会議中に提示した諸々の報告を収集する。

思潮にその支えを見出すような——によって支持された。

　我々はテイヤール・ド・シャルダン（1881-1955）とK・R・ポパー（1902-1994）のより最近のパースペクティブを想起しなければならない。前者は霊魂創造説的かつキリスト中心的な進化のヴィジョンを提供する。それによると，創造から出発して，宇宙の進化の計画はヒトの出現（ヒト化，ominizzazione）に照準を合わせている。しかし人類の進化の歴史は，究極目的論に中心を据えられており，キリスト，すなわち人類の終局地点に向けて投じられているがゆえに，神の救済計画に挿入されている。テイヤール神父はヒト化の段階に関しては，古生物学の議論にも依拠した。

　K・R・ポパーは創発的または創造的進化（evoluzione *emergente* o *creativa*）の理論を定式化する。彼は以下の前提から出発する。「物質は，それが光や，明白に，運動，熱量のような他のプロセスに転換されうる瞬間からエネルギーとして，エネルギーの他の形態や，またプロセス上の何かに変化しうる高度の集中を生ずる」。かくして次のような断定に至る。「宇宙の進化においては，少なくとも，そのいくつかは全く予測不能な創発的発現（emergenti）の特徴を有するものを生み出した，次のような段階が生じたように思われる。より重い元素（同位元素を含有する）の生成と結晶の発現（emergenza）。生命の発現。感覚の発現。（人の言語とともに）自己と死の意識（あるいはまた人の大脳皮質）の発現。人の言語と自我および死についての理論の発現。説明的な神話，科学理論，あるいは芸術作品のような人の心の所産の発現」[21]。

　ポパーは，最近の他の進化論者，ノーベル医学賞受賞者J・モノー（1910-1976）のアイディアを一定程度受け入れる。モノーはその著作『偶然と必然（*Le hasard et la nécessité*）』において，地上における生命の出現の予測不可能性，多様な種ととりわけ我々ヒト種の予測不可能性を肯定する。「我々は，我々が出現する以前には予測できないものだった」[22]。

　モノーは進化を「偶然と不変性のメカニズムの欠陥を原因とする

---

21) Popper - Eccles, *L'io e il suo cervello*, I, p. 28.
22) J. Monod, *Le hasard et la nécessité*, Paris 1970 (trad. it. *Il caso e la necessità*, Firenze 1970), p. 34.

事象として」[23]説明する。しかし偶然に連れ戻されるのなら，進化は「自然的」ではなく例外である。必然性，不変性，安定性は，目的律（teleonomia）〔生物における構造，機能の存在はそれが進化において残る価値を有したとするもの〕が不変性に連れ戻される点で，法則（regola）である。「本質的な目的律の企図は，種を特徴づける不変性の内容を一つの世代から他の世代へと伝達することである」[24]。

V・ポッセンティは，モノーが究極目的性（finalità）に反対しながらも，究極目的と不変性の伝達を認めることを余儀なくされていることを鋭く指摘する[25]。モノーは「自然」を，非機械論的な活動および自律的構造として内部から除去し，かくして生命を非生命に還元しつつ，作因（agente）・活動・目的の関係を省略する。

進化はそれゆえ，ほとんど常態の先在する病理のようなものとして〔創発的に〕発現する。

> 「モノーの枠組みにおいては，不変性は安定に至るよう肯定される。同様に不変性は，その正反対である突然変異に至るよう否定される。すなわち，不変性は，時には突然変異を阻止し，時にはそれを迎え入れて自らのうちに引きとめる回転ドアのように見える。それは，突然変異に場所を譲るために否定され，そのすぐ後で，突然変異の伝達に場所を譲るために肯定される。もし我々がモノーの科学言語を質料形相論的哲学言語に翻訳しようとすれば，我々はモノーにおける形相因は不変性である，あるいは種の不変性を支えるDNAである，と言わなければならない」[26]。

モノーにより提示された枠組みにおいては，ヒトは偶然に出現する。したがってモノーの枠組みは，そこでは人が神の似姿であるところの，ある賢明な頭脳によって創造された自然神学の理論とは正反対である。

進化論の諸理論は哲学的な支柱から離れて，以下のような様々な類型

---

23) Monod, *Il caso e la necessità*, p. 141.
24) *Ibi*, p. 25.
25) Cfr. Possenti, *Vita, natura e teleologia*, in *Essere e libertà*, p. 143.
26) *Ibi*, pp. 142-143.

の論証に基礎を置く。

　a) 古生物学は以下のことを証明する。様々な種は同時に出現したのではなく，最初により複雑でない生物，次いでより複雑な生物，最後に哺乳類の中にヒトが現れたこと。現在の種は，同じ目（ordine）と階（grado）に属するが，絶滅した種とは異なっていること。ある時期に絶滅した種とそれに続く時期に絶滅した他の種との間の相違は，緩慢な変化を窺わせるような最小の相違であること。中間種に属する化石，始祖鳥（*Archopurix*）や，一つの種と他の種とを「接合するリング」の役割を持ったと思われる個体が見出されること。

　b) 多様な種が多様な仕方で発生した，様々な地理学上の環境間での比較。かかる比較は，第三紀中新世と名付けられた時期以前には存在しなかったパナマ地峡の東と西で，太平洋と大西洋の海洋動物相のほぼ100種の間で行われた。これらの種は第三紀中新世前には一つの種が存在し，異なった環境において，即座に多様な進化を遂げたと思わせるような，組み合わされた多様性を示した。

　c) 様々な種の形態学は，徐々に推移する生の組織化の唯一の設計図がいかに存在するかを，解剖学的および生理学的レベルで解明する。巨視的な例として，器官の類似性が持ち出される（ヒトの手は基本的にサルの前脚に類似した構造を有する，等々）。

　d) 論証は発生学によってももたらされる。異なった種の個体の組織のいくつかの相違は，成体の個体と対比されるときは大きく，縮小しえないように見えるが，もし各々の種の胚が比較されるときは，かかる相違は最小である。たとえば哺乳類の胚においては，魚の鰓の略図に再会する。

　この事実は，生物発生の仮説を定式化することへと導いた。すなわち，個体発生は系統発生を再現する。言い換えると，個体の形成は，胚の段階で種の形成を再現するはずである[27]。遺伝学の分野では，前述のように，とりわけ特定の放射線を通してもたらされる「突然変異」の発見によって，また，遺伝子伝達の法則内部で予見される組み合わせの広範な可能性によって，進化論に有利な論証を見出しうる。

---

27) E. Haeckel, *Zellseelen und Seelenzellen*, «Deutsche Rundschau», 1978, 16 July-Sept., pp. 40-59.

我々は何よりもまず，この立論に対して，決して取るに足らないとは言えない重要な，同時に，持ち出された推論に基づく証拠について考慮に値する批判が，科学的レベルで惹起されたことを書き留めなければならない。

　信頼に値する，そして最近の研究による古生物学は，同じ種の目（ordini），綱（classi）および多様性が同時期に存在したことを，また，何らかの原初的形態が，時々理論を定式化した著者の心の中にのみ存在したことを確認している[28]。地理的配置から引き出された論証は，非常に限定された変化の範囲内で有効であるように見える。

　諸器官の形態学や生理学から引き出された論証は，より正確かつより完全な観察によって，また，諸器官の個々の断片や部分の外面的観察に限定されないのであれば，論駁される。せいぜい，生命の組織面レベルでの唯一性が，生物の自然本性における階層的な連続性の存在を確証しうるのみであり，一つの種の他の種からの派生は確証しえない[29]。しかし進化論に対して，またどの種についても十分安定した遺伝子コードや染色体数が確定していることを引合いに出して，より大きな反対が起こるのは，まさに遺伝学者の側からである[30]。

　唐突な「遺伝子の突然変異」の仮説は，それを生み出しうる身体または環境の精密な条件を特徴づけることによって支えられなければならないだろう。

　しかしながら，科学的仮説として，進化は依然として議論へと，また科学研究へと開かれた未解決の問題にとどまり，哲学レベルでこの進化の理論を，第一原因，価値，そして究極目的の問題を排除するものとして提示することは許されない。せいぜい進化は，このプロセスの「理

---

28) Cfr. G. Pastori, *Il centenario dell'opera di C. Darwin. L'origine della specie per selezione naturale*, «Pedagogia e vita», 1959-60, 21, pp. 24-40 e 99-110.

29) Vanni Rovighi, *Elementi di filosofia*, III, p. 98; Lucas Lucas, *L'uomo spirito incarnato. Compendio di filosofia dell'uomo*, pp. 57-64; S. Muratore, *L'evoluzione cosmologica e il problema di Dio*, Roma 1983, pp. 8-11; Artigas, *Le frontiere dell'evoluzionismo*, pp. 159-205.

30) 進化論に対する批判として，以下を参照。G. Sermonti - R. Fondi, *Dopo Darwin. Critica all'evoluzionismo*, Milano 1980; V. Marcozzi, *«Sorella scimmia» e controversie evoluzionistiche*, «La Civiltà Cattolica», 1985, 1, pp. 134-145; Id., *Però l'uomo è diverso*, Milano 1981; L. Palazzani, *La natura nel dibattito bioetica*, in Aa.Vv., *La tecnica, la vita, i dilemmi dell'azione*, Milano 1998, pp. 204-226.

由」と，――世界におけるヒトの出現によって構成される――このプロセスの頂点の価値についての哲学的問題をますます強調しうるのみであろう。

トマス・アクィナスの一節を再び取り上げることは有益でありうる。それは，生殖とそれに関連する実体的変化のプロセスにおける形相（および実質）の上昇的な完成を論じ，しかし生命の進化の哲学にも道を開くところのものである。「したがって，人はすべての生成（tutto il generare）の目的である」[31]。トマスの立場は，生命の進化がヒトで終わることを示唆するように見える。この展望においてJ・マリタンは，進化はヒト種の出現によって完成されるという仮説を掘り下げるある論文において，生命の進化を読み解く[32]。たとえ進化がヒトで完了したとしても，それは，下位の生命のレベルに関わる他の形態の進化がすべて完了したということを意味しない。

還元論に抗して

進化論を支持しまた反対する議論において，哲学的・認識論的類型の還元主義という二重形態が引き起こされるのを回避する必要がある。〔それは〕進化論の理論に対して「不変論（fissimo）」――科学的レベルで正当に提起しうる反対――ではなく，「創造論」で対抗する還元論である。そこでは，生きているものの起源に関する科学的理論は，物質主義的および決定論的意味における生成の哲学に変容させられ，第一原因や，人の生命も含めて，生命の様々な形態間の存在論的な相違は否定されることになる。

先例に関連する還元主義の別の作用は，人間学，社会学，心理学を生物学に，生物学を化学に，化学を物理学に，そしてかかる仕方で不完全素粒子で構成される「未知」に達するまで還元することによって，また，かくしてそれぞれのレベルの固有の価値をゼロにし，破壊すること

---

31) Tommaso d'Aquino, *Summa contra Gentiles*, 1. III, c. 22.

32) Cfr. J. Maritain, *Vers une idée tomiste de l'évolution,* in *Approches sans entraves*, Paris 1973, pp. 105-162.

によって，複雑なことをより初歩的なことがらで説明するような作用である。

この問題について，この予想外の点に関するK・R・ポパーの考察を報告することが適当である。

彼は以下の図式（schema）に従って，宇宙の進化の段階を定める。

　世界3（人の心の所産）
　　　6．芸術と科学（科学技術を含む）の営み（opera）
　　　5．人の言語。自我（io）と死についての理論

　世界2（主観的経験の世界）
　　　4．自己（sé）と死の意識
　　　3．感覚（動物の意識）

　世界1（物理的対象の世界）
　　　2．生きている有機体
　　　1．より重い元素；液体および結晶
　　　0．水素とヘリウム

　還元主義は，下位レベルで生ずることを介して，上位レベルで生ずることを説明しようとする。部分において生ずることを介して，全体において生ずることが，「上方に向かう因果律」の原則に従って説明される。ポパーは言う。「この還元主義の考えは興味深い。どんな場合でも，我々は上位レベルの存在物（entità）と事象を下位レベルのそれによって説明することができ，科学の偉大な成功を語り，上位レベルの知識を大いに拡大してきたと言うことができる。単なる研究計画としてだけでなく，説明し，理解することを目的とする科学それ自体の計画にも参与するがゆえに，還元主義は重要である」[33]。

　しかし著者自身〔ポパー〕は，彼が名づけるとおり，「下方に向かう因果律」というものも存在することを，それゆえまた，構造として，各部分への全体の影響も存在することを肯定してその例を挙げる。すなわ

---

33) Popper - Eccles, *L'io e il suo cervello*, p. 30.

ち，その質量が，凄まじい重力の圧力を中心帯の素粒子にもたらし，その結果，いくつかの原子核が溶解し，より重い元素の核を形成する恒星の例。さらに次の例を挙げる。「動物は，その細胞の多数の死後も，また脚のような器官の除去（その器官を構成する細胞の引き続いての死を伴う）後も生き延びるが，動物の死は，細胞を含むその構成部分の死を速やかに導く」。そして結論づける。「これらの例は下方に向かう因果律の存在を明らかにし，少なくとも還元主義のどの計画も，完全に成功するには疑わしいものにするように思われる」[34]。

それゆえ，人間学を生物学に，生物学を化学に，化学を物理学に還元することは，局部的な研究の有益な計画でありうるとしても，実在の包括的な解釈の枠組を表現しえない。

しばしば進化論の理論の内部に存在する，生命の機械論的解釈が利用する，この下方への還元は，人の生命のような，より優れたレベルに達するとき，いっそう有効性を失う。この問題について，ポパー自身は，──彼は不可知論を公言しているが──，次のような言葉で，自然科学は人の実在をその全体において解釈するためには不十分であると告白している。

> 「『実践理性批判』の結論において，カントは言う。二つのものが，つねに新たに増大する感嘆と崇敬で汝の霊魂を満たす。上なる星空と内なる道徳律。この二つのうちの最初のものは，彼の見方では，物理的世界の知識の問題と，我々がその宇宙に占める位置の問題を象徴する。第二のものは目に見えない我，人の人格性を指す。第一のものは，人を物理的世界の一部分と考えることによって，人の重要性を取り消す。第二のものは，知性をそなえた責任ある存在として，その価値を無限に高める。
>
> カントは基本的に正しいと思われる。かつてJ・P・リュンコイス（Lynkeus）が述べたように，一人の人が死ぬたびに全宇宙が破壊される。人たる存在（gli esseri umani）はかけがえがなく，そのようなものとして明らかに機械とは大いに異なる。生の喜びを味わ

---

34) *Ibi*, p. 33.

い，しかしまた苦しむこともでき，また完全な自覚をもって死に立ち向かう術を知っている。カントが言うように，私はそのような我であり，それ自身において目的である」[35]。

最近，とりわけ生物哲学の領域において，複雑性のパラダイム (*paradigma della complessità*)（実在と思惟の見方のモデル）が用いられる[36]。

このパラダイムの基礎に，たとえつねに明瞭な仕方で認められるのではなくとも，「全体は部分の総和以上である」というアリストテレスの直観的認識がある。かくして，生きているものの生は，生きることのできる諸器官の構成物の単なる結果ではなく，組織化，すなわち「形相」（エンテレケイア *entelécheia*）〔アリストテレスが生命現象（psyché）を支配する合目的的な作用因子を呼んだ語〕を要求する[37]。

複合体（complesso）の概念のうちにそれを特徴づける，次に続く諸要素を我々は見出す。秩序，調和（coerenza），合一性，構造，組織化。

哲学者E・モランは次の三つの原則のうちに，複雑性の概念を表現した。「対話の原則」，「帰納（*recursiveness*）の原則」，「ホログラムの原則」[38]。

「対話の原則」によると，二元性が合一性の内部にあり，それによって現実には相互に構成的であることが示される，対立的なデータを結びつけることが可能である。その一例は，アミノ酸との関係におけるDNAの例である。そこでは安定的な遺伝性の記憶と，同時に解体され再組織されるタンパク質の活動が示される。

「帰納の原則」は，原因と結果との間に単に直線的な関係があるのではなく，帰納的な関係もあることを認める。つまり生成と結果が，しばしばそれらを生み出す原因と生成者になることを認める。その一例は，生きている有機体における細胞膜である。それは同時に物質交代の生成

---

35) *Ibi*, p. 13.
36) Cfr. G. Del Re, *Complessità*, in *Dizionario interdisciplinare di Scienza e Fede*, a cura di G. Tanzella-Nitti e A. Strumia, Roma 2002, pp. 259-265.
37) Cfr. M.T. Russo, *Corpo, salute, cura. Linee di antropologia biomedica*, Soveria Mannelli 2004, pp. 58-60.
38) Cfr. E. Morin, *Introduzione al pensiero complesso*, Milano 19953.

物としても考えられ，また，その構成要素自体の補完的な部分としても考えられうる[39]。

「ホログラムの原則」は，全体は部分のうちに存在すること，したがって，一方は他方なしには構想されえないことを肯定する。細胞生物学は，我々にそれを確認させる。どの細胞も，その有機体全体の遺伝情報の全部をそれぞれ含有するからである。

生物学の問題内部の哲学的問題

生命の多様な形態がその内部で実現する生物学的因果関係の地平は，不変論を受け入れるものであれ進化論に傾くものであれ，また「下方からの因果律」を考慮するものであれ上方からの因果律をも検討するものであれ，「形而上学的な」説明を要請する。すなわち，「生物学的還元主義」は，たとえ科学研究計画のために有益であることが立証されるときでも，生命の起源の全面的な説明として，またとりわけ人類の起源の説明として，いずれにしても受け入れることはできない。

機械論的な因果律あるいは組合わされた因果律の内部で，またその彼岸で，端的に論理性のために，また実在，生きている実在，とりわけ人を説明するために，放棄しえない二つの形而上学的移行（passaggi）を公準とみなさなければならない。

形而上学的な第一の移行は「創造の原理」によって構成され，第二は「人の精神性の原理」によって構成される。

偶然的な現世の実在において，その活動を担う因果律は，非存在から存在へ，非現存から現世における全実在の現存（esistenza）への移行を説明する一つの知性的原因を要求する。それは，まさに偶然的なものとして，すなわち，存在あるいは現存の充満をそれ自体では究明し尽くしえないようなものとして，立ち現れるものである。

第一のそして現に存在する原因は，それ自体で存在の説明と頂点を特に持たなければならないだろう。それは，自身のそれとは異なる現存

---

39) Cfr. H. Maturana - F. Varala, *L'albero della conoscenza*, Milano 1987.

（自在する sussistente それに匹敵しえない偶然的な現存）を与えることができなければならず，目的論と命令者の知性を受容しうるものとして定義されなければならないだろう。

因果律あるいは充足理由律（ragione sufficiente）は，単に人の心のみにではなく存在に基礎づけられており，結局のところ，同一性と無矛盾〔両立〕（non contraddizione）の第一原理に基礎を置く。すなわち，存在は非存在からは生じえず，より多いものはより少ないものによっては説明されえない。すでに古典的思想に存したこの第一哲学は，キリスト教の啓示から刺激と説明を受けたが，今なお理性と形而上学的理性の真理であり続け[40]，それは創造の概念によって肯定されるところのものである。

化学元素の複雑な組合せによって，あるいは自律的生成によって，宇宙の実在から生命が開花したこと，進化によって生命の多様な形態が発展したこと，これらすべては，創造的で将来を見通した，知性的で秩序を与える第一因果律（la Causalità prima）を排除しない。どのようにしても進化論の仮説は，――もしそれが試みられるなら――，創造する知性の深遠さをよりいっそう賞讃しなければならないだろう。DNAの無数の可能な組合せの予測不可能性が「偶然」と呼ばれ，個々の種の遺伝子コードの事実上の安定が「必然」と呼ばれることは，選択の組合せの予測と決定についての我々の無能を物語るものであって，かかる組合せの可能性は，存在を無で説明しようとしない限り――しかしそれは，無が何らかの説明を提供すると言おうとするものであろう――，原因についての説明を要する基層（substrato）の実在によって現実化する具体的潜在性がなければならない，という事実を排除するものではない[41]。

我々は次の事実をも付け加えなければならない。すなわち，生命の多様な形態（植物の，動物の，人の）は，単なる関係的つながりだけでなく依存的つながりを示すときにも，自律の様々な程度において，その特

---

40) Vanni Rovighi, *Elementi di filosofia*, II, con relativa bibliografia.
41) J・モノーの科学理論については，G. Goglia, *Jacques Monod*, «L'Osservatore Romano», 28 agosto 1976 を参照。また G. Blandino, *L'argomentazione casualistica di Jacques Monod*, «La Civiltà Cattolica», 1978, II, pp. 557-565; Id., *Caso e finalità, ibi,* 1977, II, pp. 366-368 も参照。

有性を失わないであろうし，また失わないという事実を。いずれにせよ，この事実は，植物，動物，そして人を生み出すメカニズムを説明し，その生命のレベルは固有で別個のものであり続け，いっそう広く豊かな生命の充満〔頂点〕に向けて秩序づける階層を明らかにする。生命の様々なレベルにおいて，共通の物質的基層と識別可能な基本的メカニズムが存在するという事実が，実体的な「形相」の特殊性を把握することを妨げてはならない。

　我々は，生物学と医学を固有の宗教的ヴィジョンに，——すなわちより広いスペースを要求し，科学者や哲学者や芸術家の多くの知性の場所をふさぎ苦痛を与えるような考察に——，無理に導こうとしているのではなく，生命がいかに誕生し，増殖するかに関連する実験科学の議論が，——真理の認識のために少なからず有効な——生命それ自体の謎，目的，そして価値に関連する哲学の議論から区別されることを，少なくとも保持しようとしているのである。

　もう一つの形而上学の移行は，人の生命，人の人格，物質から引き出しえない人の精神性，精神性と身体性の人における合一に関する移行である[42]。しかしこの議論は次章で着手する。単純な指示をより幅広く明確化する価値があるからである。

　しかし一方で，ここではこの実験科学の視点と哲学のそれとの区別を明確にする必要があった。前者〔実験科学〕は，生命の起源を説明することを目指すが，「説明する」というのは，データと事実が実験に基づいて「いかに」関連するかを記述することを意味し，また意味せざるをえない。後者〔哲学〕は，事実それ自体とその全体（insieme）の「意味」，すなわち原因についての謎，第一原因と目的についての謎，すなわち究極目的を探求する。意味の解釈，またそれゆえ価値の解釈のためには，哲学的視点が不可欠である。倫理学の議論にとっては，この難題に取り組み，この区別を認めることが必須である。

　このことを明確にするために，発生学者G・ゴリアが，特にJ・モノーに言及しつつ観察する，還元主義と決定論の理論を引用することも有益であるように思われる。

---

42) Artigas, *Le frontiere dell'evoluzionismo*.

「これらの成果に基づいて，我々は今日ではある種の近似をもって，細胞の固有の活動を解明する化学的力動を説明することができる。また，より多くの細胞から成る器官における様々な細胞ファミリーを特定化するメカニズムも十分明らかにされている。しかしこの概念がうまく解答を与えることのできない問題が存在する。それは，胚の発生全般，および，目や脳のような驚異的に複雑な器官における形態学的，機能的に完璧な配列に関連する問題である。これらのケースにおいては，モノーが彼の理論の構築によって行き着く遺伝子の分子生物学に関する認識は，およそ二義的な手助けを提供するのみである。もちろん，身体全般の構造も遺伝子にコードされていることが認められ，また躊躇なく，胚の形態発生は，ゲノムにコードされた一連の情報の配列の直接的または間接的表現に相当すると仮定しうる。しかしまさにそのことのゆえに，遺伝子の偶発的な突然変異が進化の現象を促進しうるという考え（鰭が脚に変化すること，あるいは脚が翼に変化すること）は受け入れられない。

　実は，鰭から脚への，また脚から翼への移行は，一つまたは複数のタンパク質の化学的変化をさほど伴わず（鰭のタンパク質は，実際に脚や翼のタンパク質とほぼ等しく，鰭，脚，翼の筋肉，皮膚，骨は構造的に同一である），各遺伝子の突然変異は厳密には必要でないか，または全く二義的な重要性しか持たない領域における形態学的および形態遺伝学的リプログラミング（再プログラム化）現象を伴う。

　実際に，細胞の構造の遺伝因子の決定はほとんど変化せずにとどまり，たかだか新しい種を免疫学的に特徴づけるのに役立つ，細胞膜のタンパク質に特に付随する二義的な変化を伴うのみであろう。

　脚，鰭，翼は，換言すると，単に細胞の種の特異性を付与するのに役立つ程度の，実質的に同等で多様な遺伝子を装備している。三つのケースにおいて深く変容しなければならないのは『エンテレケイア』と，適当な時期の実現を規制するプログラムである。

　ジャズの熱狂的なリズムから『喜びの歌』の荘厳さに移行するために音符を変更する必要はない。その連続（successione）を別様にプログラムすれば足りる」。

近年（2005-2006年），とりわけカトリック教会のいくつかの権威ある発言によって，またそれに引き続いて，学校教育に「知的デザイン」の立場に関する教育を導入し，それによって創造論的進化論（出発点において，創造主の知的デザインとして正当化される進化論）の受容を目指す，特に合衆国におけるカトリック教徒たちの展開によって，進化論者と創造論者との対決が新たな展開を遂げた。

ヨハネ・パウロ2世は，「キリスト教信仰と進化論」に関するシンポジウムの終わりの挨拶の中で次のように言明した（1985年4月26日）。

「創造のうちに正しく包摂される信仰と，正しく理解された進化の教えは障害を生まない。進化は創造を支える。それどころか創造は，進化の視点から，継続的な創造として時間〔歴史〕のうちに広がる事象として位置づけられる」。

カトリック教会のカテキズムは次のように付け加える。「被造界は，完全に完成した創造主の作品ではなく」（n. 302），神は世界を「究極の完成に向かう途上の状態に」創造した。「神の計画におけるこの生成は，ある存在の出現とともに他の消滅を，より完全なものとともにあまり完全でないものを，自然の構築とともに破壊をももたらす」（n. 310）。1996年10月の教皇庁科学アカデミーにおけるメッセージの中で，宇宙の進化論的解釈に対して科学的理論としての性格がすでに公認され，同時に，唯物論的前提を持つ理論は否定された。

国際神学委員会によって公表された「交わりと奉仕（*Comunione e Servizio*）」と題された他の権威ある文書（cfr. «La Civiltà Cattolica», 2004. 4, pp. 254-288）は，進化の事実を当然のものとみなし，創造主への被造物の依存という，本質をなす神学的問題を強調する。

合衆国において学校教育のために提案された「知的デザイン」のプロジェクトは，進化の理論を信じつつ，この神への依存を根底で強調しようとする。しかしこの「知的デザイン」の提案は，科学的性格の立場自体への支持に入り込むような形で提示された。つまり，この「デザイン」が実現される仕方について（遺伝子の突然変異と環境の変化の相乗作用），多くの科学者によって共有されていない立場への支持にまで踏み

込んだ。それゆえ、この提案がもたらされたペンシルヴェニアの裁判所は、それを科学的ではないと判示したのである。

　以下のように結論づけるべきである。創造と進化との間の原則の一致と解される、カトリック教会のこの開放性〔寛容〕(apertura) は、それが具体的にどのように生じたかについての説明的な支持を免れた状態に保たれなければならない。それは、科学の領域にとどまらなければならず、それゆえ科学的証明によって支持されなければならない問題だからである（人類学者フィオレンツォ・ファッキーニの署名入りで2006年1月16-17日号の L'Osservatore Romano に公表された論文によって支持されたように）。他方で、再度承認する必要がある。広く普及してはいるが、進化の理論はある一つの理論であるがゆえに、注に挙げた反進化論の科学者たち——当然のことながら、十分根拠があると考える自然科学的性質の根拠に注目することができ、科学的性格の根拠によってそれを支持することができる——の批判を免れないことを[43]。このことは、前に引用された諸文書が開示された後も、カトリック教徒にすら禁じられていない。

人間中心主義倫理学と反人間中心主義倫理学

　我々の議論を完成するために、自然界の内部における人の役割についてさらに考察することが適切であると思われる。我々は、自然の内部で人に中心的役割が与えられなければならないというテーゼを支持してきた。人は他の自然的実在とは存在論的に異なっているからである。この立場は最近、物理学の研究領域でも繰り返された。そこでは、宇宙

---

43) Goglia, *Jacques Monod;* 創造論と進化論に関する論争のより最近の様相については、G. Tanzella Nitti, *Documentazione Internazionale di Scienza e Fede*, http//www.disf.org/Editoriali/Editoriale 0509.asp, 23/01/2006; F. Facchini, *Evoluzione e Creazione*, «L'Osservatore Romano», 15-16 gennaio, 2006, p. 4; G. De Rosa, *L'evoluzione dei viventi. Il fatto e i meccanismi*, «La Civiltà Cattolica», 2006, III, pp. 232-241; Id., *Caso o finalismo nella evoluzione dei viventi?*, «La Civiltà Cattolica», 2006, II, pp. 483-492 を参照。科学的根拠によって、進化論に反対する今日の文献については、D. Raffard De Brienne, *Per finirla con l'evoluzionismo. Dichiarazioni su un mito inconsistente*, Roma 2003; G. Sermonti - R. Fondi, *Dopo Darwin. Critica all'evoluzionismo*, Milano 1980.

（cosmos）の科学的説明に向けられた人間の原理（prinicipio antropico）の定式化が，世界（Universo）——コペルニクス以来，実験科学が等閑に付してきた，人たる存在がその中心的な特権ある地位を失った世界——のイメージについての傾向の明確な逆転をしるしづけた。

B・カーター[44]は 1974 年にいわゆる人間の原理を定式化した。それは，とりわけその強い形態において，すなわち，宇宙全部が生命現象との厳密な相関関係によって特徴づけられるような概念として，人を自然の一部としてのみならず，新たに世界が本質的に可知的であることを理解しうる唯一の存在とみなすような原理である。実際，——S・ムラトーレの言葉を借りれば——

> 「心（mente）の存在論的厚み，形而上学的（meta-fisica 超・物理的）卓越性を指摘する人間学のみが，知的生命への宇宙の進化の方向付けをうまく正当化しうる。本質的に存在論的な実在として，構造的にロゴスの能力を持つ実在として，心は同時に，その構成要素をなす知性——それは精神（spirito）の明るさを持たなければ，存在（essere）に関して，存在の言語でうまく語ることができない——によって特徴づけられる宇宙の閉鎖性と未完成を露呈する。宇宙の進化は，したがって，『心』が出現しない限り，『存在論的な（ontico）』レベルでは全くあてどなく漂流する。心のみが唯一，構造的にすべてを包含する志向性，絶対者への開放性，存在の前了解（pre-sapere）のゆえに，自然のプロセスが本質的に可知的であることを把握し，明らかにすることができる」[45]。

このような構造において，生命あるまたは生命なき自然界の他のすべての構成要素に対して，中心的，優位的役割に位置づけられる限りにおいて，人が特別な地位に着くことになるのは明らかである[46]。しかしこ

---

44) B. Carter, *Large Number Coincidence and The Anthropic Principle in Cosmology*, in M.S. Longair (ed.), *Confrontations of Cosmological Theories with Observational Data*, Dordrecht 1974. 強い形態でも弱い形態でも，人間の原理の定式化については，Muratore, *L'evoluzione cosmologica e il problema di Dio* が見られる。

45) Muratore, *L'evoluzione cosmologica e il problema di Dio*, p. 204.

46) Cfr. M. Zatti, *Biologia antropica*, in B. Giacomini (a cura di), *Il principio antropico*.

れは普遍的に共有された措定ではない。実際，哲学的考察の領域において，とりわけアングロサクソンの世界では，特に環境汚染に関連する重要問題を解決する試みにおいて発達した反人間中心主義の夥しい理論の普及が見られる[47]。かかるアプローチは，これらの問題を解決するために，人たる存在についてだけでなく自然についても措定されなければならない倫理学全般の再考を提案しつつ，まさに人が中心たることの否定から出発する。かかる仕方で人が周囲の環境に緊密に依存していることが強調される。結果的に，人の利害は物質界の利害と緊密に絡み合うという考えを無視しえなくなる。それゆえ，伝統的にかかる分野には拡大されなかった道徳的考察が，後者〔物理界〕に加えられる。その結果，人は物質から引き出しえない固有の精神性（spiritualità）を持ち，また人においては，延長するもの（res extensa）と思考するもの（res cogitans）の深遠な合一が存在するという事実が否定され，それゆえ人は他の構成要素と同一の道徳的重要性をそなえた自然界の単純な構成要素に還元される。

この種の変更がもたらされたのは，いわゆる環境倫理学（etiche ecologiste），全体論，フェミニズム，動物の権利の倫理学，生物中心主義，によってである。とりわけ「大地の倫理学（etica della terra）」と名づけられたA・レオポルトの有名な理論が想起される[48]。後者は徹頭徹尾，環境中心的（eco-centrica）で全体論的道徳観念を構成するため，包括的に把えられる，いわゆる「生物共同体」自体が価値を帯びる。

もし人に優位をもたらす能力とは独立に自然の構成要素の道徳的重要性を認めることが大切だとしても，このような考えが行き過ぎてしまうことによって，自然的存在物すべてに権利を与えるという反対の極端に陥ってはならないことを強調しなければならない。

Condizioni per l'esistenza dell'uomo nell'universo, Ferrara 1991; C. Porro, *«I cieli narrano la gloria di Dio». Note su cosmologia e teologia,* 1996, 6, pp. 453-463.

47) Cfr. M.B. Fisso - E. Sgreccia, *Etica dell'ambiente* I, «Medicina e Morale», 1996, 6, pp. 1057-1082; Id., *Etica dell'ambiente* II, 1997, 1, pp. 57-74.

48) Cfr. A. Leopold, *A sand country almanac and sketches here and there,* New York 1949. 反人間主義の理論全般に関しては，P.C. List, *Radical Environmentalism. Philosophy and Tactics,* Belmont (Usa) 1993, pp. 15-133; S. Bartolomei, *Etica e ambiente,* Milano 1989, pp. 35-136; Id., *Etica e natura,* Bari 1995 参照。

「人間中心説を，人・環境関係のより有機的なモデルに代えることは，言うまでもなく環境を保護し，生物多様性を保存する賞讃すべき意図によって支持されるが，不毛な極論に達してはならない。人間中心主義を放棄する提案は，生物圏の存在すべてに本来備わっている内在的価値を保障することを欲するのであろう。不幸にもこの望みは，人に対して，人より劣る存在の利用を全面的に禁じることへと拡大される傾向にある——それ〔劣った存在の利用〕は，生物圏のいかなる種も他の種によって生きるという，事物の自然的秩序に応じるものであるのに」[49]。

本当の問題は，どの価値が自然の事物に帰せられるべきか，また，この価値は本来備わっている内在的なものと考えるべきか，あるいは単に手段的なものと考えるべきかを確定することである。

J・B・キャリコットやトム・リーガン[50]のような反人間中心主義を措定する哲学者の大部分は，環境倫理学のより重大な問題は，人以外の存在物も内在的価値を保持する存在であり，したがって人のどのような偶然的な承認からも独立してそれ自体尊敬に値することを，適切な仕方で説明しうる理論の構築であることを認めている。

生物学主義的な見方は，人間のように複雑で多層的な実在をより単純で劣った実在に還元することによって読み解くことを強く要請する[51]。

この還元主義のより古典的な形態が「急進的ダーウィン主義」である。これは，人とそれ以外の自然界，すなわち生きている存在との間に進化の連続性を認める。「ダーウィン以降，我々はもはや被造物において特別な地位を占めていると考えることはできなくなった。反対に，他の動物界を形作ってきた盲目的で目的を欠く同じ進化の力の所産であることに気づかなければならない」[52]。

「極端な自然主義」のもう一つの形態は，人と人以外の生命形態の間

---

49) B. Przewozny - O. Todisco - F. Targonski, *Etica ambientale*, Roma, p. 130.
50) Cfr. T. Regan, *The nature and possibility of an environmental ethics*, 3 (1981), 1, pp. 19-34; Id., *The Case for Animal Rights*, Berkeley 1983.
51) Cfr. Russo, *Corpo, salute, cura. Linee di antropologia biomedica*, pp. 53-56.
52) J. Rachels, *Creati dagli animali. Implicazioni morali del darwinismo*, Milano 1996, p. 3.

に実質的な連続性と, したがって同等性を認める急進的または非人間中心的な「環境決定論 (ecologismo)」である。自然はそれ自体で価値を持ち, 人たる存在は中心的な役割を持たない。かえっていくつかのケースにおいては, 人たる存在は単なる自然的所与になるから, 最後には自然が擬人化されること, つまり固有の霊魂のようなものによって生きる全体とほぼみなされることになる。「ディープ・エコロジー」[53]も, 「心のエコロジー (Ecology of Mind)」という唯心論的生物学[54]も, このようにして表明される。これらはダーウィン主義タイプの急進的な前提から出発して, 汎神論的な結論に至る。「心のエコロジー」[55]は, 人の心を自然全体の一つのシステム, 一つの機能とみなす。そこでは人は霊魂も頭脳 (cervello) も持たず, ある一定の環境における自然的有機体の特定の機能にすぎないと考えられる。そして, 人の主体は, ただそれに従い, 適合しなければならない一つの全体の中に分解されることになる。

このパースペクティブにおいては, 生命は, その内部においては区別のない包括的な現象として構想される。J・ラヴロックによると, 大地は一つのシステム (ガイア説), それどころか, それ自体において外部の作用因の攻撃に対抗するための自律規制能力を有する生きている有機体とみなされる。ガイア, 実はつまり大地の生命が存続するだろう。なぜなら環境を傷つける種の拡張へと導くような新たなバランスが設定されるからである。この見方において大切なことは, 要するに, 倫理性の基準は個々の種の価値によってではなく, ガイアの生命によって定められることである[56]。

この生物中心の考え方のいくつかのヴァージョンは, 感覚能力を付与されたすべての存在を道徳と権利の主体とみなす。このため, 人と動物を同レベルに据えるだけでなく, かえって「人格でない」いくらかの人たる存在 (alcuni esseri umani "non persone") について権利を否定する[57]。

---

53) Cfr. J. Ballesteros, *La costruzione dell'immagine attuale dell'uomo*, in I. Yarza (a cura di), *Immagini dell'uomo. Percorsi antropologici nella filosofia moderna*, Roma 1997.
54) Cfr. G. Bateson, *Verso un'ecologia della mente*, Milano 1976.
55) Cfr. A. Llano, *La nuova sensibilità*, Milano 1995.
56) Cfr. J. Lovelock, *Le nuove età di Gaia*, Torino 1996.
57) Cfr. P. Singer *Etica pratica*, tr. it., Napoli 1989; Id., *Liberazione animale*, tr. it., Milano

人でない存在物に対して内在的価値を与えることは，人たる存在のみのカテゴリーの彼岸に道徳的コミュニティの境界を拡張することへと導いた。かかる拡張は，もしそれが他の人たる存在に対してだけでなく自然的存在物に対しても，人の道徳的義務を規定する要請として解釈されるなら，実質的に正当なものと考えられうる。その一方で，すべての自然的存在物が同じ道徳的価値を持つことを承認することへと前進するとき，哲学的，科学的に疑わしい性質の，それどころか受容不可能な無視できない輪郭が描かれる[58]。この仕方で非常識な結果に至ることは明らかである。なぜなら単に道徳的主体，すなわち人たる存在が中立化されるのみならず，除外すらされるような仕方で，この〔道徳的〕価値が定められることになるからである。

　もし人が自然界の内部で重要性と卓越性を失うなら，他の何かが自然を保護しうると想定することは非常に困難である。

　したがって我々は，たとえ短いものにならざるを得ないとしても，この検討の後に，反人間中心的概念から出発することへの批判を回避することはできない。人・自然関係の基礎を正しく築くために，伝統的な倫理学とは別の新しい倫理学を創設しようとすることは，無益かつ有害である。反対に，人の役割を無視しようとせず，伝統的な倫理学を新しい科学的・文化的成果に照らして拡張することの方が，はるかに適切である。人は世界の中で他の被造物に比してその深遠な存在論的な相違に根差した卓越した役割を持ち，その精神性は物質から引き出すことはできず，人をより高いレベルに据える。かかる優越性は，しかしながら，その義務を免除せず，自然を尊重する義務を課する。

　自然とのバランスの回復は，人を他の存在と同等に扱うことによって獲得されるのではなく，第一に，人でないすべての存在物についての考え方とふるまい方を変えることによって獲得される。このためには，我々はある種の環境哲学の急進主義を拒否し，人が他の自然に対して中心的で決定的な役割を有するような哲学的概念を不可避的に意図する人間中心的・創造論的類型の措定は除去しえないと考えなければならない。人格主義的考察は，この問題について次のように考える。

1991

　58）　Cfr. C.V. French, *Against biosferical egalitarianism*, 12 (1995), 1, pp. 41-57.

「文化の現時点において，人格についての哲学思想は，環境生態学の要求を，したがって共時的な意味においても通時的な意味においても動物や生態系に対する責任を，将来を見据えて把握するよう要請されている。肝要なのは，すべての生きているもの（動物，植物，大地）に対する尊重義務の承認を包摂することによって，責任を『完全な（plenario）』意味に拡張，増大する『生物圏の人格主義』のようなものを綿密に構築することだろう。

したがって人格主義は，その実在論的存在論の基礎を弱めることなく，科学技術の進歩によって引き起こされる新たな挑戦に対して自らを開くようなものである。人格は，社会の作り手と生物圏の管理人であり，つまり，それによって彼の側でも条件づけられ，刺激を受けるところの生態学的，社会的環境の作り手である。このため，責任を個人的責任としてのみならず，将来の世代への責任としても構想する『責任の倫理学』の基礎を築く必要がある」[59]。

手短に言うと，それゆえ，人間中心主義のアプローチが好ましいと考えられる。この言葉が意図するのは，人類に強大な責任を負わせつつ，管理人の役割を留保する穏健な人間中心主義である。これは，人間中心主義の理論の中に位置づけられるカトリック環境倫理学の措定でもあるが，いくつかの特殊性と，他のすべてとは深所で異なるアプローチの様式をも伴う。

もちろん，生態学のいずれの問題も，その真の原因は，限界という考えを失って創造主である神に取って代わろうとした人間の最初の意思のために変更された人・自然関係の捉え方にあることを，我々は忘れることはできない。かくして，この点についてキリスト教の概念を繰り返すことは，かつてないほど時宜にかなったものになる。すなわち，人は被造物のうち，造物主の支配に参与しうる唯一のものである。しかし世界の他の部分に比してその優越性の承認が有効性を有するとしても，人はただ被造物の管理人にのみとどまらなければならず，したがってまた，そう考えられなければならない。我々はこの問題について，結論とし

---

59) E. Sgreccia, *La persona umana*, in C. Romano - G. Grassani, *Bioetica*, Torino 1995, pp. 194-195.

て，ヨハネ・パウロ 2 世が回勅『生命の福音』で，これについて述べたことを再び引用する。

「人は生活環境，すなわち，神が，人の人格の尊厳と人の生命——現在の世代だけでなく，将来の世代についても——に奉仕するよう定めた被造物に対して特別な責任を有する。実際に神から人に与えられた支配権（dominio）は絶対的な権力ではないし，利用し濫用する自由，あるいは事物を恣意的に処分する自由に言及することはできない。原初から創造主自身によって定められた，またその木の果実を食べることの禁止（創世記 2.16-17 参照）によって象徴的に表明された限界は，十分な明瞭性をもって，我々は目に見える自然に対して，ただ生物学的な法則だけでなく，罰を受けずにはそれに違反しえないような道徳的な法則の支配下にもあることを示している」[60]。

この措定はキリスト教徒の身に起こるように，超越に開かれた哲学構造の内に身を置く者によっても，またもし同じ責任を引き受けることを承認するのなら超越への可能性（apertura）を拒否する者によっても，共有されうる[61]。

---

60) Giovanni Paolo II, *Lettera enciclica «Evangelium Vitae»* (23 marzo 1995), n. 42, Città del Vaticano 1995.

61) Cfr. H. Jonas, *Il principio responsabilità*, Einaudi, Torino 1990.

第4章

人格と身体

―――――――

医学の人間化

　多様な様相で世界に繰り広げられる「生命」現象は人の生を頂点とする。生物学者と自然科学者の視点からも，人は，生物界を超えて，また世界の自然史の頂点で，より豊かで自律的で活気に満ちた様相を表現する。

　生物学は人の下位の他の形態の生命を扱うのと同様，人の生命を扱うが，特に診断や治療をする段階で，人の生命の独自性を考慮せざるをえない。人が動物や霊長目と異なるのは，単に染色体の数や形態学によってだけではない[1]。

　医学の側からは，中心的な任務として，人とその健康への奉仕があり，また，たとえ医師の直接的な接触が人の身体性（corporeità）に対するものだとしても，どの医師も人々のコミュニティと社会環境の全体を度外視しえないのと同様，各人の自由・責任，患者の全人格を度外視することはできない。

　今日，「医学の人間化（umanizazione）」が語られるが，この用語の下

―――――――
[1] 人格的実存は最も完璧である。「『ペルソナ』とは，全自然における最も完全なもの，すなわち『理性的本性において自存するところのもの』を表示している」(Tommaso d' Aquino, S. Th., I, q. 29, a. 3).〔訳文はトマス・アクィナス（高田三郎＝山田晶訳）『神学大全第3冊』創文社，1961年，52頁によった。なお，"persona" の訳語として，本書では「人格」の語を用いたが，"persona" はもともと「父」と「子」と「聖霊」の三位一体の神の「位格」を表す語である。本章では文脈に応じて「ペルソナ」の訳語も用いた。〕

に様々な概念，必要であればそれらの間で相互に補足するような概念が包摂される。すなわち，この言葉によって，ある者は科学主義や病院の大衆化の侵食を前に，患者と保健スタッフ間の間主観的関係を強調しようとする。また，ある者は医学部の教育課程に人文科学の学習，特に心理学を導入しようとする。しかし，この要求のより深遠な意味は，予め要約するなら，受精（concepimento）の瞬間に始まり死の瞬間に至るまでの，またその精神性と不滅性の自覚のうちに，あらゆる人の主体の人格の尊厳を承認することにある。R・シュペーマンは言及する。

「人格性については一つの基準を持つことができるし，持たなければならない。すなわち，ヒト種への生物学的帰属。それゆえまた人格の始まりと終わりは，人の生命の始まりと終わりから分離されえない。もし『誰か』が存在するなら，それは，このヒト個体たる有機体（organismo）が存在するときから存在し，この有機体が生きる限り存在するだろう。人格たる存在（essere della persona）は人の生命（la vita di un uomo）である」[2]。

〔人格性の〕三つの意義〔「ヒト個体たる有機体」，「人格たる存在」，「人の生命」〕は，医療の実践の場では，現代文化の特徴と解される公に認められた「人間学的展開（svolta antropologica）」である原則の言明に見られるようには縮小されえない。

しかしまた人格概念は，理論の場では，つねに均質の意味を持つわけではない。それを身体性と比較し，また身体・人格間の結合的なつながりが掘り下げられる場合は特にそうである。宇宙と生命にとって，社会にとって，また（人格を扱うがゆえに）医学にとっては特別な仕方で，かくも中心的なこの〔生命〕現象について特別な考察が必要なのは，この理由による。

---

2) Spaemann, *Persone. Sulla differenza tra «qualcosa» e «qualcuno»*, p. 241.

人格とその中心性

　人が宇宙の生命における，また様々な形態の生命によって構成される領域における頂点を示すことは誰も否定しない——科学者も哲学者も，進化論の文化も決定論の文化も，現在普及している唯物論哲学や唯心論哲学のいずれも。

　この中心性を支えるために，自然科学（古生物学，生物学），人文科学（心理学，社会学），哲学および様々な霊感と信条の宗教が協力する。人の有機体それ自体のうちに宇宙の実在が要約され，表現されており，人の知識によって全世界の現実を自覚的に改造することが可能であり，人のわざによって人を取り巻く実在を統治する可能性が示される。

　決定的な点は，その構造的（costituzionale）実在において，各人のすべてが持ちうるその自覚を超えたところで，また，各人のどの人格によってもその成熟過程で達成される表情豊かな能力を超えたところで，人格を定義することである。

　前置きの性格を持つこの叙述において，我々が採用する視点が心理学のそれではないことをここで明確にしておこう。心理学における「人格性（personalità）」，「人格（persona）」の語は，しばしば気性，性格の概念と等しく，またその内容，分類，ダイナミズムにおいて，各々の学派や様々な論者によって多様に解釈される。

　すでに1937年にG・W・オールポートは，人格性という語の民俗学的，神学的，法学的，社会学的，生物・社会学的および心理学的意味を要約しつつ，50通りの人格の描写を論評した[3]。

　我々はこのことによって，人格的実在へのこの多様なアプローチが重要ではないと言いたいのではない。特に心理学は，人格の表出された，または深遠な関係的側面をとらえるが，その認識は，患者の様々なカテゴリーと状況に関しても，医学の適切な行使のために有益である。しかし我々が今ここで想起したいのは，形而上学的な視点，人格の尊厳の客

---

　3) G.W. Allport, *Personality. A psychological interpretation*, New York 1937; P.G. Grasso, *Personalità*, in *Dizionario Enciclopedico Pedagogico*, III, Torino 1959, pp. 680-682.

観的価値，その存在論的構造に関連するものである。
　この側面下で強調される最初の局面は，人格の精神的，知性的，道徳的特徴である。人格は精神と身体の合一（unità di spirito e corpo）である。
　しかし精神性（spiritualità），精神的霊魂（anima spirituale）あるいは精神（spirito）とは何を指すのかをまず明らかにし，次いで，いかにしてこの精神的生命が身体性において一つであるかを明確にする必要がある。人格のこの深みに遡ることが医学においては無益である，あるいは重要性に乏しい，ということになってはならない。実際，今日では人を扱う学問分野と，人文科学内部の専門化が次第に増しており，多くの事象が，人のアイデンティティ喪失の危機の増大を浮き彫りにしている。M・シェーラーの記述を想起すれば十分である。

　　「一万年以上の歴史において，我々は，人それ自体があまねく，そして根底から不確かになった最初の時代にいる。すなわち，人は自分が誰であるかを知らず，もはやそれを知らないということを理解している」[4]。

　「アイデンティティの喪失，人のイメージについての不確実性と混乱というこの脈絡において，存在についての，また人の意味についての哲学的，批判的，組織的考察が，我々の時代のより緊急の任務の一つになる。それゆえ，新しい哲学的人間学を構築するための試みが，多くの思想家の特徴をなしている」[5]。
　この考察の最初の段階は，少なくとも医学とヒト生物学に関しては，唯物論，人間学における生物学的一元論の克服によって表現される。そしてそれは，人の霊魂の精神性の再発見と再確認を通して可能になる。第一の問題は，それゆえ，人の「本質（essenza）」の問題である。現在の実存主義が能動主義や精神主義と同様，実存的な面に基づいて人の創

　　4）　M. Scheler, *Philosophische Weltanschauung*, Bonn 1929, p. 62; Marcel, *L'homme problématique*, pp. 73-74.
　　5）　Gevaert, *Il problema dell'uomo*, p. 8; J.Y. Jolif, *Comprendre l'homme. Introduction à une anthropologie philosophique*, Paris 1967, pp. 19-20.

造性，自由，リスクを浮き彫りにしたことは本当である。実存主義の学派にとって，人のより人間的な面は，その ex-sistere にある。すなわち，現世の決定論から離脱する能力，意識と自由を介しての繰り返し不能な独自性にある。こうして実存主義の道徳もまた，「自由に選択できること」と選択の「ドラマ性」によって刻印される。それは，G・マルセルのように精神主義の方向に流れる思潮にも，サルトルやカミュのような仕方でニヒリズムに再び陥る思潮にも，またハイデガーやヤスパースのように存在論により堅固につなぎ止められた思潮にも共通である[6]。実存を強調することは，「本質」と本質主義の道徳の図式論（schematismo）の外に出ることを表明したいのであろう。

　実際には，明確で実在する何かでなければ実存（esistenza）を付与されず，実在（realtà）は，本質における実存の現実化 (realizzazione) と同時に発生する「合成体（sinolo）」として現れる（トマス主義の言葉では，本質と存在の合成体 sinolo di essentia et esse）。しかしもし「現実化」によって実存が純然たる可能性の領域から実在の，したがって優先的機能を有する領域への移行を告げるのであれば，それに続く「評価」と実存の定義のために（それは何か，どんな価値があるのか？ という問いの前で），哲学者に要求される最初の探求は，「本質」の探求である。

　具体的に実存し実在する人のうちに把握される人の実存は，身体性（corporeità）と精神性（spiritualità）として現れるのだろうか。それとも純然たる身体性として現れるのだろうか？　これは哲学者，とりわけ生物医学哲学者が答えなければならない第一の問いである。聖アウグスティヌスが明確にしたように，これは大いなる問い（magna quaestio）である[7]。この問いは死の実在の前で決定的なものになる。死の経験には誰もが触れるが，医師はまさに死と戦い続けるがゆえに，医師と医学にとって死は日常的に注意を引くものである。社会に吹き荒れる暴力と，自殺や安楽死に対する支持傾向は，死は人にとって何を示すのか，単なる苦痛の終わりなのか，それともさらなる生の希望を開くのか，と

---

6) Cfr. Reale - Antiseri, *Il pensiero occidentale dalle origini ad oggi*, III, p. 1.

7) Agostino (sant'), *Confessioni*, Roma 1981, cap. IV:「自分自身が，自分にとって大きな謎となってしまいました（factus eram ipse mihi magna quaestio）」。〔訳文はアウグスティヌス（山田晶訳）『告白Ⅰ』中公文庫，中央公論新社，2014年，159頁によった。〕

いう真摯な問題を提起する。カミュの言葉が想起される。

> 「まことに真摯な一つの問題が存在する。自殺である。生命が犠牲を払って生きるに値するものか否かを判断することは，哲学の根本的な問いに答えることである」[8]。

キリスト教的実存主義やG・マルセルの新ソクラテス主義のケースのような，あるいは個人を単純に社会的存在者とみなす，人間性の社会主義的見方におけるような，人の社会的側面，すなわち「他者との対話における存在」を際立たせる哲学においても，「本質」と「精神性」の問題は，徹底して優位であり続ける。なぜならその問いは，単に何が死後にあるかを尋ねるだけでなく，他者を前にして我々一人一人は誰なのか，そして我々にとって他者は誰なのかを問うためにも再提出されるからである。簡単に言うと，つまり，我・汝・我々は，人の心をなだめるには十分ではない。実存に関わる本質と，具体的で実在的な本質に関わる実存の定義の形而上学的前提なしに，単に関係的な，「我」と「汝」を人格間の関係に基づいて定義するだけの人格主義もまた，消えゆく人格の定義を生み出すだけだろう[9]。

人格の本質を定義すること，そしてそれを相互に結び合わされた身体性と精神性の合一と定義することは，人格から「主体」の性質を取り去り，人を「客体化」することを意味しない。それは単に「我」の，そして社会的関係における「汝」の深みに潜んでいる実在の深みを定義し，または探ることを意味する。

我の精神性の証明に関する立論——新トマス主義と人格主義哲学によって再開され活性化された古典的なものから，それを補足するより最近のものに至るまで——を簡単に想起しよう[10]。

---

8) A. Camus, *Le mythe de Sisyphe*, in *Essais*, Paris 1965, riportato da Gevaert, *Il problema dell'uomo*, p. 11.

9) M. Buber, *Werke*, München 1962 の対話・人格主義思想の貢献；A. Babolin, *Essere e alterità in M. Buber*, Padova 1965 を参照。

10) 我々はここで，霊魂と身体の実体的な一致および知的霊魂の精神性の余すところのない哲学的正当化を提供することはできない。本書の便覧たる目的の外にあるかかる意図のためには，以下のような無数の文献の参照を勧める。Tommaso d'Aquino, *Summa*

霊魂の，したがって我の精神性の古典的証明は，原因・結果間の，すなわち人の活動とそれが起因する原則との間の，釣り合いの原則に基づく。人には動物の場合と同様，植物的・感覚的生命力によって説明可能な生物学的，身体的性格の活動がある。しかし，その同じ主体，その同じ「我」は，何らかの非物質的な性格の活動，すなわち，たとえ感情によって引き起こされるとしても，上位の，非物質的レベルで行われるような活動をも行う。すなわち，普遍的理念の思惟作用（intellezione），考察能力，自由（および，したがって精神的および愛他的な意味での愛）である。これらの活動は，ある一つの原理，物質によって特徴づけられない，上位の秩序のエネルギーの源泉，すなわち非物質的な，したがって精神的な源泉によってでなければ説明されない。

他方では，この上位のエネルギーの源泉は，感覚的活動を行うのと同じ主体から発していることが分かる。この同じ感覚的活動は，知覚することができ，人の精神的な自意識に入り込むことができる。精神のうちに，知性とともに，身体性と一体化し反映した意識も実存し，共存する。

「同一の人間が知性認識もするし感覚もするものなることは自ら感覚するところであるが，然るに，感覚するということは身体なくしてはありえ（ない）（Idem ipse homo est qui percipit se intelligere et sentire; sentire autem non est sine corpore）」[11]。

「次のように言わなければならない。人の本質または実体は，唯一の，しかし諸要素から構成された本質または実体でなければならな

Theologiae, I, q. 75 e 76; Id., *Questiones Disputatae: De spiritualibus creaturis*, artt. 2 e 9, Roma 1964; Id., *De Anima*, artt. 2 e 3, Casale Monferrato 1953; cfr. lo sviluppo dell'argomentazione in Vanni Rovighi, *Elementi di filosofia*, III, pp. 157-183; F. Locatelli, *Alcune note sulla dimostrazione dell'immortalità dell'anima di S. Tommaso*, «Rivista di filosofia neoscolastica», 33 (1941), pp. 413-418; A. Coccio, *Il problema dell'immortalità dell'anima nella Summa Theologica di S. Tommaso d'Aquino*, «Rivista di filosofia neoscolastica», 1946, 38, pp. 298-306; J. Maritain, *Ragione e ragioni. Saggi sparsi*, Milano 1982; V. Possenti, *Noi che non sappiamo affatto che cosa sia la persona umana...*, «Filosofia oggi», 27 (2004), 1, pp. 3-28.

11） Tommaso d'Aquino, *Summa Theologiae*, I, q. 76, a. 1.〔訳文は，トマス・アクィナス（高田三郎＝大鹿一正訳）『神学大全第 6 冊』創文社，1962 年，37 頁によった。〕

い。その構成要素は，同時に身体であり精神的知性であるようなものである。──あるいは，より正確には，身体をなす物質と，知性がその一機能であるような精神的原理のようなものである。物質は我々の身体，すなわち知性の生きた道具を構成するために，知性の精神的原理に実体的に結び合わされ，存在の内部から，また存在のより内面的な深みにおいて，存在論的に造形され，形成される。この意味において，聖トマスはアリストテレスに従って，知性は形相，すなわち人の身体の実体的な形相である，と述べたのである。これが人の霊魂のスコラ哲学的観念である。知性の力（potenza intellettiva）の根本原理である人の霊魂は，人の身体の生命の第一原理であり，実体的形相（forma sostanziale），すなわち身体のエンテレケイア〔超空間的因子〕である。そして人の霊魂はアリストテレスの生物学哲学によれば，植物や動物のそれのように，ただ実体的な形相やエンテレケイアのみではない。すなわち，人の霊魂は一つの精神，すなわち物質から離れて実存しうる精神的実体である。人の霊魂は精神的な力の根本原理であり，その活動は本質的に物質から独立だからである。人の霊魂は，その全体で一つの霊魂と一つの精神であり，その固有の実体性（sostanzialità），すなわちそれ自身の実体と実存は，それをかくあるところのものたらしめるために，すなわちそれを自存し実存する（sussistente ed esistente）ものにするために，人の全実体に伝えられる」[12]。

精神と身体の合一については，J・マリタンの言葉を再び取り上げるためにすぐに立ち戻る。ここで付け加えておきたいのは，さらに最近，霊魂の精神性の表出が強調され，より実存主義的に特徴づけられた意味において，我の「対話性（dialogicità）」に基礎が据えられたことである。それは，「我」の側から「汝」に向かう，他者の判断に任せる能力であり，より徹底的に関係を構築する能力である。

「実存主義のインスピレーションに導かれた人間学と，特に人格主

---

12) Maritain, *Ragione e ragioni. Saggi sparsi*, p. 90.

義のインスピレーションに導かれた人間学は，より完全な，また宗教上の神秘に実質的に開かれた定式に依りつつ，人の存在を様々に特徴づけようとする。人は自らを実現するために世界内で他者と共に実存するエ・ゴ・〔自我〕として理解される」[13]。

ハイデガー，マルセル，ブーバー，レヴィナスらは，かくして人の人格性と精神性 (la personalità e la spiritualità) を強く暗示した (connotato)。「他者と共にある存在」，「世界内存在」，「他者のための存在」，「我・汝の対話性」は，現代的な意味における精神的人格性の実存的で活動的な側面を表現しようとする定式である。以上で示唆したとおり，このパースペクティブは，精神 (spirito) のまさに精神的本質 (essenza spirituale)，知的能力と意志能力の源泉についての「実存主義的」叙述を仮定するものであって，それに取って代わるものではない[14]。

混乱の可能性を避けるために，「霊魂 (anima)」，「心理 (psiche)」，「精神 (spirito)」という語について，この場でさらに注記する。霊魂は，哲学的な意味においては，生気を与える (vitali) 作用の原理として理解され，この語は植物的，感覚的，および理性的な生命機能の原理を指すために用いられる。それゆえ，植物的，感覚的，理性的霊魂が語られる。たとえより一般的には，「霊魂 (anima)」と「生気 (animazione)」の語によって，理性的で精神的な霊魂に言及されるとしても。しかしマリタンは正当にも，より適切に精神という語によって，理性的霊魂を指示した。

人の実験心理学においては，「心理」の語によって，より一般的には動物と人の生命の感覚的および情動的な側面を示す生命活動の表出が指示される（植物が感情を有するかについては議論があり，疑問視されている）。しかし時々，それとは反対に，心理あるいは心霊学 (psichismo) の語によって，精神的および精神の上位の局面までもが，ただし機能的

---

13) Gevaert, *Il problema dell'uomo*, p. 7; J.F. Malherbe, *Médecine, anthropologie et éthique*, «Médecine de l'homme», 1985, 156/157, pp. 5-12.

14) Cfr. P. Nepi, *Il valore persona. Linee di un personalismo morale*, Roma 1993; A. Rigobello (a cura di), *La persona e le sue immagini*, Città del Vaticano 1999; Id. (a cura di), *L'altro, l'estraneo, la persona*, Città del Vaticano 2000; E. Baccarini, *La persona e i suoi volti. Etica e antropologia*, Roma 2003².

な側面下で示される。その際，超心霊学，「心（mente）」，知性の「心理学」等々が語られる。人は構造的に，三つの原理，すなわち体（soma），心，精神によって構成されたものとみなすべきであるという考えは避ける必要がある。なぜなら心理は機能的な側面下で，体の生気（vitalità）も精神の生気も示すからである。特に我々の時代においては，心理学は，体にも自我（Io）にも深く根を下ろしている感情的・感覚的次元の研究に焦点を合わせる。

　人を構成する諸原理は，その起源と本性が深く異なる二つ，すなわち体と精神あるいは精神的霊魂（anima spirituale）である。

　霊魂の精神性がひとたび公認されるなら，それに関連する他の二つの帰結がもたらされる。もし霊魂が精神的であるなら，それは身体から引き出すことはできず，しかも不滅であることになる。

　さらに物質的なものから精神的なものを導き出す形而上学的不可能性の原理のゆえに，次のように結論しなければならない。人，すなわち精神的霊魂と身体性によって構成された存在においては，霊魂は精神の起源となる別の原理を持たなければならない。ここから，神による個々の霊魂の直接的創造のテーゼが〔導かれる〕。一般的な，多様性に富んだ，そして序列的レベルの表現のうちに生命を実在させるまさにその同じ創造主が，各人の精神的霊魂一つ一つの作者でもある。すなわち，聖トマス・アクィナスが認めるように，理性的霊魂は創造によってでなければ生ずることのできないものである[15]。少し後で，この人格の合一性（unità）における，霊魂と身体の合一（unione）の様相と瞬間を明確にしよう。

　霊魂の不滅性は，その非物質性から引き出される。この首尾一貫性が十分確実なものでないと考える人々は，不滅性は合理的な証明よりも宗教的な信仰に属すると言う。事実，霊魂の不滅性はその起源と同様，創造の観念と創造主の存在を呼び戻し，それを前提とする。しかしたとえキリスト教信仰がそれを啓示し確証するとしても，この結論は単なる信仰の領分のみならず，理性にも属する。ひとたび霊魂の精神性と神の側からの霊魂の創造が論証されれば，不滅性に有利に結論づけるほかはな

---

15) Tommaso d'Aquino, *Summa Theologiae*, I, q. 90, art. 2.

い。(非物質であることによって) それ自身で変質することのない精神的霊魂は，創造主，すなわち「事物からそれらの事物の本性に固有のものを取り去ることのない (non subtrahit rebus id quod est proprium naturis earum)」[16]者の意思によらなければ，固有の存在を失いえないからである。人々が信仰の確信の重要性と，信仰に由来する視野を全人間学に広げることを否定しようとしないのは，このためである。キリスト教信仰は啓示から汲み上げつつ，「神の像と似姿」に創造され，キリストの救済のわざによって同じ超自然的な神の生命を託され，神の生命への参与と解される永遠の生命へと招かれた主体として，人の概念を提示する。しかしこれによって，理性から，倫理学から，そして永遠へと向かう人類の自然本性的で普遍的な望みから引き出された議論の重要性を過小評価してはならない[17]。

空間的・地上的観念を，想像上，概念上，時間の埒外の生命に移転することもやはり回避される。すなわち，理性は不滅性という事実を容易に肯定しうるが，その不滅性は，地上の生命の年代学的延長として想像されるのではない[18]。

身体とその価値

人の身体性に本来備わっている価値と，それゆえ，人格の合一性における身体と精神の関係が明らかにされなければ，生物医学の領域における倫理学的指針を記述すること，すなわち生命倫理学をもたらすことは不可能である。

すでに紀元前5世紀のコス学派は，『人の地位』という著作において

---

16) Tommaso d'Aquino, *Summa contra Gentiles*, Torino 1975, cap. 55.

17) Cfr. P. Schoonenberg, *Je crois à la vie éternelle*, «Concilium», 1969, 5, pp. 91 ss.; M. Blondel, *Le problème de l'immortalité de l'âme*, «Supplément de la vie spirituelle», 1939, 61, pp. 1-15; J. Maritain, *De Bergson à St. Thomas d'Aquin*, Neuchâtel-Paris 1947, pp. 149-185; Gevaert, *Il problema dell'uomo*, pp. 270-282. 最近のもののうち，マリタンとブロンデルは，霊魂の不滅の立証可能性に有利に自らの考えを表明する。一方，ヤスパースとシェーラーは，〔霊魂の不滅を〕宗教的信仰や確信に帰する。

18) T. Ramsey, *Freedom and immortality*, London 1971, pp. 91-148; Gevaert, *Il problema dell'uomo*, p. 273.

次のように言及した。「身体の自然本性は，医学における議論の原理である」。どの医師も，病者の身体に接近することによって実はその人格に接近することを，また病者の身体はもともと内科医や外科医の介入の「対象〔客体〕」ではなく「主体」であることを直観的に心得ている。しかしこの身体・人格関係は，胚の生命の始まりに関する問題について，また健康，病気，そして死のテーマについて，特に深められる。

我々の議論は，哲学的倫理学的な性格のものでなければならないだろう。したがって，我々は，身体性に関する聖書および神学思想に，ただ言及するのみにとどめなければならない。同様に，身体の「文化あるいは反文化」についての現代のイデオロギー的思想にも，たとえしるしだけでも言及しよう。

まさしく我々は哲学の領域にとどまりつつ，三つの異なる身体性の概念を前にしている。すなわち，二元論的概念，一元論的概念，人格主義的概念。それは，別の倫理学と別の相関的な人間学をもたらす。

二元論的または主知主義的概念

この概念の淵源は，遠く宇宙中心的なギリシャ思想に根差している。実在がその中心を持つのは宇宙，すなわち物質——変動する，盲目的で不確定な要素，非合理性と宿命の座——が，至高の，物質に対座する自然本性を有する神の理念によって支配され，一定の仕方で秩序づけられた世界である。実在はまさに二元論的で，かつ悲劇的であり，人は物質的世界と理想的，神的世界との間の緊張の「偶発的事象」の現れである[19]。

人間学的二元論は，霊魂と身体の葛藤を断定することのうちに具体化される。この二元論的概念の主唱者であるプラトン（BC 427-347）[20]は，

---

19) C. Squarise, *Corpo*, in *Dizionario enciclopedico di teologia morale*, Roma 1981, pp. 149-166; G. Giannini, *Il problema antropologico*, Roma 1965; G. Mazzantini, *Storia del pensiero antico*, Torino 1965; N. Luyten, *Das Leib-Seele Problem in philosophischer Licht*, riprodotto in Ordo Rerum, Freiburg 1969, pp. 285-287; G. Reale, *Corpo anima e salute. Il concetto di uomo da Omero a Platone*, Milano 1999.

20) ギリシャ人間学においては，身体は人の存在を構成する存在論的原理の一つである。それは物質性，すなわち霊魂によって抑制されなければならない非合理性の場の原理であり，霊魂は反対に知性の座である。プラトンが『クラテュロス（*Cratilo*）』（400 a-c）で述べたように，身体（*soma*）は霊魂の墓（*sema*）であり，したがって霊魂は身体の重荷を負う

霊魂と身体の偶然的な結合を主張する。霊魂は永遠のそして神の要素でありつつ，身体はイデア認識への主要な妨げとして提示され，人の理想は身体的なものから逃れること，そして現世から遠ざかることにある。この態度は，単に認識論に関してのみならずプラトン哲学の概念において，また生命の一般的な見方において重要である。プラトンは，絶対的国家の有機体説的概念（concezione organicistica）の内部に道徳を位置づけることによって，医師の援助による成年重病者の安楽死も正当化するに至った（国家460b）。アリストテレス（BC384-322）によってかかる二元論的概念は緩和されたが，完全には姿を消さなかった。

アリストテレスはまさに「形相」と「質料」，「現実態」と「可能態」の「実体的な」関係を介して，精神的霊魂の身体との合一を構想した。アリストテレスにとって，霊魂は身体の実体的形相であり，そのことは，身体は霊魂によって「形作られる」限りにおいて，その部分のすべてにおいて人であることを意味する。霊魂は身体を現実態にし（attualizzare），それを人の身体にする。しかしアリストテレスにとっても，身体はその起源のゆえに精神に属さず，また精神に反する物質である限りにおいて，二元論の強い影響をとどめている。人の二つの共働原理は，唯一の源泉を前提としていなかった。というのも，物質は〔初めも終わりもない〕永遠のもの（eterna）であり，神に対置されるものだからである。すなわち，霊魂は身体を合一化し，そのエンテレケイアであり，身体に生気を与える。しかし霊魂は，生気を与える諸機能の合一化原理（principio di unificazione）として身体と一体化する（si identifica）

ことから逃れなければならない（パイドン，65a, 66d - 67a）。霊魂は身体に生命と運動を与え，身体を組織化し，合一性を与えるところのものである。霊魂は，知性，記憶，感情，物質界と自然界に対する人の優越性を示す精神的能力の座として示唆される。このため，霊魂は揺るぎなくイデアと結合している（パイドン，77a）。それは身体を統治し，監視し，生命を与える（国家，I, 353d）。その身体は，有名な馭者の神話が明確にするように，天上界から墜落したものである（パイドロス，246a）。〔「魂の似すがたを，翼を持った一組の馬と，その手綱をとる翼を持った馭者とが一体になってはたらく力というふうに思い浮かべよう。……翼の揃った完全な魂は，天空たかく翔け上って，あまねく宇宙の秩序を支配するけれども，しかし，翼を失うときは，何らかの固体にぶつかるまで下に落ち，土の要素から成る肉体をつかまえて，その固体に住みつく。つかまえられた肉体は，そこに宿った魂の力のために，自分で自分を動かすようにみえるので，この魂と肉体とが結合された全体は『生けるもの』と呼ばれ，そしてそれに『死すべき』という名が冠せられることになったのである」藤沢令夫訳『パイドロス』岩波文庫，1967年，58-59頁〕。

のではなく，真の知性の能動原理として（nous poieticós）身体に属さずにとどまり，神性と一体化する[21]。

しかしアリストテレスの著作は，トマス哲学の解釈以前は，各個人の霊魂の不滅性と存続，および人格の霊魂内部における永遠の，また永遠に能動的な神の知性を肯定することに，はっきりとは同意していなかった。身体のアリストテレス哲学的見方は有機体説的（organicista）であり，哲学者の科学的関心を引きつけるのは，人の有機体（organismo）である。

合一化の試みにおいて，一貫性を失うのは人格の霊魂であり，際立たせられるのは身体とその形相とその唯一性である。この事実は，有機体説の視点において，アリストテレスを医学への大いなる関心に導くことになる[22]。

一元化の要請とそれを正当化する諸概念（現実態と可能態，質料と形相）は，人格の霊魂の精神的および実体的一貫性をより適切に擁護することによって，トマス主義と人格主義の概念において再び利用されることになる。

アリストテレス哲学においては，道徳を人の完全な道徳として観念することはできずにとどまる。アリストテレスにおいても，人の有機体説的見方において，その身体の完全性の欠如のゆえに，奇形の新生児の抹殺を正当化することを想起しよう（『政治学』Ⅶ 1335b）。

人間学的な混乱は，新プラトン学派であれストア学派であれ，アリストテレス以降の学派にも存在する。すなわち，最下位の物質に至るまで階層的に，万物を発出する一者（Uno）（新プラトン主義）の普遍的理性を一元論的に過大評価することによって（ストア哲学者），身体は障害物にとどまる。身体は神とは実質的に無縁であり，精神とは付帯的に結合するにすぎないからである。

しばしばこの学派の哲学者たちが，理性に基づく，また自由な行為として，自殺を賞讃したことは驚くに当たらない。しかし医師の前で人の生命の不可侵の価値を（ヒポクラテスおよびガレノス），あるいは市民の

---

21) Cfr. Aristotele, *L'anima*, B, 1, 412 a 20; *Etica nicomachea*, K 7.

22) A. Roselli, *La medicina e le scienze della vita*, in Agazzi (a cura di), *Storia delle scienze*, I, pp. 105-107.

任務の前でその貴さを（キケロ）再び肯定する声も聞かれた。それは，各人を尊重する倫理と，身体を純粋に道具として扱う考え方に対する拒否が，なお継続していたことの証拠である。

　二元論的概念は，特にプラトン主義学派の思想において，またとりわけ人の時間的生命に現れて作用する罪の説明に関して，古代キリスト教文学のいくつかの部門に影響を及ぼした。しかし創造が，神によって「創造された」全体として人を生じさせ，それゆえ，その起源と目的の一致をもたらしたことを忘れさせるまでには至らない。

　際立った意味における人間学的二元論の他の局面を見出すために，合理論の勝利の時代におけるデカルト[23]，マルブランシュ，およびライプニッツ[24]に言及する必要がある。デカルトにとって，身体は松果体を介して具体的，物理的に霊魂に結合されているが，二つの実在は，本質と価値によって異なる。すなわち，身体は機械であり，その研究は機械工学と自然科学のうちに現れる。一方，精神は意識（coscienza）であり，人に価値を与える。身体は顕著な道具的意味を引き受け，デカルトは機能的作用の面では人のうちに衝突を認めなかった。ちょうど労働者と彼が使う機械との間に衝突がないのと同じように。

　自然の法則を認識することは理性の任務であり，科学は，観察と実験の基準に従うガリレオ以降の方法論に基づいて，自然を支配するために認識することを目指す。物理的および身体的実在の解釈としての機械論は，医学のうちに実験に基づく観察方法を包含するよう，また，人の身体の構造的，機能的認識について進歩させることへと導くことになる。人の身体を説明するために，デカルトの考えでは，生気を与える原理という意味での霊魂を必要としない。したがって身体〔を説明するもの〕は物理学，機械工学である。人の精神は身体の機能を説明するためではなく，自己の認識のため，理性と現世の合理的な解釈のために要求される。

　マルブランシュは，精神は一つの道具や一つの機械のような仕方で身体を決して直接支配しない，と言明することによって，かかる二元論を強調する。両者の分離は，身体的生命と精神的生命とを認識過程におい

---

23) Cfr. *Meditazioni metafisiche*, 6.
24) Cfr. *Monadologie*, § 81.

て，また実践的活動において調和するために，マルブランシュをして神を引き合いに出させるほどのものである（機械原因論）。ライプニッツは神の継続的な介入という考えを排除するために，——まさに道具的二元論を強調しつつ——人における精神的秩序と物理的秩序との間の予定調和という概念に訴える。

　一定の心霊的または精神的な現象のうちに身体組織の反映を見る，唯物論的一元論に刺激を与えるのは，まさにこのいっそう顕著になった——しかし今では過去のものに属する——二元論だろう[25]。

一元論的概念

　唯物論的および一元論的な解釈は，エピクロス主義の古い概念は別にして，マルクス以降，特にサルトルとマルクーゼの新マルクス主義によって，還元主義的で政治的な身体観を提示した。古典的マルクス主義は，身体を種と社会に従属させたが，新マルクス主義は，それをより個人主義的な第二の革命へと向かわせる。身体は人の全体（「私は私の身体を生きる」とサルトルは断言する）とその経験とを吸収し尽くす。すなわち，人が自分自身の内部においてあるところのものも，他者との経験において達成するものも，すべて身体性であり，身体的な経験である。マルクーゼにとって，——彼はつねに体系的な思想を提示するわけではないが——，身体が自由の手段であるのみならず自由の場でもあることは，方向性において，堅固であり続けた。彼によると，身体を再び自分のものにすることは，従属的な労働組織，すなわち中産階級と産業社会特有の組織から，非本質的な道徳から，結婚の制度化から，人格を自由にすることを意味する。さらには人格を喜び，遊び，またそれがありうるすべての表現の場にすることを意味する。この考えは『エロスと文明』（1955年）という著作において，いっそう明白である。身体は資産，法の論理（*logos*），そして社会的強制から解放されなければならない。ひとたび解放されるなら，新たな社会の出発点になるだろう[26]。この革

---

25) Gevaert, *Il problema dell'uomo*, pp. 53-64.

26) R. Nebuloni, *Crisi dell'eros e crisi della civiltà nel pensiero di H. Marcuse*, in Melchiorre (a cura di), *Amore e matrimonio nel pensiero filosofico e teologico moderno*, pp. 319-344; S. Spinsanti, *Il corpo nella cultura contemporanea*, Brescia 1983, con ricca bibliografia.

命的・政治的路線に，シモーヌ・ド・ボーヴォワールとその著名な書，——性の自由を奪回する領域で避妊，中絶，自由意思による不妊，等々を求める運動に多大な影響を及ぼし，今なお及ぼし続けている——『第二の性』（1949年）と関わりを持つ最初のフェミニスト運動が接ぎ木される[27]。

行動主義や精神分析学のような，現代心理学のいくつかの思潮は，身体の有機体説的，機械論的概念の克服に寄与したとは言え，人の概念の唯物論的・一元論的地平を超えるものではなく，人の心理や「体験された身体」の神秘のうちに，あるいは行動の研究を通して，あるいはまた無意識の原動力や社会的圧力の分析を通して探究することに専心する。確かにこの学派は，この領域において著しい貢献をなし，人の実在をその主観性と病理において解釈する視点を提示した。しかし超心理学〔テレパシーや心霊現象を扱う〕の修正と補完を介さなければ，人の一元論的，世俗的な見方から脱しない。

この覚え書きが，複雑な文化の動向——我々はそこに異なった名称と深い要求の多様な抑揚を見出すのだが——の一つの痕跡を示すだけのものにすぎないことは明らかである。我々はただ，科学倫理学の内部で，医学の，また保健問題の社会的運用の内部でも議論されているテーマの重要性を理解するために，厳密に必要なことを書き留めたのみである。

生物科学思想においては，より最近，ジャック・モノーの思想において一元論的還元主義が肯定されたことが認められる。彼の著作『偶然と必然』（1970年）が我々にそれを示唆する。この著者にとっては，人だけが生物学的に還元されるのではなく，生物学も単なる物理学にほかならない。

同一路線上に，『生物の論理』（1970年）の著作によってフランソワ・ジャコブ，そして『ニューロン人間』の著者J・P・シャンジュー（1983年）の思想が位置づけられる。シャンジューはこの著作で，脳と心を同一視している。生物学分野におけるこのような還元主義については，次章で再び論ずる。

---

[27] S. Cremaschi, *Il concetto di eros in «Le deuxième sexe» di Simone de Beauvoir*, in Aa.Vv., *Amore e matrimonio nel pensiero filosofico e teologico moderno*, pp. 296-313.

人と身体性の人格主義的概念

身体性の倫理学すべてにとって,すなわち性と医学に関する倫理学的諸問題にとって根本的な重要性を持つこの概念に対して,神学と哲学思想は歴史上様々な時代を通して多様な貢献をした。

まずキリスト教思想が,普遍的な公認を経て,まさに「ペルソナ(persona)」の概念を西洋思想史に導入した。それは,以下のようなものである。創造に関する,人格的で現世の実在を超越する存在としての神の概念に関する,啓示の真理。「神の像と似姿」としての,すなわち神との対話に就くことができ,神の名において,また神の権威によって世界を統治するよう招かれた人の概念。罪と救済の概念。かくして神の生命そのものに参与させられるところの人のペルソナに譲渡される,神の生命のたまものに関する真理。そして,人間性の身体的復活を保障するキリストの受難と復活の神秘たる事実。すべてこれらの真理は,カトリック神学内部における原理,すなわち「肉は救いの基盤である(caro cardo salutis)」の制定に導いた一つのヴィジョンを描く。人に内在するまさに身体・霊魂の二分法自体が,合一化の強力な融合を被ることになる。したがって,*basar*(肉)(ギリシャ語では sarx)と *ruhac*(霊)(ギリシャ語では pneuma)の語を持つ聖書の語法では,人の二つの存在論的構成要素はあまり指摘されないようになり,むしろ人の持つ傾向の対照的な二つの態度,すなわち偶像崇拝または世俗的傾向と,神に対する子としての従順の傾向とが指摘されるようになった[28]。

教会の教父たちの様々な学派(プラトン哲学の影響を受けた,あるいはアリストテレス哲学の影響を受けた)は別にして,我々は霊魂と身体の関係に関する問題について,聖トマス・アクィナスによって与えられた体系化を強調しなければならない。それは,人格主義の全学派にとって,また新トマス主義と新スコラ主義においても無視できないものであり続けることになる。

聖トマスは,前提とされるキリスト教的インスピレーションに加え

---

28) Squarise, *Corpo*, pp. 159-164; W. Mork, *Linee di antropologia biblica*, Fossano 1971; Aa.Vv., *Antropologia biblica e morale*, Napoli 1972; F. Baumgártel - R. Meyer - E. Schweiser, *Sarx*, in *Grande Lessico del Nuovo Testamento*, XI, Brescia 1976, pp. 1265-1398; H. Kleinknecht, *Pneuma*, in *Grande Lessico del Nuovo Testamento*, X, Brescia 1975, pp. 767-849.

て，アリストテレス形而上学の解釈の鍵，すなわち質料と形相，本質と存在を用いつつ前進する[29]。

　まず，霊魂は実体的に身体に結合されており，人格の共働原理として付帯的に結合されているのではないことを言明する。霊魂は身体の本質的な形相だからである。このことは，身体が人であることを意味し──というのも身体は精神的霊魂によって生気を与えられているからである──，身体は，精神的原理から人間性の存在論的結合（compaginazione ontologica）を受け取るがゆえに人であることを意味する。そして，それによって我々が自由を知り，自由であるところのまさにその原理──精神的霊魂──は，それ自体で存在し，身体に生気を与える二重の生来的能力を持つものとして創造された，身体の実体的形相である。聖トマスにとっては，この説明のみがつねに物理的・精神的な人の活動の合一性を肯定的に伝え，二元論のアポリアを排除する。それゆえ，霊魂は身体の，そして個人全体の，すなわち人の実体的形相である。「活動は存在に比例する（*operatori sequitur esse*）」という原理は，この消息を伝える。すなわち，人は身体をもって行動するときも，人の，そして精神的な形相において行動する。それによって身体がその活動をなすところのものは，その実体的形相である。実際，行動するためには存在することを必要とし，一定の仕方で行動するためには一定の仕方で存在することを必要とし，一定の性質を持つことを必要とする。そして，それによって身体が一定の性質──そしてまた一定の活動──を持つ原理は，実体的形相である[30]。もし身体が霊魂の傍らにあり，霊魂が身体の傍らにあるのなら，各人における活動の合一性，──今日語られているよう

---

29) Cfr. A. Ghisalberti, *Anima e corpo in Tommaso d'Aquino*, «Rivista di filosofia neoscolastica», (97) Aprile-Giugno 2005, pp. 282-296.

30) Vanni Rovighi, *Elementi di filosofia*, III, pp. 164-166. 聖トマス・アクィナスは，彼の有名な議論を *Contra Gentiles*, capp. 56-67, nel *De Anima*, artt. 2 e 3, *Summa Theologiae*, I, q. 76, artt. 1 e 2, nelle *Quaestiones disputatae: De spiritualibus creaturis*, artt. 2 e 9 において展開した。我々はトマス・アクィナスについて二つの重要な引用を挙げる。「人の霊魂は，身体に依存しない，その存在における形相である」（*Summa contra Gentiles*, II, 79），および「身体と霊魂は現実態において現存する二つの実体ではなく，それらから現実態における唯一の実体が生ずる」（*Summa contra Gentiles*, II, 69）。Cfr. Vanni Rovighi, *L'antropologia filosofica di S. Tommaso D'Aquino*; Gevaert, *Il problema dell'uomo*, pp. 47-58; F. Nuyens, *L'évolution de la psychologie d'Aristote*, Louvain 1948.

な——エネルギーを生み活気づける源泉の合一性は説明されないだろう。

　精神的霊魂が身体の実体的形相であると言うことは，それが唯一の実体的形相でもあることを意味する。なぜなら形相の複数性は，存在物と活動の源泉の複数性をもたらすはずだからである。それゆえ，精神的霊魂は，植物的生命と感覚的生命に固有の諸能力——様々な能力が関係する——をも合一するエネルギーと力を活動させ，「活気づける（informa）」。この事実は，人における生命の合一性に関して重大な倫理学的重要性を持つ。すなわち，人は，もはや心的機能（facoltà mentali）を発揮しないか，または付帯的な原因によって心的機能をうまく発揮できないときにも，人にとどまる。

　中絶に充てた章で詳しく見るように，人の胚はもちろん人の典型的な活動を行いうる状態になく，胎児や新生児も，心的機能によって自らを表現しうる状態にない。しかし受精の瞬間から，この高等な活動を始動させる実在的能力（capacità reale）が構築されることは否定できない。原始線条が形成されるのを，また神経系の最初の核が構築されるのを待つ必要はない。というのも，胚はその実在において，その器官すなわち脳もその機能も現実化する能動的な能力（capacità attiva di realizzare）を持っているからである。この実在的能力は，それゆえに身体性がそれを生かす精神によって形成され構築されるところの，人の個体の本質そのものに根差している。人の個体——受精以降いずれの発達段階においても——と，人格——知的成熟のいずれの段階においても——との間に，存在論的な，したがって実在的な区別を認めることができないのは，この理由による。

　もし人格観念がホ・モ・・サ・ピ・エ・ン・ス・種を指示しないのなら，他のいかなる種も指示しない。すなわち，他のいかなる種も，人格固有の生命への権利を受容しえない。

　人格は自意識的，理性的，道徳的活動をなしうる，自律を付与された存在者として定義され，人たる存在（esseri umani）はそれだけでなく，むしろ人たる存在の特徴の一つは身体的存在であるということ，すなわち成・長・す・る・存・在・であるという特殊性（il *particolare*）は看過される。

　人格に対する諸々の義務は，人格であるがかかる者として生きていな

い者，すなわちその人格的能力を行使しない者についても行使される。それをなしえない他者のために実際に決定することができ，また決定しなければならない立場にある人格が存在するという事実は，他の人格がこれらの人々に対してその力を完全に（一時的とは言え）行使する段階にまで達することを許してきた事実に依拠する。

> 「相互依存性（reciprocità）は道徳性によってのみ構成されるのではなく，まさに人格の現存の可能性によって構成される〔…〕。この相互依存性は，どの生命倫理学の議論をも連れ戻す源泉であり，場所である」[31]。

道徳的生を生きる段階においてのみ生命への尊敬と権利を制限することは，道徳性を，断続的な周期で遂行し，時間的に制限する調子外れのものにすることを意味する。

保健領域で直面する倫理学的諸問題は，まさに自意識的，自律的，合理的，自由な人格という神話的描写に含まれない者にしばしば関係する。

人たる存在は構造的に一つの人格である。この状態は彼の意思ではなく，彼の起源に依拠する。

人の身体性の問題を徹底的に引き受ける必要がある。なぜなら奇形の人の身体，胚の段階の場合のように顕微鏡でしか知覚できない身体，不活発で意識の明確な徴を欠く身体は人の存在か？　人格か？　健常者と病者，奇形の者と正常な者をつなぐ人間学的平等は，何に基礎を置くのか？

誰が人で誰が人でないかを定めるための，貧弱だが決定的な論拠は，「起源に注目する論拠である。すなわち，人たる存在は他の人たる存在から生まれる。〔…〕人が，いずれにしてもつねに他の人々から生まれる者であることは，それがどのようなものであれ，さらなる，より掘り下げた人の定義に移行するための条件である」[32]。

直接，またはその遺伝的遺産の助力により，他の人格から生まれた者

---

31) Pessina, *Bioetica. L'uomo sperimentale*, p. 88.
32) *Ibi*, p. 91.

は，誰でも人格であると考える必要がある。したがって人の身体が中心である。もし人が他者の具体的な身体性を保護し尊敬しないのであれば，我の保護，すなわち我の尊厳と完全性（integrità）の保護も決して生じえない。

たとえ完全に明白にされていなくとも，トマス哲学に遡る思想の第二の要点は，どの実在的存在者（reale ente）も有する二つの原理，すなわち本質と存在（トマス哲学の用語では essentia と esse）に基礎を置くことである。人の混合的な本質（霊魂と身体）は，潜在的で仮定的な状態から現実的な状態へと移行する。それは——どの実在（realtà）にも生ずるように——この潜在性を具体的に実現する，現に存在する一つの働き〔現実態〕（un atto esistenziale）の結果として生じる。そのとき，人の身体が実現する，ほかならぬその現存する働きは，霊魂が実現する，その同じ現存する働きによって構成される。それは，現に存在する唯一の働き，すなわち，構成された二つの働きではなく，一つの唯一の働きである。そしてこのことは，形相の一性のうちに含意されている。質料，つまり我々の場合には身体を具体化するのは，形相に固有の現に存在する働きである。霊魂の現に存在する働きは，創造主から生ずる——また生じないことはできない——のだから，その同じ働きは身体を生かし，事実上のものにする。そしてこのことは，第二原因の同時性において，すなわち生殖の瞬間において生じ，また生じないことはできない。

聖トマスは，ヒト発生学に関する不完全な知識によって，これらの原理にもかかわらず，子宮内での人の形成において二つの段階を承認することを余儀なくされた。すなわち，「人の形相」の受容の推定的不連続による，霊魂の吹き込みの前と後。しかしこのことは，彼の原理——それは今日，発生学の発見に基づいて，人格主義者たちを様々な結論に導いているが——の有効性を取り去るものでもないし，身体に生命を吹き込む前の中絶に好都合なものとして聖トマスを解釈することに同意するものでもない[33]。

我々が述べたことの結論は，G・マルセルの言葉によって要約しうる。

---

33) V. Fagone, *Il problema dell'inizio della vita del soggetto umano*, in A. Fiori - E. Sgreccia (a cura di), *Aborto. Riflessioni di studiosi cattolici*, Milano 1975, pp. 149-179.

「私の身体に固有であることは，独力で現存しないこと，独力で現存しえないことである」[34]。

すなわち，人は，我々はただ身体にすぎない，と余すところのない意味において断言するのでなければ，「私は身体である」と言いうるし，それ〔身体〕が純粋に物体（oggetto）であることを意味するのでなければ，「私は身体を持っている」と言いうる。

J・マリタンはこれについて明確に述べる。

「人の霊魂の非物質的現存のゆえに，人の身体のどの要素も人であり，かかるものとして現存する。我々の身体，我々の手，我々の目は，我々の霊魂の現存のゆえに現存する」[35]。

その著書『存在と人格』[36]においてJ・ザイフェルトによって果たされた仕事は，主体と人格と古典的形而上学とのつながりの広大な価値を示す試みのように見え，極めて重要であると思われる。この結びつきを通して，有限なものであれ絶対的なものであれ，人格の形而上学と，人格主義的形而上学に貢献すると再考される現象学の包容力が浮上する。

身体性への現象学的アプローチは，その包括的かつ完全な理解のために顕著な貢献をなしたが，我々の意見では，もし身体性の存在論的ヴィジョンによって強化され補完されなければ，容易に夥しい批判を被ることになる。実存は本質の内部においてでなければ読み取られえず，人の本質は，精神的霊魂とその実存的形相を，まさにその精神的霊魂から借り入れる身体との実体的結合によって付与される。実際，人の概念に対するより最近のこれらの貢献は，存在論レベルの議論を未解決にしたまま，関係的レベルに自らを位置づける。すなわち，身体の価値は，世界，社会，歴史性を媒介に把握される。

主知主義的見方も唯物論的見方も克服する試みとして誕生した，身

---

34) G. Marcel, *Du refus à l'invocation*, Paris 1940, p. 30; Id., *Être et avoir*, Paris 1935, pp. 119-120; Id., *Journal de métaphysique*, Paris 1927, p. 252.

35) Maritain, *Ragione e ragioni. Saggi sparsi*, p. 91.

36) Seifert, *Essere e Persona*, cfr. Capitolo 2.

体性の現象学的概念[37]は，即座に身体の考察のうちに発展する。E・フッサール[38]は，有機体的身体，研究対象として理解される *Körper* と，*Leib* すなわち体験される身体，あるいは自己の身体の意識との間に，独創的な区別を導入した。彼は身体性固有の持続的意識，他のどの知覚においてであれ身体のある種の「同時存在（compresenza）」，他者の身体または *Körper* の知覚とは異なる自己の身体の内的経験を肯定する。

メルロ・ポンティは，ハイデガーもまた肯定するところのものとの類推によって，また心理学研究において達成された進歩とフッサールのアプローチとの統合を実現することによって，世界内に挿入される具体的存在を考察する方向へと導きつつ，身体性の主観性を克服する。この視点によって，身体の知覚は，意識・世界関係の，およびその表出あるいは表現の一つの記述になる。身体はただ世界との関係を定めるだけでなく，自己の経験や従前の意味を持続的に超えることによって，つねに世界に新たな意義を付け加える。

「身体はあたかも有機体内にある心臓のごとくに世界内にある。その可視的光景（spettacolo）を持続的に生きた状態に保ち，生気を与え，その全体を養い，それをもって一つの体系を形成する〔…〕身体は，我々が世界を所有する一般的な手段であり」[39]，「経験されるための器官」である[40]。

メルロ・ポンティによれば，経験の世界は，身体において，また身体によって構成される王国である。このことは，感覚と意味の超過は，我々の意見では，身体それ自体の彼岸に，すなわち精神において了解されることを仮定する。空間・時間的現存としての人の現存に固有の「現

---

37) かかる視点の総合的な分析について，以下を参照。V. Melchiorre, *Il corpo*, Brescia 1984, pp. 187-230; A. Ales Bello, *L'analisi della corporeità nella fenomenologia*, in *Corporeità e pensiero*, Atti dell'VIII Convegno Studium, Roma 2000.

38) Cfr. E. Husserl, *Idee per una fenomenologia pura*, II, I, 3; Id., *Cartesianische Meditationen*, § 44.

39) M. Merleau-Ponty, *La struttura del comportamento*, Milano 1963; Id., *Fenomenologia della percezione*, Milano 1965; Reale - Antiseri, *Il pensiero occidentale dalle origini ad oggi*, III, pp. 467-469; C. Bruaire, *Filosofia del corpo*, Cinisello Balsamo 1975; Melchiorre, *Il corpo*.

40) M. Merleau-Ponty, *Il visibile e l'invisibile,* Milano 1993, p. 257.

存在(esserci)」そのものが，ハイデガーによれば，人の固有性をしるしづけるものであり，また，その身体における受肉の特性である[41]。

　G・マルセルの思想においては，社会的媒介としての身体の機能が強調される。もし人の実存が他者と「共にある存在(essere con)」，他者に開かれた存在である限りにおいてかかるものであるなら，このことは身体性とその言語を通して可能である。すなわち，身体は他者の前で「現存(presenza)」であり，他者の前で過去，現在，未来の記憶の総合体(sintesi memoriale)であり，社会の前で過去，現在，未来の記憶の総合体である。このことは人々の間に，人格としての相互認識と一致の可能性をもたらす[42]。マルセルは，そのどちらも絶対的な意味で使われることはできないが，どちらも有効であるところの，「私は身体を持つ」という表現と「私は身体である」という表現によって，身体の二律背反を明らかにする[43]。

　「私は身体を持つ」と言うことは正しいが，明確化を要する。というのも，私が身体を所有するあり方は，身体でないものを所有するような仕方ではないからである。私は私の身体から距離を取りえないという意味で，他の客体を持つか所有するような仕方で私の身体を持たないし所有しない。また厳密な意味で，その帰結が全人格に反響することなしに身体を使うことはできない。同様に，「私は身体である」という表現には，「〔私は〕単なる身体ではなく」，他の何かでもあることの解明が随伴しなければならない。

　このような理由で，人に関する哲学は，身体(corpo)の代わりに身体性(corporeità)という語を用いることを好む。それは，人格の身体的・精神的合一をいっそうよく表現する。身体と霊魂との間の古典的な分離を想起させるような，人格の一部を指す身体という語と比較して，身体性はより以上の広さを持つ。すなわち，人格的アイデンティティを構成する身体的条件における人の主観性を指す。

　「表現」としての，したがってまた文化としての，文明としての，世界と物質を科学技術的に変形する能力としての身体の価値は，人格を実

---

41) Reale - Antiseri, *Il pensiero occidentale dalle origini ad oggi*, III, pp. 445-453.
42) G. Marcel, *Homo viator*, Paris 1944.
43) Marcel, *Journal de métaphysique*, Paris 1927, II, p. 252.

現する能力をまさに身体の文化的媒介のうちに見る，現象学派の主要な代表者 M・シェーラーによって強調された[44]。さらに身体は，まさしく我の表現，顕現，現象であるがゆえに，言語的能力を持つ。それは，単に語られた，記述された，または芸術的な言語においてのみならず，微笑みから涙まで，眼差しから顔の表情まで，その仕草による全表現において〔言語的能力を持つ〕[45]。すなわち，男，女，この個人，別の個人は，その身体ゆえにかかるものである。

今日，身体・精神の関係についての論争は，我々が指摘したように，脳・心の関係に中心を置き，またここで相互依存という，また同時に脳器官と比較して心の超越という，一元的な概念を形づくる[46]。・心・身・関・係（rapporto mente-corpo）という，より最近の表現によって，諸問題は，・認・識・論・的・還・元であることが明確にされたところのものを被る。すなわち，心という語は，厳密には，かく用いられるとおり，語の伝統的な意味においては霊魂と同等ではない。それは英語の mind に当たり，経験主義哲学者 D・ヒュームの『人間本性論』においては，人の意識の状態および／または機能の全体を指す。

心身関係は，今日では基本的に心理学的機能と神経生理学的機能との間の関係を意味し，かかる機能の主体（霊魂・身体）間の関係を意味しない。要するに，ここで問題となっているのは，形而上学的次元を排除する新たなアプローチ（還元主義の）である。

二人の哲学者 K・ポパーと J・エクルズは，心身間の「相互作用」に関する彼らの理論において，適度に二元論にとどまり，思考の現存を，生物科学と宇宙科学にとっての謎とみなした。

通常，身体は沈黙下で過ごす。しかし苦痛，疲労，病気において，身体は鈍く，重く，もはや清澄でなく，なじめず，不穏になる。健康は「諸器官の沈黙における生」として，あるいは「自己の身体の無自覚」として定義された[47]。すなわち，健康であるということは，身体を持つ

---

44) M. Scheler, *Nature et formes de simpathie*, Paris 1950, p. 187.

45) J. Mouroux, *Sens chrétien de l'homme*, Paris 1945, pp. 43-74; Gevaert, *Il problema dell'uomo*, pp. 70-80.

46) Cfr. il grande dialogo tra Popper e Eccles, in *L'io e il suo cervello*.

47) G. Calguilhem, *Il normale e il patologico*, Torino 1998, p. 65.

ていることに気づかないことである。
　身体において，能動と受動との間の弁証法，實踐（*práxis*）と情念（*páthos*）との間の弁証法が経験される。すなわち，自制する身体を被る[48]。
　要するに，我々は身体の人格主義的，人間的意味を，次のような諸々の表現と価値でもって要約しうる。空間・時間的具象（*incarnazione*），個体的区分，表現と文化，世界および社会との関係，科学技術の手段と原理。技術は，筋肉的身体の増強（機械），感覚の増強（イメージと音の科学技術），そして脳の増強（情報処理）にほかならないことが想起される。
　しかし身体は限界，空間・時間的限界のしるしでもあり，とりわけ実存主義によって，また人格主義によって際立たせられたこの限界は，同時に苦痛，病気，そして死の観念をもたらす。
　身体性の関係的，現象学的，歴史的諸価値についてのこの考察は，身体と精神，またそれゆえ人格との関係の存在論的事実から，その一貫性と豊かさのすべて——思考，自由，自己決定に富んだ実存的活動であるところの——を引き出す。どの医療行為も，またどの身体性への干渉も，この豊かさとつながりを考慮しないことはできないだろう。それはつまり，身体の媒介をもってする，他の人格に対する一人の人格の行為である。
　最後の考察は，身体性の価値に関する以下の結論を伴わなければならない。身体的諸価値は，それらの間で調和しており，序列をなす。それは，部分から成り立っているにせよ，生きている，そして精神によって生気を与えられた有機体をもたらすところの，身体の合一の必然的帰結である。生きている多くの部分の合一は，諸々の部分の序列とそれら相互間の伝達可能性，すなわち調和を強く要請し，また構成する。この条件においてのみ，人は生きている有機体について語りうる。倫理学者たちが合一である全体（*unitotalità*）と称するところのものである。
　この事実から，倫理学と医学倫理学のレベルで重要な帰結が導かれる。生きている有機体に本質的なものとして現れる最初の善は生命であ

---

48) P. Ricoeur, *Sé come un altro,* Milano 1993, pp. 433-441.

る。生命を妨げるものは，かかるものである限りにおける有機体を破壊し，これは人格に与えられうる最大の剥奪である。人格の精神的かつ超越的な善，すなわち道徳的な善のみが，生命の自由な剥奪の危険をもたらしうる。人格の物理的生命は，人格全体に関わる道徳的善を理由として，あるいは他の人格を救済するためにのみ，危険にさらされ，また間接的に犠牲にされうる（直接的な殺害行為は，これらのケースにおいては他の者の所業である）。しかしこれらのケースにおいても，かかる喪失とかかる状況を引き起こす者につねに責任がある。殉教や，あるいは自分の愛する者や自分の仲間を不正な攻撃者から護るケースである。

　生命の次〔なる善〕に，同じもの〔生きている有機体〕の完全性（*integrità*）がある。それは，その全体における物理的生命の保護のために，あるいはより上位の道徳的善のために要求されるときにのみ，取り去られうるところのものである。

　情緒的または社会的善のような関係的生命の善は，先立つ二つの善，生命および完全性の下位に置かれなければならない。外科的介入のためには，病院への収容と愛に満ちた家庭生活からの隔離が正当化される。反対に，自己毀損や不妊手術，まして生命の直接的な抹殺を正当化するような，いかなる社会的理由も存在しない。

　しかし人格の諸価値は，相互間で調和させられ，もし一つが貶められるときは他も損害を受けることも考慮に入れる必要がある。たとえば社会関係の剥奪は，人格の全体にとって重い負担になる。一時的なものも含めて，ある一つの価値に対するどのような屈辱も，より上位の善における客観的正当化を要求する[49]。

人格の超越性

　「人について，その王国〔支配領域〕について，その自由についてさらに語ろうとするすべての者に対して，人がその本質において在るところのものについてさらに問いを発するすべての者に対して，真理に近づく

---

[49] E. Sgreccia, *Valori morali per la salute dell'uomo*, «Rassegna di Teologia», 1979, 5, pp. 390 396; Aa.Vv., *Uomo e salute*, Vicenza 1979.

ために自己から離脱しようとするすべての者に対して，〔…〕『急進的および極度に急進的な（gauches et gauchstes）』このすべての考察形態に対して，人は哲学的嘲笑でしか抵抗できない」（フーコー『言葉と物』）[50]。この表現は，──絶望的かつ哲学的に嘲笑されうるところの──人の無への還元が，ナチスやソ連の強制収容所のような，また利得と快楽主義の社会のような，いくつかの全体主義時代の残虐さを特徴づけたばかりでなく，広範な領域にわたって虚無主義と超越性に対する閉鎖とが示される現代思想にも浸透したことを我々に告げる。

この危機の前で，人格主義は，宇宙，すなわち社会と歴史の中心の価値のすべてを存在論的に要約した不可侵の価値として，人の人格の超越性を回復させる。

我々はここで，「超越」の語──世界から無限に区別される異質のものにとどまりつつ，因果的に自己から区別され，存在論的にその創造する行為に従属する語──を，創造主について用いることができるような絶対的な意味では用いない。この側面下では，神は人の人格（ペルソナ）をも無限に超える。──キリスト教の啓示が確認するところによれば，それ〔人の人格〕は，その像と似姿に創造されたのではあるが。

人の人格（ペルソナ）の超越性は，人より下位の実在との関係において，また社会的政治的関心との関係において考察される。

人より下位のものの実在に比して，人格は存在論的および価値論的見地からすると超越的である。人格は自意識および自己決定能力に関する限り，新しさ，存在論的レベル，および価値のゆえに，物質界を凌駕する。それ〔物質界〕は，宇宙の目的である人格のうちに意味を受け取る世界である。ある人が一人の人格である，と言うとき，我々は，あたかも一つの原子，一本の麦の穂，一匹の蠅，一頭の象が，自然の内にある一個の要素であるのと同じように，その人が単なる事物の一断片，自然の一個の要素にとどまるのではないことを意味する。かくして人は動物であり，個体であるが，しかし他と同じようにではない。人は知性と意志によって自らの力でふるまう個体である。物理的に現存する（esiste）だけではなく，彼のうちにより豊かでより高い実存（un esistere），認識

---

50) M. Foucault, *Le parole e le cose*, Milano 1967, p. 368.

と愛における精神的な超実存（sopraesistenza）がある。このように，それは，何らかの仕方で一つの全体，単に一つの部分ではない別個の宇宙，そこにおいて大宇宙がまるごとすべて認識によって包含されうる小宇宙（ミクロコスモス）である。〔人は〕愛によって自由に他者——彼にとってあたかももう一人の自分自身のごとくである他者——に自らを与える。この関係は，物理的世界の全部において，同等のものを見出しえないような関係である。このことは，哲学の用語では，人の骨肉のうちに一つの精神であり宇宙全体以上に価値のある霊魂があることを意味する。人の人格は質料の最小の偶有性にしか従属しないがゆえに，時間と死を支配する霊魂の実存（esistenza）それ自体のゆえに存在する。人格の根元は精神である。

「人格性の観念は，かくして全体性と独立性の観念を含意する。それがありうるところの貧しさと抑圧された状態のゆえに，一つの人格（una persona〔一人の人間〕）はかかるものとして一つの全体であり，人格（persona〔ペルソナ〕）である限りにおいて，独立した仕方で自存する（sussistere）」[51]。

セヴェリーノ・ボエティウスの定義，「理性的本性の個別的実体（rationalis naturae individua substantia）」は，現代実存主義の感性からは，過度に本質主義的で静的であるように見えた。しかし実体（substanza）の概念は，動的な意味で把握されなければならないことに注意すべきである。それはとりわけ生きているものにおいて，そして理性を付与された生きているものにおいて，活動（attività），運動，そして緊張の中心である。中世の人々が実体について語ったとき，〔実体は〕「静的な不動の基体（substrato）ではなく，ある事物（una cosa）の活動の第一の根拠であって，また実体的な存在である限り，同一のものにとどまりつつ，その偶有性——すなわち，存在のもう一つの非・実体的な次元における実体それ自体の拡張であるところの偶有性——を通して働くことと変化することをやめない」[52]ことを意味した。ボエティウスは

---

51) J. Maritain, *I diritti dell'uomo e la legge naturale*, Milano 1977, pp. 4-5.
52) Maritain, *Ragione e ragioni. Saggi sparsi*, p. 60.

実体の形而上学的アイデンティティを強調する。人格は独自のものであり，他のもの，すなわち宇宙に還元できないからである。〔人格を〕実体へと連れ戻すことは，単なる活動のみにとどまらない，人格の実存的主体（基体）の性格を明るみに出す。

サン・ヴィクトールのリカルドゥスの定義「理性的自然本性の個別的現存」と聖トマスの定義「理性的自然本性における個別的実体」はほど近くに位置づけられる。そこには種という普遍的基準（「理性的自然本性」）と個体の性格（「個別的実体」）との間の緊張が反映されている。すなわち，我々はみな人類に属するが，しかし各人各様にである。引用した定式化のすべてに，個体の基本的概念が浮かび上がる。それは個体（individuo）は分割できない（indivisibile）ことを意味するのではなく，分かたれていない（indiviso），すなわち一性（unità）を与えられていることを意味する。個体性は，個体が原子（a-tomon）であるかのように分割不能であることを意味するのではなく，他から分割された全く一つのものとして存在する（つまり，個体はそれ自体においては分かたれておらず，他のどの個体からも分かたれている）ことを意味する[53]。

人格の哲学は実体の哲学と根源において結びついているが，哲学思想の一部は，それを機能の哲学に取り替えることを望みつつ，数世紀にわたってそれに対する深い疑いを培ってきた。

アリストテレスの『範疇論』では，第一実体は「主体のうちにあるところのものでもないし，主体の述語でもない」（3a 8s）[54]と定義される。実体はそれ自体で現存であり，それのみで自足しており，現存することにおいて他の主体から独立である。存在する働き（atto）は，個別的実体の第一のかつ根源的な働きである。人格の他の（二次的な）働きのすべては，この働きに根差しており，そこから生命を得る。

人格はそれ自体で現存し（in se existens），それ自体のために現存する（per se existens）。最初の言葉で，それは他において，あるいは他の様

---

53) Cfr. Possenti, *Noi che non sappiamo affatto che cosa sia la persona umana...*, «Filosofia oggi», 2004, 27, 1, p. 12.

54) Cfr. *Metafisica*, 1017 b 10-25.〔「〔他の〕いかなる主語の述語〔属性〕ともならず，〔他の〕いかなる主語（または基体）のうちにもあらぬもの」出隆訳『形而上学（上）』岩波文庫，1959年，注366頁。〕

相として実存しないという事実が示される。次の言葉で，人格は他者の見えるところではなく，それ自身の見えるところで現存するという事実が示される（propter se, non propter aliud）。人格は手段としてではなく，目的として据えられる。自らにおいて（inseità）という性質と，自らのため（perseità）という性質のほかに，形而上学の伝統では，ただ神の位格（ペルソナ）にのみ固有の特性である自らによって（aseità）という観念を用いる。それは他に依存しない。一方，他者による存在（esse ab alio）は，付帯的存在のしるし，すなわち自己の現存の原理であることの根源的な不可能性の標識である。

経験論の学説（ロック，ヒューム，パルフィット）においては，人格は共通の基体を欠く連続的な自我と連続的な状態の総体とされるが，このことは実体に依拠するアプローチにおいては生じない。そこではさらに，人格が自己の諸々の働き以上のものであることが正当化される結果になる。

根源的な固有の存在論の基本法（statuto）を所有する様態として人格になる（il divenire persona）ことは，プロセスではなく，それによって人格たる存在において一度だけきっぱりと確定されるような出来事か，あるいは瞬間的な働きであり，人格性（la personalità）はそれに反して，人格の（二次的な）諸々の働きの実現を通して手続的に獲得されるような何かである。

現代思想は「関係性」に非常な強調を置き，人格は単なる関係性のみ（そして実体性ではない）と考えられうるか，したがってまた，もはや人と関わりを持ちえない人たる存在は人格と考えられうるかを問う。

> 「合理性（razionalità）が必然的に関係性を含意することが把握されることは稀である。しかし精神の生命は開放されており，それ自体で関係的である」[55]。

人格のこの存在論的・価値的偉大さは，それが社会と比較されるときにもはっきりする。社会に対して人格は一つの部分として考察されるべ

---

55) Possenti, *Noi che non sappiamo affatto che cosa sia la persona umana...*, p. 17.

きではないし，他方，社会は「生きている有機体」（有機体説の概念）として考察されるべきではない。社会は心から，すなわち人格（その存在のすべてをもって隣人へと開かれている）の中心から生まれる。しかし人格は，社会に関して起源であるが，世俗の社会においても政治においても，自分自身のすべてを与えるわけではない。人格を社会や集団に解体することは，人類最大の惨事を示したし，今なお示している。

　ここは，いかに内在哲学〔意識一元論〕（immanentismo）が，その観念論的な形態においても，その唯物論的なバージョンにおいても，歴史主義の生成のうちに人格を解体しつつ，より残忍な絶対主義を正当化したか，またその当時，支配権を有した国家や党や社会的勢力に同調しない者を，物理的にそして合法的に排除するための理論的前提を据えたかを説明する場ではない。結局のところ，現代思想史において「人格の概念」が各人の意識の内部で除去されたのだから，他者によってなされた多くの人格の物理的排除に驚く必要はないだろう。すでにこの章の冒頭に示したように，医学の行使は，身体や機械ではなく，その道徳的威厳と偉大さのすべてにおける人格を正面に据える。保健福祉事業の社会制度は，ある人格にはことによると無償の福祉事業を保障し，他の人格にはことによると「幇助された」死を施す（中絶，安楽死，飢餓による虐殺等）ような事態を是認することはできない。

　どの人格においても全世界と宇宙の意味が再び引き受けられ，社会制度とその法規制の正当性が立証される。

　「共通善」の概念自体は，社会の量的概念において，各人に属するか各人に関係する諸善の統計学的平均として理解されるのではなく，社会を構成する諸要素のすべてと各々において，十分かつ正当な仕方で実現される善として理解される。

　「国家（*civias*）の共通善は，私的な善の単なる集積でもないし，国家自体のためにのみ結実し，国家自体のために部分を犠牲にする全体に固有の善でもない（たとえば個体にとって種のような，また蜜蜂にとって蜜蜂の巣のような）。国家の共通善とは，多数の人格，すなわち肉体と精神が一つになった，主として精神的な全体──しばしば精神においてよりも肉において生きることが彼らには起こるので

あるが――の善き人間的生のことである」[56]。

　我々はこの章の最初に，宇宙および社会におけるこのような人格の優位が，――キリストの受肉と救済の結果，人類に無償で贈られた神的および超自然的生命の賜によって，また復活というキリスト教徒の「希望」によって――，神学的人間学の内部で神的なもの（il divino）に触れるまでに，いかに新たな，ますます豊かな次元を帯びるに至ったかを示した。

　生命倫理学の叙述は，まず第一に，信仰を持つ者でも持たない者でも，すべての人にとって合理的に有効であることを主張しなければならない。しかし我々は信仰を持つ人々の大部分に固有の，そして誰に対しても提案しうる見方について語らないことはできない。このため，我々は人の尊厳について語る司牧憲章『現代世界憲章』における第二ヴァチカン公会議の一節を伝えたい。

　　「信仰を持つ者も持たない者も，地上に実在するすべてのものは，その中心としての，またその頂点としての人間に関係づけられなければならないという考えにおいて，ほぼ一致している」[57]。

人格，健康，病気

　我々がこれまで述べてきたことは，健康と病気の概念の前でその重要性を顕わにする。健康は病気と同様，ただ物理的有機体にのみ関わることはできないし，純粋に有機体説的意味で定義されることもできない〔からである〕。

　WHOによって提示された健康の定義（1956年）は，すべての者に周知されている。「健康は身体的，精神的および社会的な，完全な安寧の状態であり，単に病気や虚弱の欠如のみから成るのではない」[58]。この定

---

56) Maritain, *I diritti dell'uomo e la legge naturale*, p. 9.
57) Concilio Vaticano II, Costituzione pastorale «Gaudium et Spes», n. 12.
58) WHOは，その健康の定義をオタワ国際会議（1986年）の機会に再確認した。そこ

義は心的および社会的な状態を包括するがゆえに，すでに健康の有機体説的概念の限界を超える。しかし，その定義はより完全なものになりうるように思われ，さらなる考察に値する。まず何よりも健康を静的な事実，あるいは完璧な尺度として観念することは非常に困難である。健康はいっそう・動・的・な・均・衡（equilibrio dinamico），有機体の合一の様々な器官と様々な機能との間の，個体レベルで身体と精神との間の，そして個体と環境との間の動的な均衡として，理解されうることに帰結する。この定義に統合すべき他の点は，人の有機体とそれを取り巻く生物学的環境との間に存在する相互交換の一致（unità）のゆえに，ただ社会的環境としてのみではなく，生物物理学的環境としても理解すべきところの，まさに環境の概念である。

さらに・完・璧・な・健・康・と・相・対・的・な・健・康とを区別する必要がある。前者は，主体の安寧の感覚と行動・生理学の規範との一致によって結果的に生ずるような，人がただそこに接近しうるのみの純粋な限界概念である。後者は，ラインが言明するように，「不快感は最小限に，損傷も最小限に，そしてもし可能なら一定の安寧と喜びをもって，生の計画を実現する身体能力」[59]である。

人の健康は，しかし，たとえそこに達するために好都合な状態を表すにせよ，人の完璧な状態と同等ではない。リチャード・ジーベックの明確化はこの主題にとって有効である。

「健康という概念は，次の問いなしには完全ではない。健康，何のための？　要するに我々は健康でいるために生きるのではなく，生きるため，また行動するために健康であり，またそうありたいのである。健康は単に限られた（一定の）機能や受容力のためにのみ委託された善ではない。健康は最終目的ではなく，生命それ自体の意義によって決定され，限定される。そして生命の意義は，処分

では次のことが明確にされた。すなわち，身体的，精神的および社会的な完全な安寧の状態を達成するために，個人や集団は，自らの渇望を究明してそれを実現し，自らの必要を満足させ，環境を改め，あるいはそれに適合することができる状態になければならない。

[59] P. Laín Entralgo, *Antropología medica para clínicos*, Barcelona 1985, p. 199, cit. in M.T. Russo, *Corpo, salute, cura. Linee di antropologia biomedica*, Soveria Mannelli 2004, p. 186.

（disposizione），贈与（donazione），および犠牲〔献身〕（sacrificio）である。健康の意味は，健康以上のものであり，各々がそれを実現しようと決意する，善き生の計画にある。健康はそのために必要な条件であるが，不可欠のものではない。病気は善き生の計画を必然的に無に帰するわけではない。そればかりか，反対に，かかる計画なしに，健康それ自体は何の価値も持たないと言いうる。これについてプラトンは，最初に徳が来て，その後に健康と知恵が続いた，ちょうど古代の神の後にその列が続いたように，と述べた。健康は実際，有機体の属性ではなく，全人格の属性であるから，人格にとって本当の善を表現するものの下位に置かれるだろう」[60]。

健康＝救済の等式は，慢性あるいは致死の病気の見通しの前で，絶望へと導きうる。反対に，たとえ病気のような明らかに制限された状態においても，人は希望し，愛することができ，あるいはその可能性を持ち続けるということを発見することによって，健康は最後から二番目の，すなわち相対的な善であることを容易に自覚することができる。

〔健康は〕全人格に関わる均衡であり，「生命の律動，すなわち，そこにおいて均衡がつねに回復するところの，一つの絶え間ないプロセスである」[61]。

しかし人の精神やその自由に根差した健康の倫理的次元というものもまた存在するがゆえに，〔健康の〕定義の最大の統合（integrazione）は，まさに倫理的レベルで考察される。すなわち，多くの病気は誤った倫理的選択から派生する（ドラッグ，アルコール中毒，エイズ，暴力，健康に不可欠な善の喪失）。健康はその上，その人格自体の善として，その人格によって，彼の責任で均衡のとれた状態に管理される。病気が人格のエートスとその責任に依拠する起源を持つ一方で，予防，治療，リハビリテーションは，主体の意志と自由，またコミュニティの責任を必然的

---

60) R. Siebeck, *Medicina en movimento: interpretaciones clínicas para médicos,* Barcelona 1953, p. 514, originale: *Medizin in Bewegung: Klinische Erkenntnisse ärztliche Ausgabe,* Stuttgart 1949, cit. in Russo, *Corpo, salute, cura,* p. 186.

61) H.G. Gadamer, *Dove si nasconde la salute,* Milano 1994, p. 123；しかしガダマーにとって，健康の本質は隠れることにあり，それを検査する規準はない。

に伴う。そして責任が語られるところでは，倫理的次元が当然に含意される。

さらに病者が病気に取り組む「仕方」や，どのように市民が健康を管理するかは，人格の倫理的・宗教的諸価値の枠組に左右される。医師が，物理的治療を提供したときに病者に対する彼の任務が終わるのではなく，道徳が命ずる，――また職業義務規程もそれを想起させる――，人間的支援をも病者に提供しなければならないのは，このためである。

この側面下で，病院における「宗教的支援」〔チャプレン，臨床パストラルケア等〕の存在もまた，宗教の自由の原則の名においてのみならず，保健活動としても正当化される。なぜなら宗教的支援の存在は，各人の自由の尊重のうちに，病者の精神状態（stato morale）に多大な影響を及ぼすからである。

最後に，保健教育は，健康を均衡として保持するよう，また，病気が責任――教え，教化するコミュニティの責任と，自己および他者のために健康の善を保持する手段を用いるよう義務づけられる市民の責任――という倫理的前提の上に全面的に基礎を置くのを防ぐよう，方向づける[62]。

それゆえ，相互に交差し浸透し合う健康の次元は四つである。すなわち，有機体的次元，精神的および心的（psichica e mentale）次元，生態学的・社会的次元，倫理的次元。

病気を引き起こすあるいは形成する次元は，同程度であり相関的である。

各々〔の次元〕が解説されなければならないだろうし，また各々がその歴史を持つ。その原因において器質的な病気は，原初から研究された病気であった。精神的および心的な病気（精神医学と精神病理学）は後に注目された。社会・環境的構成要素への注目はかなり最近のものであ

---

62) *Dalla Costituzione dell'Organizzazione Mondiale della Sanità*; B. Häring, *Liberi e fedeli in Cristo*, III, Roma 1980; G. Burani, *Il passaggio dalla assistenza sanitaria alla tutela della salute*, Brezzo di Bedero 1985; E. Sgreccia, *Uomo e salute*, «Anime e Corpi», 1980, 91, pp. 419-444; Id., *Salute e salvezza cristiana nel contesto dell'educazione sanitaria*, «Medicina e Morale», 1982, 3, pp. 284-302; S. Spinsanti, *L'etica cristiana della malattia*, Roma 1981; B. Häring, *Proclamare la salvezza e guarire i malati*, Acquaviva delle Fonti 1984; M.D. Grmek, *Le malattie all'alba della civiltà occidentale*, Bologna 1985.

るが，ますます考察に値することが明らかである。今日，人々は，ある重大な疾病群について，また生命に不可欠な諸条件について，健康にとって脅威となる要因としてエコロジーの荒廃をますます警戒をもって語るまでに達している。おそらく現代のヒューマニズムは，人が環境に行使する科学技術的支配力の増大との比例において，宇宙の均衡に関するこのような人の責任の次元を，ますます発達させるだろう。

　我々が述べたことは，個々の病気の「起源」はつねに様々な構成要素の併存に帰すべきであることを言おうとするものではなく，健康の全般的で総合的な均衡は，それらすべてを原因として呼び出すこと，またどのケースにおいても，予防，治療とリハビリテーション，環境保護と保健教育，病気のときの反応と協力の能力，これらすべてが，人格的レベルでも社会的レベルでも，重大な責任を伴う倫理的次元を含意することを言おうとするのである。我々はとりわけ，健康と病気の概念自体が，人格全体に関係づけられることを主張したい。私はこの節をR・グァルディーニの言葉で締めくくりたい。

　　「人の実存は高所に向けて，また低所に向けて，様々な等級のレベルを通して徐々に構成される。しかしある段階の最初の発達は，その限界から解放された，それとは独立の少し上位の段階が，自発的に彼らの方にやってくるという事実に依拠する。
　　　このように，たとえば肉体の健康は，確かに正しいふるまいと同一ではない。しかし，身体の健康の最終的な保障は，有機体の領域の上位にある道徳的世界がよく秩序づけられているという事実にある。しかしこのことは，もし下位の領域の観点から考察すれば，恩恵である」[63]。

---

63) R. Guardini, *Fede, religione, esperienza*, Brescia 1984, p. 163.

健康と病気——簡潔な歴史的認識

古　代[64]

　病気は欠如（carenza）として，すなわち健康によって構成される肯定的な要素の否定として出現する。病者は何かに欠けるだけでなくこの欠乏（mancanza）に苦しむ者であり，それは人と動物に共通であるが，病者はこの欠乏ゆえに苦しむ。それを自覚し，それを限界として知覚し，またその治療を求めるからである。病気はそれゆえ，機械についての故障の概念や，何らかの有機物についての変化や欠損の概念を超える複雑な概念である。古典語は，病者の様々な側面を強調していた。たとえば，不十分（deficienza）（ギリシャ語の *asthéneia*，あるいはラテン語の *infirmitas*），客観的損傷（*nósos* あるいは *morbus*），主観的損傷（*páthos, aegrolatio, dolentia*）。

　ギリシャ文化においては，健康は有機体の力の正しい均衡，すなわち適当な程度と釣り合いである。いわく，「必要以上でも以下でもない，過度に控え目過ぎない」[65]，あるいは，「健康の状態を創り出すことは，身体の諸部分が自然本性と一致して支配するか，または支配されるようにすることを意味する。反対に，病気の状態を創り出すことは，身体の諸部分に，相互に自然本性に逆らって命令させるか従わせることを意味する」[66]。

　この「釣り合い（proporzione）」，「均斉（simmetria）」の概念は，直接に「尺度（misura）」，より明確に言えば，まさにプラトン形而上学の鍵概念である「適正な尺度〔中庸〕」の概念につながる。

　「過多」と「過少」，「過度（eccesso）」と「不足（difetto）」は異なる二つの関係の機能において定められ，異なる二つの平面上に配置されうる。すなわち，〔一方では〕算術的な（*aritmetico*）基準に従って進むこ

---

[64] Cfr. G. Reale, *Corpo anima e salute. Il concetto di uomo da Omero a Platone*, Milano 1999.

[65] Ippocrate, *Antica medicina*, 5.

[66] Platone, *Repubblica*, IV 444 D.

とで，それらは相互間で釣り合わされうる。〔他方で，〕存在論と価値論のより複雑な方法論に従って進むことで，それらは「適正な尺度」の作用のうちに釣り合わされうる。

プラトンが示唆する「尺度」は，量的な性格を持たず，質的，価値的な性格を持ち，価値の関係を含意する。この「尺度」の作用によって，現実は構造化され，人々は善いことと悪いこと，価値のあることとないこと，適切なこと，なすべきこと，適合することを区別する[67]。

「健康」は適正な釣り合い，生来的な調和，有機体に本来そなわっているそれ自身との，またその外にあるものとの一致である。身体に適合する尺度は，霊魂との，そして全体との関係において評価される[68]。

プラトンによれば，身体の「全体」の機能においてでなければ，人は身体の「部分」を治療することはできず，また，全体の合一という視点から，「霊魂」（つまり人の「全部」）なしで身体を治療することもできない。

> 「よりよい釣り合いのうちに体操と音楽を融合して一つにする術を知り，均衡のとれた尺度でその霊魂に注ぎ込むことのできる者，これは，かくして全ての道理をもって完璧な，そして完璧に調和した音楽と呼びうるところのものであって，楽器を調律する他の者よりもはるかにそれ以上の者である」[69]。

霊魂のケアは，その本質が「善（il Bene）」，すなわちすべての物事の尺度と構造的に関係づけられている徳と結ばれている。徳は，したがって，超過と不足の間の中間，または過剰と過少の間の「適正な尺度」である。徳は霊魂の健康である。すなわち，

---

67) Cfr. Platone, *Politico*, 284 E.

68) Cfr. Platone, *Fedro*, 270 B-D.〔「魂の本性を理解するのに，それの全体をはなれて満足に理解することができると思うかね」（270B-C）前掲・藤沢訳『パイドロス』121頁。〕

69) Platone, *Repubblica*, III 411 E.〔「してみると，音楽・文芸と体育とを最もうまく混ぜ合わせて，最も適宜な仕方でこれを魂に差し向ける人，そのような人こそ我々は，琴の弦相互の調子を合わせる人などよりもはるかにすぐれて，最も完全な意味で音楽的教養のある人，よき調和を達成した人であると主張すれば，いちばん正しいことになるだろう」（412A）藤沢令夫訳『国家（上）』岩波文庫，1979年，244頁。〕

「健康の状態を創り出すことは，身体の諸部分が自然本性と一致して支配するか，または支配されるようにすることを意味する。反対に，病気の状態を創り出すことは，身体の諸部分に，相互に自然本性に逆らって命令させるか従わせることを意味する。〔…〕徳は，それゆえ，結果として現れるところでは，霊魂の健康，美，よい様相のようなものであろう。悪徳は，反対に，病気，醜悪，消耗〔疲労困憊〕であろう」[70]。

さて，プラトンの治療の提案は以下のとおりである。

「それゆえ，知を探求するか，あるいは理性的活動を多く営む者は，体操に習熟しつつ，身体にも運動をさせることが必要である。翻って，入念な仕方で身体を形造る者は，その埋め合わせとして，音楽と哲学に完全に慣れさせることで，霊魂に相関的な活動をもたらす必要がある。もし人が適正な尺度で美しく，同時に善いと真に呼ばれるべきならば」[71]。

有名なラテン語の格言「健全な身体は健全な精神（*mens sana in corpore sano*）」で表現される概念は，すでにプラトンによって定式句で表明されていた。しかしそれによると，健全な精神なしに健全な身体を持つことは，いかなる仕方でも可能ではない。すなわち，

「よい様相の身体が，固有の徳のおかげで霊魂に善をもたらしうるかどうかははっきりしない。反対に，よい霊魂においては，それ自身の徳によって，並外れた尺度で身体を完全なものにしうる」[72]。

近代およびポスト・モダニズム時代[73]
近代における臨床医学の誕生は，パースペクティブの根本的な変更を

---

[70] *Ibi,* IV 444 C-E.
[71] Platone, *Timeo* 88 B-C.
[72] Platone, *Repubblica,* III 403 D.
[73] Cfr. Russo, *Corpo, salute, cura. Linee di antropologia biomedica.*

もたらし（実証主義のパラダイム），医学を真の固有の自然科学とみなしつつ，病気の分析において伝記的（biografico），あるいはより一般的に人文科学のどの類の考察をも拒否しつつ，事実の証拠のみに注目する。

　18世紀の標準的なこの視点において，病気はますます，いずれにせよ生理学的機能障害に引き戻すべき，ある規範に関する量的変更（機能の欠損）とみなされる。

　19世紀初頭の構造的・機能主義的な視点において，どの人格も一定の役割と特定の機能を占める社会システムにアクセントが置かれた。病気はシステムの安定性を脅かしつつ，それらを変質させる。医学はかかる逸脱を標準に引き戻すための社会的管理活動に相当し，病気は生物有機的〔生物の形態をモデルにしたシステムや造型の〕（bioorganico）パラダイムに従って再解釈される。

　急進的・唯名論的モデルは，反対に，実証主義モデルを完全に覆す。病気を単なる恣意的な構造，その対象を創造するある眼差しの所産と考えるからである。それゆえ，正常と病理の，健全と病気の境界は，社会的または文化的秩序の諸基準によって完全に条件づけられることになる。

　現象学的パラダイムは，健康／病気の二項式を，主体がその意義を探るところの，人の経験とみなす。たとえある病理を構成する客観的諸要素が否定されないとしても，アクセントが置かれるのは，自己の身体のイメージとの関係の変化について，伝達能力の変質について，空間と時間の異なる受容について，主体が自己の状態に与える解釈である。

　健康に関係するより最近のパラダイムは，還元主義とみなされるもっぱら生物医学的モデルよりも，むしろ病気の生物社会心理学的解釈モデルを採用する。健康は環境との関係における，主体の総合的な生命の状態とみなされる。正常と病理の境界は，それゆえ，客観的なパラメーターの上に基礎づけられることになるが，関係固有のシステムに関して，主体が自己を理解する仕方にも基礎づけられることになる。医学はもはや単に治療する（cure）ものとしてのみ理解されるべきではなく，とりわけケアする（care）ものとして理解されるべきである。つまり，単なる処方と治療ではなく，真の固有の治療上の関係――そこでは病者と病者を治療する者が治療同盟（alleanza terapeutica）を形成する――

として理解されるべきである。

　ポスト・モダニズムのパラダイムは，元気（*star-bene*）と安寧（*ben-essere*）との間を揺れ動く，健康の流動的な概念を中心軸とする。安寧は，恒常的に改訂しうる規範に基づいて，ある正常性を獲得するという空想的な目的を含意する。安寧は元気以上のものである。すなわち，安寧は，心理的なバランス，感情的な満足，固有の関係的生を遂行する能力も指示する。健康（*health*）は，諸々の性能のつねに改善されるべき標準，すなわち全員のための，そして誰のためでもない創作物とともに，フィットネス〔適合性，健康状態の良好〕（*fitness*）に拡大される。

　「健康」は，ある一定の融通性をもってではあるが，恒常的で測定可能なパラメーターに基づいて定められる一つの規範（*norma*）を指す。「健康である」ということは，自己の精神物理学的な（*psicofisica*）状態のゆえに，自己の社会的および職業的任務にふさわしい仕方で行動しうる状態にあることを意味する。とは言え，調整を被りやすい動的均衡が問題となる限りにおいては，「良好な健康（*buona salute*）」という観念は，正確な仕方で外部から記述しうる客観的な基準に適合する。

　反対に，「コンディションが良い（*essere in forma*）」ことは，この性格を持たない。すなわち，フィットネスは，正当に定義されたように，外部から明確にされず，測定可能でもない意味における流動的な観念，曖昧な健康（*fuzzy health*）のようなものである。それは，ありうるもの（*un poter-essere*）を指す主観性を積載した観念であって，まさにその性質のゆえに，将来に向けて投じられる，つまりつねに計画段階の，決して完全には実現しえない定義のための観念である。「良いコンディションにあること（*Stare in forma*）」は，いまだかつて経験されたことのない，また，前もって定めることのできない感覚を生きる用意のある，柔軟で順応しうる身体を持つことを意味する。

　フィットネスは異例のこと，標準でないこと，法外なこと，そして特に新しいことと驚くべきことに立ち向かう用意があることを意味する。健康は「規範への執着」に関係し，物理的コンディション（*forma*）は規準を破り，すでに達成したどの標準も背後に置き去りにする能力であり，不十分という恒常的な感覚を煽る。フィットネスは要求されると同時に脅かされ，かくしてまたしても増大する精神的不安の泉になる。

生の質（*qualità della vita*）の観念は，まさしくポスト・モダニズムの感性によって構想された暗号である。それは，病気の不在（assenza）のことではなく，安寧の状態を言う。安寧は「器官の沈黙」以上のものであり，心理的なバランス，感情的満足，自己の関係的生を遂行する能力でもある。単に生物医学的な医学モデルは，これらの重要な側面を無視するが，ポスト・モダニズムのモデルにおいては，生の質の名において，障害や慢性病によって傷つけられた実存は，生きるに値するかが疑問視されうる危険がある。

人の身体──商品化とデフォルメ[74]

　人の身体の商品化に関する問題を哲学レベルで正しく位置づけることは，その上流で，人間学的・倫理学的秩序を予め明確化することを含意する。人の身体が交換商品たりうるかという問いに答えることができるのは，我々がしたように，何が身体であり，どのような価値が身体性に帰せられるかが定められた後だけである[75]。

　実際，人の身体に関して「市場」を語ることは，「物」，「客体」，「所有権」のカテゴリーを適用することを前提とする。市場や売買は，財物や所有権の客体に言及する。もし身体が「人の」所有物ではなく，人の人格の存在であり具象（incarnazione）であるなら，交換商品とはみなされえない。もし身体が客体（oggetto）ではなく「主体（soggetto）」であるなら，「物」をこの上なく超える尊厳を帯びる。人の身体と物との間には，計り知れない存在論的，質的飛躍が現に存在する（sussiste）。

　かかる哲学的基礎の上に，身体の「商品化」を否定する考えの根拠が据えられる。身体は，内在的価値を付与される限りにおいて，価格を持たない。かかる断定の上に，一方で，主体の側から契約の対象（oggetto）として身体を考察することの不当性が，他方で，第三者の側から取引の

---

[74] Cfr. F. D'Agostino (a cura di), *Il corpo de-formato. Nuovi percorsi dell'identità personale*, Milano 2002.

[75] Cfr. il nostro *Corpo e persona*, in S. Rodotà, *Questioni di Bioetica*, Roma-Bari 1993, pp. 113-122.

対象として身体を使用することの不可能性が根拠づけられる。

　人の身体を単なる交換の対象とみなす考えに対する本能的で感情的な嫌悪の反応は，共通感覚が明るみに出す，身体性の存在論的，道徳的豊かさの，経験的レベルにおける一つの徴候である。身体性の存在論的，質的意義を認めることは，人の身体に対して経済的，貨幣的基準を適用する可能性を排除する。

　したがって，もし人の身体が価値として「価格」を持たず，それゆえ商品化されえないなら，「交換」の唯一の可能性は，無償，連帯，愛他主義の水平線に内接させうる「贈与（dono）」になり，そしてそれ〔贈与〕は，生体が問題となるときは，移植の倫理によって規定されるとおり，ドナーの同意およびドナーの実体的完全性（integrità sostanziale）の保護のような，特定の条件下でのみ可能である。

　それゆえ，ある基本原則が出現する。すなわち，身体の非商品化がそこから導かれるところの身体の尊厳の尊重。

　このことは，まず何よりも，生きている人の身体に関して有効である（その全体性における，あるいはその各要素における身体に関して。それらは全体の諸部分として，臓器や組織や細胞である）が，身体性の価値を生きた「形見（memoria）」として，生きていない身体についても有効である。

　もちろん，問題とされるのが一人の個人（生きている子供や胚の取引の場合のように）か，あるいは諸々の臓器や組織かによって，その重大性には様々な段階がある。しかし人の尊厳に当然払われるべき尊重は，この商業形態をも禁ずるように思われる。

　身体の様々な市場形態が歴史的に再建されてきた[76]。奴隷制度，売春，未成年者や女性の労働の搾取。しかし今日，生殖補助（子宮の貸借，精子バンク）に関する形態や，売春目的での子どもの取引，そして移植のための臓器の取引に関する形態のような，新たな形態が浮上している。当然のことながら，市場は医学において特別な推進力を有することが観察された。

　問題が，売買される個人であるとき，記憶は奴隷制に向かうが，この

---

76) G. Berlinguer, Il *corpo come merce o come valore*, Bari 1993.

市場類型と結びつけうる，また同一視しうるような諸々の現象に注意する必要がある。多くの人々によって，人格の価値と人格の尊厳が承認されないと考えられていたところの，昨日奴隷だった者が，今日は冷凍され，実験利用される胚でありうる。人格主義的人間学によれば，胎児と胚は人格の価値を有するからである。

　もしここで，――とりわけ今日，身体の商品化を扱う文献が従事している[77]，またフランスのそれのような倫理委員会が関心を示している――臓器と，そのありうべき市場に触れるなら，たとえ一見，重大性はより小さいように見えても，新たに開始される可能性のある濫用のゆえのみにでなく，臓器が人格との間に有する関係のゆえにも，その不正性は明らかである。臓器については，唯一厳格な条件の下での贈与のみが正当と思われる。

　臓器の商品化の濫用は，子どもを誘拐して移植用臓器を摘出するために身体を切断したり，腫瘍に冒された患者由来の臓器を移植したりする最近の悲しいニュースが示すように，人格に対する真の固有の犯罪をもたらす可能性がある。

　生きている人から採取された臓器と組織についても，実体的な区別はなされないであろう。死体の諸々の部分でさえも，――たとえ死体が人格でないとしても――「聖遺物」や生者の形見として，その象徴的な尊厳を保持する。

　英国で解剖法の時代に起こったことはもちろん理解できるものではない。当時，1809年から1813年の間，実験室に死体の断片を引き渡すために，死体泥棒（body snatcher）によって多数の死体が冒瀆され売却され，同時に植民地では，奴隷制が再び実施された。

　商品化に対する拒絶は，それゆえ，派生するかもしれない否定的帰結のおそれにのみ基礎づけられるのではない。私が言及しているのはマンガ[78]やカス[79]のような英語圏の幾人かの著者の立場である。

---

[77] P. Manga, *A commercial market for organs? Why not*, «Bioethics», 1987, 4, 1, pp. 321-338; L.R. Kass, *Organs for sale? Propriety, property and the price of progress*, «The Public Interest», 1992, 107, pp. 65-86; S. Nespor - R. Santosuosso - R. Satolli, *Vita, morte e miracoli*, Milano 1992, pp. 149-165.

[78] Manga, *A commercial market for organs? Why not*.

[79] Kass, *Organs for sale?, Propriety, property and the price of progress*.

生命科学と健康科学のための国家倫理諮問委員会によって,「人の身体の非商品化のための答申」において宣言されたことは,より適当であるように思われる[80]。(生命倫理と金銭との関係という一般的なテーマをめぐる調査に属する) かかる文書において,フランス国家倫理諮問委員会は,その規約に拠りつつ,主観的な,それゆえ客体化しえない人の身体の商品化の不正性を宣言する (「人の身体は物ではない」と文書は何度も繰り返して言う)。かかる基礎の上に,「人の身体も身体の一部も売買されえない」ことが宣言される。それゆえ,「個々人による胎児,胚,配偶子,組織,細胞の商業」は禁じられる。

フランス国家倫理諮問委員会は,臓器,組織等の「収集」と「変形 (trasformazione)」とを区別する。たとえ人の身体や人の身体の部分の売買に関して経済的基準を適用することが不正であっても,人の身体やその部分の摘出,分析および「変形」(移植外科) のために働いた保健従事者に対する金銭における対価は,それとは反対に正当であると考えられる[81]。しかしこの報酬は労働に対するものであって,臓器の購入に対するものではない。

このテーマに関する倫理学的考察の興味深い手がかりは,輸血について利用される倫理基準の適用を,人の身体と身体の一部の商品化という一般的なテーマにも拡張することを提案する,やはりフランス国家倫理諮問委員会の「人の身体の非商品化に関する輸血についての答申」(1991年12月2日) のうちに見出される。提案された基準は次のものである。1. 無償性,2. それに続く手術の非営利性,3. ドナーの尊重,4. 病者の利益。かかる基準は,輸血に関する勧告においても確認しうる (1990年3月29日の n.R90/9)。「倫理上の理由においても臨床上の理由においても,血液の贈与は自発的なものでなければならず,対価が支払われてはならない」。

人の身体とその部分の商品化の禁止は,生命倫理に関するフランスの

---

80) Comité Consultatif National d'Éthique pour les sciences de la Vie et de la Santé, *Avis sur la non-commercialisation du corps humain*, 13 dicembre 1990.

81) 同上「価格の対象を構成するものは,人の身体の部分ではなく,提供された労働および成果の内容である」。

第4章　人格と身体

より最近の法律と「人権と生物医学に関する欧州条約」[82]によっても明確に表明された。

　主体がひとたび解体された現代文化は，その注意を絶対的な意味における身体に集中した[83]。自己イメージの構築において課せられる主たる義務は，自己の身体のケアである。そして，それは同時に願望実現の動機になるが，それが要求する断念のゆえに，苦行の世俗的形態にもなる。

　ポスト・モダニズムの風潮において人が恥じ入る新たな罪は，ケアの十分でない身体という罪である。友人としての，すなわち他者に対する自己のアイデンティティの伝達者としての身体は，監視されるべき敵になる。身体はつねに我々に背き，そのコントロールを免れようとするからである。

　身体の自然本性的目的論の観念の衰退によって，肉体（fisico）のケアは，もはや単に自然本性を支援する方向にではなく，それを変更または直接に矯正する方向にある。

> 「身体はもはや所与ではなく，実現すべき課題，すなわち建築すること（building），つまり構築または解体に服させるべき課題である」[84]。

　人は，身体のうちに，あたかも機械であるかのように，ある計画を投じようとする。しかしそれは機械ではなく，「人が身体に加えようとするどのデフォルメ〔形を歪めること〕（de-formazione）も，身体自体において，計画者の意図の実現を不確かなものにし，彼が賭けようとしたアイデンティティを危機にさらすような抵抗に出会うだろう。」[85]。

---

82) Consiglio d'Europa, *Convenzione per la protezione dei diritti dell'uomo e la dignità dell'essere umano riguardo alle applicazioni della biologia e della medicina. Convenzione europea sui diritti dell'uomo e la biomedicina.*

83) Cfr. P.A. Komersaroff, *Troubled body: critical perspectives on postmodernism, medical ethics and the body,* Durham 1995.

84) Russo, *Corpo, salute, cura. Linee di antropologia biomedica*, p. 19

85) D'Agostino (a cura di), *Il corpo de-formato. Nuovi percorsi dell'identità personale*, p. 11.

第5章

生命倫理学とその原則

生としての，また科学としての倫理学

　我々はまず人間学研究の内部で，倫理的生（*vita etica*），エートス（*ethos*），および倫理学（*etica*）を区別しなければならない[1]。倫理的生は，善または価値を実現する，人に固有の傾向または緊張を指す。エートスは，人が一定の諸価値について実現し，または実現しようとする文化において，社会学的に注目される実際のふるまいを指す。最後に，倫理学あるいは道徳哲学は，人がなさなければならないことの科学，すなわち実現しなければならない諸価値の科学である[2]。

　かくして我々は，次のような説明的な定義を採用することができる。倫理学は価値，原則，および道徳規範に関する人の行動科学である。

　記述倫理学（エートス）は，ある限定された人口または他の人口集団全般における，あるいは種々の事象（結婚，堕胎，盗み等）に内在する価値，原則および道徳規範に関する習慣と行動の調査検討である。

　1）　今日では動物の行動について研究し，しばしば類似性を際立たせて強調する意図をもって，それをヒトの行動と比較する科学に関する生態学も語られる。

　2）　倫理学の対象についてのトマス主義の定義は，次の言葉によって付与される。「道徳哲学の主題は，目的へと秩序づけられた人の行為であり，あるいは目的のために意志的に行為する限りにおける人である（*subiectum moralis philosophiae est operatio humana ordinata in finem, vel etiam, homo prout est voluntarie agens propter finem*）」。Cfr. Tommaso d'Aquino (san), *Sententia libri Ethicorum Aristotelis*, Casale Monferrato 1949, lib. I, lectio 1, 3; Vanni Rovighi, *Elementi di filosofia*, III, pp. 189-191.

規範倫理学は，正または不正（善／悪）に関する行動の価値，原則および規範を研究し，それらの諸々の基礎（fondazioni）と正当化根拠（giustificazioni）を探求する学問分野である。規範倫理学について論じつつ諸々の基礎，価値，原則および規範を取扱う一般倫理学と，たとえば経済分野（経済倫理学），政治分野（政治倫理学），専門職領域（専門職倫理学）のような個別分野においてかかる原則，規範，価値の適用を取り扱う特殊倫理学とが区別される。生命および健康科学の領域は，我々が第1章で見たように，生命倫理学によって考察される。生命倫理学は特殊倫理学として出現するが，それは，生命倫理学それ自体の究極的かつ形而上学的基礎を掘り下げるがゆえに，一般倫理学を再開するところのものであり，我々がメタ倫理学と呼ぶところの，基礎の部分をも発展させた。

　我々はテーマの必然的な限界のゆえに，様々な民族における，その文明化の様々な時代における，あるいは各個人の私事や価値——たとえば自殺，安楽死，結婚のような——に関する人のエートスの社会学を取り扱うことはできない。それゆえ個別問題に関しては，価値判断の理解に必要不可欠な限りにおいて，道徳科学の内部で言及する。

　しかし倫理的生（vita etica）が善へと向かう，また善を具体化する価値へと向かう人格の緊張の第一の源泉として理解されるのであれば，それについて少し言葉を費やす必要がある。かくして我々は生〔＝生命〕（vita）のテーマに再び結び付けられ，倫理性を人の活動（azione）の外面的な特性としてだけでなく，かかるものとして人の全活動のうちに在る，人の生命の抑えがたい要求ともみなす。倫理的生について議論することは，他方では，科学である限りにおける倫理学を論ずることを意味する。

　人には「より以上の存在（essere）」の実現へと向かう，人たる存在（l'essere umano）の「不満」と定義されうるような，抑えがたい衝動がある。固有の存在の実現へと向かうこの傾きは意志と呼ばれ，様々なニュアンスの内容で埋められる。欲求，渇望，喜び，努力，活動と義務，充足へと向かう運動と他者との出会い，事象と計画の成就[3]。

　3）　倫理的生と「政治」の瞑想的記述が，G. Capograssi, *Introduzione alla vita etica*, Roma 1976 によって，情熱的でほとんど詩的な言語をもって哲学的に導かれる。

意志は，自然本性的に作用する人の精神の能力（*facoltà*）であり，それは現実態（atto）のこのような緊張を表現するところのものである。そして，知性が認識の必然的で間断のない後押しによって，実在および自身と似たものへと開かれているように，意志は事象の現実のうちに，また人格のうちに在る善へと開かれている。人は——知性的認識へと導かれるものとして，心理的発達がそれを可能にするや否や，現実解釈的な秩序のうちに概念と認識を関係づける傾向を持つのだが——，意志をもって，進路の目的とコースを定めつつ活動のうちに自らを表現する傾向を持つ。それは，自らの存在を表現し，「善（il Bene）」という言葉の内容——それは受容されるか，受容され損なうか，あるいは否定される可能性があるが，つねに存在する——を頂点とする経験で自らを満たすためである。

多くの思想家，神秘主義者，活動家，そして何ごとかを成し遂げた人物の瞑想を魅了したのも，やはり各々の人たる存在，各々の人格の日常的で直接的な経験，ただ部分的にのみ善を実現し，不満足な捨て札を放棄する活動によって，付帯的で不十分な現実の中で探求される「善」である。

倫理的生の源泉としての人の意志について，我々はいくつかの含意を想起するにとどめる。

まず何よりも，生命と意志，活動と究極目的，すなわち無条件的な「善（il Bene *tout court*）」との間に存在する不断の不均衡に注目しなければならない。人のいずれの活動も，たとえ熱烈な願望（volere）によってそれに参与したときも，部分的にしかその源泉は表現されない。同様に，意志（volontà）は人格的存在のすべてを表現せず，その働きの緊張のみを表現するように，個々の活動は人の願望を消尽することも，全目的を達成することもない。活動を上回るかかる意志の超過があり，個々の活動と，個別的な目的を超える生の究極目的との間の不均衡がある。

我々が余すところなく展開することのできないこの事実[4]は，簡潔に

---

4) この章の掘り下げとして，我々により近い著作のうち以下のものを参照。Vanni Rovighi, *Elementi di filosofia*, III, pp. 189-243; Maritain, *Neuf leçon sur les notions premières de la philosophie morale*; Gevaert, *Il problema dell'uomo*, pp. 147-190; J. de Finance, *L'ontologia della*

そして結論的に，存在または生命が意志の前および行為の前に来ることを物語り，また，人格的存在は，個々の目標が決して実現しえない善へと決定的に開かれていることをも物語る。

源泉としての生命は，その諸々の活動の川以上に豊かである。そしてその目的地，究極目的は，つねに，遂げられたどの歩みをも超える。なぜなら個別的な目的は究極目的，すなわち無条件的な「善」，すなわち幸福の充満であるものを実現しないからである。このことは，もしある人格がある個別的な善を捨て去ることができるとしても，究極的な「善」や固有の善への緊張は，取り去られることも捨て去ることもできないことを意味する。

我々が想起しなければならないもう一つの留意点は，意志は，たとえ「善」にとって必要であり開かれており「善」へと促すものであるとしても，諸々の個別的な善に関する限りでは拘束されていないことである。まさにこの飽くことを知らない人たる存在の開き（apertura）〔未知への可能性〕によって，意志は願望に自らを開かないことはできない。すなわち，活動静止の状態においても，また受容することを渇望するときも（受容することも活動である），また緊張を強く抑制するときも，意志はある善を熱望し活動へと開かれている。自殺もまた否定的なものではあるが，一つの活動である。同時に意志は，まさに限定なく「善」へと開かれているがゆえに，どの個別的な目的においても決して極みに到達せず，決してすべてを完全に実現せず，どの個別的な対象にも拘束されず，いずれにせよ依然として自己決定する。

自由は自己の行為（atto）に反映される所持能力（facoltà di possesso）として，人たる存在誰しもの深遠な経験である。というのは，どの行為においても意志は自らを完全には投入せず，何を望むことができ，また何を望むことができないかを知らないからである。外部の物理的強制あるいは内部の激烈な衝動の場合にも，自覚的な人は行為が内部から定められ，その創造者の所有にとどまることを知っている。生が内部から生ずる原理であるように，自由は自律であり，思考だけでなく自由もま

---

persona e della libertà in Maritain, in Aa.Vv., *Jacques Maritain oggi*, Milano 1983; A. Bausola, *Natura e progetto dell'uomo*, Milano 1977; P. Ricoeur, *Philosophie de la volonté*, I, *Le volontaire et l'involontaire*, Paris 1949, pp. 37-81.

た，人の尊厳のより高い表現と頂点を表わす。しかし人の精神を特徴づける思考と自由は，その強さと根源をそこから汲み上げる生命を前提とする。生命は自由のうちに表現されるが，その同じ自由によって，また前提とされる。生命倫理学においては，この事実が大きな重要性を持つことを我々は検討しよう。

　さらなる観察が必要であり，それはすでに我々が述べたところに含まれている。意志は知性とは別の仕方で，人の生命，人たる存在の深みから生まれる。知性は認識するために活動し，意志は活動することにおいてその生命力を表現する。知性は部分的な諸々の真理を収集するが，全的な「真理（la Verità）」を熱望し，意志は個別的な諸善を達成するために個別的な諸々の活動によって自らを表現するが，十全な「善（il Bene）」を熱望する。思考・活動の平行を思わせるようなこの区別にも拘わらず，精神それ自体の一性においてだけでなく，活動の一性においても，知性と意志には非常に生き生きとした相互関係がある。活動の目的地としての善は，直観の瞬間に，あるいは内省から生じた分別（raziocinio riflesso）の瞬間に，実に知性によって発見され提示される。それゆえ真の善は，真理から決して分離されえない。ある活動を道徳的なものとして評価する最初の総合（sintesi）は，この真理と善との同時発生（coincidenza）によってもたらされる。したがって，意志が本当に善いことを活動によって実現するときにのみ，ある活動は人たる存在にとって道徳的に有効であり建設的である。

　意志に対する，あるいは活動の導きにおける知性（intelligenza）のこの介入は，善に関する評価的認識の一形態であり，理論的または思弁的観想に関する認識とは別の段階である[5]。知力（intelletto）が活動の諸目的の上に，また諸手段の上に，また一つのものと他のものとの合致（congruenza）の上に投じる光は，評価的で賢明な知性のうちにある「知恵の（sapienziale）」知である。それは，努力と精神の厳密さをもって，知的誠実さをもって形成される，聖トマスがアリストテレスに導かれて，それを徳の駅者（auriga virtutum）とみなしつつ賢明の徳と名付

---

5) マリタンが「知の段階」についての考察で明確にするのはこれである。道徳的知は理論的または純理的な〔思弁的な〕知に比して，それとは分離されないが異なった仕方で配置される。

けた，かの能力における知である[6]。

　他方で，知的光から与えられるこの命令的・評価的な指示についても，まさしくどの個別的な目的も，全体として，またすべての部分において（*ex toto et ex omni parte*）「善」全体を実現しないのであるから，意志は自由なままであり，評価的知性は，個別的な目的と完全な目的との，また「最高善」との，今ここでのつながりの正確な知覚を失いうる。知力が，行為の真実性と，果たされるべき「善」との関係の「公正」さを失えば失うほど，身体性（corporeità）はそれを催促し，また社会はその文化的圧力をもって，人格を圧迫する。個々の行為において明確で正しい善のヴィジョンを保持するためには，人の人格の深遠な一致，その内部における調和，利己的で打算的な催促や普及しているイデオロギーからの自由を要求する。そしてそれが，「倫理学」であるところのものと，内部で明確にされ，成熟し，周囲について自覚のある，人格性に固有のものとを授けるのである。この評価的活動と行為の倫理性が伴わなければならない他の諸徳を，再び聖トマスが援用したのは，このためである。困難で強硬な反対に遭遇している善を実現するに当たっての剛毅，我々の活動に関わる人々について公正に評価しなければならない諸善を考察するに当たっての正義，個人的な情愛や興味の本能的傾向や社会的，環境的圧力を支配する自制。

　キリスト教は，各人を欺瞞的に，また本能的にエゴイズムへと仕向ける原罪に関する真理によって，また人格内部で調和を回復する贖いの「恩恵」の賜によって，どの人格にも固有の「存在すること」および，公正であることの「労苦」に光を当て，深いところで支える。

　直ちに付け加えるべきである。身体的，歴史的な人の具象（incarnazione）における，意志と知性との間のこの複雑な関係において，意志の知性への回帰，それどころか全人類の知性への回帰の影響が実証されることを。すなわち，たとえ労苦を伴うものであっても，真理が善い活動のうちに具体化される（incarnata）とき，真理をより魅力的で拘束力のあるものにすることによって，回帰の影響は肯定的なものでありうる。反対に，否定的な経験の重圧が真理を翳らせ，あるいは真理を歪

---

6) Vanni Rovighi, *Elementi di filosofia*, III, pp. 223-230; A. Bausola, *Libertà e responsabilità*, Milano 1980.

曲することに成功するときは，知性への回帰の影響をいっそう悪化させることになりうる。

したがって，明らかにされた内心の真理に反してふるまうときだけでなく，真でないものを真と呼ぶことに成功するとき，すなわち，偽りが悪に付け加えられるときにも，悪は人格を拘束し，強い要求をなすだろう。

責任の概念をここで強調し，特に科学者と医師の責任の重要性を明示するために立ち止まるべきであるように思われる。

責任をもたらさない自由な行為はないから，我々は今，道徳的責任について語ろう。ときどき〔そこから〕法的責任も形成されるからである。責任という語は，自由な選択の前で，問われている諸善の「評価（rem ponderare）」という概念をもたらし，また良心の前で「応答しなければならない（respondere）」要求をもたらす。

良心とはある一定の活動における倫理的価値の自覚を言う。良心は，主体に固有の，また主体の持つ道徳的基準の枠組との，行為の適合または不適合が浮上する場所と契機である。ここで問題とされているのは感情でも情動でもない──たとえかかる主体内部の反応が随伴しうるとしても。ここでの問題は，善悪の観念に関する理性の判断，すなわち判断する主体によって，あるいは他者によって遂げられた具体的事実についての判断である。

我々は良心を，道徳的活動の評価に向けられた，認識および識別の態度および行為と定義しうる。それゆえ，判断と良心の対象は人の活動であり，それは諸々の価値，原則および道徳規範との関連において評価される。

良心は内心の，そして道徳的行為の間近にある法廷であり，かかる判断がその評価において真正で包括的であるほど，道徳的判断も客観的で有効なものになるだろう。そして，かかる判断が翳らされ，あるいは歪曲されるほど，あるいは必要な情報を欠くほど，判断も虚偽のあるいは誤ったものになるだろう。

善い目的に向けた行為の主観的倫理判断と，その事象への適合性との客観的符合（corrispondenza obiettiva）というこの側面下で，真のあるいは誤った良心が語られる。

良心が行為の道徳的価値を知覚する確かさの程度という視点から，確実な，あるいは不確実な，あるいは曖昧な良心が語られる。人は誤っているが確実な良心によって，善意で誤りうる。このケースにおいては，現実に比例して，問題とされており自己の可能性と関連するところの，そして確実な良心がなお真とするところのすべてをなす義務が残る。すなわち，主観的判断は客観的与件に応じ，またそれゆえ，問題とされている諸善が大きければ大きいほど，道徳的形成の責任は，いっそう義務的なものになる。

　良心の命令と自覚的な行動との間の一貫性に関して，正しい（retta）あるいは正しくない（non retta），あるいは悪い（cattiva）良心との間の区別も存在する。すなわち，ある活動を遂げつつ，不正に行動していることを知っており，それにもかかわらずかかる活動を遂げ，そしておそらくそれを善いものとして固持するとき，人は悪い良心においてふるまうとされる。

　結論として，道徳的義務は，ただ単に良心に従ってふるまうことのみに在るのではなく，真の，正しい，そして確かな良心を自ら形成することにも在る。

　自由で自覚的な人の行為を，倫理的判断から，それゆえまた責任から分離することは可能ではないことを我々は指摘した。どの自由な行為も内容を持つからである。すなわち，〔自由で自覚的な人の行為は〕何かのために，また何かについて，あるいは誰かに向けてふるまうことであり，このふるまいはそれを向ける人格に，またそれが向けられる諸々の存在にふさわしいかふさわしくないかのどちらかである。それが客観的に善くも悪くもないこと，あるいは無価値であることは決してありえない。自覚的か否かを問わず，我々は，我々がなすことについて責任を有する。それを遂げる主体が自覚的か否かに応じて，その活動に対する道徳的または法的帰責の量は異なったものになりうるが，その活動の重さと客観的責任は依然として残る。人はうっかりと，したがって自覚的にでなく，帰責されえない仕方で人を殺しうる。しかし客観的見地からは，実際に人が死亡し，かかる死がもたらす空虚は客観的に評価可能であり，それは重大なものにとどまる。後述するように，実際のところ，行為に関するより以上またはより以下の主観的責任は，いずれにせよ行

為それ自体の客観的道徳性を無効にせず，それは主体の自覚や意図を除外すれば，いかなる場合にも依然として否定的な行為にとどまる。実際にはそれどころか，善が遂げられ悪が回避されるよう，あらゆる注意を払う義務が全員にあり，せいぜい過失の余地が，問題とされている善に比例して減じられるにとどまる。責任なき自由を構想することは戯れであり，実存的な遊戯である。そしてそれは，同時に理性と自由の首を刎ね，体面を汚す。

客観的道徳と主観的道徳

倫理学の研究者およびそれ以上に教育者は，つねに方法論上の秩序の要請に留意しなければならないだろう。詳しく言うと，ある行為の客観的価値と，かかる行為が主体内部で構想され決定される主観的契機とを区別しなければならないだろう。その上さらに，主観的判断あるいは内面の傾向を，行為それ自体の客観的価値に適合させる道徳的義務を強調しなければならないだろう。すなわち，行為の道徳性の一性（*l'unicità*）が保障されるに至るのは，主観的側面を客観的側面に適合させるこの義務による。

一定の行為の客観的価値について一定の判断に至るのは，一定の認識過程の結果であり，それは様々な程度の確かさと様々な様相の理解を持ちうる。すなわち，〔認識は〕まず，J・マリタンが表現するように，ほぼ「生来性」によって，直接的で前意識的な精神的反応として出現し[7]，次いで自覚的で熟考された認識になりうる。しかしそれは，ときどき疑いによって刻印されるだろう。活動の客観的価値について判断を下すのに貢献するのが，主体をかかる判断へと導く漸次的な認識過程に幾分存在しうる様々な構成要素である。しかしそれはまず，諸価値とその序列の客観性を明白にする，規範や法との対照を前提とする。そしてこの法は，人の良心に元来備わっている自然道徳法でありうる。それはまず最初に意識のレベルで，次いで理性によって明白化しうる生来性の

---

7) J. Maritain, *Nove lezioni sulla legge naturale*, Milano 1985.

ゆえに，認識可能である。このため，それは合理的規範としても定義されうる。自然道徳法はそれゆえ，人の自然的理性が固有の存在様式から，固有の自然本性から出発して自発的に発見する，一般的道徳原則の全体とみなされる。それは普遍的な不変の法である――ちょうど人の自然本性自体がそうであるように。

キリスト教に依拠する人格主義哲学においては，自然法は永遠法の反映として構想される。永遠法は，創造主，すなわち現実を創造し，秩序づけつつ，そこに諸価値を創造し，諸価値を配列した創造主の精神におけるとおりの現実の秩序である。

主体は，創造主の現存を自覚することができるにせよ，またはできないにせよ（その現存は，たとえ時折無視されるとしても，理論的に理性に接近しうる），いずれにせよ自らの良心によって，前述の漸進的な逐次性に従って，自然本性的または理性的な規範を自覚するに至ることができ，また提示される具体的な行動についての判断を形成することに成功しうる。

かくして，ある医師は，苦痛にさいなまれている回復の望みのない病者から提案された安楽死の要求に対して，自己の直接的な良心の反応によってであれ，より自覚的に人の生命の不可侵性を承認する合理的秩序を反映した基準によってであれ，それに同意しえない直接的な良心を持ちうる。

そしてこのことは，――実際かくあるとおり――，人を創造し，自分自身についても他者についても生と死を恣にすることを許さなかった創造主の永遠法の反映として認識されうる。その同じ医師は，〔安楽死を施すのではなく，〕かえってこの病者が耐えている苦痛と病状の前で，彼にいかなる治療を提供すべきかを，なお当惑しつつ合理的文化的に掘り下げる義務を課せられうるだろう。

この判断を綿密に下し，光を当てることに深い意味で貢献しうる一つの要素は，宗教的信仰，すなわちユダヤ教，イスラム教あるいはキリスト教のような啓示宗教に固有の啓示された法である。宗教的信仰は，理性がより広い意味の地平で人の行為を観察することを可能にし，かくして良心が一定の活動の客観的価値について判断を形成するのを手助けすることのできる光として出現する。

この宗教的信仰は患者によって共有されうるか（患者はそれゆえ，それに従わなければならない），あるいは医師自身のものでありうるか（医師は一貫性を保ちたいなら，やはりそれを遵守しなければならない），あるいは両者のものでありうる。最後のケースにおいては，もたらされる援助は直接的かつ容易である。
　いずれにしても，医師は，医師・患者関係の領域にとどまろうとしながら患者の宗教上の信念を無視することも，自己の宗教的良心に正当に反対することもできない。
　宗教的規範は，たとえ理論上は自然法とも合理的倫理学とも対立しえないとしても，事実上は矛盾を生じうる（特定の宗教的信念の名において，あるカテゴリーの病者による治療拒否のケースが見られる）。しかしそれは掘り下げられた考察を通して，また，この章の最後で明確に述べる倫理学の諸原則に基づいて解消される。それゆえ，その基礎と判断基準を持つ「世俗の」合理的道徳のようなものが構想されうる。しかしそれが患者であれ医師であれ，あるいはその双方であれ，ある人格が宗教的信仰を有するケースを前にして，もし合理的に他者の良心を重んずることを望むのであれば，その人の持つ宗教的信仰を無視することはできない。
　綿密な客観的判断を下すためのもう一つの基準は，法的権威によって制定される，共通善に先行する実定法でありうる。かかる権威は国家や国際的諸機関の権威でありうるし——たとえば「人権」のケースにおけるような[8]——，また宗教的権威でもありうる。しかし国家的権威あるいは超国家的権威は，各人格の善を通して追求されるコミュニティの善と解される，共通善の要求の解釈に先行する。宗教的権威は，それに反して，固有の信仰あるいは宗教的諸価値の枠組に根拠を置きつつ，我々が知るとおり，特にカトリック教会の諸規定に関しては，啓示された信仰の規範の解釈的諸規定を公布する。そしてかかる教えをもって，教会が自ら直接信徒に向けて指導するとき，時折，諸価値，指示，および道徳的方向性を，それを考慮する用意のあるすべての人に向けて提案しう

---

　[8]　第1章で述べたように，様々な超国家的あるいは国際的諸機関（UNO，WHO，EEC，欧州評議会）の「宣言」，「条約」および「勧告」，同じく医師会の「職業義務規程」は，つねに倫理と区別され，諸々の倫理的価値に関してなお完全なものとされる余地を残しているが，諸々の準拠価値を知るために少なからず助けになる。

る。

　これらの情報の源〔啓示された信仰〕は，倫理的判断を容易にし明確にすることができるが，再び市民法と宗教法との，あるいはまた国家の実定法規範と人格の個人的良心——自然的あるいは合理的諸価値の枠組に内面的に呼び戻されるところの——との間に衝突を引き起こしうる[9]。このありうべき対立を克服するためにも，諸価値と一般的秩序の諸原則への準拠が要請され，またしばしば，複合的で深く掘り下げられた研究が必要とされることになる。

　綿密な客観的判断へと導く道程は，たとえしばしば即時的なものとして生じうるとしても，我々が指摘してきたとおり，責任，厳格さ，理性の発達をつねに必要とし，疑いや時には劇的な躊躇に場所を与えうる。事実，この道程において無知が介入しうるのであり，それゆえまた錯誤（errore）も生じうる。無知も錯誤も，規範の解釈を再検討することを可能にし，結果的に，問題とされている諸価値の序列を再検討し，あるいは活動の歴史的および具体的な形成に関与することを可能にする。人は誤りうる。たとえば生まれてくる子の生命のような価値を守ることと，困難な分娩における母親の生命を保護することが対立するとき，いかにふるまわなければならないかを判断するに当たって——我々はこの議論に立ち戻る機会があるだろう——。あるいは，たとえば母親が重篤な心臓病を患っているなどの重要な事情がある場合，人は誤りうるだろう——それ〔生まれてくる子の生命〕はしたがって，その子の死の結果を伴う分娩によって，適切に救護されないことがありうる。実際には，このような錯誤の可能性は，行為主体の責任を評価するために，倫理的判断においても刑事責任においても正当に考慮される。しかし責任主体は，少なくとも関連する責任類型との釣り合いにおいて，錯誤を回避するためのあらゆる義務を果たさなければならないだろう。

　倫理的視点からは，錯誤およびそれらがもたらす無知は，もし主体

9）　倫理，規範，良心の関係に関するこのテーマについては，以下の道徳の学術書を参照。F. Böckle, *Morale fondamentale*, Brescia 1979; J. de Finance, *Etica generale*, Cassano Murge 1982; T. Goffi - G. Piana (a cura di), *Corso di morale*, I, *Vita nuova in Cristo* (*Morale fondamentale e generale*), Brescia 1983; A. Günthor, *Chiamata e risposta*, 3 voll., Roma 1982; Häring, *Liberi e fedeli in Cristo*; Vidal, *L'atteggiamento morale*.

が熟考と認識に関して要求されるものを何も無視することなく，したがって異なった判断が不可能であるときは，非有責的かつ克服不能 non colpevole e invincibile〔回避不能の錯誤〕でありうる。反対に，主体の未熟，無分別あるいは怠慢のゆえに，この義務が有責的に（colpevolmente）欠如するときは，「原因において」有責的である。立法者や裁判官において，あるいは生命倫理学の領域では医師において，研究や改訂の不足をもたらす可能性のある責任について考えなければならない。

我々はこの点で，道徳的行為のもう一つの評価の筋道（linea）について，すなわち，活動が主体の内部で構想され決定される，主観的契機の筋道について述べなければならない。活動は，この主観的契機において，主体の内部で構想され決定される。

主観的良心はコンピューターのようなものではなく，まさに人格の神秘から汲み上げられる自覚，自由，責任をそなえた，活気に満ちた，体験される（vissuto）一つの行為である。

自由は，真理に従って──自由に──選択するとき，「存在（essere）」の実現者であるが，自己または他者の存在の善に反する仕方で選択することができる。しかしそれによってその人格自体の諸価値と肯定的な経験は貧弱にされ，否定的な傾向が確定する。困難な善を前にして，また人のエゴイズムにとってより容易で魅惑的な善の喪失──悪と等価であるところの──を前にして，自由は緊張を失い，悪に屈しうる。全人類の経験は，この悪への「傾き」の現実的な影響を裏付ける。それはキリスト教が「原罪」の果実として定めるものであり，そのためにキリスト教は，「恩寵」の救済と癒し，すなわちキリストによって差し出される「神」の助力，すなわち，「神」との一致を通して善の能力の漸次的で義務的な（impegnativa）修復を可能にする助力を申し出るのである。

贖いへの信仰と自覚的な接近が，信ずる者にとっての賜と希望であるとしても，弱さと自由の労苦の経験は全人類のものである。

自由は，実に，もし外部的，政治的，経済的あるいは他の種類の強制からの自由としてのみ理解されるなら完全ではないが，分裂した人の深みにおいて自分自身に対して自我を抵抗させ，精神に対して身体を抵抗させる内的条件づけから「解放された」自由であるなら完全なものになる。しかし自分自身をエゴイズムから「解放」しなかった者が他者の自

由の真正な構築者であることは，論理に合わず予想もできない[10]。

活動に対する人の主観的責任の評価において，この「存在の弱さ」とこの自由の消極的可能性が考慮される。この自由の神秘のゆえに，また「真理に従わない」この選択の可能性のゆえに，善と悪とが生じうる。――たとえそれらが決して同等でなく等価値でないとしても。

しかし，これのみでは十分ではない。すでに〔もともと〕弱い自由の上に，自己決定と選択の能力を減少させる可能性のある条件づけの重圧が加わりうる。そして，かかる条件づけは，責任を減少させ，ときどき無効にしうる。我々はこれらの条件づけの一つ，すなわち評価の錯誤を生じうる無知についてすでに述べた。それは主に知的評価に作用するから，ここで問題になるのは責任についての間接的な条件づけであるが，それはいずれの場合にも自由の余地を減少させるようなものである。

学術論文の著者らは，倫理学者，教育者，精神的司牧者，そしてまた裁判官も，（ある一定の尺度で）主体の責任をより適切に評価するために考慮しなければならない，いわゆる「諸事情（circostanze）」に言及する。強盗目的で遂げられた殺人罪のような犯罪と，精神障害者によって，あるいは自動車のブレーキの故障のためにドライバーによって遂げられた殺人とは全く別のものである。

心理学者，倫理学者，法学者が多くを記述している，一連の長い条件づけの諸事情やカテゴリーについては，ここでは，我々はかろうじて示唆するのみである。この諸事情やカテゴリーは，全体として，ある一定の状況の中で，主体の責任についての倫理的判断を全く不確かなものとし，時にはあらゆる責任を取り去りうるようなものである。

これらの限界と条件づけの自覚は，医師に対しては特殊個別的な（speciale）仕方で，医療専門職に対しては一般的に（in generale）要求される。というのは，彼らの職業は，患者――その同意が「自由で情報を与えられ」たものでありうるにせよ，または強く条件づけられたものでありうるにせよ――の意思決定に「関係」することを彼らに義務づけ

---

10) 自由と原罪の概念については以下を参照しうる。Mouroux, *Sens chrétien de l'homme*; P. Valori, *Il libero arbitrio. Dio, l'uomo, la libertà*, Milano 1987; G. Piana, *Libertà*, in *Dizionario enciclopedico di teologia morale*, Roma 1981, pp. 562-574; M. Flick - Z. Alszeghy, *Il peccato originale*, Brescia 1972.

る職業だからである。

　年齢，文化水準，心理，および精神と心の健康に関して，患者の人柄（personalità）と心理に依拠しうる自由の条件づけがある。それは，道徳の学術論文の著者らが疑問代名詞 quis?（＝誰が？）をもって名付けるような諸事情である。

　また，それについての判断が示される，遂げられた活動の性質自体に依存する諸事情がある。たとえば，困難，複雑性，主体に呼び覚まされる恐れ，新奇性。それは，quid?（＝どのように？）をもって名付けられるような諸事情である。ある母親にとって，正常と思われる母性を受け入れることと，胎児が病気と思われる場合，あるいは妊娠が母親の生命自体にリスクをもたらす場合に母性を受け入れることは全く別である。後者の場合に子どもを受け入れることは，たとえそれが依然として義務的なものであるとしても困難な，時折英雄的な義務になる。

　場所や文化的環境の諸事情もまた，一定の重みを持つ。たとえばある諸国における名誉に関わる問題のための殺人のように。すなわち，ubi?（＝どこで？）をもって名付けられるような諸事情である。

　非常な重みが，故意（intenzionalità）（cur? ＝なぜ？）あるいは活動の霊魂のようなものである動機に帰せられる。よかれと思って構想された活動から真の害が，また客観的な悪が派生するようなことがしばしば起こる。たとえば安楽死は，今日非常に頻繁に「慈悲深い行為」として描写される。道徳性をすべて完全に故意の内に包含しようとする論者もある——故意説（intenzionalismo）[11]——が，たとえ活動を遂げる意図が主観的責任の一部または全部を免れるときにも，その活動は明らかに，たとえば両親が薬物依存の息子に対して禁断発作を鎮めるためにヘロインの一服を与え，それが死を惹起する場合と同様の〔客観的な害悪をもたらす〕活動にとどまる。もし善を構築するために意図でこと足りるなら，——意図は主観的責任の評価という観点からはなお重要であるとは言え——，世界は全く善いものであるだろう。それゆえ，その態様（quomodo ＝どのように）と時間的状況（quando? ＝いつ？）に関わる諸事

　11）（訳註）違法性の意識ないしその可能性を故意（罪を犯す意識）の要素とする学説。故意を犯罪構成要件該当事実の認識に限定し，違法性の意識の可能性は故意・過失に共通の，独自の責任要素であるとする責任説と対置される。

情のような，別の諸事情が，経験と学術論文によって想起させられる。その系列の状況は，いずれにしても拡大されうるが，決してアプリオリに描写しえないような，容易に直観で理解しうる諸々の状況を，我々はここで説明することに長くかかずらうことをしない。

どの場合にもはっきり確認されることは，主観的責任の道徳性は事実の客観的道徳性を無効にしないことであり，したがって，活動それ自体の価値を定め，行動規範を示すことが問題とされているときは，主観に属するものを客観に対応するようにする道徳的義務があり，その反対ではないということである。簡単に言うと，たとえばある人格が交通事故が原因で死亡するという事実は，——たとえ常にではなくとも——衝突事故を発生させた人の主観的責任なしに生じうるが，一つの生命の喪失は客観的に最大の悪にとどまり，したがって，この物理的，道徳的，社会的損害を必要なすべての用心をもって回避するよう導く義務がある。成功しなかった外科手術についても，もし患者の死が回避されえたのなら同様のことが言える。

善の基礎を定めるのは真理である。すなわち，真理と善は同一のものである（*verum et bonum sunt idem*）。このことは，人がなすことができ，またなさなければならない善の最初の行為は，客観的真理と善の客観的基礎を探求する行為であることをも意味する。

人格の客観的真理を度外視し，倫理を専ら自由，功利性，あるいは種や科学の進歩の上に築こうと試みる倫理学モデルは，結局のところ，相対主義の公分母に再び出会うことで終わる。すなわち，少数または多数の主観的関心を超えて全員にとっての基準である客観的真理と善の抹消に終わる。同様に，いわゆる「状況の道徳」に立脚するカテゴリーや分析哲学に基礎を置くカテゴリーも相対主義的である。これらもまた倫理を客観的真理から切り離すものである[12]。

この前提に基づいて，ここで科学と医学に課せられる責任を指摘する

---

12) 多種多様な「状況の倫理学」の公式に暗示された熟考の広範にわたる思潮はそのルーツであり，そのいくつかは，いわゆる「弁証法的神学」によって提起された道徳法の有効性への疑問に言及する。20世紀の神学のこの条項についての掘り下げとして，H. Brouillard - K. Barth, *Genèse et évolution de la théologie dialectique*, Paris 1957; J. Moltmann (a cura di), *Le origini della teologia dialettica*, Brescia 1976 参照。

必要がある。——病気，災害，伝染病の蔓延を予防する善をなしうる限りで，肯定的な長所の意味において。あるいは人の生命の喪失，障害や健康面の欠損の永続等，それが惹起しうる悪のゆえに，否定的な意味において。

医師は幾度も真理と生命を，個人の生命と共通善を，総合することを（fare la sintesi）要求されるだろう。しかしかかる総合を実現する能力は，大いなる倫理的高潔と厳格な考究の上に基礎づけられていなければならないだろう。

他者の人格，すなわち他者の生命そのものに作用する人格が問題とされるのであるから，医師の責任は，それゆえ，最も明確に刻印され認識される。このため保健医階級（classe medico-sanitaria）は数世紀にわたり，権威，良心の活力，そして良心のとがめによって際立っていた。

医療行為はそれゆえ，それが配されるどの瞬間においても，技術的・科学的次元のみならず倫理的次元をも有する。実際のところ，概念を定める能力から概念を分離することが不可能であるように，責任を含意する医療行為から医師の責任を分離することも決して可能ではあるまい。「人は何よりもまずその同胞と歴史に対する責任によって特徴づけられる」[13]ことは，すべての専門職にとって真理である。しかし，このことは，自らの責任を放棄することなく他のオペレーター，患者，コミュニティ，そして文化自体にも責任を帰属させることを体得しなければならないであろう医師にとっては，特別な仕方で有効である。

人 の 自 由

トマス主義の伝統によると[14]自由は知性と意志から生ずる。自由な選択は知性によって「形成された」意志の行為である。聖トマスにとっ

---

13) Concilio Vaticano II, *Costituzione pastorale «Gaudium et spes»*, n. 55; L. Villa, *Medicina oggi. Aspetti di ordine scientifico filosofico, etico-sociale,* Padova 1980; Vedrinne, *Éthique et professions de santé*, pp. 1171-1177.

14) S. Pinckaers, *La libertà umana secondo San Tommaso d'Aquino,* in *Le fonti della morale cristiana. Metodo, contenuti, storia,* Milano 1992, pp. 444-467; C. Vigna, *La libertà del bene*, Milano 1998.

て，自由は理性や意志から区別された能力を構成するのではなく，両者の延長である。自由は具体的な活動を生み出すために両者を結び合わせ，両者を特定する。——ちょうど結論が原則から引き出されるように。

F・ボットゥリ[15]は自由の三つの意義を区別する。自己決定としての自由，自己実現としての自由，関係としての自由。

― 自己決定としての自由

このパースペクティブによると，主体の行為は彼自身に基づいてのみ評価される。そして，完璧な自律が前提とされる。しかしこの次元の欠陥は，人の主体はただ選択する力だけを持つのではなく，選択する必要をも持つという事実にある。人は選択するために選択することはできないが，可能ならば彼自身に必要とされている善，彼に好都合な現実に到達するために選択しなければならない。この自由は方向性を欠く選択と同時に生じ，自由の哲学のある思潮によると（L・パレイゾン），存在それ自体が自由である[16]。

― 自己実現としての自由

自由は動作者（*agente*）の完成に向けての歩みを意味する。したがって自由は貧困からの，また不完全，未完成等の奴隷状態からの解放という意味を持つ。

自由は善への固執，主体の実現と解放を意味する。このレベルで人は意味深い逆説，必然と自由の結合という逆説に直面する。我々にとってのこのような善の必然性のために，我々は自由な選択という客観的善へと赴くが，その達成は，引き続き我々をこの必然的な善から解放する。

---

15) F. Botturi, *Libertà e formazione morali*, in G. Borgonovo (a cura di), *Alla ricerca delle parole perdute. La famiglia e il problema educativo*, Casale Monferrato 2000, pp. 36-53; Id., *Formazione della coscienza morale: un problema di libertà*, in G.L. Brena - R. Presilla (a cura di), *Per una libertà responsabile*, Padova 2000, pp. 73-95; G.L. Brena (a cura di), *La libertà in questione*, Padova 2002.

16) L. Pareyson, *Ontologia della libertà. Il male e la sofferenza*, Torino 1995. 存在の発生の「自発性」について論ずる J. L. Nancy, (*L'esperienza della libertà*, Torino 2000) も参照。

――関係としての自由[17]

自由は他者との関係，より正確には他者の自由との関係でもある。自由はただ単に他者の自由を考慮しなければならないだけでなく，より深遠に，自由なものとしての他者を構造上必要とする。

人は〔他から〕受ける承認によって存在する（e-siste）。人格であることについての承認ではなく，人格にふさわしく存在することの承認，すなわち情緒的，知的な固有の能力を完全に促進し，固有のアイデンティティの徹底的かつ永続的な意味に到達するための承認を必要とする。かくしてその承認は，それを通して主体が自らを同定し，確認することにつながる。

自由の総合的な観念は次のようなものでありうるだろう。「従属的な自己所有および熟慮された忠実」[18]。それは，すなわち，他者と善への従属によって受け取られる自律という考えによる，また，他者の自由への，また同時に主体の善を完成させることのできるものへの忠実として実現する選択という考えによる観念である。

――道徳的養成の必要性

自由を純然たるイニシアティブと排他的な自律と考えない場合にのみ，「道徳的養成」について論ずる意味がある。実際，自由の意味の間で共通するのは，自由における能動性（attività）と受動性（passività）の共存であり，自由は，ただ自由それ自体のみから来るのではないことを認めるときにのみ，能動的な力である。

道徳的養成は，ある一定の態度への訓練ではなく，道徳的良心の養成であり，それは，自由とその欲求を真理へと導く教育として理解されるところのものである。「正しい道徳的養成が目指すのは，それゆえ法の道徳（una morale della legge）ではなく，完成の道徳（una morale del compimento）であり，あるいは――R・シュペーマンの表現によれば

---

[17] C. Vigna, *Etica del desiderio umano*, in C. Vigna (a cura di), *Introduzione all'etica*, Milano 2001, pp. 130-138.

[18] Botturi, *Libertà e formazione morale*, in G. Borgonovo (a cura di), *Alla ricerca delle parole perdute*, p. 47.

――『成功した生（vita riuscita）』の道徳である」[19]。

規範，価値および自然法

　現代の道徳哲学は，諸々の規範，法および目的の総体としてよりも，むしろ人格の完成へと導く諸価値を実現する呼びかけとして，倫理的生を構想することへと回帰している。道徳は数世紀の間，清廉に生きられた道徳的生の内容や目的をなおざりにしつつ，主として形式的かつ規範的な視点において考察された。それは結局，端的に規範と道徳の拒否をもたらした。我々は今，規範的および強制的な側面に働きかけるよりも，むしろ人格の目的，すなわちエウダイモニア（l'*eudaimonia*）〔理性に基づく生活から生まれる幸福（アリストテレス）〕あるいは幸福の実現という側面に働きかける，道徳の完全無欠な意味の回復に立ち会っている[20]。

　しかし倫理的諸価値，規範，および道徳法の意義を特定すること，そしてとりわけ何がその基礎であるかを特定する必要がある。これらの概念の輪郭はしばしばかなり不確かだからである[21]。にも拘わらず，かかる表現がすでに優勢であること，そしてもし十分理解されるなら，より人格主義的でダイナミックでふさわしい仕方で，自由で責任ある活動の方向性を表現しうることを認めなければならない。我々は倫理的価値を次のように理解することができる。「人の生に意義を与えることのできるすべてのもの」[22]。明らかに，人の生に意義を与えるものは，人が抱いている人の生の概念に依拠する。人間学と倫理学との間の緊密な関係が

---

19)　*Ibi,* p. 51.
20)　この問題と，人格の実現というパースペクティブから見た道徳哲学への回帰は，余すところのない仕方で以下の文献によって取り組まれている。Pinckaers, *Le fonti della morale cristiana,* Milano 1992.
21)　基本的な倫理学の概念の掘り下げとして，Maritain, *Nove lezioni sulla legge naturale*; D. von Hildebrand, *Etica,* Madrid 1993; A. Rodriguez Luflo, *Etica,* Firenze 1992 参照。
22)　Gevaert, *Il problema dell'uomo,* p. 149; A. Lalande, *Vocabulaire technique et critique de la philosophie,* Paris 1968, pp. 1182-1186; P. Valori, *Valore morale,* in Compagnoni - Piana - Privitera (a cura di), *Nuovo dizionario di teologia morale,* pp. 1416-1427. Id., *L'esperienza morale,* Brescia 1985; P. Ricoeur, *Le conflict des interprétations,* Paris 1969, pp. 1416-1427.

直ちに出現する。人が抱いている人の概念に基づいて，諸価値，諸規範および倫理学は，概して様々であろう。しかしながら仮定された人の概念にふさわしい倫理学がそこから引き出されるような人間学の学術書を提供することは我々の意図するところではない。我々の意図はそうではなくて，「価値」と「道徳規範」という用語の意味の理解を可能にするような基本的な座標を人格の周囲に提示することである。

歴史的に価値の観念は，実証主義に対する反動において，経済・金融用語への置き換えを通して哲学用語で構築された。実証主義は諸々の事実のみを認めた[23]。しかし現象学の思想（フッサール，シェーラー）は，単に諸々の事実のうちに存在するものと比較して，緊張，渇望，そして義務として現れるものが人の生においては重要であることを認める。この側面下で，哲学的意味において理解される価値は，敬意（stima），感嘆，完璧感を生じさせる一切のものであり，――リクールが述べたように――，我々の存在の無限の欲望と，その実現が完了した状態との交差点上に現れる。それゆえ，人類の歴史には，ただ諸々の事実のみが存在するのではなく，諸々の価値もまた存在する。しかも，ただ功利性や契約に基づく経済的諸価値のみが存在するのではなく，文化的，精神的，宗教的，そして道徳的諸価値も存在する。

とりわけ道徳的価値は，人の活動と道徳的経験に特有のものであり，善あるいは人格の尊厳に一致する限りで，活動やふるまいの良質性や完全性を表現する。隣人愛，生命の尊重，寛大，犠牲的精神等々は道徳的諸価値である。諸価値は人格の実在それ自体における生来的な訴えとして，持続的に人格的主体を引きつける理想として，自己の存在をそこに向かわせる「当為」として現存する。諸価値はかかるものとして，人格的事象としてであれ科学的考察としてであれ，道徳的な対話が現存する前提または根本条件である[24]。

しかし諸価値が実現されるためには，諸価値は先に承認されなければ

---

[23] 分析哲学の領域においても，事実と価値の二分法が討論に付されたことに注意することが重要である。この視点から，H. Putnam の著書 *Fatto/valore. Fine di una dicotomia*, Roma 2004 は非常に興味深い。

[24] S. Privitera, *Casistica, Deontologia / teleologia, Etica normativa, Valori*, in Leone - Privitera (a cura di), *Dizionario di Bioetica*.

ならず，それを承認するためには，人の前に，そして人の上にある，人より先に存在する諸価値の理想的世界を深く観想する態度で備える必要がある。諸価値は実に，創造も発明もされず，ただ発見され，知られ，認識され，受容され，あるいは拒否されるのみである。

その本質が超時間的，超歴史的である限り，諸価値は時の経過の中で変化することはない。変化するものはせいぜい，人が価値について持つ自覚，価値によって動かされる仕方，またある適当な〔諸価値の〕序列を組み立てる仕方である。

それゆえ，道徳的価値は，主体の純真さや教養等とも，宗教的価値（神への信仰，祈りの精神）とも混同されない特性を持つ。にも拘わらず，神についての一定の概念は，結果的に，人と世界の一貫したヴィジョンを構成することになるから，宗教的価値は道徳的価値に影響を及ぼすが，それは必ずしも適正で一貫性のある仕方においてではない。宗教的感受性に満ちているが，一貫性のある道徳的ふるまいによって宗教的価値を表明しえない人格を見出すことができるからである。

しかし諸価値の領域において解明すべきより重要な点は，諸価値の基礎の問題によって提示される。すなわち，〔諸価値は〕有機的な生の向こうで「体験された」，物質的な実在の上にある主観の単なる超越のように，純粋に主観的な起源と正当化根拠のみを有するのか，それとも実在との一致と客観的な存在論的基礎を有するのか。この領域においても主観主義が存在論と対決し，主観主義的人格主義が存在論的に基礎づけられた人格主義と対決する。主観主義的倫理学は，結果的に，主観によって，また時代によって変化する規範と価値を持つことになる。反対に，人格の意義と客観的実在に基礎を置く客観的倫理学は，結果的に，主観と時代から独立した客観的価値と規範を持つことになる。

もし価値の内部に，またその基礎として，実在あるいは本質の構造が存在しないなら，そのとき価値は価値であることをやめ，単なる幻想になるだろう。もし人々の間の連帯が人の定義に，それゆえ人格の構造的または自然本性的要求に適合（corrispondere）しないなら，〔連帯は〕存在する理由も義務づける理由もないことになる。結局のところ，価値は実在を前提とし，客観的基礎を持つ。すなわち，諸々の事物は諸々の価値であり，諸々の人格は諸々の価値であり，神は至高の価値である。よ

り明確に言えば，関わる実在の存在論的豊かさと完全性が大きければ大きいほど，価値はいっそう卓越したものになるだろう。

諸価値は主観的な価値，すなわち主体における反応をも呼び戻す。主体はそこに，善性（bontà），善（bene），すなわち，生命に刻印すべき構造と意味のための共通原因（coefficiente）を認識する。聖トマスは，存$\dot{在}$者（ens）と善$\dot{}$（bonum）について論じた。現代人は実在（realtà）（事物，人格，組織，また芸術，技術，宗教のような表現形式）と諸価値について論ずる。現代哲学によって解明されるものは人格主義的要素である。諸価値は人にとって意味を持ち，あるいは人なしには存在しない。このことは，究極目的が人に託されることによって確証される語彙の変化によっても明らかである。古代はエウダイモニアについて語り，中世は至福のヴィジョンについて語り，現代の言葉は自己実現について語る。しかしこれまでに示されたパースペクティブは，それらの間で両立しないわけではない。変更された文化的感性において新しい言葉を採用することを禁ずるものは何もない。扱いにくいのは，諸価値の基礎というデリケートな点である。

人格主義倫理学モデルは諸価値の存在を承認して考察するが，そこに形而上学的実在に立脚した基礎を見る。ある価値は，実在的な内容なくしては，また人格のうちに生来的にある知覚・評価の能力なくしては，価値ではありえない。直観し評価する人格の前で，「善性」の，すなわち人格の存在と生にふさわしい性格を帯びるとき，実在は価値として形成される。

さらに諸価値がかかるものとして直観的に予感され，それゆえ道徳的魅力と訴えかけを人格に及ぼすということを支持することと，道徳的経験がそれ以上正当化されない究極的な所与であることを認めることとは別であることを明確にする必要がある。価値に満ちた道徳的活動の歴史的重要性から出発して，あるいは人の生においてほとんど生来的な，普遍的に伝達される道徳的価値の実在の認知から出発して，方法論的に前進することと，これらの諸価値が思弁的基礎と批判的正当化を受容し難いことを認めることとは別である。それゆえ，幾分体系的に発展させられ，幾分直観的に示された知性の働きと理性の考察は排除しえず，むしろ倫理的諸価値の基礎に含める必要がある。

諸価値が感情的な反応と自然発生的な情緒的価値を担い過ぎる可能性があることは確認しうる事実であるが，このことはそれ自体としては，実在的かつ合理的レベルでの立証の必要性と矛盾しない。むしろ社会的生と社会的環境の影響が，諸価値を歪め，客観的真理を損ってまでも，そのうちのいくつかの諸価値を強調し，他を曖昧にしうる〔ことが問題なのである〕。

　我々が述べたことについて，すなわち自然法について，さらなる解明が必要である。自然法という概念をめぐる論争は，我々がここで仔細に回想しえないような問題性と思弁的議論につねに満ちているからである。

　自然法という概念について合意に達する必要がある。というのも，自然法という概念は数世紀の間，ときには富裕な有力者の恣意を正当化するために，またときには至高の正義や普遍的な人間観の自覚として，あらゆる政治権力の下位と相対性を言明するために，異なった語義で使用されてきたからである。自然法は神の永遠法の反映とみなされてきた。また反対に，慣習 (institutio) として仕えるべき理性の世俗的教典，あるいは，ともに理性の女神の受託者である原則や学説の世俗的教典とみなされてきた。また，〔あるときは〕生物学的な法則をもって特徴づけられ，〔あるときは〕実定法のほかにはいかなる堅固さも持たないと考えられた。また，有力者については王権を強固にし，他方では人権回復の理論武装にも奉仕した。ここでは次のように述べるにとどめよう。人格主義の視点からは，自然法は単に，物理的または生物学的な法則あるいは個人的な自発性 (spontaneismo individuale) とは理解されえない――たとえ生物学的データが人間的な事象の評価に介入することが可能であり，または介入しなければならないとしても。ここでの問題は，せいぜい自然法の詳述たりうる諸々の法的・道徳的規則の総体ではない。

　自然法あるいはより正確には自然道徳法という用語は，ある理論よりもむしろある事実を指す。それは，人は生まれながらに道徳的存在であり，人の理性はそれ自体で実践的および道徳的理性であるという事実である。道徳法は人の自然本性から生まれ，自然本性の内部には道徳法を支える構造が見出される。自然本性なくしては，道徳法は外部的な，付帯的な，抑圧的な，耐え難い，そして理解しえない要求であろう。そ

れゆえ,「道徳的実在は人に親しみやすいという帰結になるから,〔自然法は〕我々の知性の光」[25]である。自然法は知性の自然本性的光である。もしここで問題にされているのが道徳的規則でなければならないなら, これ以外のものではありえないだろう。なぜならどのような道徳的要求も理性を通過することなしには意志を規制しえないからである。

実践理性の自然本性的光は直接的明白さをもっていくつかの認識, すなわち第一原則(善をなし, 悪を避けよ)および, それらのより一般的な内容において考慮される諸徳に到達しうる。さらに, 道徳的経験についての考究を通して, 第一原則や諸徳と必然的なつながりを持つ他の真理を容易に認識するに至る。

人における永遠法の共有に関する限りでの自然法は, 霊魂創造説(creazionisto)のパースペクティブによってのみ原因を帰することができ, 説明可能である。それゆえ信者は啓示の超自然的光で照らされた理性をもって, その活動によって人たる存在の充溢を実現するための適切な仕方を探求する。

宗教的レベルでは, 自然法はすべて, 創造し人に自らを啓示する「神の言葉」との対照において立証され, また「至高善である神」と, そのイメージに創造された隣人への愛の戒律によって定式化されることになる。このため, 中世においては, また啓蒙主義までは, 自然法が二重の慈愛の掟で特徴づけられることを人は疑わなかった。

自然法から演繹される諸々の主要な帰結は, この根底にある要求から直観的に翻訳することができる。これらの帰結を社会学と生態学の助けによって, 自らの隣人を人格として尊重することのうちに, 殺人や近親相姦等々の禁止のうちに, 承認する研究者もある。しかし理性はつねに熟考し——時折労苦と不完全さをもって, 時折心の迷いなしにでなく——, 自然法の詳しい内容(specificazione)を個々の状況において見出すことができなければならず, また虚偽の「自然本性的」正当化から社会的活動を純化することに従事しなければならない。我々は理性の必然的な仲介を強調した。なぜなら, もう一度繰り返すと, 支えとなる客観的理性なしに, また自己の行動を理性によって純化することなしに, 倫

---

25) Cfr. Rodriguez Luflo, *Etica*, p. 213.

理は存在しないからである。

　キリスト教の経験と「カトリック教会の教え」は，この道徳法の中身がそれ自体合理的で理性に接近しやすい場所にあるときにも，人――エゴイズムと罪に従属する――の考察のうちに，実在論（realismo）の感受性とともに，啓示の光を引き入れる。単に有益なものとしてだけでなく，その全体における人の善の完全な理解のために事実上必要なものとしても。

　換言すると，自然法は，たとえそれらが困難と苦痛を伴う重圧に思われるときにも，他者の生と調和した自己の生の完全な実現，諸価値の完全な実現に向けた全人類の深い要求として立ち現れる[26]。

　自然法が「前意識的」直観に属し，また自然法が部分的には生来性のゆえに知られ，その後の考究によって明示されるとしても，自然法を立証し，その適用を明示しなければならない労苦を免除するものではない。国際的な領域において，また「カトリック教会の教え」の諸文書においても，とりわけ国際連合の設立後，いわゆる「人権」のうちに，この自然法の明白で回避しえないいくつかの要求が定式化された。この事実は，並外れた倫理的重要性の歩みを描写するものではあるが，しばしば解釈を決定すること（生まれてくる者の権利のケースが見られる）は必ずしも容易ではなく，普遍的に承認されるわけでもない[27]。

　26）　Tommaso d'Aquino (san), *Summa Theologiae*, 1 a-2 ae, q. 18-19; 2 a-2 ae, q. 10 a. 3; 1 a-2 ae, q. 72; Maritain, *I diritti dell'uomo e la legge naturale*; Id., *Neuf leçons suu les notions premières de la philosophie morale*; V. Possenti, *La vita preconscia dello spirito nella filosofia della persona di J. Maritain*, in Id. (a cura di), *Jacques Maritain oggi*, pp. 228-242; S. Mosso, *Il ruolo della connaturalità affettiva nella conoscenza morale secondo J. Maritain*, ibi, pp. 525-546; F. Viola, *La conoscenza della legge naturale nel pensiero di J. Maritain*, ibi, pp. 560-582; Malherbe, *Médecine, anthropologie et éthique*.
　27）　人権についての教会の教えについては，ヨハネ23世の回勅『地上の平和』（Giovanni XXIII, *Enciclica «Pacem in terris»* (11.4.1963), in *Tutte le Encicliche dei Sommi Pontefici*, Milano 1986, pp. 1645-1678）および第二ヴァチカン公会議『現代世界憲章』が見られる。すでに言及したとおり，欧州評議会は医学領域に適用しうる人権の国際宣言の指示を一つの便覧にまとめた。

「目的への手段」[28]としての自然道徳法

　トマス主義の伝統によると，自然道徳法は，すべての被造物に浸透するダイナミズム，目的性を表現する。そしてそれは，被造物の活動の法則，「目的に達するための手段である」[29]。
　目的は善である。それは「事物ではなく，ある事物と人の身分との間にある関係，すなわち，人が何らかの仕方でその人間性の側面を実現するようにさせる関係であるところの善である。〔…〕善と悪は，人の身分，より正確には人の構造に適する，または適さない活動を指す。それゆえ人にとって何が善であり，また善でないかを理解するために，誰が人であるかを理解することに着手する必要があることが分かる」[30]。
　したがって自然道徳法は，他の被造物の自然法則と比較すると，その特殊性を，自然道徳法の表現であるところの人の自然本性から引き出す。
　人は理性的で自意識的な存在者であるから，「自然道徳法が知られるのであり，単に経験されるのではない」[31]。
　人は自由であり，それゆえ自然道徳法は義務として現れるのであり，必然としてではない（Sollen e non Müssen）。それは人が怠ることのできる義務であり，人が背くことのできる約束である。すなわち，

> 「道徳法に価値があることは，私に由来するのではなく，神が私に与えた人の自然本性に，人が参与する永遠法に由来する。道徳法が実行されることは私に由来する。もし人が道徳法を実行しないなら，人は失い，浪費し，自分自身から目的の成就を，つまり完全性を奪い取るが，しかし存在し続ける。他方，その自然本性の法則に

---

28) Cfr. Vanni Rovighi, *Elementi di filosofia*, III, Brescia 1963, pp. 214-233.
29) *Ibi*, p. 214.
30) A. Pessina, *Operatori sanitari come agenti morali*, in A.G. Spagnolo - D. Sacchini - A. Pessina - M. Lenoci, *Etica e giustizia in sanità*, Milano 2004, p. 22.
31) Vanni Rovighi, *Elementi di filosofia*, p. 217.

従わない植物は枯れるであろうが」[32]。

「自然本性」と「理性」との本質的な一致

ローンハイマーは二元論の虚偽を批判する。すなわち，二元論は「覆い隠すことへと導く。理性もまた認識能力として，したがって道徳的作因（agente morale）である主体そのものとして，我々が『人の自然本性』と呼ぶものの一部であることを。その『人格たる存在』——身体と精神の合一——の真理に従って，人の主体を善，すなわち知性の認識に関してのみ『人格の善』として示される善の知解（intelligenza）へと開くのはまさに知性の働きであり，理性はその推論的な部分である。この善は純粋な『自然本性的所与』のように，認識する主体の前にある純然たる『客体』ではなく，それが諸々の認識の働きのうちに表明され，ある意味でその可知性（intelligibilità）を形成する限りにおいて，認識する主体の一部でもあるだろう」[33]。

自然法は自然法的秩序に属し，それを表現する。ローンハイマーは繰り返す。

この自然本性的秩序は，「しかし，人がその前で主体として認識し，作因として在るところの，ある存在物（una entità）ではない。それは，諸々の自然本性的な認識の働き自体——実践理性の諸々の自然本性的働き——がその一部をなす自然本性的秩序である。人はかくして，それもまた自然本性である理性（"*ratio ut natura*"）を発見する。それゆえ自然法は『人の内部の』，『霊魂に刻印された』法と

---

32) *Ibi*, p. 218.
33) M. Rhonheimer, *La legge morale naturale: conoscenza morale e conscienza. La struttura cognitiva della legge naturale e la verità della soggettività*, in J.d.D. Vial Correa - E. Sgreccia (a cura di), *Natura e dignità della persona umana a fondamento del diritto alla vita. Le sfide del contesto culturale contemporaneo*, Atti dell'ottava Assemblea generale della Pontificia Accademia per la Vita (Città del Vaticano, 25-27 febbraio 2002), Città del Vaticano 2003, pp. 127-128.

定義されうる」[34]。

　同じくローンハイマーによると，客観的な「自然本性」(「自然本性的秩序」)と主観的な「理性」(「道徳的認識」)との間の対立は，自然法の「唯物論的」解釈——この仕方で，道徳の規範性が直ちにそれに帰せられることになる，単純に自然的な構造によって特徴づけられる解釈——に有利に働くかもしれない[35]。

　人は自然を造形することができるが，それは自然に参与しつつ行われる。A・ペッシーナは，自然／文化 (natura/cultura) の二項式は，人格の特殊性を記述しうるがゆえに，人間学の状況に境界線を画しうることを強調する。彼は，実験科学が，自然を解釈する自然発生的方法を変更したと主張する。すなわち，

　　「〔自然は〕人の主観性に好都合に，その本質的な可知性 (intelligibilità) も構造的目的論性 (teleologicità) も失ったように見える。カント批判主義の協力者は，人の認識活動は，自然に意義(意味と方向)を付与するためのものであるという確信を普及させた。ここで問題にされているのは，もはや実在から真理を引き出すことではなく，実在に真実性を付与することであろう」[36]。

　もし自然／理性の二元論が優越すれば，主体は自覚的な受容者ではなく，可知性の源泉になる。

自然道徳法の認識[37]

　思弁的認識も実践的認識も，直接的に明白な普遍的諸原則から出発す

---

34) *Ibi*, p. 139.
35) *Ibi*, p. 127.
36) A. Pessina, *Il contesto dello sviluppo della biomedicina*, in A.G. Spagnolo - D. Sacchini - A. Pessina - M. Lenoci, *Etica e giustizia in sanità*, Milano 2004, pp. 10-11.
37) Cfr. Rhonheimer, *La legge morale naturale: conoscenza morale e conscienza. La struttura cognitiva della legge naturale e la verità della soggettività*, pp. 139-153.

る。思弁的領域における最高原則は，同一性（identità）の原則であり，そこから直接的に矛盾排除の原則が生ずる。同様の仕方で，実践的認識における最高原則は目的性（finalità）の原則である。どの存在者（ente）もその活動に一定の目的を持ち，到達すべき完全性を持つ。すなわち，「善をなし，悪を避けなければならない（bonum est faciendum, malum vitandum）」。しかし我々はいかにしてこの原則から自然道徳法のより具体的な諸規定を演繹するのか？

聖トマスと伝統的倫理学は，我々が合理的に考えつつ，理性によって道徳法を認識することに概ね対応している（我々は理性的本性を備えた個的実体である）。すなわち，

> 「人は最もありふれた活動においてもその精神性を証言しなければならない。それゆえ，人は他のどの存在物とも同じように自らを保持し，他のどの動物とも同じように繁殖し，その上さらに真理について思索しなければならない，と考えてはならない」[38]。

精神的諸価値の達成は，観想においてのみ実現されるのではなく，それは真に人間的なあらゆる価値の「形相」である。一般に，法は目的への手段であり，様々な義務や規定は人の諸価値を実現するための手段以外のものではない。

道徳法の認識は，推論（ragionamento）によって獲得されるのであるから，錯誤へと導きうる。より一般的な諸規則の認識は直接的に明白であるが，一方で，これらの原則の個別事例への適用，まして具体的事例への適用は錯誤を被りがちである。

中世の人々は道徳秩序の主要原則の認識を良知（sinderes）と呼んだが，一方で，かかる原則の具体的事例への適用は道徳的良心（coscienza）の任務である[39]。

良心は，自然法の一般的な原則のうちに立ち現れるところの，我々の自然本性の究極目的の，より限定された（すなわち具体的状況に適用さ

---

38) Vanni Rovighi, *Elementi di filosofia*, p. 211-212.

39) Cfr. Pinckaers, *La libertà umana secondo San Tommaso d'Aquino*, in *Le fonti della morale cristiana. Metodo, contenuti, storia*, pp. 444-467.

た）認識である。したがって，道徳法と良心を，一方がもう一方の近くにあるような道徳の二つの基準として理解することは誤りである。すなわち，ここで問題になっているのは，最初により一般的に現れ，次により限定的に現れる同一の基準（目的への秩序）である[40]。

　良心は，道徳法すなわち客観的基準に対置される，道徳の主観的基準ではない。このパースペクティブにおいては，良心は感覚，神秘的な声，あるいはシュペーマンの言うように「神託（oracolo）」であろう。

　　しかし，「道徳法（lex naturalis）は理性に出現するように，人の目的性（finalità）である。一方，良心はかかる目的性をいかに具体的に実現すべきかを探求する合理的熟考の実りであり，ある人の活動がかくあるべきことの認識であるから客観的なものでもある。また，道徳法は『主観的な』ものでもある――もし『主観的な』ということで，認識されるところのものを，（非常にまずく）意味するのであれば。良心が主観的基準であり，法が客観的基準であることは，受容可能な次の意味においてのみ肯定されうる。すなわち，良心はより限定された認識であることによって，より容易に，より一般的な認識が被らない錯誤を被りがちである」[41]。

自然法は「生きている」[42]

　自然法は生きている。善いものと追求すべきものを指示するあらゆる道徳規範の根源だからである。フィニスによると，

　　「自然法に関するトマスの理論は，その本質的な方向性において生

---

40) R. Spaemann, *Concetti morali fondamentali*, Casale Monferrato 1993, soprattutto pp. 87-100; Id., *Felicità e benevolenza*, soprattutto pp. 139-154; Id., *Persone*, Roma-Bari 2005, soprattutto pp. 158-172.

41) Vanni Rovighi, *Elementi di filosofia*, p. 224.

42) J. Finnis, *Natura e legge naturale nel dibattito filosofico e teologico contemporaneo: alcune osservazioni*, in Vial Correa - Sgreccia (a cura di), *Natura e dignità della persona umana a fondamento del diritto alla vita. Le sfide del contesto culturale contemporaneo*, pp. 80-111.

きている。なぜなら，トマスが相互に交換可能な仕方で自然法の第一諸原則と実践理性の第一諸原則と呼ぶものは，一目瞭然の諸原則であるからである。そして，我々を人の善――生命そのもの，認識，友情，結婚，実践的良識（la ragionevolezza pratica: il *bonum rationis*）それ自体のような第一の諸善――の第一の諸源泉に向けることが，断固として承認され肯定されるからである。これらの諸原則は真理である。それらは，トマスがしばしば述べるように，立証不可能な，すなわち自明の，それ自体で知られる原則（*principia per se nota*）である。しかしそれは，もちろん何の論拠もない直観（*intuitions*）ではなく，欲求の経験（好奇心）と可能性の認識（真理と実在の認識である限り，解答可能な問いと，一貫性を持ちうる解答）の直観・洞察（*insights*）である。孤立した直観である限り，それらの指示（*direttività*）はもはや道徳的ではない。しかしもし実践的良識自体が，追求され果たされるべき善であるところの原則によって導かれるのであれば，指示は道徳的なものにもなりうる。それは，自らの個人的な善にも他の各人の善にも関係するすべての諸原則がうまく組み合わされた（*combinata*）指示に照らして，何を選択するかが考察されるときである」[43]。

フィニスは徳倫理学を取り戻しつつ，作因主体の立場から，実践的な原則と究極目的（*ultimus finis*）との関係についての一貫した論述の必要性を強調する。彼は言う。回勅『真理の輝き』は，「自然法の諸々の原則と主要道徳規範は，『人格の諸善を保護することによって……人格の善』と関係する（n.13）」[44]ことを教えるだけでなく，「作因である人格のパースペクティブのうちに置かれる必要がある」ことをも教えるものであると。

「それゆえ，ある道徳的行為の対象が示しているのは，外界における事物のある一定の状態を実現する能力に基づいて評価されやすい，単に物理的な秩序の過程や事象ではない。〔道徳的行為の〕対象

---

43) *Ibi*, p. 94.
44) *Ibi*, p. 102.

は，かえって，実行する人格の側で自発的行為を決定するところの，熟慮の上の決心の間近にある目的である（n.78）」[45]。

フィニスにとって，自然法の生きた理論は，いずれも徳の倫理学でなければならない。諸徳は正当で合理的な決定をなし具体化するための，また，誤った非合理的な決定を避けるための諸々の〔自然的〕傾向（disposizioni）にほかならないからである。

「諸徳は我々の選択と我々の活動の自動詞的な側面に応じ（corrispondono），その重要性は，意志の外で世界を他動詞的に形成する事実のうちにあるだけでなく，性格，〔自然的〕傾向，それゆえ自我を形成する事実のうちにもある。というのも，もし意志の反対のはたらきによって覆されなければ，また覆されるまでは，その選択は意志のうちに持続するからである」[46]。

かくして徳倫理学は自然法倫理学と対立しない。

目的論的倫理学と義務論的倫理学

道徳的諸価値と自然道徳法について前節で述べたことは，義務（dovere）の合理的道徳によって特徴づけられる。それは，意味の脈絡から切り離された現代倫理学——すなわち，生の目的から，人に関する真理から，それを明白で説得力のあるものにする共同体から切り離された現代倫理学——を支配するいくつかの態度を理解するための，解説的な前提となる[47]。

さて，価値の概念と目的の実現を両軸とする目的論的倫理学と，通例，かかるものである限り規範の実現に基礎を置く義務論的倫理学との間に推定される相反性は，依然として未解明のままである。我々の意見

---

45) *Ibidem.*
46) *Ibi*, p. 103.
47) L. Melina, *Morale: tra crisi e rinnovamento*, Milano 1993, pp. 26 ss.

では，一方は他を排除しないし他に取って代わることもない。かえって両者は相補うものとして，価値と規範の一つのヴィジョンに組み込まれなければならない。すなわち，人の価値の実現に向けられた規範と人の価値は，それを個人的および社会的なふるまいに具体化するための規範を相互に必要とする。要するに，次のように結論づけなければならない。義務論的倫理学と目的論的倫理学は一つに統合され，両者は道徳的生を実現する二つの一義的態様とはみなされない。

しかし我々は道徳を理解するこの二つの態様についてしばし立ち止まろう[48]。

目的論的倫理学は，諸価値と自己の計画を実現することが，人の最高の任務であるとみなすよう方向づけられた倫理学を指す。諸価値と自己の計画の実現は，完成を待つ，「まだ-ない（non-ancora）」に「向かう-緊張」として表現される。この緊張は，人間性の完成に向けた任務として理解されるべき生と無関係なものではない。したがって，人，人格，およびこの見方と一貫する諸価値の定義をいかにして度外視しうるのか，換言すると，いかにして人の自然本性と真理の定義なしにすませることができるのかは明らかではない。このような諸価値を欠く計画の実現は，それを革新的で威圧的な〔伝統，因習，秩序等への〕反逆（titanismo）に還元しようとしない限り，計画の実現とはみなされず，人の存在論的真理という視点で評価されるべきでもない。最終的にはどの計画の実現も，規範や義務論によって示される諸々の具体的行為や客観的ふるまいに翻訳されるべきであろう。

アリストテレスや聖トマスのそれのような古典的倫理学説は，哲学史料によって，それらが主に最高善や人の幸福に従事してきた限りで，広く目的論的倫理学とみなされてきた。幸福の意味がそこから生ずる視点は，作因主体の，またそれゆえ彼に内在する意志の力動の内部から見た，人の活動という視点である。それらは実際に，一人称のパースペクティブから精巧に構築された倫理学であり，完全な人の善の欲求に大い

---

48) 義務論的倫理学と目的論的倫理学に関する興味深い試論は，R. Spaemann, *La responsabilità personale e il suo fondamento*, in Aa.Vv., *Etica teleologica o etica deontologica? Un dibattito al centro della teologia morale odierna*, Roma 1983 のそれである。

に注目せざるを得ないと考えられている[49]。一人称の倫理学は，人にとって善であるものに関する真理が実在し，かつ，到達可能であることを前提にする。それゆえこの類型の倫理学は，相対主義，および認識論的，倫理的懐疑論とは相容れない。帰結主義（consequenzialismo）と比例主義（proporzionalismo）は現代倫理学の文脈で出現するが，古典的な起源を持ち，これらは誤って，また不適切に，古典的な学説と同じ目的論的倫理学とみなされてきた。しかし現実には古典的目的論的倫理学の対極にある[50]。

　基礎（fondativo）レベルでは，帰結主義と比例主義の目的論は，功利性（l'utile）または安寧（il benessere）が，どれが正しく，どれが誤った活動かを定める基準であることが要求される。最初に，何が善や目的かを決定し，次いで，正義が善の最大化にほかならないところで，どれが正しく，どれが誤った活動かを決定する（スチュアート・ミルの功利主義倫理学）。道徳的判断の具体的なレベルでは，帰結主義は次のように推論する。すなわち，行為や規則はつねに，そして基本的に，それが現実を改善する結果に基づいて評価される。そしてこの仕方で，事象の善い状態を生み出すための規範科学として立案された新しい倫理学が形成される。倫理学を創設するこの仕方は，古典的な目的論的倫理学とは関係を持たない[51]。

　義務論的倫理学は，――他の道徳的懸念や究極目的論的および機能主義的性質の考慮に無条件に優先するところの――，一定の絶対的義務と一定の禁止を包含する，あらゆる倫理的概念を指す。この意味においては，カントのほか，たとえばロールズのように，善に対する正義の優位を支持する，今日の自由主義者が義務論者である[52]。近代および現代倫

---

[49] A. Rodriguez Luño, «Veritatis Splendor» un anno dopo. Appunti per un bilancio II, «Acta Philosophica», 1996, I, 5, 66. この論文では，回勅『真理の輝き』に引用されている目的論的および義務論的倫理学説の余すところのない深遠な分析が提示される。

[50] この問題についてのさらなる掘り下げとして，Rodriguez Luño, «Veritatis Splendor» un anno dopo. Appunti per un bilancio II を参照。著者は実践的目的論（聖トマス，マリタン，フォン・ヒルデブラント）と規範的目的論（スチュアート・ミル）または帰結主義と比例主義を区別する。

[51] この点については多くの観察がなされるべきであろう。Rodriguez Luño の上掲論文 61-69 頁の参照を勧める。

[52] Rawls, A Theory of justice.

理学は，人の究極的善の問題を放棄し，正しいまたは誤った活動の決定と，規範の個別化と基礎づけ（fondazione）に注意を集中する。このため，〔近・現代倫理学は〕かかるものである限りにおいて道徳的活動に特有の意志の力動が姿を消した，第三者の視点から精巧に構築された倫理学とみなされる。その基本的な措定は以下である。甲（Tizio）が活動「X」を実現した。かかる行為は正か不正か，義務かあるいは道徳的に禁じられているか。このような仕方で倫理学は人の善と目的の倫理学よりも，むしろ行為と規範の倫理学になる。

　義務論は，究極的な人の目標や目的も，また人の究極目的によって定められた概念もまったく前提としない仕方で，諸々の主要原則に準拠することを正当化する一つの形態である。「正義は，その要求が優位を持つ限りにおいてのみならず，その諸原則が独立の起源を持つ限りにおいても，善の前に来る」[53]。この意味において，義務論的倫理学の古典的モデルはカント倫理学である。

　この考察全体は，以下のように結論することを我々に許す。すなわち，キリスト教道徳のような目的論的倫理学においては，善の概念が正しいことから独立でないのと同じく，正しいことあるいは間違っていることの基礎づけは究極的な善から独立ではない。目的論的倫理学が何らかの倫理的要求に絶対的価値を帰する事実は，それが義務論であることを意味しない。目的論のパースペクティブにおいては，究極目的が道徳的生の中心である。目的は正しい活動によって「最大化」されうる善ではないし，目的という観念から出発してどれが正しい活動であるかを引き出すこともできない。倫理的諸徳は，実践理性の諸原則と諸々の倫理規範の基礎である。この意味で，目的論的倫理学は同時に義務論であるが，人の善と目的であるものから規範を導く人間学的および存在論的基礎づけを持つ。

　結論として，完全でバランスのとれた倫理学的議論の領域においては，この二つの思考形態〔目的論と義務論〕は，必然的に相互に排斥されるべきではない。反対に，つねに目的の実現へと方向づけられた人の活動の全体的な見方によって，一致して補完し合わねばならないだろ

---

53) M. Sandel, *Il liberalismo e i limiti della giustizia*, Milano 1994, pp. 12-13.

う。つまり，具体的行為において実現へと向けられた〔目的論の〕手段を通して，そして次にはまた，義務論的諸価値と諸規範によって表現される〔義務論の〕手段を通して。

すなわち，義務論的判断と目的論的判断の「調和した使用 (utilizzazione concertata)」[54] を実現する必要があるだろう。とりわけ生命倫理学において，一方では，教条的厳格主義——規範の絶対化が偽善 (fariseismo) に変質することで終わる——に連なる〔目的論の〕リスクを避けるために。他方では，適切な仕方で，人がそれに基づいてふるまう「善」の道徳的概念を正当化しえず，活動の結果から可能な最大の善を引き出すことに労苦する〔義務論の〕リスクを避けるために。

現代倫理学のパースペクティブ[55]

ポッセンティは，現代倫理学に繰り返し現れるいくつかの核心を際立たせる。a. 宗教からと同じく形而上学からの倫理学の分離，b. 善と徳の問題を犠牲にした手続的および抽象的要素の増大，c. 絶対者との関係の倫理学と同じく個々の主体の倫理学に関する問題の忘却を伴う，公共倫理学の問題への集中。すなわち諸々の目的と価値の非合理性に関する中心的な公準（ヒュームの法則）の非超克，d. 善の暗がりを行くことは，現代世界における目的因の危機と，科学の作用因の相関的な誇張に結び付く，e. 義務論と目的論の分離。

規範の義務論的パースペクティブは根源的なものたりえず，倫理学は規範・法の観念の周囲にのみ回転させることはできないことを想起する必要がある。後者はかえって善と善き生の目的論的倫理学に基礎を置かなければならない。道徳科学を精巧に構築するに当たって，規範の観念は決して根源的なものではない[56]。すなわち，「善い」と「義務として課

---

54) Viafora, *Fondamenti di bioetica*.
55) V. Possenti, *Prospettive sull'etica*, in *Essere e libertà*, Soveria Mannelli 2004, pp. 207-246.
56) F. Botturi (a cura di), *Le ragioni dell'etica. Natura del bene e problema fondativo*, Milano 2005.

せられる」の二つの述語のうちでは，前者がより根源的なものである。

とりわけ，善の理論から自由の理論を分離することは，選択の自由それ自体の正当化を水泡に帰する。というのも，選択の自由の正当化は，主体の意志が無限の「善」に必然的に引きつけられるときにこそ演繹しうるからである。意志はその結果として，多様な有限の善の前で自由であること，すなわちそれらに必然的に引きつけられないことが帰結する。単に表面的な逆説のみによって，有限の善に対する選択の自由は，意志が無限の「善」の前で遭遇する必然から厳密に演繹される（cfr. トマス・アクィナス『神学大全』I-II, q.10, a.2）[57]。今日の自由の哲学は，神を含む全現実を，それ〔自由〕に，この「X」に，この暗い深淵に吊り下げることを試みた。自由と「善」との関係の転覆は眩暈へと，不合理で盲目の自由の深淵（深淵たる根源 Urgrund che é Abgrund）を「第一原理（Principio）」として据えることへと導く[58]。

── 人間学の沈黙

人の本質を実現して人の目的を達するために，人はいかにあるべきか，またあらねばならないかという人の観念から切り離された仕方で，人への言及なしに，倫理学が労苦して構築される傾向がある（人の自然本性と目的の観念なき倫理学）。ここでは人格を無視して主体に向かう。主体の概念と人格の概念の間には相違がある。すなわち，主体はある本質（un'essenza）を持ちつつ，実在と活動を営むものである。他方，人格は精神性，認識，自由の徴である存在論的完全性の一定の階層，すなわち自分自身に目的をあてがいつつふるまう小宇宙を意味する。現代倫理学は，話し，対話し，コミュニケートする主体を認識するが，その個別的な実体，その自由，その精神性，その全体性をもって実在する人格

---

[57] （訳注）「『現実に色あるもの』がかく視覚の対象であるごとく，同じような仕方で『善』が意志の対象なのである。だからして，もし普遍的に善であり，いかなる観点に立っても善であるがごとき対象が意志に提示されるとするならば，意志は，いやしくもそれが何ごとかを意志するものなるかぎり，必然的にこのものに向かう。すなわち，これに対立するものを意志することは不可能なのである。もし，だが，いかなる観点に立っても善であるのではないような何らかの対象が意志に提示された場合，意志は決して必然的に，このものに赴くわけではない」。トマス・アクィナス（村上武子訳）『神学大全 第9冊』創文社，1996年，223頁。

[58] L. Pareyson, *Ontologia della libertà. Il male e la sofferenza*, Torino 1995.

を認識しない。倫理学と人間学とを繋ぐ必要があり，そして倫理学は諸規範の根拠の彼方にまで赴くことを認識する必要がある。人の理論と諸規範の理論とを結びつけることなしに，このことは理解できないと思われる。いかなる手続的実践も，「善」と人の本性の実在を知覚するレベルで不足するに至ったものを補うことはできない[59]。

― 「超越的」の観念の歪曲

現代哲学は，主観的パースペクティブを客観的パースペクティブに対置することで，実在するすべてのものについて賞讃される属性である超越的（trascendentale）の正しい観念の視覚を失った。諸々の超越的なもの（i trascendentali）は，意志（intenziona）以上に霊魂・心・意識（anima - mente - coscienza）に関わる，存在の諸々の普遍的様相である。そして，存在における超越的なもののうちには，通例，主体・人格・霊魂の超越的な性格がつねに包含される。中世の学説によると，存在における諸々の超越的なもの（一，〔驚異的な〕何か，真，善，美）は，別名，存在であるところの人格に関してかかるものである。

現代哲学は，霊魂・人格（l'anima-persona）を，存在や他のもの（il altro）から分離することに取り組み，前者を形式的な自我（Io）に昇格させた。我々は全体（l'intero）に向かう道と，存在の普遍的な諸々の様相を認識する可能性とを失い，思考と実在との間の異種同形（isomorfismo）という思索上の中心点を避けて通った[60]。しかし〔未知のものへと開かれた〕人格の無限の意図的な可能性（apertura）がひとたび廃されるなら，その他性がつねに縮減的に捉えられるおそれのある他のものの受容については，何らかの水準を確立することに労苦することになるだろう[61]。

---

59) Vl. Soloiev は言及する。「道徳哲学に固有の主題は善の理念である。かかる哲学研究の意図は，理性が経験の影響下で，かかる理念に尊敬を抱くもののすべてを明るみに出し，かくして——我々にとって本質をなす——何が自らの生の目的と意味でなければならないかを発見する問いに対する解答を与えることである」(*La justification du bien*, Genève 1997, p. 2) citato da Possenti, *Prospettive sull'etica*, p. 210.

60) G. De Anna, *Realismo metafisico e rappresentazione mentale. Un'indagine tra Tommaso d'Aquino e Hilary Putnam*, Padova 2001.

61) Cfr. Possenti, *Prospettive sull'etica,* pp. 235-236.

討議倫理学（ハーバーマス）[62]

―討議倫理学の前提

討議倫理学は，ウェーバーによって主題化された「世界の覚醒」から，また世界の諸々の道徳的ヴィジョンの対立的な多元論から，またポスト宗教，ポスト形而上学のパースペクティブの受容から出発する。道徳的討議の領域における，合意へと方向づけられた理性の営みは，よりよいものの欠如において支持するに値する「最後の浜辺」として残る。もっとも実際の帰結は控え目なものでありえ，市民生活においては実定法の必然的かつ実質的な支えを要求する。

―討議倫理学の性格

討議倫理学は，理論的・伝達的手段によって，規範の基礎づけの問題に関するカント哲学の理論を再定式化しようとする。カントの論述において説明されるべき中心的要素は，規範や命令に規定された価値（valore），あるいはその効力（validità）である。そこでは，定言的命令の定式句に従って普遍化されうる諸規範が有効とされる。

ハーバーマスの総括によると，討議倫理学は，以下のように概説される。1. 形而上学的思考のレベルでしか構築されえない善に対する正義の優先を認めつつ，正義の義務論上の問いと善き生の問いとを明確に区別する。2. 実践理性を，本質的に手続的で形式的なものとして明示する。3. 理論上の真理と実践上の効力の概念を，普遍的な間主観的な合意の意味において再定式化する。すなわち，「実際の討議に参加する関係者全員の合意に達しうるような諸規範のみが効力を要求しうる」[63]。議論への参加者の相互承認の規範には，すべての人を主体として承認する

---

62) J. Habermas, *Etica del discorso*, Bari-Roma 1993; Id., *Teoria dell'agire comunicativo*, Bologna 1997; Id., *L'inclusione dell'altro*, Milano 1998; Id., *Fatti e norme*, Milano 1996; V. Possenti, *Metafisica, problema della verità, pragmatica trascendentale*, in *Annuario di filosofia 2000*, Milano 2000; Id., *Postazione*, in J. Maritain, *La filosofia morale*, Brescia 1999; Possenti, *Prospettive sull'etica* pp. 219-230.

63) Habermas, *Etica del discorso*, p. 8.

規範が含まれる。4. 諸規範へと方向づけられた，また手続および公的効力にかんがみてその正当化へと方向づけられた討議倫理学は，意志，徳，およびその教育学を完全に脇に置く。「実体的な（sostanziali）」諸々の貢献を放棄しつつ，道徳的事象と哲学的倫理学の，限られた，手続的な，「虚弱な」理解を与える。実体的な道徳的直観から遠く隔たった，形式的要素と手続主義的な態度を強調する。実質的な（materiali）諸規範の創設は「実際の討議」に委ねられる。

――手続的理性

多元主義社会においては，包括的な世界のヴィジョンは氷解し，良心の道徳は自然法（かつて宗教的または形而上学的意味において基礎を据えられた）に対して十分な基礎を提供しない。合法性（legittimità）の必然的基礎は，手続的理性と法律（と諸々の倫理学）をもたらす民主主義的手続になる。かかる仕方で，民主主義的原則は，道徳的原則から独立した，固有の根源を持つ傾向を帯びる。「そのうえ人格の観念の著しい貧弱化が，アプリオリにポスト形而上学に加わる。人格は主体という言葉に取って代わられ，次いで言語学的な作用と間主観的な合意を介して定義されるようになり，ついにはその言葉自体が姿を消す」[64]。手続とコンセンサスの二つが合理性の基礎になる。受容されたポスト形而上学から，以下のことが引き出される。間主観的な決定に先立つ道徳的序列のようなものは存在しないこと，また，正当な法秩序は観念的に中立でなければならないこと。

――間主観性は普遍性の位置を占める

倫理学的理性の最高規則は，全員が望むことを尊重することについての間主観的合意になる。それゆえ，形式や手続は内容にまさる。あるいは，後者は前者に順応する。価値と規範／義務の間に分離があり，第一のもの〔価値〕の上に第二のもの〔規範／義務〕を打ち立てることは不可能である。この分離によって，規範の直接的基準はもはや価値ではなく，間主観的に，また，手続的に到達した合意になる。

---

64) Possenti, *Prospettive sull'etica*, p. 226.

手続主義は，たとえば人間関係の問題や道徳的責任の問題のような実体的な諸問題の検討を促進しない。

人格主義生命倫理学のいくつかの派生命題と原則

　人格主義倫理学のパースペクティブによって比較された，人格主義倫理学の意義と内容に関する以上の序論から，我々は今や生命倫理学，すなわち生物医学領域における人の生命に対する人的介入について，そのいくつかの原則と方向づけを明快に述べ，明確に表現することができる。これらの諸原則は，我々が本書の各論の部で検討する諸事例への適用において，その威力（portata）を発揮するであろうが，以下に原則を提示し，その正当化根拠を示すことが有益であるように思われる。

　これらの原則の正当化根拠は，我々が前章までで示したところから導くことができる。それゆえ，それらが提示された理由と援用された動機を想起することで十分であろう。他方，生物医学の様々なケース，あるいは生物医学の実践と関連する主要な倫理学的契機への適用は，次章以下の論述においてよりよく論証されるであろう。

物理的生命保護の原則[65]

　我々は，人の物理的，身体的生命が，いかに人格に付帯的な何かを表すかではなく，いかに人格それ自体の基本的な（fondamentale）価値を表すかを，すでに考察した。我々が「基本的な」価値と言うのは，身体的生命は人格の豊かさの全てを極め尽くすものではないことが理解されなければならないからである。人格は，身体的生命であると同時に，何よりもまず精神であり，それゆえ，かかるものとして，身体そのものと時間性を超える。しかし身体は人格と一体（coessenziale）であり，その最初の具現化（受肉）であり，唯一の基礎である。この基礎において，

---

　65)　我々は，今や定着した「物理的生命（vita fisica）」という表現を使用するが，それは，身体と精神の合一という人格の全体論的概念を縮減した，まずい表現であることを認める。「物理的生命」は，有機的生命，すなわち人格の発達全体の唯一の一体化された基礎（fondamento）を意味する。

またこの基礎を通して，人格は実現し，時間と空間に介入し，自らを表現し，自らの存在を示し，自由，社会性を含む，また自らの将来の計画を含む，他の諸価値を構築し表現する。

かかる「基本的な」価値の上にのみ，人格の全体的で精神的な善が存在する。それは，かかる精神的で道徳的な善が，身体的生命の犠牲を通してでなければ達成されえないときにのみ，身体的生命の犠牲を要求しうるであろう。そしてこの場合には，問題になっているのは精神的で道徳的な善であるから，他の人々によって決して強要されることはできず，自由な贈与として実行されるだろう。殉教者は，人格と社会の道徳的善を実現するために他の手段がないときにのみ，法に反することなく生命をささげる。そしてこの場合には，いずれにせよ，この状況について責任がある者は，この生命の喪失についても責任がある。要するに，殉教のケースにおいては，生命の抹消を実現する者は，もともと殉教者ではなく他者である。殉教者はただ最高の善への忠実によって，惹起された危険に身をさらすことへと導かれただけである。

我々は，一見すると，人の生命の不可侵性についての道徳の命令に矛盾するように見えるケースについて示唆した。

次いで，様々な類型の人の生命の抹消の評価に関して，この原則の重要性が浮上する。たとえば，殺人，自殺，中絶，安楽死，大量虐殺，侵略戦争，等々。次章以下で，我々は生物医学の領域に加わる，水面上に現れたこれらのケースのいくつかを，あらゆる含意において検討する。しかし生命の尊重と，同じく生命の保護と促進が，いかに自分自身に対する，また他者に対する，人の倫理の第一命令（il primo imperativo etico dell'uomo）であるかを，以下で浮き彫りにする必要がある。ここで問題になるのは，単なる尊重だけでなく積極的保護と促進でもあることを，おそらく強調する必要がある。人権を取り扱う国際的な権利憲章は，生命とその不可侵性を前面に掲げる[66]。

〔これらの憲章は〕他者の生命や他者のよりよい政治的・社会的条件を

---

[66] 国連総会によって1948年12月10日に承認され，公布された「世界人権宣言」は第3条で言明する。「どの個人も，生命，自由および身体の安全への権利を持つ」。1950年11月4日にローマで公布された「人権と基本的自由保護のための欧州条約」は第2条で言明する。「あらゆる人格の生命への権利は法律によって保護される」。

支援するために，誰かの生命を直接的，意図的に抹消するという仮説（人格自身の，またコミュニティの全道徳的善のために生命を失う危険を冒して，自発的に自己を与えることに関する上述のケースとは異なる！）を考えることはできないことを——なぜなら人格は価値の全体であって，社会の一部ではないからである——，ようやく想起させるケースである。

人の生命の性質について，およびその基本的な価値について，カトリック教会は，豊富な，そして啓示された真理によって豊かにされた学説を公文書で表明し[67]，その伝統全体にまとめ上げた。それは，我々がここで適切に引用することのできない，神学的人間学を構成するところのものである。しかし重要なのは，生命の尊重，保護，促進の倫理的義務が合理的で普遍的な効力を持つことを，再び強調することである。

ここで，下位の水準における生命，すなわち植物界における生命，動物界における生命の価値についても言及しうるかもしれない。これは，今日エコロジー運動が非常に敏感に反応するテーマである。我々は，これらの生命もまた価値を持ち，宇宙における様々な形態の生命のバランスが人の健康や生の存続に関係していることを認識しなければならない。それゆえ，この〔生態系の〕バランスを保つ義務が存在する。しかし忘れてはならないのは，人は存在論的に最高かつ超越的な水準を示し，下位の存在の生命界，またそれゆえ動植物は，生来的な生物学的連鎖のゆえに，人によって利用されることが可能であり，また利用されなければならないことである。もっともその利用は，略奪，暴力のための暴力，破壊，宇宙のバランスを危険にさらすことを意味しない。動植物の生命の保護は，時折見られるように，社会が人の生命に認める以上の位置を要求するところまで，あるいは臨床研究と科学の進歩のための動物の生命の使用を阻止するところまで強調されてはならないだろう。

人の生命の促進の領域に，人の健康の保護というテーマが加わる。我々はすでに健康の定義に関する諸々の概念を発展させた。一般原則の

---

[67] 信仰教理聖省の「人工妊娠中絶に関する宣言」は，かくして表明する。「人格の第一の権利は，その生命である。人格は諸々の他の善を持ち，そのいくつかはより貴重である。しかし前者は基本的な善であり，他のすべての善の条件である。この権利を構成するのは，他者の側からの承認ではない。それは，承認されることを要請し，それを拒絶することは，断固として不正義である」(n.11)。

この提示に当たって、今ここで付け加えなければならないことは、我々が直前に述べたことと一貫する二つの言明に要約されうる。すなわち、生命への権利は、いわゆる「健康への権利」に先行する[68]。他方で、すべての人たる存在について、またすべての人たる存在の必要性との釣り合いにおいて、その健康を保護し、促進する道徳的義務がある。

　最初の言明は明白なもののように見えるだろう。すなわち、人は生きている人格の健康についてのみ語ることができ、健康は生きている人格の一つの質である。しかし、誰かの健康のために他者の生命が危険にさらされ、その生命が抹消されるとき、周知のとおり、これ〔最初の言明〕とは異なった仕方で、そして今日では歪曲された仕方で理解された、いくつか〔の健康の概念〕から、問題が生ずる。たとえば、医学的および医学的・社会的指示に基づく、いわゆる治療的中絶の合法化は、そのようなケースを示すものである。そこでは、生命は十分な「生命の質」を有するときにのみ受容されうることを支持する者によって、この生命・健康の関係が歪曲される。我々が忘れてはならないのは、今日、西洋では、快楽主義の意味において構想された健康の概念を強調する傾向が見られ、その一時的な安寧のために社会がますます多額の保健費用の重荷を負わされるほどにまで、健康が最高の善とみなされていることである。

　この構想において危険がもたらされる。まず経済的安寧（il benessere economico）が、その過剰によって健康への新たな脅威をもたらす危険（ドラッグ、アルコール中毒、薬物濫用、性生活や栄養の障害のような、安寧の病）。他の危険は、脅かされた健康を回復するための過剰な出費が、器質的原因に由来する重病の予防と治療に使うべき経済力を吸い上げてしまうことである。すなわち、ある人々の健康を過度に保護することが、発展途上国の多数の人格の健康をなおざりにしたり、「裕福な人」の安寧を脅かす恐れがあるという理由で拒絶される障害者、高齢者、不治の病者、胎児のような、より無防備な者を直接疎外したりすることへと導く。

　かくして、ここで別の要求が生ずる。健康、すなわち生命に従属し、

---

68) E. Sgreccia, *La posizione della Chiesa di fronte alla vita e alla salute nell'attuale contesto socioculturale*, «Camillianum», 2005, 13 n.s., pp. 9-31.

それに由来する価値は，各人の必要性と釣り合った仕方で，全員のために促進されなければならない。ここで問題とされるのは，いかなる国家も保障しえない「健康への権利」ではなく，健康の保護と促進に「不可欠な手段と治療への権利」である。かくして世界保健機構の次のような言明もまた承認しうる。

> 「どの個人も，栄養，衣類，居住，医学的治療および必要な社会公共事業への特別な配慮とともに，自己および家族の健康と安寧を保障するために十分な，暮らしへの権利を有する。また失職，病気，障害，寡婦，老年のケースにおいて，およびその意思とは独立の事情による生計手段の喪失のいずれのケースにおいても，安全への権利を有する」[69]。

同じ世界保健機構の規約は，各市民の健康の保護における様々な諸国民（popoli）間の平等の基準を言明する。いわく，

> 「各人にとって可能な，よりよい健康状態の所有は，——どの宗教，人種，政治的意見でも——，すべての人々の基本的権利の一つであり，すべての諸国民の健康は，世界における平和のための基本的条件である」。

最重要の倫理的かつ存在に関わる問題が問われているにも拘わらず，諸々の国際憲章が語らないことは，健康の促進の権利とともに，人の人格主義的および超越的見方の内部で，避けることのできない苦痛と死を容認することを，個々人に教える必要もあるということである。我々は今日，必ずしも神学的性格のものではない多くの特殊研究によって，以下のことを知っている。すなわち，一切に関わりなく，また人の生命における生来の限界のゆえに，苦痛，犠牲，そして死が存在の地平に現れ

---

69) 「WHO規約（*Costituzione dell'Organizzazione Mondiale della Sanità*）」25条（1948年12月）。1978年9月12日の「アルマ・アタ宣言（la *Dichiarazione di Alma Ata*）」と，1979年9月24日にマピュート（Maputo）で公表された「アフリカ地域の公衆衛生の発展憲章（la *Carta dello sviluppo sanitario della regione africana*）」も想起される。

るとき，それらを受容しないことは，引き続き人格性全体に，また文化的世界それ自体に，特に高度に経済の発展した国々に，不安を引き起こす[70]ことを。しかしこのテーマについては，後に立ち戻らなければならない。〔ここでは〕ただ，生命保護の原則に関連するこの含意に言及する必要があった。

生命の保護と促進は，生命の一部をなす死のうちに限界を持ち，健康の促進は，病気――可能な限りにおいて治療され治癒され，いずれにせよ，たとえ不治の場合も，積極的な尊重の態度をもって配慮される病気――のうちにその限界を持つ。

自由と責任の原則

我々はすでに，自由・責任を倫理的行為の源泉とみなした。ここではそれについて，生命倫理学のテーマへのいくつかの反映を考察しなければならない。

生命倫理学の局面に適用される注釈は次のとおりである。すなわち，生命保護への権利は，自由への権利に優先する。換言すると，自由はまず最初に，自己の生命と他者の生命に責任を負わなければならない。この言明は，自由であるためには生きている必要があり，それゆえ生命は必要不可欠なすべてのもののための，自由の行使のための条件であるという事実によって，正当化される。

明白であるにも拘わらず，この言明は，今日，医学倫理学の領域において多くの問題を提起している。たとえば，いわゆる「安楽死への権利」に関して。しかし人は選択の自由の名において，生命を恣に抹消する権利を持たない。他には，精神病者のための義務的治療の領域において，あるいは宗教的動機による治療拒否の前で適用される。

さらに，この原則は，自己および他者の生命と健康を救済するための通常の，かつ釣り合った治療に協力する，患者の道徳的義務を一般に承認する（いわゆる医師と患者間の「治療同盟」）。医師が良心において治療を施す必要があると考えるとき，生命にとって，また生存を続けるために不可欠な治療を拒否する患者に関するケースのような，ある一定の場

---

70) E. Becker, *Il rifiuto della morte*, Roma 1982.

合においては，法律が義務的治療のための手続を規制しなければならないだろう。いわゆる新生児の安楽死を実施することによって，奇形の新生児の養育を拒否する親のケースはその典型である。〔このケースにおいては〕新生児の生命に対する親の自由の濫用は明らかである。

　他方，患者の自由・責任の原則自体が，もし自由に優先し自由を上回る価値であり，第一の責任を要請する物理的生命保護の原則によって限定されるなら，それはまた医師の自由と責任をも制限する。医師は，生命が問題になっていない他のすべてのケースにおいて，強制的に治療することはできない。それは患者の同意の問題である。患者が医師または病院組織に身を委ねる瞬間に，暗黙の同意がある。というのは，医師は治療と健康の回復に必要なことを行うからである。しかしこの同意は，当初の予想を超える機会——リスクまたは損傷をもたらす治療，無効な結果を引き起こす別の可能性があるにも拘らず思い切った療法を試みること，薬剤の実験〔治験〕——を提供する可能性があるたびごとに，患者に治療の経過を伝え，さらなる明示的な同意を求める義務から医師を免除するものではない。生命と健康は優先的に患者の責任に委ねられること，そして医師は，患者自身が自らについて有する権利を凌駕するような他の権利を患者に対して持たないことを，つねに思い起こす必要がある。もし医師が患者の要求や意志を倫理的に受け入れられないと考えるときには，患者に対して熟考するよう，また他の病院や他の医師に関わるよう促しつつ，自らの責任を切り離すことができ，またときどきそうしなければならない。患者の良心は医師によって侵害されえず，医師の良心は患者によって強制されえない。〔すなわち，医師と患者は〕両者とも，人格的な善としても社会的な善としても，生命と健康に対して責任を有する。この原則は，個々のケースについて，多数の明確な表現として示されるだろう[71]。

---

71) R. Limat - C. Josserand - B. Nicod - M. Ogier, *Du soin à la contrainte. Quelques interrogations éthiques vécues par l'infirmier(e) dans la pratique des soins*, «Médecine et Hygiène», 1984, 42, pp. 1177-1182; G. Bonjean - J. Bouchard - P. Forestier - N. Perrin - G. Piot - N. Lery, *Le refus de soins. La dimension éthique du problème*, *ibi*, pp. 1184-1190.

全体性の原則あるいは治療原則

これは医学倫理学の根本的かつ特徴的な原則の一つである。それは，人の身体は異なった部分から成り，また唯一の人格的な存在によってそれらの間で有機的，階層的に統合された一つの全体（un *tutto unitario*）である，という事実に基づく。

第一のそして基本的な原則として我々が描いた生命の不可侵性の原則は，〔この原則によって〕否定されない。この原則はそれとは反対に，主体全体と生命そのものを救うために，有機体（l'organismo）の一部を毀損するような仕方で切除しなければならないときにも適用される。この原則は，要するに，医学的，外科的治療の適法性と義務性のすべてを支える。虫垂を切除する外科医は，この切除がその有機体の救済に必要であるという尺度において，道徳的に正当化され，また義務づけられる。この原則が治療原則とも呼ばれるゆえんである。

同じ原則は，癌の切除，危険を伴う介入，また，たとえば子宮癌の切除の結果もたらされる治療的不妊手術におけるように，重大な損傷を生じうる介入が問題となる場合，より顕著な適用がなされうる。これらのケースにおいては，他の正当なまたは義務的な目的に向けられた介入に付随する損傷は，「間接的意志」の基準に従って倫理的に受容しうると考えられる。

この原則もまた，その定式のうちに簡潔に示されるが，時折個々の問題の前でよりよく理解されるような，デリケートな道徳的問いを提出する。

まず，この治療原則は，適用されるためのいくつかの条件を要求する。1. 健康な有機体を救うための，病気の部位あるいは病苦の直接的原因への介入が問題になっていること，2. 病気に対処する他の方法や手段がないこと，3. 十分かつ比較的高い成功の可能性があること，4. 患者または権利を有する者の同意があること。これらのケースにおいては，物理的完全性（*l'integrità fisica*）は生命ほど問題とされていないことは了解ずみである。しかし物理的完全性もまた，身体性における，非常に高度の生来的な善である。それゆえ，それは，身体が結合されている上位の善のためにのみ，危険にさらされ，または損なわれうる，人格

的な価値である[72]。

　この治療原則は，外科的介入のような一般的なケースにおいてばかりでなく，治療的不妊手術，臓器移植，遺伝子治療のような，より特殊なケースにおいても独自の適用がなされる。

　ある人々は，また神学者も，このように治療法の範囲内に人格の心理的次元や心理社会的な（psicosociale）主観的安寧をも包含することによって，あるいは介入の手段や方法に注目することなく全体性の概念のうちに最終的な結果の全部を包含することによって，「全体性」の概念を物理的有機体と身体性の外に広げようとした。これらは医学倫理学の議論において，いまだに熱い論点である。

　我々は，これに関して，避妊のための不妊手術と体外受精およびいわゆる治療的中絶の問題を想起しうる。これらのケースにおいては，有機体の意味において，また固有の意義において理解される全体性の概念を合法的に適用することはできない（我々は本書の各論部分において個々の議論を検討する）。

　この原則は，すでに指摘したとおり，ある者には，有機体説的（organicistico）な意味で解釈される。それによると，有機体の一部は，それが物理的に理解された同一の有機体に有益であるときにのみ侵害されうる。他の者は，――物理的有機体や，物理的有機体と精神的善との調和的再編成は捨象して――，全体性を心理的または心理社会的な安寧の意味に解しつつ，広義の解釈を付与する。最後に，――我々にはよりよい解釈であるように思われるのだが――，人格の物理的，精神的および道徳的全体をそこに包含しつつ，したがってそこでは物理的有機体の善もまた尊重されるところの人格性の全体性において，全体性を理解する者もある。

　身体はそれゆえ，（その余について注目することなく）排他的な意味において捉えることはできないが，断定的かつ唯一の意味において，すなわち人格の精神的および道徳的善の全体における身体的善を考慮するこ

---

72) Häring, *Liberi e fedeli in Cristo*, III, p. 131; M. Zalba, *Totalità (principio di)*, in *Dizionario enciclopedico di teologia morale*, pp. 1141-1149; Id., *La portata del principio di totalità nella dottrina di Pio XI e Pio XII e la sua applicazione nei casi di violazioni sessuali*, «Rassegna di Teologia», 1968, 9, pp. 225-237.

とによって捉えられる。これらの解明は，避妊と不妊手術の諸問題に関する論議において，個別的な仕方で再び繰り返される。

直ちに述べる必要がある。人格の全体的，道徳的および精神的善に言及せずに，また物理的有機体の善も考慮せずに，物理的毀損を正当化するために心理的および心理社会的動機づけの概念を受け入れることは，客観的な準拠基準から離れて身体性の恣意的操作に至ることを意味するであろうことを。心理社会的類型の思考によって，人は，強制的不妊手術，安楽死，そしてまさに中絶のような，人格に対する暴力的活動をも正当化するに至りうる。

最後に，「釣り合った治療」（proporzionalità della terapie）の規範として定義されうるさらなる応用規範は，この全体性の原則または治療原則と関係する。

この規範は，まさに，ある治療を実施するに当って，それを人格の全体性の内部で評価することを可能にし，それゆえ，その治療がもたらす危険と利益との間の一定の釣り合いを要求する。——あるいは有効であるかのような印象を与えて患者を欺くような，あるいは予想できる成果がないのにも拘らず「すべてを行いたい」患者や親の要求を満足させるような，あるいは患者に対する利益がないのに秘密裏に治療を試みるような——，不釣り合いな治療を実施することは，たとえば死にゆく者や不治の病者に関して〔各論の章で〕明確にする機会を持つとおり，攻撃性や治療の執拗性を証明するものである。

この全体性の原則あるいは治療原則に，いわゆる「二重結果を伴う活動」のケースにおいて発生する「間接的自由意志（volontario indiretto）」の正当化基準が関係する。倫理学的見地から，一方は肯定的，他方は否定的である。続く頁で，かかる状況を概略する。

社会性と補完性（sussidiarietà）の原則

この原則もまた，当初は道徳神学の内部で，（やはり前述の全体性の原則として）発達したが，今日では国際的な指示においても，保健福祉事業が系統立てて計画されるときにも，広く共有されている。実際，医学の社会化がますます語られている。

まず，社会性の倫理原則を，組織的・政治的な社会化の定式から区別

する必要がある。

　社会性の原則は，自己の隣人の善の実現に参与することにおいて自分自身を実現するよう，いずれの人格をも義務づける。この原則は，生命と健康を促進するに当って，各市民に対して，自己の生命と他者の生命を単に人格的な善だけでなく，社会的な善とみなすよう義務づけることを可能にする。また，コミュニティに対して，各人の生命と健康を促進し，各人の善を促進しつつ共通善を促進するよう義務づけることを可能にする。

　人格は本質的に社会へと開かれており，社会性は人格性に内在する性質である。そして生命と健康，すなわち人格の第一の善については，各人の生命と健康が他者の助力にも依存することを，まさに事実の状況が立証している。この倫理原則の重要性に気づくためには，公害と伝染病に関する公衆衛生の状況を考察すれば十分である。また，専門職，所轄官庁，立法的介入の多岐にわたる協力がある限りで健康の回復が可能であるような，保健福祉事業を構成する公共事業全体を観察すれば足りる。

　社会性の原則は，周知のとおり，ドナーに一定の損傷をもたらして臓器や組織の贈与を正当化するところまで達することができる。また，社会福祉の有志に刺激を与えることができる。ほとんど世界中で生じたように，病者に対する健常者の同胞的奉仕という意向だけで社会福祉事業（公立病院，個人経営病院，ハンセン病療養所）を生み出すこともできる。

　しかし社会正義の点から見ると，この原則は，たとえ裕福な人々を犠牲にしても，必要な治療にアクセスする手段を全員に保障するよう，コミュニティを義務づける。

　だがここで，社会性の原則は補完性の原則[73]と結合する。この原則に

　73）　補完性の原則または教義は，ピオ 11 世の『40 年回勅』（*Enciclica «Quadragesimo anno»* (15.5.1931) di Pio XI, in *Tutte le Encicliche dei Sommi Pontefici*, pp. 912-955）によって提出され，第二ヴァチカン公会議によって『現代世界憲章』（*Costituzione pastorale «Gaudium et Spes»*, nn. 31, 63, 65, pp. 825-827, 899-901, 903-905）で，また特にヨハネ 23 世の回勅『マーテル・エト・マジストラ――キリスト教学説から見た社会問題の最近の展開』（Encicliche di Giovanni XXIII, *Mater et Magistra* (15.5.1961), 40-44, in *Tutte le Encicliche dei Sommi Pontefici*, pp. 1576-1622）および『地上の平和』（*Pacem in Terris*, n. 74, pp. 1645-1678）で再び取り上げられた。Häring, *Liberi e fedeli in Cristo*, III, p. 351 参照。

よって，コミュニティは一方で，より必要な場所でより以上に助けなければならず（より治療を必要とする者をより以上に治療し，より病んでいる者のためにより以上に費やす），他方で個人やグループの自由なイニシアティブを奪ったり，取って代わったりしてはならず，彼らがその機能を果たせるよう保障しなければならない。

　これらの原則は，生命倫理学の提要でそれに言及しようとすることが全く余分に思われるほど明白なものである。が，もし我々が，発展途上諸国における治療手段がわずかであればあるほど，保健衛生の社会構造がわずかであればあるほど，そこではかえってニーズが最大であると考えるならば，世界の保健衛生状況はなお満足のいくようなものとは言いえないことに留意する必要がある。その上，先進諸国においても折に触れて，次のような声が大きくなる。すなわち，──国家は膨大な保健衛生費に対処することはできないのだから，費用と便益の経済主義的原則を採用しつつ支出する必要があろう。それゆえ公衆衛生費のより多くは，もはや回復可能でないのであればより重篤な病者のためにではなく，まだ生産能力を持つ市民のために割り振られることになる──。保健衛生費のますます増大を前にして，ことによると，よりよく耐えうる者に対してより以上の犠牲が要求されなければならないかもしれない。しかしまさに補完性の原則の名において，より苦しんでいる，あるいはより重篤な患者から，福祉事業の治療を取り上げてはならないだろう。

　いわゆる「社会的安楽死」のアイディアが密かに進行するのは，実にこの途上である。それは，不治の病者，重度障害者，および精神病者を犠牲にして，社会の劇的で不吉な選択によって引き起こされる[74]。ここに至って社会性は矛盾する言葉になり，その意義の倒錯が現実化することになる。

　保健政策プログラムとしての医学の社会化は，これとは反対に，自由医療や集産主義医療とは別の保健制度の一つのモデルである。それは同時に市民の自由の尊重とその積極的な参加を促進しつつ，治療と保健福

---

74)　A. Franchini, *Le grandi scoperte della medicina*, in Agazzi (a cura di), *Storia delle scienze*, II, p. 388; P. Rentchnick, *Euthanasie. Evolution du concept d'«euthanasie» ou cours de ces cinquante dernières années*, «Medecine et Hygiène», 1984, 29 février, pp. 653-666.

祉事業の無償の手段を均等な尺度で全員に与えることを，客観的な理想として目指すものである。ここで問題になるのは，医師と治療手段の選択においては市民の自由に委せつつ，保健公共事業の組織化の責務を民主主義国家に担わせる，社会性の原則の適用方式である。そのねらいは確かに有効なものと考えられる——たとえ官僚的な中央集権主義，支出の超過，福祉事業の標準の平均化はもとより，さらに保健制度の管理機関の政治化のリスクを免れないとしても。しかし科学としての，福祉事業としての，また保健制度としての医学の状況について，より広範な議論がなされなければならないだろう。

北米の生命倫理学の諸原則

　生命倫理学に関する特殊文献，特に英語文献には，患者との関係について，また一般に生物医学分野におけるいずれの活動や選択においても，医師を導かなければならないであろう他の諸原則への言及が容易に見出される。

　生命倫理学における倫理学的基礎に関する章〔第2章〕で，大洋を隔てた地（米国）の議論においては，いわゆる「原則主義」が普及していることをすでに述べた。「原則主義」は，2001年に第5版〔2012年に第7版〕に達した非常に著名な書，『生命倫理学の諸原則』の中で，T・L・ビーチャムとJ・F・チルドレスによって理論化されたものである。著者らは公衆衛生分野で働く者に向けて，具体的状況における実践的・概念的な基準，すなわちそれによって自己の決定を正当化する道徳の初歩を提供する目的で，ある種の倫理学的「パラダイム」を精巧に構築した。大部分の生命倫理学の英語文献が20年以上にわたって言及してきたかかるパラダイムは，自律，施善・無加害，および正義の諸原則の定式化によって構成されている。しかしそれは，国際的な多元主義の生命倫理学に共通する用語として，根底にあるいずれの倫理学説からも独立したものでなければならなかった——たとえ事実上は，一応（*prima facie*）二つの理論，功利主義と義務論に照らして解釈されてきたとしても。

もし我々がより仔細に「原則主義」の体系が開始された場所の内部でこの概念を吟味すれば，当初は人に対する実験に限定して提示されたことが分かる[75]。実際，1974年から1978年まで，「生物医学と行動研究のヒト主体の保護のための国家委員会」が米国議会の命令によって，いくつかの一般的な倫理原則を割り出す特定の任務を与えられ，それらの諸原則が，その後，最終文書「ベルモント・レポート」を介して普及したのである[76]。これらの諸原則の動機は文書に明確に表明された。すなわち，個々の規範が適用時に実験者に強いてきた倫理的衝突の克服。かくして次のような提案がなされた。

1. 実験に巻き込まれる「人格の尊重の原則」。自律的主体──自律とは自覚的かつ強制なしに行動する能力を意味する──として主体を扱い，その自律が減じられ，または完全に欠如するときには保護することを含意する原則。この原則から直接的に引き出される必然的帰結は，主体または主体を法的に代理しうる者が，医学的取扱いに対するインフォームド・コンセントの義務を負うことである。

2. 実験的介入における「施善の原則」。すなわち，実験ごとにリスク／ベネフィット〔費用対便益比〕の関係を予め算定しつつ，害をもたらさず，リスクを最小限にし，利益を最大限にする原則。

3. 実験の負担とリスクの配分における「正義の原則」。

ベルモント委員会は，これらの諸原則に倫理学説の基礎を据えることについては何らの主張もなく，これらの原則を提示する──たとえ現実には，それらが明白に義務論の規範から引き出されたにせよ。

ところがこの同じ原則を創設する試みがビーチャムとチルドレスによって，1979年に最初に出版された前掲書において提案される。著者

---

75) その後の状況および考察については，A.G. Spagnolo, *Bioetica (Fondamenti)*, in *Dizionario di Teologia Pastorale Sanitaria*, Torino 1997; Id., *Principios de la bioética norteamericana y critica del principlismo*, «Bioética y ciencias de la salud», 1998, 3 (1), pp. 102-110; Id., *I principi della bioetica Nord-Americana, e la critica del «Principalismo»*, «Camillianum» 1999, 20, pp. 225-246 を参照。

76) The National Commission for the protection of human subjects of biomedical and behavioural research, *The Belmont Report. Ethical Principles and Guidelines for the Protection of Human Subjects of Research* (april 18, 1979), US Government Printing Office. ベルモント・レポートと諸原則の意味についての考察は，C. Viafora, *I principi della bioetica*, «Bioetica e Cultura», 1993, 3, pp. 9-37.

らには二重の意図があった。一つは，諸原則に基礎を置いたモデルを，実験分野から生物医学の全領域にわたるより広い分野に拡大すること，他は，それらの間でなお対立のある様々な倫理学説の内部においても，諸原則の使用を提案すること。

「原則主義」の根本的な点は以下のように要約されうる。1．諸々の決定を導くことができるような，医学の実践に本質的な諸規範は存在しない。2．医学における活動を導かなければならない四つの基本原則が存在する（施善，無加害，自律，正義）。3．かかる諸原則は個々の道徳的判断を定式化することによって，具体的な状況に適用されなければならない。

要するに，果たすべき活動について決定を下すための，個々のケースについての実践的な最終判断は，いくつかの実践的な規則——一定の脈絡において，またある特定の目的のために，なされなければならないか，なされてはならないことを一般化したもの——の適用から引き出される。そしてかかる実践的な諸規則は，とりわけ二つまたはそれ以上の原則間で衝突がある場合には，——選択を方向づけるのに役立つ諸々の倫理学説によって最終的に正当化される——，一般的な諸原則から導かれる。このことは，方法論的あるいは理論的レベルで根本的に対立する学説が，しかし相互に出会い，同一の原則と規則について，それゆえまた推奨すべき活動について，共同同意（重なり合う同意）に達しうることを意味する。

方法論上のかかる簡潔さは，「原則主義」のパラダイムが成功した主たる理由であった。というのも，そのパラダイムは，専門家でない人々にも，一つの図式（schema）——それに基づいて，医学の実践において発見された様々な倫理学的問題を検討するところのもの——を持つ可能性を提供することになるからである。

この四原則は，そのうえ，生物医学の多くの領域をカバーすることにも成功する。自律尊重の原則は，他のすべての原則の基礎と考えられ，インフォームド・コンセントについての，患者に対する真実についての，治療拒否についての考察の基礎を据え，また，意味論の広範な多様性を含む（自己決定，自由への権利，秘密，個人の選択）——真の固有

の自律の理論が語られるほどにまで[77]。かかる原則は,しかし,〔反証で覆されない限度で原則とみなされるのみの〕単なる一応の原則（*principio prima facie*）にとどまり,施善の原則と正義の原則の前で限界に直面しうる。実際,もし個人の自律的な選択が,国家にその責任を押しつけることによって公共の福祉を脅かすか,または国家が支えきれないような高額の経済的コストを要するのであれば,個人の自律を制限することが正当化されるだろう。同じことは施善・無加害の原則と正義の原則についても言える。すなわち,前者は,悪を回避し善をなすことが,配分の正義のための諸々の社会的義務と関係を持つとき,制限可能である。他方,後者は,各人に各人の分を与えよ（*suum cuique tribuere*）および他人を害さないこと（*alterum non laedare*）の古典的な定式に関連し,それは時には施善の原則から,また時には自律の原則から引き出されるがゆえに,直ちにアイデンティティを欠くとみなす論者もある[78]。

　我々はここで,諸原則の衝突と,さらに高所でそれを正当化する諸理論——しばしば対立的な——を,論者らがどのように問題にするかを検討しよう。

　ビーチャムとチルドレスは,優先権を持つことなく一定の重要性を持つことを各々の基本原則に許す（それゆえ諸原則のいかなる客観的な序列も排除する）ところの混合様式の倫理学説の内部に,諸原則を挿入することを提案する。諸原則が衝突する場合にどの原則が優位に立つかは,つねに唯一の性質を持つ個々の脈絡に依存する。

　W・D・ロスの隠喩によれば,〔ビーチャムとチルドレスの説は〕諸価値のバランスのうちに示された直観主義（*intuizionismo*）への明白な準拠があることに加えて,状況の倫理学に陥る危険が非常に高いことが明らかである[79]。同じ論者によると,実に,衝突状態にある諸原則の重さは,「あたかも梯子上にあるかのように上り下りする」。このパースペクティブにおいて,ロスは一応の義務,すなわち,同等の義務と衝突しない限り,あるいは具体的状況においてより強い義務を結果的に生じない

---

77) J.F. Childress, *The place of autonomy in bioethics*, «Hastings Center Report», 1990, 20 (1), pp. 12-17.

78) Engelhardt jr., *The foundations of Bioethics*.

79) Ross, *The foundations of ethics*.

限り，あらゆる事情において拘束力を持つ義務と，現実の義務，すなわち具体的な状況において果たされるべき義務であって，その状況に暗黙裡に含まれている様々な重みの一応の義務とのバランスによって定められる義務とを区別する。

したがって，ビーチャムとチルドレスは，義務論的，反功利主義的理論に事実上準拠する諸原則間の区別をロスから受け取る。すなわち，ロスにとって，実のところ活動の選択は，それが，具体的事情において他よりもよいと判断される（直観主義）義務を果たすかどうか，またそれゆえ，義務的なものになるかどうかに基づいてなされるべきものである。

諸原則間で衝突する場合，ビーチャムとチルドレスはさらに，バランスに言及しつつ，ときにはある原則から，またときには別の原則から導かれた決定と関連する結果の評価を論じる（ルールの功利主義）。つまり，なされうる決定を評価するために客観的基準に準拠することはすべて排除され，それゆえ，一人だけが関わるときは主観的基準が提案され，幾人かが関わるときは共同同意が提案される。

かくして，「義務論的性格を持つ理論への現代的準拠（一応の義務）と目的論的性格を持つ理論への現代的準拠（規則の功利主義）によって，ビーチャムとチルドレスは，生物医学分野における多くの倫理学的諸問題の解決にふさわしい方法論の基礎を築いたことを確信した」[80]。

しかし，その著書の最新版（2001年）において，二人の著者が準拠した二つの倫理学説の他に，品性に基礎を置く，また，徳に，希望に，連帯に基礎を置くような別の諸理論が，――かくして北米の倫理学においても「原則主義の終わりの始まり」が明確にされたことを刻印するような結果を生じつつ――，今日特に際立っていることを承認していることに注目する必要がある[81]。

さらに，かかる倫理学のパラダイムが，とりわけ英米地域でいかに著しく普及したにせよ（しかしイタリアにも多くの追随者がある），文献においては批判的所見に不足しない。

---

80) Viafora, *I principi della bioetica*.
81) E.J. Emanuel, *The beginning of the end of principlism*, «Hastings Center Report», 1995, 25 (4), pp. 37-38.

疑いなく，効力を発揮する要素は，これら三つの原則〔人格の尊重の原則，施善の原則，正義の原則〕すべてに含まれており，仔細に観察すれば，我々が人格主義生命倫理学において指示した諸原則（それぞれ治療原則，自由・責任の原則，補完性の原則）と一定の符合があるかもしれない。しかし，もしこれらの原則が，最終的に人格全体の完全な（integrale）善に準拠する人格主義人間学に基づいて，それらの間で首尾一貫して関連づけられるように我々には見えるなら，それは，その本質に先在的に備わっている特性の分析から流れ出るような仕方で関連づけられるのであって，たとえば人格の善や個人の自律が何を意味しなければならないかの解明に欠けるような仕方でではない。実際，唯一の理論的枠組みへの準拠を欠くことは，ある原則または別の原則の上に置かれた強調に応じて，様々な結論に至らせる（相対主義）。

医師と患者間の，また医師と社会間の関係は，実に，余すところなく関係そのものである水平的次元だけに限定することはできない。すなわち，全員（医師，患者，社会）のための究極的基準が彼らの上方に配置されなければならず，それは彼らを超えたものでなければならない。そしてこのようにして，完全な客観的善を引き合いに出すことのみが，より絶対的な相対主義へと流れ込む著しい危険を回避しうる。しかしかかる〔相対的主義に陥った〕諸原則は，理論的な視点からも実践的な視点からも人を惑わせ，統一的な倫理学説（una teoria etica unificata）から引き離される限りにおいて，体系的な相関関係を欠き，またしばしばそれらの間で衝突を生む。それゆえ，諸原則を具体的なケースのアンソロジー〔選集〕，すなわち諸々の決定の普遍的含意をそれ自体で制限する倫理学の決疑論と同一視することを容認する瞬間から，それらの想定するような普遍性が正当化されることはない[82]。

そして多くの著者が，ある種の「魔法の公式」によるような，方法論の過度の単純化を注視してきた[83]。個々の原則に関しては，たとえば自

---

82) 諸原則に基づくモデルの限界を明らかにするために，特に手がかりになる様々な例証がなされた。一つの比較として，R. Gillon, *Philosophical Medical Ethics*, Chichester 1986 参照。

83) すでに数年前，重要誌 «Journal of Medicine and Philosophy» は，あるモノグラフの号で，北米の「原則主義」を批判するいくつかの興味深い議論を展開した。特に以下の記事 Clouser - Gert, *A Critique of Principialism* および最近の著書 Gert - Culver - Clouver, *Bioethics*

律は，相互的でないなら無効であるという逆説を提出する。しかし人たる存在にはある根本的な相互性が存在する。正しく理解された自律は，他律――自律の弁証法的な反対語であり，自由の責任ある行使のうちに在る――と結合している。同じく施善の原則についても，人の「善」は何を意味するかについて，原則主義は何ら言及しない。また正義の原則については，義務は何によって成立し，誰に課せられ，またそれは何故かについて，何ら言及しない。

具体的な状況における諸原則間の衝突を解消する主観性に関しても，道徳的自律のためには主観と客観の一致（l'unità）が生じなければならないから，主観的要素の傍らで客観的要素を無視しないことが必要である。さらに，道徳の客観性の認識が，諸々の道徳原則が普遍的で十全な正当化根拠を持ちうるための条件であることを，我々はすでに考察した。

「原則主義」に関しては，文献上に現れた別の重大な問題点もある。それらを簡単に概略しよう。

幾人かの論者は，諸原則が道徳的経験を余すところなく説明するものではないことを明るみに出す。道徳的生の無限の豊かさは，それを図式的かつ硬直的に諸原則の内に配置する可能性からこぼれ落ちる。諸原則を実践に応用することに注意を向ける「原則主義」のパラダイムは，道徳的経験を忘却する危険を冒す。

さらに諸原則の精巧な構築は，道徳的責務の積極的ふるまいの代わりに，服従の受動的態度を発達させる結果につながる。いくつかの原則を諸々の状況に応用することでは十分ではなく，動作者が遂行する行為に内在する道徳的意義を理解することが必要である。

結論として，存在論的および人間学的基礎を欠く諸原則の定式化は，諸原則を不毛で混乱したものにする。その意義を諸原則間で調和させ，統一するための体系化と序列化が必要である。このことはただ，統一的な倫理学説――人格にその究極的な基準を持ち，いくつかの必然的帰結（物理的生命と実体的完全性（integrità sostanziale）の尊重，人格の責任と結びついた自由の尊重，医学的介入の治療的正当化，多数の善としてではな

を参照。

く，個々の人格の善の総和としての共通善の解釈）がそこから流れ出るような倫理学説——の内部で，諸原則を再び精巧に構築し，定義することによってのみ実現しうる。諸原則間で生じうる衝突は，事実上表面的なものにすぎず，衝突を引き起こす倫理学説の内部で諸原則を調和させることによって解消される。人格をその全体において引き合いに出すことは，実際に，諸原則間の序列を割り出し，したがって，衝突状態にあるように見えるとき，それらの間で調和を図ることを促進する。

　それゆえ，かかる諸原則を序列的連関（存在論的に基礎づけられた）に従って読み直すことで，そこには意味だけでなく，効力が再び姿を現すのではないだろうか。それは，施善の原則から自律の原則へ，そして正義の原則へと移行するのではないだろうか（先行する原則の応用に際して衝突が生じるケースにおいて）。

　施善の原則は，究極的な基準として頂点に配置され，自然主義的な見方において，患者や社会に対して善を促進し悪を避ける，医学の第一の目的と合致するであろう。言うまでもなく，それは，「無加害の原則」とも呼ばれるヒポクラテスの「第一に害してはならない」以上の何かである——それが，ただ害を与えることの差控えのみをもたらすのではなく，特に積極的に善をなし，直接的に悪を予防する命令を包含する限りにおいて。施善（beneficialità）という語は，単に善をなすことを欲し，あるいは善をなすことを望むことの要求ではなく，効果的に善をなすことの要求を強調する限りにおいて，単なる善意（benevolenza）という語よりもふさわしいものになるだろう。

　自律の原則は，自己決定権を含む，人の基本的権利に対して当然払われるべき尊重に関連している。かかる原則は，「自分にしてほしくないことを他人にしてはならない」という格言から導かれており，それゆえ，相互の尊敬から導かれた道徳性に立脚する。この原則上に，特に医師と患者間の治療同盟，および診断ならびに治療の取扱いに対する同意の基礎が据えられる。この原則は，施善の構成要素を成し，施善に服する。明らかに，この原則は精神科の患者——たとえば後天性知的障害（demenza）や急性精神病のような状況において——，あるいは同意自体を表明しえないような状況（昏睡状態の患者，年少者等）においては適用しえない。このケースに適用されるのは，したがって，施善の原則

か，あるいは第三の原則，すなわち正義の原則であろう。
　正義の原則は，取扱いの平等の義務に関わる。また国家に関しては，公衆衛生，研究等のための資金の公正な分配の義務に関わる。これは，もし確実に全員を同じ仕方で取扱うことを意味するのでなければ，――というのは，臨床的および社会的な状況は異なっているのだから――，いずれにせよ，たとえば生命の価値，釣り合いのとれた介入の尊重のような，いくつかの客観的与件に対して忠実であることを容認しなければならないだろう。
　それゆえ，もし我々が人格の善という基本的価値を優先する脈絡において「原則主義」のパラダイムを再構築するのであれば，我々は，道徳的経験によって培われたものに払われる注意や，動作者の意図も考慮に含めることができる（活動は，諸原則の単なる外面的応用ではなく，自己および他者の善の実現に向けたふるまいである）。諸原則は一般的な行動の指示を提供するが，究極目的としての人格の善の倫理学的価値は，活動の究極的な意味を与えるところのものに到達しうる[84]。

諸々の衝突状況と衝突解消のための諸原則

　倫理的経験は数学的データとは関係しない。道徳的経験は歴史的状況や主観性と関係する。すなわち，より清澄な良心においても，活動に関して判断の衝突と当惑が生ずる。
　この衝突の可能性は諸価値の対立に起因するのか，それとも評価の難しさに起因するのかが議論される。カトリック神学では，〔諸価値の間に〕克服不能な真の衝突が存在しうることを原則として否定する。というのは，同時に現実と道徳法の創造者である神自身のうちに，一体どのように矛盾を認めうるのであろうか。したがって衝突は，評価する良心の限界，不完全性，そして条件づけに起因する。プロテスタント神学では，克服しえない一定の衝突状況のうちに，人類の罪の徴しを見る。し

84）「原則主義」についての批判として，すでに引用した意見の他に，Pellegrino - Thomasma, *For the patient's good. The restoration of beneficence in health care*; Palazzani, *Bioetica dei principi e bioetica della virtù. Il dibattito attuale negli Stati Uniti*.

かしその議論は純理的な趣を持つ。なぜなら現実には良心の衝突と当惑は，重大なものでさえ，医学的判断の領域においても現れるからである[85]。

神学の伝統は，というよりもむしろ道徳的諸問題は，これらの衝突状況に光を当てることのできるいくつかの副次的な原則を精巧に構築し議論してきた。すなわち，より小さい悪の原則，および間接的自由意志の原則[86]。我々はここで，かかる原則の適切な意義を想起するためにいくらかの言葉を費やしたい。

a. より小さい悪（可能な善）　　二つの悪の間で選択を迫られる衝突状況――そこでは不作為もまた悪を意味する――は，一般化されえない。我々は，同時にすべての義務を遂行する義務を持たず，したがって一方をなおざりにしないために，取り返すことのできないもう一方を，つねにやむをえずなおざりにしなければならないからである。幸いにも衝突状況はまれであるが，しかし存在する。それゆえ重要なのは，それらの状況を明らかにするために，優先または序列の原理を見出すことである。

我々がまず遭遇するのは，優先と序列の最初の方向性を可能にするような区別，すなわち物理的悪と道徳的悪の区別である。

道徳的悪は，上位のすなわち精神的な善と，――最終的にはほぼ自覚的に――神との関係を危うくする。それゆえ，物理的または物質的善と道徳的善との間で選択を迫られる劇的な衝突が存在するときには，物質的善または諸善の方が犠牲にされることは疑いない。経済的なものだけではなく，社会的な類型のものも，物質的諸善である（他者との調和，職場の地位）。道徳的悪の遂行命令の前で，物理的生命それ自体を犠牲にすることは，明らかに正当な理由を持つと考えられるべきである（殉教）。これは決して自殺と等価ではない。罪はこの衝突をもたらす者に負わされるからである[87]。

---

85)　Günthor, *Chiamata e risposta*, I, p. 437.
86)　（訳注）日本では「小悪選択の原則」，「二重結果の原則」という語が一般に用いられているが，原文に忠実にこのように訳した。
87)　Tommaso d'Aquino (san), *Summa Theologiae*, I, q. 48, a. 6.

二つの道徳的悪が問題になっているとき，義務はその双方を拒否することである。悪は選択の対象ではありえないからである。そしてこのことは，より小さい悪と思われるものを拒否することで，より大きい悪を引き起こす場合でも同じである。他者に対する性的暴力や死が実現すると脅迫されて，窃盗や文書毀損を命じられるというような例が挙げられる。主観面で考慮しなければならない酌量すべき情状に拘わらず，客観的見地から窃盗は許されない。なぜなら窃盗は悪だからであり，窃盗を拒否することによってより重大な道徳的悪を伴う何らかの報復〔他者に対する性的暴力や死〕が生じたとしても，それは悪を犯すことを決心した者以外には帰責されえないからである。

また，一つはより小さく一つはより大きい二つの物理的悪の間で選択しなければならない（またそれゆえ耐えるべき）偶発的成り行きがある。他者に関するものであれ，自身に関するものであれ，通常はより小さい物理的悪を選択することができ，またそうしなければならないという方針は明らかである。しかしある主体が，より上位の秩序の合理的で釣り合いのとれた動機にかんがみて，より大きい物理的悪を正当に選択しうるケースを提示することができる。たとえばある癌患者は，両親との会話で精神の明晰さを保ちたいという理由で，あるいは苦しみに対して宗教的意味を付与する可能性を得たいという理由で，より大きい物理的苦痛に耐えつつ，鎮痛剤を拒むことができる[88]。

b. 二重結果を伴う活動（間接的自由意志）　薬物療法が，直接目指す主要な治療結果に付随して副次的結果をしばしばもたらすのと同じように，道徳的経験において，予見しうる否定的な帰結が，善い，そして時折必要不可欠な活動につながるということがしばしば起こる。

義務を果たすために忠誠と熱意をもってなされる我々各人の日常の仕事自体が，時折健康に否定的な結果をもたらしうる。生じうるいかなる否定的な波及効果をも避けるためには，この世界から出て行くか，無気力に対する非難を被ることが必要だろう。倫理学者たちは，しばらく前から学術書の中で，一つは肯定的もう一つは否定的な，二重結果を持

---

[88] Günthor, *Chiamata e risposta*, I, pp. 435-440; E. Quarello, *Male fisico e male morale nei conflitti di coscienza*, «Salesianum», 1972, 34, pp. 295-318.

つ活動の状況についての疑義を克服するために，また一方では麻痺的当惑，他方ではマキャベリ的公平無私を避けるために，いくつかの原則を明確にしてきた[89]。

要約すれば，この状況に固有の方針は以下のとおりである。もしこのように複雑な介入が，否定的な結果を免れる別の解決策を持たないなら，たとえその選択が悪い結果を生ずるとしても，ある活動を遂行する（あるいは故意にそれを怠る）ことは，以下の条件下で許される。

1) 行為それ自体が，惹起される悪を度外視すれば，善いものであるか，少なくとも中立であること。
2) 動作者の意図が肯定的な目的によって貫かれていること。
3) 善い結果は悪い結果を通して獲得されないこと。
4) 悪い結果の発生を許容するのに釣り合う重大な理由があること[90]。

確認しうるとおり，これらの方針あるいは規範は，悪は決して直接的選択の対象にされえず，善い目的は悪い活動を通して達成されえないという前提から出発する。したがって我々はまず，行為の直接的目的によって正当化される道徳の内部にいる。それゆえ我々は，故意説〔違法性の意識ないしその可能性を故意の要件として考える学説〕にも，あらゆる犠牲を払って成功を追求する理論にも与しない。

たとえば，医師が生殖に関係する器官について患者に癌の手術を施し，それとともに間接的に不妊を引き起こすこと（治療的不妊手術）は，二重結果を持つ活動である。

もう一つの例は，骨癌の患者における激痛の鎮静の例である。それは，モルヒネの投薬を必要とする可能性があるが，習慣性（鎮痛のために次第に増加する服用量の要求）と，主体の生命短縮と身体的抵抗力の低

---

89) Günthor, *Chiamata e risposta*, I, pp. 530-534; R. Frattallone, *Persona e atto umano*, in Compagnoni - Piana - Privitera, *Nuovo dizionario di teologia morale*, pp. 936-952; S. Privitera, *Principii morali tradizionali*, ibi, pp. 987-996; S. Leone, *«Divinum est sedare dolorem». Risorse mediche e implicanze etiche dell'analgesia*, «Camillianum», 2004, 11ns, pp. 275-312; B.Lo - G. Rubenfeld, *Palliative Sedaction in Dying Patients*, «JAMA», 2005, 14, pp. 1810-1816.

90) 二重結果を伴う活動を許されたものにする諸条件の分析については，Günthor, *Chiamata e risposta*, I, pp. 530-534 を参照。この議論は「生命倫理学と中絶」に関する章で再び取り上げられる。A. Virdis, *Il principio dell'atto a duplice effetto e il suo uso in bioetica*, «Medicina e Morale», 2006, 5, pp. 951-979 も参照。

下という否定的な結果を生ずる。

　人格の重大な害なしに否定的な結果を避けることができ，それゆえ否定的な結果とのつながりを克服しうるところでは，それが追求されなければならないことは明らかであり，特段詳述する必要はない。

　特に生物医科学の研究者と専門家に向けたこの論述においては，エ̇ピ̇ケ̇イ̇ア̇ (*epicheia*) や基̇本̇的̇選̇択̇ (*opzione fondamentale*) の概念のような，道徳神学の論述に固有のいくつかの概念は省略する[91]。

---

　91) *epicheia* は，広く一般には，法律によって予想されない具体的事例にかんがみて，もしこの事例が立法者によって考察されたなら，ある一定の方向で解決されたであろうという，根拠の明らかな仮定に基づく司法上の概念である。かかる仮定は，法律の錯誤・不知の系列上に根拠を置く。「基本的選択 (*opzione fondamentale*)」は，より最近の道徳神学の概念であり，それによると，道徳的生において把握または評価する必要があるのは，神への忠誠という，基調をなす方向づけの堅固さである。この方向づけを欠くとき，あるいは拒否されたときにのみ，真の「罪」の状態があることになる。しかしかかる方向づけは，――神の否定を決定づけることなしに――，つねにかかる意見と一貫するわけではない諸々の活動と共存しうる。それは弱さのゆえに，あるいはいずれにせよ良心の不確かさのうちに遂げられる活動である。基本的選択の領域においては，この見方によると，良心は具体的状況の前で一定の解釈の自由を享受しなければならず，硬直的な規範によって誘導されるがままになってはならないことになる。この見方は，価値と規範との間で，目的論と義務論との間で，自律に陥る危険がある。しかし具体的な行為は，実際には基本的選択が確認されたことの結果であり，規範は具体的な行為を監視し，保障するものでなければならないと思われる。人格性を方向づけるものとしての，また生命の全体的な展望としての基本的選択の一定の教育効果が否定されてはならない (K. Demmer, *Opzione fondamentale*, in Compagnoni - Piana - Privitera (a cura di), *Nuovo dizionario di teologia morale*, pp. 854-861)。

第6章

生命倫理学と医学

医学の「複雑性」と倫理学の合流

　今日「複雑性（complessità）」という言葉は，物理学を含む実験科学の内部で個々のデータ，あるいは通例の言い方では個々の事象がそこに配列される，諸要素や相互依存を示すために用いられる[1]。

　歴史の現時点で考察される医学は，多様な関心領域を包含する。すなわち，科学研究，未来の医師の教育課程に関するもの，医学を支える科学技術の発展，社会公共事業の組織化，医師とその協働者（看護師および技術者）の姿に象徴される，真に固有の支援活動的・福祉事業的（assistenziale）局面。

　もしこれら一連の意義すべての歴史的発展の行程を通時的な観点から検討するなら――それは医学史に属する研究である――，話は広範で魅力的なものになる。というのは，医学の発展と進歩の段階は，西洋史の発展を特徴づける文化と社会の発展の概念の内部に位置づけられるからである。この歴史の外にあり，今日「代替医療」の名の下で研究対象とされている世界に目を向けることも興味深いであろう[2]。

　1）　P. Quattrocchi, *Etica, scienza, complessità*, Milano 1984; E. Morin, *La via della complessità*, in G. Bocchi - M. Ceruti (a cura di), *La sfida della complessità*, Milano 1985.

　2）　特に科学の側面下での医学の様々な歴史的時期の特徴づけについては，Agazzi (a cura di), *Storia delle scienze* の中の医学に関する様々な章を参照。さらに以下も参照。P. Lain Entralgo, *Historia Universal de la Medicina*, 8 voll., Barcelona 1970; G. Montalenti, *Storia della biologia e della medicina*, in N. Abbagnano (a cura di), *Storia delle scienze*, III/1, Torino 1965; L.

しかし生命倫理学の側面下で，統合の道筋，すなわち，倫理学の諸問題がそこで合流する，これら医学の多様な領域の中にある核心を見出すことが必要であり可能でもある。――たとえそれらの諸問題が，我々が指摘した医学の諸々の側面，（科学，科学技術の発達，公共事業の組織化，医師・患者間の福祉事業的治療関係），の一つまたは他から生ずる場合でも。

多様な倫理学的諸問題を再び関連づけるこの核心は，福祉事業的・職業的局面に，すなわち医師・患者関係の中に認められなければならないように思われる。実際，科学も，保健・科学技術体制も，教育的養成も，最終地点および究極目的として，職業人としての医師とその協働者の人格によって，病者に対する支援を提供する目的があったし今もある――病気を予防または治療し，あるいは患者の機能を回復させ，あるいは死にゆく者を手助けすることによって。

しかし，医学の多様なパースペクティブと倫理学的諸問題の複雑な諸々の起源を強調することも，同じように有益である。というのも，医師はまさにその活動を実施することで，教育学の科学的な歩みを再び引き受け，福祉事業の心理的および社会・組織的状態の内部に位置づけられることになるからである[3]。

我々は歴史的に専門化の発生をもたらした個別の時期に入り込むことなく，この「複雑性」のうちに医学の発展と動向の基本方針を把握することが優先すると考えている。このことをやはり前もって述べておくべきであろう。個別の時期に入り込むことは，本書全体の調和的配置を考えると不可能である。それゆえ我々は，たとえ啓発的であっても現状を明確化するためのスペースを奪うような，医学の歴史的発展の叙述を省略する。

Premuda, *Storia della medicina*, Padova 1960; Id., *Metodo e conoscenza da Ippocrate ai nostri giorni*, Padova 1971; L. Stroppiana, *Storia della medicina tra arte e scienza*, Roma 1985; W.F. Bynum - R. Porter (eds.), *Companion Encyclopedia of the History of Medicine*, 2 voll., London 1994.

[3] P. Cattorini, *Terapia e parola. Il rapporto medico-paziente come nucleo essenziale della prassi medica*, «Medicina e Morale», 1985, 4, pp. 781-799.

科学としての医学と倫理学的要請

　医科学の発達は，特に近年は研究領域において，経験的事実認識に基づく各方法論によって，漸次的で加速度的な進展を遂げた。今日では単純に「医学」よりもむしろ複数の医科学について語られなければならない。

　医科学の専門化は，調査研究の新たな部門に関しても，その成果や所産に関しても，特に最近 50 年間は急速に進歩した。

　遺伝学，精神医学，放射線学，内科学，免疫学等々のような，新たに出現したいくつかの専門は，伝統的な科目——解剖学，病理解剖学，生理学，医学病理学——と直接的にまた必ずしもつねに結びつかない見方と解釈のパラメーターを必然的に伴う。このことも付け加える必要がある。

　医学的知識が次第に細分化され，超専門化されるというこの周知の事実は，倫理学的秩序はもとより，認識論的・教育的秩序の問題を生じさせる。

　最初に消えてゆくのは全体的な見方，患者とその人のこれまでの歴史を包括する観念である。

　他方では，人格的なものでなければ，人間性にかなった医学の行使は不可能である。医学用語においても，主体を認識させる以上に「症例」の名称が際立つような所見（「9 番ベッドの胆嚢」）は，病気と医学的知識の断片化を象徴する。

　各科目を教える者には，教授法を再考する努力が課せられる。おそらく，様々な科学的アングルで考究される諸々の議論を主題化することが，医学の一性（l'unità）を再構成する助けとなりうる。

　心臓は，一つの主題の周囲に様々な専門科目によって得られた知見を集積することによって，解剖学，生理学，病理学等々の視点から学ぶことができる。しかし，もし様々なシステムが相互に接触し，一性に基礎を置く患者の有機体と人格の全体との相互連関が，各専門分野を教える者によって考慮されないなら，十分ではないだろう。生徒たちは部分的

な知から全体の把握へと遡らなければならない。それゆえ，専門化と個への降下がより大きいほど，それに比例して一性へと上昇する歩みがいっそう重要になる。

梗塞のような病理学的事実は，「ポンプ器官の損傷」というように，機械的に説明されうるし説明されなければならないが，精神神経系の状態や，主体が環境の中で被るストレスの可能性とも関係づけられなければならない。それゆえ，トリグリセライドやコレステロール等の値に関するデータは重要だろうが，食餌法や主体の状態も，個人の体質や習慣も，過小評価されえないだろう。医学は人格主義的な意味を持ち，倫理学的対応が可能であるから，いずれにしても全体を再び把握する必要がある。

超専門化は別の困難も引き起こす。すなわち，各々の患者と診断的・治療的対話を保つことができ，一貫した責任を引き受けることのできる一人の医師を養成することの困難。

どの病者にとっても，分析学者に始まり，治療法を定め，あるいは治療的介入を実施する医師に至るまで，一連の専門家が存在する。

この状況には，多くの利点がある。しかし，患者は診断や治療の主体であって，客体ではない。そのことを患者に自覚させる難しさに出合う。患者は，自らの状態に責任と自覚を持つ主役であると感じることに困難を覚え（多くの検査が，彼らには理解できないままだろう），自らの生命と自らの健康を委ねる専門職の助力を求めるよう促される。

総合病院で見られるように，化学的および放射線医学的分析，専門的助言の長い道のりにおいて，患者は自己の責任を放棄しがちである。そのとき，患者の内面のこのような断片化を解消するために，責任ある医師であり，またあり続ける者，すなわち個々のデータを解析し，あるいは解析を助ける部門医または家庭医の働きが総合をなし，——それゆえよりいっそう重要になる——対話を通して，患者が自らの状態を認識し，本人しかなしえない決定を下すことを再び可能にすることがますます必要になる。

超専門化は，結果的にデータ数を増す利点がある。しかし検査対象（病気）を総合的に組み立て，患者における意識の一性と，医師・患者関係の二重性を維持するより重大な義務を要求する。倫理学が完全な意

味の真理——状態はこれだ！——を前提とし，医師とその支援を受ける者（assistito）との間の協調の（concorde）可能性を要求する瞬間から，認識論的な重要性のみならず，倫理学的な重要性をも合わせ持つ諸要素が問題になる[4]。

しかし今日，医学は科学として，恩恵と同時にリスクを負わせるという，もう一つのより重大な状況を際立たせており，それは要するに，我々がこれまで述べてきたことのうちに含意されている。

ここでの問題は「科学還元主義」である。我々は前章ですでに触れたこのテーマを再考察しなければならない。

還元主義は，科学的方法論（metodo scientifico）ともイデオロギーともみなされうる[5]。科学的方法論は，複雑な事実と現象をより単純な，可能であれば初歩的な諸要素を介して説明する手続によって成り立つ。還元主義もそれと同様である。この方法の理想的なモデルは物理学に適用される。そこではまさに，厳密な数学的法則と関係によって支配される究極存在（le entità ultime）（原子，電子，核，素粒子）を動員しつつ，自然現象全体が説明される。

生物学に関しては，同じ方法論が，純粋に化学的・物理的なメカニズム，すなわち分子のメカニズムによって，生命科学に関するあらゆる現象を説明することを目指す。生物学における還元主義の適用は，とりわけ DNA（デオキシリボ核酸）の分子構造の発見後，並外れたそして紛れもない進歩をしるした。遺伝子コードに光を投じたこの発見は，徹底的な還元を現実に可能にした。すなわち，DNA の構造によって特徴づけられた遺伝因子の遺産という説明が，生物の全細胞類型のあらゆる機能の説明へと移行したのである。

最近 30 年間の歩みにおける関心の主たる中心は三つある。すなわち，分子遺伝学，分子理論による進化論の説明，そして最近では動物とヒトの神経系の説明。これらの各発展段階には，その関心の中心を刻印し

---

4) L. Villa, *Medicina oggi. Aspetti di odine scientifico, filosofico, etico-sociale*, Padova 1980.

5) B. Lamotte, *Le réductionisme: méthode ou idéologie?*, «Lumière et vie», Lyon, 1985, 172, pp. 5-19; H. Jonas, *Technique, morale et génie genétique*, «Communio», Paris, (9) 1984, 6, pp. 45-65; L. Ruiz de la Peña, *Anthropologie et tentation biologiste, ibi,* pp. 66-80; E. Sgreccia, *Il riduzionismo biologico in Medicina*, «Medicina e Morale», 1985, 1, pp. 3-9.

た人と著作がそれぞれ存在する。ジャック・モノーの『偶然と必然』，フランソワ・ジャコブの『生物の論理』，ジャン・ピエール・シャンジューの『神経単位〔ニューロン〕たる人』[6]。シャンジューはモノーの弟子であり，著作の最終章に次のように記した。「今や理論的には神経単位の活動という観点から人の行動が記述されることを妨げるものは何もない。神経単位たる人（l'Homme Neuronal）が登場する偉大な時代である」。そして付け加える。「精神（esprit）を論じて何になろう？〔…〕したがって，人はもはや『聖霊（Esprit)』を調達する必要はない。人にとっては神経単位たる人であるだけで十分である」[7]。遺伝子コードについての説明，生命の起源とその進化についての説明，思考についての説明は，現在の生物学的還元主義の偉大な歩みである。

かくして人は，機械のような「組み合わされたもの」のごとくに「説明される」結果になる。機械人間である。もし人についてこのようなイメージを抱きつつ，今日の科学があたかも工場で機械を製造するかのように生命，胎児，そしておそらく妊娠をも実験室で製造するために機能しているのだとすれば，このことは特段驚くべきことではない。

この方法論の適用が，生物学や遺伝学における偉大な進歩をもたらしたことを否定すべきではない。将来はよりいっそう遺伝子治療の領域において，また不妊治療において，そしておそらく癌をも含めてこれまで不治とされてきた広く蔓延している病気が発現する生物学的メカニズムを発見することにおいても，偉大な進歩が期待される。

しかしこのように生命を生物物理学的メカニズムに還元することが真の説明なのだろうか？「記述」と「説明」との間の飛躍はどこで生ずるのだろうか？ もし人が単なる神経単位の機械なら，いかなる「人」の観念が，医学に，人の苦痛に，そして死にもたらされるのだろうか？

いかなる倫理学の境界線が人と人との間に，医師と患者との間に存在しうるのだろうか？ モノーとジャコブの二人が1974年の安楽死に関する宣言において最初の署名者になるに至ったことは，驚くべきことではない。

---

6) Monod, *Le hasard et la nécessité*; F. Jacob, *La logique du vivant. Une histoire de l'hérédité*, Paris 1970; J.P. Changeux, *L'Homme neuronal*, Paris 1983.

7) Lamotteによる報告 , *Le réductionisme: méthode ou idéologie?*, p. 9.

この立場に対する主要な批判が，どのようにカール・ポパーによってなされたかを我々は知っている。彼は以下のことを断定するに当たって，本物らしさの原則と偽物らしさの原則に従って，「あらゆる科学的知識の不完全性」を中軸に，彼の思考を要約した。いわく，科学者は還元主義者でなければならない。しかしそうでなければならないのは方法論に関する限りであって，哲学的還元主義に有利な論拠は存在しない[8]。

　周知のとおり，ポパーは次の事実に依拠する。すなわち，どの科学もそれ自体未完成であるから，どの科学理論も未解決の余白，すなわち説明的な体系に統合されない残余をとどめている。ポパーは言う。まさにこの余白が理論を作り直し，それを他と取り替え，つねに未解決の問題とみなされる宇宙の説明において，科学の進歩をもたらすことを可能にする[9]。

　しかし以下のことを付け加える必要がある。この未完成は別として，——しかしそれは科学者たちに打撃を与えないわけにはいかないのであるが——，複雑な現実の起源にある初歩的なメカニズムの「記述」は，余すところなく網羅し尽くされたものではなく，かえって意味（senso）の用語における，つまり十分な根拠を持つ，第一能動因の，そして究極目的因の用語における「説明」を要求する。かかる重要なテーマを陳腐なものにしようとせずに，次の点を揺るぎなく保持する必要がある。すなわち，建築された家を，煉瓦とデザインだけを対比的に並列して記述することによって「説明する」ことはできない。問題は，もはや単なる科学的・記述的なものではなく，それゆえ哲学的なものになる。そしてその区別は，もし思考の活動能力が，我々が前章までで述べたように，神経の機能によっては説明できず，その源泉すなわち精神の「非物質性」と「精神性」に関連づけられるのであれば，脳・思考のアイデンティティの推定にも役立つ。

　しかし還元主義に関するこの補説（excursus）が，ここで我々にとっ

　　8）　関連するポパーの著作として，K. Popper, *La logica della scoperta scientifica*, Torino 1983; *Conoscenza oggettiva. Un punto di vista evoluzionistico*, Roma 1983; *L'universo aperto. Un argomento per l'indeterminismo*, II, Milano 1984.

　　9）　J. Ladrière, *L'articulation du sens*, Paris 1970.

て不可欠であったのは、還元主義の誘惑が単に自然科学と基礎研究の局面においてだけでなく、病者への実践応用と福祉事業の局面においても医学の内部に存在することを理解し、考察するためであった。実際、還元主義の誘惑は、「精神（esprit）」、言葉、対話を排除することによって、また病気、苦しみ、死、治療の多次元的で単に生物学的でない解釈を排除することによって、医師・患者関係の視点が還元主義的になるたびごとに、医学の内部に存在する。我々各人が、固有の存在に、そして一般に人たる存在に創造されたイメージを、その働き（agire）のうちに投影されていることは疑いない。生命と人を機械として観念することは、結局のところ、人が機械として扱われるための前提を据えることにほかならない。

科学技術の誘惑

　医学の進歩、特にガリレオ以降、我々の時代に至るまでの医学の進歩が、どれほど科学技術の手段に依拠しているかは説明するまでもない。それは診断領域においても、実験領域においても、内科と外科の治療領域においても容易に認められる。どの専門も科学技術の支えなしに想像することはできない。とりわけ微生物学、遺伝学、放射線学、核医学、生化学がそうである。そして今や、──少し後で見るように──、技術的手段がもはや単なる物理力──肉体の力であれ、感覚器官の力であれ──の増大としてのみならず、情報科学の適用による頭脳の強化としても観念されるとき、この領域に科学技術の時代が到来する。科学研究領域においても、患者の福祉事業の運用領域においても、革命的な助力が期待されうる。
　しかしこの手段もまたリスクをもたらし、それゆえ、矯正的かつ補完的な統合を要請する。
　科学技術の使用は診断の時間を短縮し、診断をより鋭敏で確実なものにすることによって、医師がより多くの時間を患者との関係に費やすことを可能にすると考える者がある。しかし実際の経験は楽観主義の予想

通りにならず，根底にある動機を明るみに出した[10]。もちろん，感情的拒否のラダイト主義[11]に陥ってはならず，医学の進歩のために人が科学技術の使用に負うているものを忘れてもならず，むしろ人々の文化的進歩という枠組の中で生じたことを考慮に入れなければならない。すなわち，一つの道具の発明は労働を実施するための諸条件をただ変更しただけでなく，最後にはそれを反映する文化を「呼び覚ました」。すなわち，異なったメンタリティと文化をもたらした。

　地上と地下の労働手段の発見によって，あるいは機械の発明によって，文明の歴史に生じたことを考えてみよ。すなわち，我々が今日，農耕文明および産業・都市文明と呼ぶものは，これらの手段を出発点として価値と生き方を変更した。技術的手段は，最終的には一つの関係，すなわち人間・自然の関係を表現する。そして手段の変更は，関係を変更するための諸条件を据える。科学技術に関する循環の法則のようなものがある。すなわち，技術的手段を構ずるのは人であるが，技術的手段は人を変える。医学の領域に立ち戻ると，諸々の診断手段の使用は，──たとえばデータの複製可能性，標準化，定義の厳密性，コンピュータ記憶といった性質をその本性上もたらすことで──二重の認識論的作用を含意する。すなわち，診断の細分的な部局化と，病気の非人格化である。しかし病気は一つの歴史，それが発生する環境，そしてそれを生きる主体を持ち，「データ」としてだけではなく象徴としても表現される。関係的な全体論的意味における，言い換えると人格的な意味における診断の概念を損なうことはできない。

---

　10)　S.J. Reiser, *La medicina e il regno della tecnologia*, Milano 1983 (tit. orig. *Medicine and reign of technology*, London 1978). Cfr. P. Cattorini による書評 «Medicina e Morale», 1985, 1, pp. 235-237; M. Timio, *La storia tecnologica del guarire*, Roma 1990; Pessina, *Bioetica. L'uomo sperimentale*; Id., *La relazione tra la ricerca biomedica, l'antropologia e l'etica filosofica. Appunti per una riflessione metodologica*, in J.de D. Vial Correa - E. Sgreccia (a cura di), *Etica della ricerca biomedica. Per una visione cristiana*, Città del Vaticano 2004, pp. 144-158; L.H. Jonas, *Tecnica, Medicina ed Etica. Prassi del principio responsabilità*, Torino 1997; M. Lombardi Ricci, *Il cantiere della vita*, Bologna 2006, J. Hersch, *Nuovi poteri dell'uomo, senso della vita e salute*, «Aut aut», 2003, 318, pp. 180-187; J. Habermas, *Il futuro della nascita umana. I rischi di una genetica liberale*, Torino 2002.

　11)　（訳注）ラダイト（Luddite）：ラダイト運動の指導者とされる伝説的人物。産業革命期の 1811-17 年頃，機械が失業の原因だと誤信して機械破壊の暴動を起こした労働者（『研究社新英和大辞典』第 5 版，1980 年）。

さらに，医師の側に，患者の検査についての客観的で冷静な視点の変化がもたらされ，患者に話す前に，また患者から聞く前に，すべてを知っていると思うよう誘惑される。

　病者の側は言いたくなる。「分析結果を送って下さい！」。かくして技術的手段の使用は，対話のために，また患者の話を聞くために医師が割く時間を増す代わりに，縮小する結果になる。言い換えると，科学技術はメンタリティと文化になりうるのであり，かくして医学における特殊な「還元主義」の一種になりうる。

　この分野における倫理学的性格に対する別のリスクも告げられている。第一のリスクは，できるとするの意味において増大した誘惑によってもたらされる。すなわち，技術的手段は，いわゆる「執拗な治療」，人体の操作における工学的試み（cfr. 頭部，生殖腺のようなアイデンティティを表現する諸器官を移植によって交換する提案）を可能にする。

　最後に，経済問題と，治療の経済的評価とのつながりを隠蔽してはならない。すなわち，一方では，前述の試みの推進者たちは，つねに新しい，より完全な装置を産み出し，利益を得るために旧モデルの価格を引き下げようとする。他方，保健のための公的支出は，保健の社会化に比して過度に増加している。このため，出費に耐えられず，支援や治療を受けるために費用がかかりすぎるようになった患者のカテゴリーは，無条件に放棄される傾向にある。医学と経済力が衝突するこの側面に，我々はすぐに立ち戻る。

　このテーマについてＳ・Ｊ・ライザーが提示する結論を，我々は共有しなければならない。

> 「医師はすべての科学技術を私心なく公平に，それが具体的な目的に役立つときに選択すべき単なる手段とみなさなければならない」[12]。

　我々は次のように付け加えたい。技術的手段の使用が増し，その使用に伴うメンタリティが前面に現れれば現れるほど，医師と患者の人格的

---

12) Reiser, *La medicina e il regno della tecnologia*, p. 316.

な関係がいっそう強まり，意義深いものにならなければならない。そしてその理由は，単に時々手段もまた誤りうるからというだけでなく，手段は病気の根底について語らず，まして病者の人間的な深みを語らないからである。

社会との衝突

このテーマは学術文献においてはまだ解明されていない。より明確に表現されているのはジャーナリズムの反応の段階においてであり，とりわけ保健事業を運用する領域で革新的な社会における，緊張の高まりにおいてである。問題は，社会のうちにあって法律に反映されるイデオロギー，医師と市民の自由に関して様々な国家で提供される運用モデル，保健費用の内部で生ずる経済力学，そしてコスト／ベネフィット〔費用対便益比〕の計算に関わる。これらの側面のすべてが，社会と病者，国家の道理と病者の道理をつなぐ蝶番になっている医師の倫理と職業義務の側面に収斂する。

すでに述べたとおり，医師は二つの帰属のうちに関わりを持つと言える。一つはその業務（servizio）を提供する対象であり，道徳的価値と法的意義を持つ契約によって結ばれた病者への帰属。そしてもう一つは公益事業社会（società dei servizi）と称される，組織化された社会への帰属。かかる社会においては，医師は，法律が保障し，付与する責任を担う。多くの国の法律はその報酬を定め，したがって，医師を官吏やその代理人とみなす。個人の良心と組織化された社会との間の悪液質（discrasie）〔慢性疾患等の末期に生じる栄養失調症に基づく全身の衰弱状態〕が増す程度において，代理人の葛藤は増し，役割のアイデンティティを喪失するリスクが増す。

少なくとも我々の知る限りでは，イタリアには医療専門職の良心のレベルで，この葛藤の感情と役割の変化が，医療専門職に引き起こした反応を測定した社会学的調査はない。

それゆえ我々は，結果的に事態がよりはっきり確認され，おそらくより明白になるような，しかしなお十分意義深い仕方で，諸々の論拠と問

題を明るみに出すにとどめよう。

医師の役割の変化の一つの要因は，医学と法律のイデオロギー化によって示される。

イデオロギーは，人格の客観的で全体的な善の評価を度外視して，力が一定の成果を達成することを意図する計画・プログラムとして特徴づけられる。倫理学とイデオロギーは正反対の用語である。イデオロギーの評価基準は，力と計画を実効性のあるものにすることへの意志であり，倫理学の評価基準は，その全体的な善と客観的な真理における人格である。イデオロギーを定義するためには，エンゲルスの言葉を引用すれば足りる。「イデオロギーは，自称思想家が良心をもって確実なことを成し遂げるプロセスである。しかし歪められた良心をもって」[13]。この考えによると，イデオロギーの構成要素は，「悪しく動機づけられているがゆえに，または動機づけの真の理由を偽っているがゆえに，あるいはついに人間と社会の不利になるような純粋思想が優位であるがゆえに，偽りの，効力のない良心か誤った良心」によって動かされる知性に根差している[14]。ニーチェによると，イデオロギーは，「真理の基準が力への意志の増大にある」[15]事実に根拠を置く。

イデオロギーの他の定義も示されているが，いずれの定義をも特徴づけるように見える二つの要素がある。一つは計画実現の意志，もう一つは真理に関する問いへの尊敬を度外視するか圧倒する計画。社会には，そこに住むマルクス主義者や資本家（中産階級）やニヒリスト等のイデオロギーが，文化的，社会的討論の中に生きており，諸々の政党は，もちろんそれは政党だけではないが，しばしば——イデオロギーの悪用がそこで始まるところの——国家の実定法の支え手であり媒介者である。

トマス主義の定義によると，実定法は，「公布された，理性による共通善への何らかの秩序づけ (*ordinatio rationis ad bonum commune promulgata*)」[16]である。したがって，法は理性の，それゆえ真理の優位

---

[13] この定義はマンチーニの著作において報告されている。I. Mancini, *Teologia, ideologia, utopia*, Brescia 1974, pp. 286-287.

[14] *Ibi*, p. 286.

[15] F. Nietzsche, *La volontà di potenza*, Milano 1927, aforisma 534, p. 349.

[16] Vanni Rovighi, *Elementi di filosofia*, III, pp. 235-246.

を前提とし，共通善を目的として持つ。しかし我々はナチス時代にイデオロギーの法を経験し，それは今日なお議会制民主主義を採用する地域にもある。中絶の合法化はイデオロギッシュである。なぜなら生まれてくる子の人間性の真理に背くからであり，生まれてくる子の生命の保護を目的としていないからである。それゆえヒポクラテスの医学との対比において，合法化されているか否かに関係なく，社会に現存するイデオロギーの目的に従うまさに医療専門職の道具化に関して「イデオロギーの医学」が語られるのである[17]。

　法律におけるイデオロギーの悪用，またその医療専門職における影響が確認されるのを前にして，良心または良心の異議〔抵抗権〕が現実に保護されなければならない。これは，人である限りにおける人に対する，また患者の意思の自由にも優越する，それ自体価値とみなされる人の生命に奉仕する事業（servizio）との関係を忠実に貫くための，医師の権利・義務である。しかし医師がこのような自衛に訴えなければならないという事実は，人格と法的社会との間で進行している矛盾を示すものであり，医師はしばしば単に心理的な性格のものにとどまらない圧迫を被る。

　このため，政党の利益や政治的イデオロギーの圧力の前で，職業義務規程が形成された。これは偏りのない，そして道具化されえない医師の良心的態度を市民に保障するための，行為規範の総体を表現するものであった。

　しかし実際には，職業義務規程も多元主義社会の内部で機能しなければならず，そしてまたイデオロギーや様々な文化的風潮の影響を免れていない人々――医師自身――によって定式化される。したがって，職業義務規程もまた，共通善の申し分のない遵守や人の生命の保護を必ずしもつねに，またどのような場合にも保障するわけではない条項や系統的論述によって刻印されている。それゆえ成文の職業義務規程と倫理学的諸価値の間には，中断と未解決の相剋（dialettica）が依然として存在する。もちろん医師職業義務規程は，依然としてイデオロギーのまた社会の圧力に対する医療専門職の自律の境界であり，それを表明し，また，

---

17) A. Fiori, *Medicina ippocratica, medicina ideologica, obiezione di coscienza*, «Medicina e Morale», 1977, 1-2, p. 167.

依然として患者を優先する業務であり続ける医療専門職の権利を表現している。他方，倫理学は，かかる規範の系統的叙述のうちに表示されるのではあるが，より広範で，立法的干渉からより自由な，そして同時に正当性の動機づけと批判的判断の機能を持つヴィジョンであり続ける。倫理学はまさに人の価値から直接的な仕方でその基準を汲み上げるからである[18]。

医療専門職と社会との遭遇は，他のレベル，すなわち諸々の奉仕事業の組織化（l'organizzazione dei servizi）のレベルでも生ずる。世界には保健医療制度（organizzazione sanitaria）の三つのモデルがある。すなわち，自由主義モデル，集産主義モデル，社会化された医療モデル（il modello della medicina socializzata）である。

自由主義モデルは次のものに基礎を置く。事業機関（病院，救急病院等）における私人の自由なイニシアティブ，家族や患者による医師の自由な選択，報酬の自由交渉，合法性と自己評価の保障に関する国家の監視。これは，スイスやアメリカなど，多数の諸国のモデルである。

東側諸国あるいは共産主義体制に特有の集産主義モデルにおいては，保健医療は学校と同様，国家によって管理される。国家は事業を組織して管理し，領土の必要に応じて医師を任命し，市民は事業を無償で受けることになる。すなわち，医師は国家の官吏であり，市民は医師や病院を選択できない。

たとえばイギリスとイタリアにおける，現行の「社会化」モデルは次の原則に基礎を置く。すなわち，公的運営の原則，全員に対する無償で平等の供給，事業の地域計画制度，――慣例による，あるいは公的に認可された――私人のイニシアティブの尊重，医師の自由な選択。

イタリアの国家保健事業制定法（1978年12月23日の法律833号）の検討に入り込むのは我々の任務ではないし[19]，その実施と機能停止の時期を確認するつもりもない。総括的に言いうるのは，この法律に基づいて，「リストに従って」支出されること，すなわち，事後的に保健支出の総額が定められることである。要するに，支出は，必要性それ自体を

---

18) Cfr. il *Codice italiano di Deontologia Medica* della Federazione Nazionale degli Ordini dei Medici Chirurghi e degli Odontoiatri, Roma 2006.

19) R. Ziglioli (a cura di), *Riforma sanitaria e comunità cristiana*, Brezzo di Bedero 1979.

満たすことに依拠する。

　システムのより大きな効果を保障する必要性が，システムの根本的な再編を企てるよう立法者を誘導した。それは，「保健に関する規則の再編成」に関する 1992 年の議会令（Decreto legislativo）502 号において頂点に達し，次いで「保健に関する規則を法律 421/92 第 1 条の規定に再編する法令 502/92 への改正」をもたらす法令 517/1993 によって〔システムの再編が〕履行された。この法令に基づいて，保健に充当される資金の年間の上限額が定められ，事業生産者と，そこに関与する様々なオペレーターの責任授与／奨励金との間の競争を助長した。地方保健機構（Le Unità sanitarie locali, USL）は，企業に変えられ，民間機関は「公共」と競争する地位を委託された。このような仕方で，健康の支出／必要性の力学は転換された。後者は出資金額と配分に従属する。

　1999 年に事業についてのさらなる修正——いわゆる第三次改正——が，「国家保健事業の合理化」をもたらす法令 229/99 によって施された。健康への権利の実現が再確認され，地方分散化および企業化のプロセスの達成，地方公共団体の役割強化，福祉事業の必須水準（i livelli essenziali di assistenza, LEA）の，すなわち保健施設の性能と委託（accreditamento）の適切さを監視するためのガイドラインの策定が進められた。

　2001 年に「福祉事業の必須水準の設定」をもたらす首相令（DPCM）29.11.2001 と「保健福祉事業の監視のための保障制度」をもたらす省令（DM）12.12.2001 を通して，LEA と監視システムに関するさらなる設定が進行した。福祉事業に類する事業の供給を縮小するための契機として，LEA の縮小解釈が優勢であるように見える。その帰結として，高度な科学技術的内容を持つ，したがって公的資金でカバーされる医学的治療と，一方で家族やボランティアに委ねられる人々に対する事業との格差が次第に拡散しつつある。

　「憲法第 5 章の改正」をもたらす法律 3/2002 および租税連邦制度に関する法令 56/2000 の公布によって，保健連邦制度への道が開かれた。これは，自律の価値の増大に基づく，福祉国家（Welfare state）から福祉共同体（Welfare community）への移行を実証するものでなければならな

いだろう[20]。

　これらの規定は，個人の自由の原則と価値，他方では事業の社会性を両立させる試みの表明であることを述べる必要がある。

　我々が目下行っている，そして倫理学的諸問題を提示する，一般的考究に関わるものは，以下の考察によって描写される。

　集産主義モデルにおいては，医師の自由と市民の自由は排除される。それゆえ，健康の問題においては，肉体的および効率主義的側面のみが考慮される。医師の手助けによって，自己の健康や自己の病気を管理するのは市民ではなく，医師の機能とその事業によって市民の肉体を管理する国家である。その方が効率的だからである。

　自由主義モデルにおいては，事業の社会性と平等原則は，つねに保障されるわけではない。したがって，治療をより必要とする者が，治療を受けるためによりわずかな手段しか持たないということがありうる。病院や事業組織は一般に，高価な事業の供給企業になるかもしれない。医師は私的利益の力学の中で心を奪われるかもしれず，医師の器量や，医師の倫理規約といったものが不足している場合は，倫理的に許容しえない目的（不妊手術，中絶，要求に基づく安楽死）のためにも，より多くを支払う者の道具になるかもしれない。

　社会化モデルの内部でも，倫理的秩序の影響とその欠陥を対比することができるかもしれない。すなわち，医師は基本的に公的機関に依存するようになり（たとえ一定の条件で自由業の実施を阻まれないとしても），国家の官僚体制の表現者となる。事業は医師らにとってもまた，官僚体制化された，時々政治色を帯びたものになりうる。

　事業の政治化の危険――政治的に管理運営されることによる――と，それゆえ政治的生き方を示す政党に対する事業の服従は，現時点でイタリアの保健の管理運営における障害である。医師にも市民にも共有された強い倫理的良心だけが，あるいは法律自体の改正もまた，この障害を修正し，反対することができるだろう。

　しかし社会は，他の側面，すなわち資金調達の側面下でも，医学の行使に影響を及ぼし，医療専門職を条件づける。

---

20) Cfr. D. Sacchini, *Sistemi-sanità: una lettura etica «integrata»*, in A.G. Spagnolo - D. Sacchini A. Pessina - M. Lenoci, *Etica e giustizia in sanità*, Milano 2004, pp. 79-119.

倫理学と保健経済との対比は，ますます先鋭になる。安寧（benessere）のイデオロギーが，まさに市民の健康を安寧の頂点に位置づける一方で，保健支出はますます増加し，経済的に保健を管理する状況にあるすべての国家は，大いなる困難をもって公的支出の総計を支えている。保健が国家財政を危機に陥れることが非難され，次いでその対策が計画される。これらの対策の中で，ある者はいわゆるコスト・ベネフィットの原則の名において，保健領域における非生産的な支出を削減するよう提案する。そしてかかる支出は，より重篤で不治の病者の治療に向けられる支出になるかもしれない。

「わずかな時間，病気を致命的なあるいは全く不治のものにするために，人が死ぬことを阻止するのに適した洗練された治療手段を獲得することは，それを一般化することを阻止するほどのコストをもたらす。このために，治癒と生命は，社会がそれを支える贅沢を許しえないほど高価なものになる。また，医学が発達すればするほど，病者を治療することは難しくなる，と辛辣に言うことができるかもしれない。社会と個人との間の避けがたい衝突は，どの患者を死ぬにまかせるべきかを決定しなければならない悲劇的な瞬間に立ち至らせる。そのとき，医師の社会的および個人的責任という重大な問題が提起される。私は，個人的責任という観念は，社会的責任というむしろイデオロギーに代えることはできないと確信している。そしてこのようにすることで，医師は人の医師であると同時に社会の医師でもあるだろう」[21]。

経済的手段の不足による，いわゆる「社会的」安楽死合法化の声には不足しない。この点について，より治療を必要とする者を助ける義務を刻印された政治を採用するのであれば，コスト・ベネフィットの経済主義的基準を是正し，それを「釣り合った治療」の基準に代えるよう，社会は少なくとも病者によって治療されなければならない。これもまた，

---

21) Franchini, *Le grandi scoperte della medicina*, III, p. 388. 経済，社会，健康管理の関係に関するテーマについては，本書の第2巻において特に1章を充てる。Sgreccia, *Manuale di bioetica*, II (3a ed., 2002), pp. 559-596.

特定の意味において深められるべきテーマであろう。

結論として，次のことが認められる。医師の二重の帰属——病者への帰属と社会への帰属——の問題は，社会自体が，人格と，より必要とする人格に向けた保健事業のために構想されなければならないという意味において解決されなければならない。それゆえ，人格に対するこの社会保健事業の表現者である医師は，患者の人格に対する忠実という特徴を保持する局面において，社会の教育者にもなりうるだろう。

環境的構成要素

我々は本書の最初の章で提示した生命倫理学の範囲を定める際，人の生命と健康に関する環境というテーマを含めた。実際，医学が物質界の社会的および環境的状況の研究と強いつながりを持つことは，誰も否定しえない。気候，大気汚染の有無，周辺界における病原性の生物学的・化学的要因等の諸々の状態，動物種とそれらの健康のバランス，生命の一定の条件を付与されたウィルスおよび微生物学の作因。

環境に関する政治と選択が，逆説的に次のような考えをももたらしたことは周知のとおりである。すなわち，汚染源は人類である，厳密には人口増加をもたらす子どもであるから，大気汚染を回避するためには，統計学上の人口増加を阻止する必要がある，というのである。

それゆえ，つねに家庭倫理の問題の一つとして感じ取られてきたことが，環境政策の問題になるかもしれない。

これらすべては，生命倫理学と環境倫理学との密接な関わりの例である。

環境は，人によって，その技術的・工業的活動によって，またその経済的選択によって持続的に影響を受けてきたのだから，生物圏と生態系のバランスに関する環境の倫理学が必要である。

他方，ポッターやヨナスのような初期の生命倫理学者たちは，生命倫理学を構成する環境的要素を十分自覚していた[22]。

---

22) 本書の第 2 巻（3a ed., 2002, pp. 335-444）で，我々は 1 章を職業領域における生命倫理学に充てているが，これはもちろん環境生命倫理学の重要な一部門である。

我々の意見では，環境倫理学の領域には，二つのレベルの倫理学のテーマがある。第一レベルは一般哲学の性格を持ち，準拠する人間学を定めることにある。第二レベルは生態学・環境領域における社会と医学の責任について，個々の生命倫理学の諸問題を割り出すことにある。

　人間学的前提に根拠を置く第一レベルの環境倫理学は，今日，人間中心説か生物中心説かについての考究を展開している。

　実際に，準拠する極を人に規定しつつ，その生命と健康状態を促進し保護するに当っては，生物圏のバランスが保たれなければならないか（人間中心説 antropocentrismo），あるいはそれよりも，人は動物たるヒト，種の一つと考えられなければならず，準拠する極は生物圏全体を包括する生気論のそれでなければならないかを，まず最初に決定する必要がある。

　後者の立場を採る者は，結局のところ，環境倫理学はそれ自体で独立した一つの倫理学でなければならず，生命倫理学の一部または一つの条項であってはならないことを認めることになる。

　我々のアプローチと一貫性を保つために，人間中心説と，人の優位を公言したい。それが意味するのは，人が生物圏の独裁的な主人でなければならないことではなく，人の善と矛盾しない生物圏に対する最大の尊敬をもって，人と将来の世代の善のための，創造と生命の責任ある管理人（gestore）でなければならないことである。

医学の目的，限界，リスク[23]

現実に対する尊敬[24]

　医学においては，他のあらゆる知（sapere）の次元においてそうであるように，知識（conoscenza）は現実に対する尊敬に依存する。それは

---

23) Cfr. *Parere* del Comitato Nazionale di Bioetica su *Scopi, limiti e rischi della medicina* (dicembre 2001); The Hastings Center, *Gli scopi della medicina: nuove priorità*, «Notizie di Politeia», 1997, n. 45; Callahan D., *Scopi e limiti dell'assistenza sanitaria*, Milano 2000; I. Cavicchi, *Ripensare la medicina. Restauri, reinterpretazioni, aggiornamenti*, Torino 2005.

24) Cfr. D'Agostino, *Parole di Bioetica*, pp. 69-76.

少なくとも，特定された三つの次元において明示される。

　第一に，現実に対する尊敬は，経験的データに対する尊敬を含意する。すなわち，もしデータが，現実を調査する者の予想（たとえば診断の）と矛盾するか，または計算が予想を裏付けないなら，現実に対する尊敬の名において，当初の仮説を放棄するか，または根本的に予想を改めなければならない。

　第二に，現実に対する尊敬は，多様な語法の多元性に対する尊敬をも含意する。それは，言語のどの次元も絶対ではないと認識することであり，どの外部的な表示手段にも限界が内在することを認識することである。医師のパターナリズムは，患者に対して，医学用語に服従することを，また，患者が苦痛の本当の感覚をよりよく表現しうる言葉の他の次元を放棄することを強いる，医師の要求をも含意する。

　最後に，第三に，現実に対する尊敬は，それを通して現実が知覚される，関係の力学に対する尊敬を含意する。現代の知の形式化は，関係性の次元を，〔経験的〕事実認識上重要でないものとして排除するように見える。しかし検証可能性と反証可能性の理論の基準は，科学コミュニティを支配するだけでなく，一般にそれ以上に全人類を支配することを含意する。

　現実に対する尊敬と反対の態度は，イデオロギーである。それは単に誤った知識であるのみならず，誤った良心でもある。イデオロギーは現実を偽造する。現実を尊敬せず，現実に対する尊敬のこのような欠如が，その偽造を継続的に再活性化するからである。

　知が本当に現実を尊敬するとき，感謝を引き起こす。

> 「〔現実が〕それ自体において受け取られるなら，感謝は啓発的な価値を持つ。すなわち，本物の感謝を心に抱くことができる者は，——あらゆる主観的な意図の彼岸に——本物の存在論的な証拠を提供し，真であり善である現実に内在する一性を明らかにする。医師が自分にしてくれたことに対して，心の中で彼に感謝する義務を感じる者は，その科学と良心の両方について，同時に科学と人に感謝する。感謝される者と，感謝が本物であると分かる者は，その学識知のためにのみ賞讃されたのではなく，具体的なケースにおいて

患者に生命を与えることのできた人格的な様相のために賞讃されたと気づくだろう。それゆえ倫理学はこの側面の下でもまた，科学的な知の外部的または補足的な次元としてではなく，科学的な知のロジックに必然的に入り込むように見える」[25]。

関係的な知としての医学[26]

ダゴスティーノによると，医学には解決不能のパラドックス，構造的な矛盾が内在する。すなわち，「人という偶然的存在を，その偶然性に内在する論理から解放しようと欲すること」[27]。医学は，どの人のうちにもある，悪に対する暗黙裡の普遍的な反抗から出発している。しかし同時に，病気と死は我々の自然本性に構造的に出現し，病気や死と戦う者は最初から，最終的には敗北に運命づけられていることを知っている。医学のパラドックスは，哲学自体のパラドックスと異ならない。すなわち，「それは否応なく，弁証法化（dialettizzare）しえないカテゴリーを弁証法化するよう導かれる。すなわち，偶有から出発して永遠を，存在者（ente）から出発して存在（essere）を，およそ考えうるただ一つの最も弱い力から出発して，考えられないことを考えることへ」[28]。

大切なのは，我々の自己理解に対する医学の特殊な貢献の自覚を見失わないことである。というのも，医学は，偶有的でなく構造的な病気という一つの次元において，人を研究するものだからである。医学はこのような仕方で，人という存在を肉体から引離されたもの（disincarnato）として考える，哲学に偏在する抽象化の誘惑と効果的にバランスをとる。このパースペクティブにおいて，医学は単に実践的な機能についてだけでなく，認識論的機能についても，一つの機能——それが過小評価されるときにはまさに，この学問分野の根拠自体をある意味で喪失させるような機能——を果たす。このような仕方で，医学は，人特有のパラダイムを特徴づけることに貢献してきた。すなわち，

---

25)　*Ibi*, pp. 75-76.
26)　Cfr. D'Agostino, *Bioetica*, pp. 15-46.
27)　*Ibi*, p. 18; cfr. anche I. Cavicchi, *L'uomo inguaribile. Il significato della medicina*, Roma 1998.
28)　D'Agostino, *Bioetica*, p. 19; G. Cosmacini - C. Crisciani, *Medicina e filosofia. Nella tradizione dell'Occidente*, Milano 1998.

「人は，病気や死との比較を通してのみ，自己存在の完成した構造を自覚できるような存在者である。また，医学との関連を通してのみ，人の有限性〔死すべきもの〕(finitudine) は，象徴的，神秘的，またはより悪しく魔術的な，何らの価値も持たないというさらなる自覚を獲得するような存在者である。病気と死は，不可解な運命のしるしではない。秘術的で邪な超越的力によって人に対して行使される圧迫のしるしでもない。病気と死は，人自身の存在論的な被造物性のしるしである。――すなわち，医学的な知が構築されるとき，医師と患者を結びつける関係性に特有の次元において，たとえそれら〔病気と死〕を除去することはなくとも，それらを理解し，立ち向かう理性の能力を持つ被造物性のしるしである」[29]。

人の主体に対して作用する医学は，相互に入り組んで解くことのできない友情と正義でもあり，病者は医師の技能の単なる対象〔客体〕ではなく，つねに，そしてともかくも治療関係の主体である。この点に関して，自由人の医師と奴隷の医師とを画したプラトンの有名な区別は，今なお啓発的である[30]。

病者と話さない者，収益を最大限にすることだけを望んで町を慌ただしく歩き回る者，患者にはよく分からない薬の入手を強いるがゆえに，患者にとって専制君主のような者（「奴隷の医師」）は，本物の医師ではない。反対に「自由人の医師」は，治療する前に悪の原因を理解しようとする。それは，患者とその友人に日常の生活について質問する者，薬を処方する時には，病者が納得するまでは何らの薬も処方しない者である。

自由人の医師は，関係的な知である，健康の回復を目的とした，純粋に生物学的な用語では定義することのできない医学に適した「弁証法的な」能力を発揮する。実際，カンギレムによると，健康は，信頼と安心のうちに生きることを可能にする諸々の状態の総体として理解される[31]。

---

29) D'Agostino, *Bioetica*, pp. 21-22.
30) Leggi, IV. X., 720 a ss.
31) Cfr. G. Canguilhem, *Il normale e il patologico,* Torino 1998.

医学の目的，限界，リスク　　　　261

「『信頼』と『安心』は，科学技術型の文化（una cultura tecnomorfica），したがって現代のような『冷たい』文化の内部に適切に結びつけることが非常に困難な『熱い』カテゴリーである。当世風の『冷たい』文化においては，経験のありのままの姿（naturalità）（および，したがってその相対的な予測不可能性）を，経験それ自体を人為的に再構築することによって必然的に生ずる絶対的信憑性と，杓子定規に交換することが目指される」[32]。

回復させる能力としての医学[33]

現代西洋文明において，医学は単なる治療の次元を超える広がりを持ち，人々はその限界を定めることに苦労している。

リスクは，承認される唯一の限界が，経済によって命じられる限界のみであること，および倫理学的な問いが資源の配分の問題のみに引き戻されることである[34]。その結果，人の状態の全局面をカバーするほど漠然広漠たるもののように思われる，健康（完璧な安寧の状態）の定義の前で，医学の自然的な性質（natura）を定めることは困難になる。

長い間，治療における関係は，その一部のみが医学的手段によって仲介される人格間の関係として構築され，考えられてきた。しかし今日では多くの治療が，人格的相互作用を最小限に限定する手段を介して実施される。ますます重要になるのが諸々の科学的成果の獲得であるが，これらは知識に関する成果であって，患者の安寧の獲得に必ずしもつねに役立っていない。

「明らかに，ここで問題になっているのは次のような認識である。すなわち，治療方法の，潜在的または現実的な，身近なまた隔てられた場所での退歩（una ricaduta）があり，そのすべてにおいて必然的に，具体的なひとりの人（singolare concreto）としての患者

---

32) D'Agostino, *Bioetica*, p. 31.
33) Cfr. H. G. Gadamer, *Dove si nasconde la salute*, Milano 1994; A. Pessina, *Il contesto culturale dello sviluppo della biomedicina*, in Spagnolo - Sacchini - Pessina - Lenoci, *Etica e giustizia in sanità*, pp. 3-20.
34) Cfr. *Parere* del Comitato Nazionale di Bioetica su *Scopi, limiti e rischi della medicina*; The Hastings Center, *Gli scopi della medicina: nuove priorità*.

（今ここにいるこの患者）が，およそ抽象的な一般概念（直接的に病理 la patologia やヒト l'umanità でなければ，患者 il paziente）に取って代わられ，その中心性が消失した」[35]。

医学は技法（téchne）あるいは技能（arte），すなわち，ある知（un sapere）に基づいてある働きをなし生み出す能力，という概念によって定義されうる実践知である。しかし，

「この領域においては，技能（arte）を通して，したがって人為的な（artificiale）手段によって獲得されたはたらきの成果は証明されない。技能の規準として考案された形相を割り当てつつ，そこから何か新しいものが引き出される，自然のうちに存在する質料について語ることはできない。医学の本質はそうではなくて，それが生み出す能力が，実は人を回復させる能力であるという事実にある。この理由によって，医師の知と活動は，この座標軸において『技能』が定義されるような，独特の修正をもたらす。医師はその技能の諸々の手段によって健康を生み出す，と確かに言いうるが，これは不正確な表現である」[36]。

医師の技能の価値と意義は，その計画に依らず，自然の固有の力学への従順に依る。健康を回復することは，何か新しいものを「創造すること」ではなく，有機体が失ったバランスを取り戻させることを意味する。病気は，人の望みとは関わりなく出現するという意味では，健康と同程度に自然的なものであるが，それは，あるべきものの剥奪という観点から考察され，したがって，かかるものとして対抗される。

健康と病気を定義するために，自然本性（natura）についての問いと，人の状態についての問いに立ち向かう必要がある。――それは環境の自然本性とは異なり，自然本性的性質（naturalità）（「所与の」存在）によっても，自然本性の諸々の行程自体を計画し統合する能力（すなわち自由

---

35) Pessina, *Il contesto culturale dello sviluppo della biomedicina*, p. 7.
36) Gadamer, *Dove si nasconde la salute*, p. 40.

であること）によっても，特徴づけられるようなものである[37]。ここから，要するに，たとえ自然それ自体のプロセスに参与するとは言え，思考し自然を造形する能力のゆえに，人を単なる自然を超えたところに置く確信が生ずる。

> 「技術の応用を承認する現代科学は，自然の欠如を埋め，自然の事象に介入することをもはや任務とは考えていない。現代科学は，合理的にコントロールされた構造によって，人の世界における自然の変更と，直接的に自然的なものの完全な排除が優越するような，一つの知として理解される。科学として，それは，測定可能でコントロール可能な現象を生み出す——その結果ついに，自然的なものを人工的なもので代替しうるところまで」[38]。

医学の問題でも科学の問題でもなく，我々がいわゆる自然（natura）を考える仕方に関する問題がある。もし自然が，単に我々が科学の諸々の手段をもって認識するだけのものにすぎないなら，規準を定めなければならないから，それはとらえがたいものになる。しかしそうではなくて，もし自然または現実が——人もまたその部分なのであるが——，可知的な性格（人為の可能性の条件）を保持するのであれば，人が自己の活動に対して自発的に置かなければならない諸々の限界と目的についての哲学的問いが意味を持つ[39]。

治療における関係[40]

治療における関係は，必要と病気によって強いられる不均衡な関係で

---

37) Cfr. Pessina, *Il contesto culturale dello sviluppo della biomedicina*, pp. 10-11.
38) Gadamer, *Dove si nasconde la salute*, p. 47.
39) Cfr. Pessina, *Il contesto culturale dello sviluppo della biomedicina*, p. 16.
40) Cfr. Pessina, *Operatori sanitari come agenti morali*, in Spagnolo - Sacchini - Pessina - Lenoci, *Etica e giustizia in sanità*, pp. 21-37; G. Cosmacini - R. Satolli, *Lettera a un medico sulla cura degli uomini*, Roma-Bari 2003; S. Manghi, *Il medico, il paziente e l'altro. Un'indagine sull'interazione comunicativa nelle pratiche mediche*, Milano 2005; V. Masini, *Medicina Narrativa. Comunicazione empatica ed interazione dinamica nella relazione medico-paziente*, Milano 2005; M. Gensabella Furnari, *Tra autonomia e responsabilità - Percorsi di bioetica*, Soveria Mannelli 2000; R. Tatarelli - E. De Pisa - P. Girardi, *Curare con il paziente. Metodologia del rapporto*

あるから，つねに難しい関係である。しかし病気はつねに二つの顔を持つ。一つは第三者における顔。それは，医師が様々な様式を通じて診断することのできるものと一致し，また，客観的かつ非人格的な仕方で描写しうる。もう一つは反対に，病者が体験する顔である。病気は，人が特有の状態において存在し思考する新たな様相だからである。

今日，この治療の関係は，関係の空間と時間を厳密な必要にのみ限定する介入と薬剤を通して，しばしば特定の人格を介さない実践によって請け負われる。事実，今日，病院組織に依り頼む者は，あるプロセスの内部に入る。そこでは「他者への配慮」，他者の人格への注目，あるいは，他者の期待の共有として理解される，「治療される（prendersi cura）」という観念の使用はほとんど意味を持たない。

現代文化は，患者の自律の名において，しばしば医師のパターナリズムの限界を告発してきた。自律の原則のみに訴えて医師のパターナリズムの濫用の可能性に対応することは，医師・患者関係を再びバランスのとれたものにすることに役立たず，かえって，二つの自律と，病気についての二つの見方の衝突を余儀なくするように見える。純粋に社会契約論的な経路をたどるのも望ましくない。治療の関係を直接的に専門家と病者間の「契約」の語に翻訳することの不可能性は，病気の現存的な厚み，その倫理学的および人間学的な意味に由来する。

> 「病気においては，実際，単なる肉体的苦痛，機能障害，そして無能力（disability）のみが出現するのではなく，現存（esistenza）についての意味の問いとしての苦痛の経験も出現し始める。病気は抽象的思弁としてのみ現存する（esiste）。すなわち，具体的に現存するのは病者であり，器官や機能障害の治療に尽きない諸々の関係的価値が治療のプロセスに介入する。──医師の像（figura）に，そのプロフェッショナリズムを超える過度な要求と能力（competenze）を負わせることを望むのではなく──，人の身体の治療においては，好むと好まざるとにかかわらず，人格，人たる存在が治療されるという事実が残る。人の身体性（corporeità umana）は，実際，

---

medico-paziente, Milano 1998; G. Tuveri (a cura di), *Saper ascoltare, saper comunicare. Come prendersi cura della persona con tumore*, Roma 2005.

各人の人格的生との連続性を刻印し，人の身体に対してふるわれるいずれの暴力も，つねに人格に対してふるわれる暴力である。他者の身体に施される医師の行為が暴力に変質しないために，それが道徳的性質を備えた関係の内部で行われることがつねに必要である」[41]。

さらに，患者の自律の尊重という観念は，他者の自律の行使の尊重に還元されえない。自律を承認することは，自律の主体，すなわち人たる存在，人格の価値を承認することを意味する。時間的に制限される自律の行使の諸々の状態は，自律の存在論的な諸々の状態，すなわち我々は人である，人格であるという事実に再び送り返すものであるということが，しばしば忘却される。

医術（arte medica）には，それを除去すれば医学の実践自体が傷つけられることになる，諸々の道徳的性質の公準（postulati）〔証明なしの仮定，先決条件〕が存在する。すなわち，人の尊厳，人々の間の平等，人格と他者の意志の尊重。医術の頂上に位置する哲学的正当化根拠の対象であるこれらの公準は，道徳的に善いものとして格付けされうる，あらゆる人間関係のあるべき状態を表わす。それらは歴史的に様々な仕方で表現されうるが，つねに主体間の関係性を構成するものであり，医術と関係する。医術はまさに，もはやそれ以外のものに帰属させることのできない関係的な類型の活動だからである。

医師と患者の関係は，今日営まれている，変貌した文化状況において，「インフォームド・コンセント」と呼ばれる，法的性質を持つ手段によって仲介される。原則として，インフォームド・コンセントは，患者（または患者に代わる者）がそれに署名しなければならない，単なる情報提供の書類には還元されえない。それは，医師・患者関係——そこでは人格相互の尊重，他者に対する配慮，プロフェッショナリズムの承認，および対話への留意，が実行されなければならない——の評価基準（il punto di riferimento）である。というのも，インフォームド・コンセ

---

41) Pessina, *Operatori sanitari come agenti morali,* pp. 28-29; cfr. anche P. Bellavite - P. Musso R. Ortolani (a cura di*), Il dolore e la medicina. Alla ricerca di senso e di cure,* Firenze 2005.

ントは，臨床上の観点から，まさしく人がここで今なすべきことに関するものだからである。しかし，しばしばインフォームド・コンセントは，法的保護の様式として使用される。そこでは，二つの自律，二つの意志，二つの権利が交わるが，もはや信頼の基礎の上にではない。このモデルは「機能」しないことが確認される。治療の関係はもはや，それに固有の結果を保障しうるような関係ではないからである。医学は生物学的および生理学的プロセスをコントロールし，代替し，統合しうるのであるから，治療の関係の中には，責任を問いえない不成功の可能性が内包されている。人間的な状態を含意する，有限性と弱さの状態の自覚が重要である。この自覚は信頼関係の基礎にあり，いかなる契約によっても代替されえない[42]。

「不可能な医学」[43]

現状においては，医学は（経済的に）支えきれない目的を設定するために「不可能」になった。これはキャラハンの主張である。彼は，保健制度をより効果的でよりよく管理されたものにすることだけではなく，現代医学の基本的価値，とりわけ限界なき医学の進歩の基本的価値を再考することが問われていると考える。

医学の意義と目的は，より大きい衡平と経済的両立とを適合させる別の仕方で考えられるかもしれない。キャラハンによると，医学がなしうることのすべてに対して支払うことは経済的に不可能であるから，医学の可能性のより控えめな観念を採用する必要がある。

---

[42] William F. May は，医師・患者関係を支配しうる，基本的な社会・心理学的モデルは二つであり，両者は十分区別されることを極めて明確に述べる。「契約（contract）」に基づくものと，「誓約（covenant）」すなわち同盟（alleanza）に基づくもう一つのもの。冷たく形式的なものと，熱く巻き添えになるもう一つのもの (cfr. *Code or covenant, or philanthropy and contract*, in Reiser-Dyck-Curran, *Ethics in medicin. Historical perspectives and contemporary concerns*, Cambridge (Mass.) 1977, citato da D'Agostino, *Bioetica*, p. 40).

[43] Cfr. D. Callahan, *La medicina impossibile*, Milano 2001; Id., *Scopi e limiti dell'assistenza sanitaria*; A.G. Spagnolo, *La relazione medico-paziente nella sanità aziendalizzata*, in Spagnolo Sacchini - Pessina - Lenoci, *Etica e giustizia in sanità*, pp. 155-183.

医師・患者関係

　かくして，よりいっそうはっきりと，医学における倫理学の諸問題の中心軸が出現する。医師・患者関係である。それは，人格の絶対的諸価値に従属する医師の忠実において理解される。また，この関係は，不動の価値の承認と再評価の意味において理解される。医師・患者関係は，医学の人格主義的措定を可能にするものである。
　このテーマについて，我々は今，倫理的関係の性質，それに必要な要件，そして，倫理的関係が出現する際立った局面を特定するために，また医師の行為とそれに対する患者の同意の基本的性格を明確にするために，いくつかの考究を深めなければならない。我々がすでに前節で置いた諸前提への準拠が，医師・患者間の道徳的関係の大きさと質を定めるための決め手となる。

医師・患者関係の性質
　生命，および副次的に健康は，人格に委ねられる諸善である。各人はこれらの善を，責任をもって監視する（osservatore）権利・義務を持つ。換言すると，患者はその生命と健康について責任を有するが，それを処分する（gestione）恣意的な道徳的権限は持たない。かえって自己の生命を保護し（custodire），自己の健康を促進する義務を持つ。
　医師は，病気を予防し，またはそれを治療し，あるいは患者の体力や能力の回復を助けるために，患者によって，また患者によって承認された者によって自由に招かれ，選ばれる（あるいは，いずれにせよ家族によって呼び出され，あるいは社会によって提供される）専門職である。そして，有資格業務（servizio）の貸し手（有資格の仕事 opera の貸し手）の形態をとる。
　患者はそれゆえ，つねに自己の健康管理を担う第一の主体（agente principale）である（妨げがある場合，その活動機能は家族か法定代理人に移行する）。医療行為と医師のコントロールは，それゆえ，相乗作用の関係になる。

自らの健康状態とその限界を自覚する病者，すなわち自律を脅かし減少させる病気の陣営で対応能力がないことを認識する病者（または彼のための者）は，損なわれた自律を回復し，または防止することを視野に入れて，他者，すなわち専門職の素養と経験によって彼を助けることのできる医師を率先して求める[44]。患者を助けることを引き受ける医師もまた当事者である。しかしそれは，ある客体に対して作用を及ぼす者，という意味においてではなく，第一の主体とともに，あるいは一定の目的のために協働する，という意味においてである。事実上は，多くの患者が受け身であり，多くの医師が唯一の主役を装っている。しかしそれは，両者の関係を正確に形づくるものではない。

　このことは，病者が医師に対して何らかの活動を要求しうることも，医師自身の固有の能力（competenza）を侵害しうることも意味しない。医師の良心と能力は元のままであり，両者の側に倫理的にふるまう義務がある。もし患者が，すなわち主役であり第一の責任者であるが自己の生命の主人（padrone）でも医師の良心の主人でもない患者が，不正な職務の提供を強要するときは（たとえば安楽死），医師は患者に応じるのを拒否することができるし，また，拒否しなければならない。それはちょうど，良心において，自己の能力によると適切でないか有害であると思われる治療をもって介入する気にならないときは，拒否しなければならないのと同じである。それゆえ，ここで問題になっているのは，一人がイニシアティブの第一責任者〔患者〕であり，もう一人が問題を解決する仕方においてより能力を有する〔医師〕人格間の協定である。それは，一方の側が，他方がもはや治療活動を進行する状態にないと考えるときは，破棄されうる協定，または契約である。

　『保健従事者憲章（La Carta degli Operatori Sanitari）』は，保健活動における人格間の関係がその上に基礎を置く固有の性質は何かを規定する。すなわち，それは，「信頼と良心との出会いである。苦痛によって，病気によって，それゆえまた困窮によって傷つけられた人が，彼の必要を負担しうる他者，また彼を支援し治療し癒すために彼に近づく他者の良心に依り頼むところの信頼である」[45]。

---

[44]　Malherbe, *Médecine, anthropologie et éthique*, p. 11.
[45]　Pontificio Consiglio della Pastorale per gli Operatori Sanitari, *Carta degli Operatori*

マレルブは，アリストテレスが定式化した活動のカテゴリー，すなわちいずれの交換活動にも認められる固有の四つの原因，質料因，形相因，作用因，目的因を，医療行為に適用した[46]。
　医療行為の場合，質料因は医師に身を任せる患者である。それゆえ，質料因は，医師にとって他律である。形相因は，医療行為が回復させる正常性というパラメーター〔測定規準〕であり，このパラメーターも設定が困難なため，医師にとって他律である。作用因のレベルでは，協力を求められる患者についても，保健活動の他のオペレーター（薬剤師，解析学者，専門家，看護師等）についても，たとえ絶対的で孤立的なものではないとしても，医師の自律がますます拡大している。目的因は病気の治癒と予防であり，この目的は患者にとっても医師にとっても義務的である。
　したがって，医療行為をその力動的な構成要素において，またその協力者との組み合わせにおいて分析すると，いずれにしても優先的かつ全般的な患者の責任と，たとえ独立した固有の責任を帯びているにせよ，補完的な性格の，局部的で専門化された医師の責任が帰結する。
　しかし医療行為に関する生命倫理学的論述は，医師が患者との関係において注意を払わなければならない諸価値の広さについて，特にさらなる考究を要求する。折良く P・カットリーニが明確にしていることに言及しつつ[47]，我々は，治療上の出会いはいっそう高く，いっそう豊かなレベルに向けて発展する特徴を持つと言わなくてはならない。〔1〕第一レベルは，たいていの場合，客観的，身体的レベルである。すなわち，医師は有機体の生の正常性を妨げる病気の器官や生理学的障害を観察する。この第一レベルにおいて，医師はその対象を「狭め」，その視線を個々の対象に「縮小する」。〔2〕医師の注意力はこの第一レベルから，病気の個々の部位が刻印されている体全体（integralità somatica）に赴く。それは，有機体の統合における個別部分を「理解する」ことを可能にする全体論的な（olisitica）注意力である。〔3〕主体についての既往症（anamnesi）の通時的，歴史的な一瞥がその後に続く。病気とい

Sanitari, Città del Vaticano 1995, n. 2.
　46）　Malherbe, *Médecine, anthropologie et éthique*, pp. 10-11.
　47）　Cattorini, *Terapia e parola. Il rapporto medico-paziente nella prassi medica*.

う個別的事象と有機体全体は一つの歴史を持ち，病気の発生，病因究明論は，この歴史の中に位置づけられる。〔4〕さらなる歩みは，その知の要素を収集し，それによって諸々の症状と客観的データを評価するために，医師が固有の科学に向かう歩みである。これらのデータは，一つの判断を視野に入れて，医師の頭脳（mente）によって綿密にまとめ上げられる。〔5〕かかる判断は，もし時間がそれを許せば，もっぱらこの人が客体ではなく主体であり，それもその生命と健康を支えるプロセスの優先権を持つ主体であるがゆえに，患者に伝えられなければならない。その一瞥が，病者の心理状態を理解するまでに高められ広げられるのは，この段階においてである。〔医師が得る〕解明の一つは病気，もう一つは，ときどき無意識の，またときどき言葉に出して表現される感情的，心理的，精神的な状態に応じて体験される病気の様相である。かくして〔医師・患者関係は〕二つの自由な存在のコミュニケーションである人格間の関係へと流れ出て行く。このような仕方で，患者・医師間の対話，すなわち，情報提供の価値，治療的価値，そして決定の価値を持つ対話の重要性が出現する。二つの意識を，両者を超える一つの善，すなわち諸価値を伴う生命と人格の正面に据える対話。キリスト教信者にとっては，これは，キリスト，すなわち人となった神との出会いの場でもある。「私の兄弟であるこの最も小さい者の一人にしたことは，〔どれもみな〕私にしてくれたことである」（マタイ25.40）。そしてこの意味において，治療行為の科学的客観性と人間的含蓄を何も失うことなく，対話はより広くなり，「健康」の領域から「救済」の領域へと流れ出て行く。

医師・患者間の対話の目的について，規則集と方法論的詳細の展示に入りこもうとせずに[48]，我々は，かかる対話が倫理学的に完全であるためには，次の目的を持たなければならないことを想起するにとどめる。すなわち，情報提供の目的，治療の目的，決定の目的。これらの対話の目的の一つ一つにおいて，論述は広がりうるだろうが，それは個々の状況において出現する機会に再開されるだろう。

情報提供の対話は，二重の，間人格的な（interpersonale）意味におい

---

[48] C. Iandolo, *L'approccio umano al malato*, Roma 1979; Id., *Parlare col malato*, Roma 1983.

て理解され，守秘義務と，さらにはその健康の本当の状態について，病気の悪化や不治について，患者に情報を伝える難しい任務を必然的に伴うことを想起すれば足りる。対話の機会を価値と責任に満ちたものにするのは，倫理学的に重要なすべての側面である。かかる対話が医師に要求する素養は，技術的なものも心理的なものも，なおざりにされるべきではない。すなわち，対話の技術は，対話を有効なものにするための有益な導き手である。そして，そこでは医師の倫理的円熟が求められる。というのは，病気，死，不測の挫折といった現実を前にするとき，逃避や攻撃性のような，しばしば病者をも医師をも傷つけ，後に傷跡を残す防御のメカニズムを始動させる心理的力学によって，医師は行為に出ることを阻まれるからである。医師の心理学的素養は，したがって，その専門職の行使に生来的に必要なものである。とは言え，このことが，心理療法が特に必要な場合，病者に対する心理学者の介入を免除するわけではない。

対話は，治療のプロセスに接ぎ木される限りで，その全体において治療的である。その必要性とともに，どの病気にも——特に神経系に原因を持つ障害の一定の形態に——存在する心理的要因について，聞くことと話すことがともにあるとき，対話が持つ治療的効果を強調したい[49]。

対話の厚みは，自らの健康に関する患者のプライオリティをつねに自覚しなければならない決定の段階に入るとき，より倫理的意義に満ちたものになる。不意に出現する個々の治療的事象（移植，実験）について，特殊生命倫理学の各章で検討する諸々の状況に対応する，——情報提供の上での，黙示の，あるいは推定の——同意の問題は，この領域に据えられる。少し後で言及する同意の必要性と，「病者の権利」の尊重は，治療のどの機会においても考慮されなければならない。

医療行為の基礎

医師・患者間の関係は，診断も治療も主として主観的な要素に依存する。その限りで，つねに非常に複雑な性質を有する。しかし医学の始まりから今世紀の初めまで，この関係は例外的にのみ，現実の問題を引き

---

49) V. Frankl, *Ärztliche Seelsorge. Grundlagen der Logotherapie und der Existenzanalyse*, Wien 1979; Häring, *Liberi e fedeli in Cristo*, III, pp. 77-86.

起こした。それは,医師が取り決めたルール（regole del gioco）を怠るか,あるいは患者が一つのまたは他の動機のために,彼を治療する人への敬意と信頼を失った場合のみであった。

　ところが今世紀の初め,「歪曲された」医師・患者関係が口にされるほど状況が一変し,医師・患者関係の対立的な性格が標準となった[50]。

　歴史的観点から医師・患者関係を掘り下げることは興味深いと思われる。しかし我々の目的は倫理学的観点から,すなわち医師と患者という二つの道徳的主体のふるまいを正当化する諸々の価値と倫理原則の観点からこの関係を考察することにある。したがって,この点についてはその種の文献に委ねよう[51]。しかし我々は,ヒポクラテスの医学倫理においては,医師・患者関係が施善（beneficialità）のモデルに基礎づけられていた事実を想起しないことはできない[52]。すなわち,医師の基本的責務は,患者の善の実現を意図しつつ,患者を病気から,苦痛から,そして不正から解放することであった。この善の名において,目標はしばしば,その主たる責任が患者のよりよい利益においてすべての決断を下すことであった医師の権威によって達成された。それは,否定的な含意をもって医師のパターナリズムと呼ばれるものに,非常に容易に陥る可能性があった。このモデルにおいては,たとえば患者の情報は,患者を納得させるために,また場合によっては「自己の善をなすこと」を患者に強いるためにさえ──それが,そのとき患者が立ち向かおうとしなかった犠牲を伴うときにも──,医師によって調整された。さらに,患者のよりよい利益において,何らかの情報の隠匿,真実の操作,完全な同意のない干渉も何らかの条件で正当化される可能性があった。

　グラシアが適切に言及しているように[53],古代においては,医師の像と医師が下す決定は,神聖な,それゆえ批判の余地のない性格を有していた。ヒポクラテス全集には,冷静に,精確に,幅をもって,その処置を患者に施すことを医師に勧める──もちろん処方することが正当化さ

---

50) E. Shorter, *La tormentata storia del rapporto medico-paziente*, Milano 1986.

51) 全体について,上掲書のほか以下を参照。P.L. Entralgo, *Il medico e il paziente*, Milano 1969.

52) T.L. Beauchamp, *The promise of the beneficience model for medical ethics*, «J. Contemporary Health Law Policy», 1990, 6, pp. 145-155.

53) Gracia, *Fundamentos de bioética*.

れるためではなく，処置自体を患者に受け入れさせるために──一節があるが，ヒポクラテスの誓いは同意について何も語っていない。

この教えは中世の医学において，また20世紀前半までの現代医学において，不変のままとどまり，職業義務規程の大部分はこれに依拠していた。

しかし現代は，職業義務規程が徐々に組み込んでいる，自律の原則の断定によって特徴づけられる。20世紀半ばを過ぎると急速に，実際に，根深い変容が医学倫理学と保健政策に及んだ。社会運動によって，またオピニオン・グループによって前面に持ち出された，やはりいくつかの市民権（健康への権利，情報への権利，同意なく実験を被らない権利等）を断定する傾向と同じように，法医学と法学の分野で起こったいくつかの出来事は，医学倫理学に新たな展開をもたらした。それは，今や「生命（bios）」の全領域にそれを拡大しつつ考究の範囲を広げた「生命倫理学（bioetica）」という新語の出現によっても特徴づけられる展開である。当時，施善の義務の歴史上の優越は，患者の自律を強調する患者中心の倫理学と対決し始めた。自律モデルにおいては，医療行為は患者の善を実現するためではなく，むしろ患者の自由な選択から引き出されるがゆえに，肯定的なものになった。情報は，ここでは，たとえそれが自らの症状に照らして合理的でないかもしれなくとも，患者に選択することを可能ならしめる以外の意味を持たない。

すでにサー・トーマス・パーシヴァル（Sir Thomas Percival）の基本書『医学倫理学（Medical Ethics）』（1803年）が，「厳密に必要な場合」にのみ，患者の友人や患者自身に対して予後に関する情報を伝える義務を論じ始めていたことが，ここで述べられるべきである。

次いで，「米国医師会」の諸原則（「医学倫理学の諸原則」，1912年）は，医師は，専門職的能力から引き出すことのできた有益な情報を，患者が理解するのを手助けすべきであることを規定した。

この方針はその後，同医師会の評議会（1969年）によって，新薬を使用するたびごとに，患者の同意を得る義務を医師に負わせるまでに拡大された。

その間，実験領域におけるインフォームド・コンセントを規定したニュルンベルグ綱領とヘルシンキ宣言が公表された。合衆国ではすでに

1957年の法律がインフォームド・コンセントを規定した。

　医療行為はその時，このさらなる基礎，患者の同意を持つことになった。医師は患者のインフォームド・コンセントによって介入しうるのであり，それに反しては介入しえない。

　しかしインフォームド・コンセントは，倫理学的観点から，医療行為の正当化根拠の唯一の基礎と土台を構成すると言いうるだろうか？　現実には，もし医療行為が通常の場合に患者の同意を得なければならないことが真であるなら，この同意が限界を持つこともまた真である。その理由は，ある者は同意能力を持たないからであり，また，患者自身が自己の生命と自己の健康に対する責務を持つからであり，また，社会は市民の生命と健康を保護する義務を持ち，このことは医師にとっても責務だからである。

　社会に関しては，医療行為の基礎をなす第三の要素は，外在的 (*ab extrinseco*) なものとは言え，法的要素であることを述べる必要がある。医療専門職は法的に承認され，資格を付与され，この承認なしには，たとえその行為が意図的に患者の善に向けられ，その同意があるとしても，有効に営まれない。

　他方では，社会とその関係当局は，生命と健康を社会的善とみなすものの，憲法と諸々の法律によって認可された関係法規から引き出される保護のみが，義務であると考える。

　それゆえ，医療行為の基礎については，倫理学的観点から，以下のすべてのそして三つの構成要素と動機づけについて考究しなければならない。a. 客観的および究極目的論的要素としての患者の善，b. 主観性の要素としての患者と医師自身の同意，c. 社会的構成要素および合法性の保障としての，倫理的に要求される，法的承認。

　法的基礎とそれに伴う多様な学説に関する議論は様々であり補足的である。これについては，その種の出版物の参照を勧める[54]。

医師・患者関係のモデル

　最近20年間における倫理学的考究によって強調された，医師・患者

---

54) Cfr. G. Iadecola, *Consenso del paziente e trattamento medico-chirurgico*, Padova 1989.

関係の対立的な二つのモデルは，医師と患者の二つの主体——両者ともに主張すべき権利と尊重すべき義務を持つ——の出会いである唯一の相互作用の局面に傷痕を残し（stigmazzato），またその局面をおそらく過度に単純化してきた。より最近，幾人かの論者[55]は，二つのモデルの硬直的な対置は，以下の性質を考慮することで，四つのモデルにより適切に分割されうると考えている。医師・患者関係に割り当てられた様々な目標，患者を前にした医師の責務，患者の諸価値が持つ役割，そして最後に患者の自律の観念に帰せられる意義。

　彼らが記述する第一のモデルは，パターナリスティックなモデルであり，親的なまたは聖職者的なモデルとも呼ばれる。このモデルは，患者の健康と安寧（benessere）をより良く促進するすべての介入を受け入れることを，患者に確信させる医師との関係を構築するものである。目的に役立ちうるすべての診断的，治療的介入を究明することと，それを適切な時機に，選択された情報とともに，同意を得る目的で患者自身に提示するのは，医師の手腕である。極端な状況においては，医師は独裁的な仕方で，介入の開始時に患者に伝える。このモデルは，患者にとってより良いことを決定するための客観的手段があることを前提とする。したがって医師は，患者の守護者（tutore）をも務め，その選択は患者自身の自律に優越する。

　しかしそのようなモデルは，緊急状況下においてのみ有効たりうることが明らかである。したがって，診断・治療活動の他のすべての通常の状況においては，理想的なモデルとしては絶対に受け入れられえないであろう。

　これらの論者が描く第二のモデルは，情報提供モデルであり，科学者モデル，エンジニア・モデル，または利用者モデルとも呼ばれる。このモデルでは，患者との相互作用は，診断，治療，およびその各々のリスクに関するすべての情報を患者に提供するという目的のために，医師にとって有益である。医師は情報提供の後，患者が基本的な同意をもっ

---

[55] E.J. Emanuel - L.L. Emanuel, *Four models of the physician-patient relationship*, «Journal of American Medical Association», 1992, 267 (16), pp. 2221-2226; A.G. Spagnolo, *La relazione medico-paziente nella sanità aziendalizzata*, in Spagnolo - Sacchini - Pessina - Lenoci, *Etica e giustizia in sanità*, pp.121-154.

て選択し，要求することになる介入を行う。このモデルでは，診断・治療的処置（trattamento）について，事実が価値から厳密に区別されることが前提とされる。それゆえ，患者が自らの諸価値を適切に決定したということを前提にしつつ，患者に欠けていることは事実を知ることであり，したがって医師の責務は，他の処置よりもある処置を決定させうるような情報のすべてを患者に提供することである。医師の価値のための余地も，医師が患者の価値について考える余地もない。熟練した技術者として，医師はより完全な情報を提供し，その能力を維持し，現代化し，必要な時は他のエキスパートに相談する責務を有する。それゆえ，患者の自律は，医師の決定プロセスにおいて厳密なコントロールを行う。

今日では，さらに，専門職の行使が高度に科学技術的な諸次元を伴うことによって，ますます介入の技術的な質が特権を付与されるような期待へと導かれる。それゆえ，患者と，資格を付与された仕事の貸し手である医師との関係の，契約的側面がいっそう際立たせられる。これらすべては，しばしば，かつて信頼に立脚した治療関係を支えていた諸々の状態を害する。このモデルにおいては，医療行為は，患者によって表明された要求の——科学的・技術的レベルにおいてはまさしく適切な——単なる実施に帰結する。唯一の限界は，ひとりひとりの医療従事者の良心に反する行為である。病者は医師と対峙させられ，契約の尊重に意を用いる人として，病気に対して自己の行動を決定するためではなく，確実な保障契約を締結するために，医師の情報を敢えて要求し，あるいはそれを受け取る。同様に，医師は，彼の介入の結果生じうる法的帰結から身を護るために，敢えて過剰な情報を与える。

このモデルについても，明確な限界が結果的に生ずる。何よりも，医師の役割が，決定を下す患者の権限に情報手段を与えることのみに限定される。この事実は，ある特定の介入の要求へと患者を駆り立てる諸価値が何であるかを，医師が終局まで理解する責任を負うことを不可能にする。そればかりでなく，とりわけ，病気がこれらの諸価値といかに衝突するかを自問することをも妨げる。その上，自己の確信を押しつける恐れが，医師が何らかの助言を提供するのを妨げる。しかし助言は，反対に，しばしば患者が求めるものである。さらにまた，自己の専門およ

び資格領域に厳格にとどまる義務は，医師との関係を非人格的で人間性を失わせるようなものにする。最後に，この情報モデルにおいては，自律の概念それ自体が，哲学レベルで持ちこたえられない。現実には，かかる概念は，個人には良心と不可侵の諸価値が存在することを前提にしていることがわかる。そもそもものごとを決定するための熟考が自らの望みと自らの好みを再検討することを人に許しており，かかる熟考が他の人格の介入が大きな助けとなりうる決定のプロセスに基づいていることは，一般に知られているところである。

　著者らが記述する第三のモデルは解釈のためのモデルである。医師・患者関係の役割は，患者が諸価値について考え，自己の選択に意義を与えるのを助けることである。それは，個々の介入のリスクや利益についての情報を超えて，患者が自己の諸価値について熟考し，固有の諸価値をよりよく実現するような介入を選択するのを，医師が助けるような役割である。患者はそれゆえ，あらかじめ決定された固定的な諸価値を持っておらず，その自律の意義は，医師・助言者の助けによってなおいっそう明らかになるような自律的・理解（auto-comprensione）のそれである。このモデルは，それ自体非常に興味深いが，やはりここでもいくつかの限界を指摘しえなくはない。中でもまず，カウンセリングの分野における医師の準備不足がこの役割を完全に展開することを阻止することである。その上，ある論者によれば，もし医師の介入が指導的過ぎれば，患者自身の判断能力を制限しつつ，ほとんど彼を説得するところまで，患者に影響を及ぼす危険がある。

　最後に，第四のモデル，熟慮のためのモデルがある。そこでは，医師は臨床的側面について，またどの個別の介入にも必然的に伴う諸価値について患者に情報を提供しつつ，患者の師（maestro）または兄としてふるまわなければならない。医師と患者が決定に至るために開始しなければならないのは，真のそして固有の道徳的歩みである。すなわち，決定に至るために，何がなされるべきであり，どの方法が用いられるべきかを患者に指示することにおいて，医師が非常に積極的な役割を持つ歩みである。患者の自律が意義を持つのは，衝突する様々な価値と，実現されるべき処置に必然的に伴うものを検討した後に到達しうる，この道徳的自己実現によって前進しうる点にある。かかるモデルに対してなさ

れる最大の批判は，医師は様々な価値が持つプライオリティについての特権的知識を持たない，というものである。さらに，計り知れない諸価値が出現する多元的社会の中で，医師が自己のプライオリティの等級を用いて諸価値間の衝突を解消するための方法論を，患者に提案するようなことは受け入れられないであろう。そして，患者は医師から自己の病気のための助けを受け取るのであり，道徳的議論に懸命になるためでも，あるいは自己の諸価値を再検討するためでもないことが考慮されていない。結局，このモデルも解釈のためのモデルと同様，はからずもパターナリズムの危険を隠匿する可能性がある。

この最後のモデルの限界にも拘らず，それを明示した論者らは——そして我々にとってもこれは共有しうる立場であると思われるのだが——，正当化するいくつかの点を提示しつつ，特権を与えられるべきなのは，まさにこのモデルだと考えている。何よりもまず，下されるべき決定へと方法論的に導かれる熟慮という観念は，患者の自律の理想的な表現を示している。単に恣意的に選択しうるということのゆえに，あるいは医師の決定を左右しうるということのゆえに，かかるものと自称しようとするような自律を，完全で正しいとみなすことはできないからである。また，この最後のモデルには我々の社会が医師に持つ理想的なイメージがある。それは，技術的な情報を提供することに限定された医師のイメージではなく，必然的に伴う様々な諸価値について推論しつつ，決定することを助言し，助けることのできる医師のイメージである。パターナリズムのリスクに関しては，医師による正しい説得の試みは押しつけを意味しない限りにおいて，有効に遠ざけられると思われる。まさにここに患者——いずれにせよ最終的な決定が帰属するところの——の自律の役割がある。ここでもう一度，医師の人格的価値は患者にとって重要である，と言うべきである。これがしばしば，患者による医師の選択のまさに動機であるのだから。さらに，医師が何らかの価値を提案することは，病気のために直接的に有利な結果となりうる。エイズやアルコール中毒など，まさに患者の選択に関わる病気の場合がそうである。最後に，決定モデルの内部でこの役割を果たす医師の準備不足の可能性へのおそれは克服することができる——いまだに部局化された，また患者の統一的な見方に欠けた養成を優遇する情報モデルによって支配され

ている大学のプログラムを，ふさわしい仕方で策定することによって。

患者の善の意義

以上で見ることができたように，先に言及したモデルの多くは根深い対立を示し，それは，現代の生命倫理学において，しばしば患者の自己決定とその自律に有利に解消されるように見える。実際には，必ずしもすべての研究者が絶対的な価値として，あるいは，ともかくも優越的な価値として，自律に特権を与えることによって対立を解消することに同意しているわけではない。医師には患者自身のよりよい利益に反するように見える，表面的には自律的な患者の選択は，「自律の原則」には相当しえない。医師は，患者が完全な自律を取り戻せるようにすることで，できる限り患者の善の回復のために介入する機会を考慮するよう促されなければならない。したがって，患者の自律の尊重に当たって，他者の善を促進する義務の本当の基礎とならなければならないのは，人格であろう。ペレグリーノとトーマスマ[56]は，それゆえ，医師・患者間の信頼の上にその基礎を置きつつ，施善の概念を拡張した（*beneficence-in-trust* 信頼に基づく施善）。彼らにとって共通の目的は，それゆえ，一方が他方のよりよい利益においてふるまうことである。この意味で，患者のよりよい利益は，病気によって何らかの仕方で脅かされた自らの自律を再び取り戻す能力を患者に回復する仕方によっても獲得される。対話，すなわち医師・患者間のコミュニケーションは，それゆえ両者間の信頼を創造するがゆえに不可欠の要素になり，したがってまた，患者が自らの病気に関して何を予想しているのかを表明しうることが必要になる。これに関連して，患者は医師に対して，彼の善のためにふるまうよう，また，重大で危険な介入があるときだけ彼にそれを伝えるよう要求することができる。他方，患者が，治療する医師との関係が，それを際立たせるべきはずの信頼という要素を持っていないか，もはや持っていないという恐れを抱くときは，その病理に介入する医師の努力に彼が付与する価値は何かを，書面で表明することができる。かかる諸価値は，実際，すべての病者にとって等しいと考えることはできず，ここでちょう

---

[56] Pellegrino - Thomasma, *For the patient's good. The restoration of beneficence in health care.*

ど次のことが適宜確認される。

> 「すでに用いられているが、もはや危機を免れないか、あるいは負担になり過ぎる類の治療に頼る義務は、誰に対しても強制しえない。その拒否は自殺と同等ではない。それはむしろ、あるいは単に、人間的な状態の受容、あるいは望みうるであろう結果と不釣り合いな医療措置の実施を避けようとする願望、または、家族や共同体に過剰な重荷を負わせたくないという意思を意味する」[57]。

それゆえ、自らの病気の管理への患者の関与、処置の計画と福祉事業のプロトコルの人格化（可能なところでは）は、すべて倫理学——人格の尊厳を保護し、医学の人間化を賞揚し、パターナリズム・モデルを信頼に基礎を置いた施善モデルに代えることを望む倫理学——に従って追求されなければならない目標である。

しかし、重大な困難は、診断的・治療的介入を決定する瞬間にあり、そこでは患者の善、患者のより良い利益は、様々に解釈される。患者の善のためにふるまうことは、我々が想起したように、古来から普遍的に承認されてきた医学倫理学の原則である。しかし様々な倫理学説と、決定に関与する様々な人格（患者自身、家族、国家）は、この善の誓い（promessa）を様々な仕方で解釈しうる。

ペレグリーノとトーマスマの分析によると[58]、病気の自然的経過への臨床上の介入のすべての効果を包含する、考慮されるべき生物医学的善というものがあることは確かである。それは、患者によって要求される手段的な善であるから、その提供を道徳的に義務づけられる医師の技術的能力と直接関連する善である。しかし、もし患者の善のすべてを単なる生物医学的善と同等に扱うなら、二つの倫理的誤謬が生じうるだろう。第一は、患者を命令的な医学の犠牲者にするという誤謬である。そこでは、もしある処置方法が、生理学的あるいは治療の優位を確立する

---

57) Congregazione per la Dottrina della Fede, *Dichiarazione sull'eutanasia* (5.5.1980), p. IV.

58) Pellegrino - Thomasma, *For the patient's good. The restoration of beneficence in health care.* (Tr. it., pp. 159 ss).

のであれば，それが講じられなければならない。しかしこの仕方では，介入の倫理性が純粋な技術的的確性に還元されることによって，患者のすべての価値と，介入によって生じうるすべての倫理問題は無視される。第二の誤謬は，医師の QOL 判断に基づいてなされる介入への医学的指示に関わる。そのとき，患者の善の概念には，患者が知覚する善，すなわち，彼は何らかの固有の善を持つ，という考えも包含されなければならないことは明らかである。

　言葉のより完全な意味における善であるためには，決定は，病気によってもたらされた状況と選択肢に関して，患者が有効だと考えることとも合致しなければならない。患者がそれを表明できるときは，誰も彼以上に何が彼の最善の利益であるかを定めることはできない。患者がそれを表明できないときは，その代理となる者は，できる限り最大の忠実をもって，もしそれをなしうるなら患者自身が自らの善のために選択するであろうことに従わなければならない。さらに，これとは別の善の構成要素もある。それは，選択を行うために患者が思考できるようにすることである。医師は，自由な選択を妨げるすべての障害から患者を解放するとき，患者の善をなす。患者の特殊な善のこの三つの全側面〔生物医学的善，患者固有の善，自由に選択する善〕は，明らかに，患者がそれに従って自己の選択を規制する規準である最高善の理念と関係する。この類の善は，存在論的性質を持ち，したがって，何らかの仕方で客観的内容を有する。葛藤状況において臨床上の決定を下す際，選択に浸透する要素となるのは，この決定的な善の理念であり，それは，ほとんど譲ることのできない，またしばしばあまり明瞭でないものである。

　形而上学的に根拠づけられた善の理念に対して表明された対立的立場の中にエンゲルハートの思想が見出される。彼は，人は善をなす決定をするとき，事態がそこで成立する全体を定める必要があると考える[59]。彼にとって，深遠な形而上学的真理は実在しないのだから，善は内容至上主義的な原理をまったく表現しない。科学はそのルールがひとたび受け入れられれば，共に愉しむことのできる単なるゲームにすぎない。患者の善に対する尊敬はただ取り決めを尊敬することのみを意味し，内

---

59) H.T. Engelhardt jr., *La bioetica nell'era post-moderna* (intervista a cura di C. Botti), «Notizie di Politeia», 1991, 24, 7, pp. 9-16.

容至上主義的な何らかの仕方で人格を尊敬することを意味するのではない。それは，もし他者が同意しなかったのであれば，人は何も決定しえない断定のみを導くところの，内容を欠いた尊敬である。決定における枢要徳は，それゆえ，どのようなものであれ予め決定された内容の外部での寛容，すなわち他者に対する同情であろう。決定の領域において，患者のより良い利益とは対立的なこの二つの見方が，――第一の見方は合理論的客観主義の領域にとどまることによって，他方は，明らかな，危険な相対主義的主観主義へと開かれていることによって――，いかに埋めることのできない隔たりへと導くかは明らかである。

　今日，自己の病気に関する，特にその終末期に関する患者の事前の意思を収める文書，いわゆる「リヴィング・ウィル」に関して問題が提出されている。各論の章で見るように，混乱を引き起こすのは，実際には，患者が自己の病気に関わる決定のプロセスに介入し・う・るか否かではなく，むしろ，何が正当に患者側の意思の対象になりうるのか，そしてど・れ・が，それを表明するための最上の様式かである。

情報提供 (informazione) と同意 (consenso) の範囲と質

　この点については，同意に関する様々な類型について述べなければならないだろう。すなわち，黙示または暗黙の，明示された，個人的な，代理の，完全な沈黙の (ex silenzio)，同意。

　我々は，医師・患者関係が始まる瞬間に，患者の側から暗黙裡に，医師が患者の善のために彼の能力のすべてを使うことに同意する，と言うにとどめよう。かくして病院に入院する機会には次のことが生じる。すなわち，診断のための検査とそれに続く治療が暗黙裡に要求され，許容される。しかしこれは，倫理学の観点からも職業義務の観点からも，必ずしもつねに十分ではない。

　患者の同意のために考慮すべき重要な要素の一つに，インフォームド・コンセントの要求に伴い，またそれに先立たなければならない，情報提供の範囲がある。生じる可能性のある合併症はもとより，治療法，効果，選択肢，そして関連するリスクに関する限りでは，かかる情報提供が完全でなければならないことは一致して確認されている。診断に関しては完全な情報提供を行うことが定則であるが，特に重篤な状況の情

報提供を伴うときは，情報の通知によって患者が引き起こす可能性のある心理的帰結との関連において，賢明であること（prudenza）が要求される。賢明さは，何よりもまず情報提供の仕方に関わり，不良な予後の伝達に関する限りでは，いっそう賢明でなければならない。

イタリアの国家生命倫理委員会の文書は，二つの原則をもたらすことをねらいとする重要な行動指針を与えている。患者の自己決定の原則，および医師自身の診断と治療の自律保護の原則[60]。とりわけ生命倫理委員会の指導指針（linee direttive）は，以下の8点に具体化される。

- a. 重大な病気または複雑な診断のケースにおいては，関係は一時的または臨時のものであってはならない。
- b. 医師は患者の人格性を理解しうるための心理学的準備を整えなければならない。
- c. 不安や悪い予測をもたらすような重要な情報は，賢明な仕方で提供されなければならない。
- d. 治療の手順に関する情報提供は，専門的で，必要不可欠な理解のレベルに混乱を来たす可能性のある情報やデータを回避しつつ，状況の実質的で客観的な理解を可能にするためのものでなければならない。
- e. 真実の秘匿に向けられた親族の依頼は，医師にとって拘束力のあるものではない。それ〔真実の秘匿〕は，たとえ賢明さをもってなされる場合でも，患者が，自分自身にとっても他者にとっても重要な決定をなすことを可能にするような仕方でなされなければならない。両親や権利保持者（aventi diritto）は一般に患者の代理人ではない。
- f. 情報提供の主要な責任は，いずれのケースにおいても，診断と治療を組織化する公的機関にある。
- g. 同意の類型が特別な重みを持つときは，通常，書面に記されなければならない。
- h. 同意することができない者（未成年または無能力者）のために同意の代行が要求されるケースにおいては，書面の形式が特に重要

---

[60] Comitato Nazionale per la Bioetica, *Informazione e consenso all'atto medico*, Roma 1992.

である。

　同意は口頭でも書面でも，同意以上に及ぶ，あるいは同意の要求に先立つ職業上の責任から，医師を完全には解放しない。

　いくつかの限界事例を考察しつつ結論を導こう。先の諸々の指示をもって，患者が〔同意〕能力者のときも，無能力者だが代理されうるときも，通常の医師・患者関係において現れるすべての問題がカバーされる。しかしいくつかの特殊な状況が存在する。緊急で，そのとき同意することのできない患者の生命に危険が差し迫っているケース，および，患者自身の生命に重大なリスクを生じる結果となりうる，意識的な治療拒否のケース。

　患者の生命に重大な危険が差し迫っているケースにおいては，医師は，同意がなくても介入する権限を与えられる。しかしそれは，未成年，意思および欲求能力のない精神病者または無意識状態の患者のケースに限られる。しかしもし時間が許せば，いずれにしてもこれらのケースにおいては，未成年の場合は権利保持者に同意を求め，もし彼らがこれを拒否するなら，医師は司法当局に訴える責務を負う（生命に危険が迫っているにも拘らず，子どもに対する輸血を拒否するエホバの証人のケースが例示される）[61]。

　医師の治療を拒否する——未成年でない——意思および欲求能力のある患者のケースにおいては，医師は，

　　a. 安楽死的行為（有効で釣り合った治療の中止，あるいは積極的安楽死の実施）には同意しえない。患者の生命と善に反してふるまうことはできないからである。

　　b. 他の医師の診察（consulto）を要求することができる。患者には治療を受ける責務があり，治療拒否によっていかなる結末がもたらされるかを患者に自覚させ，感受性を鋭敏にするよう努めることができる。もし患者が治療拒否を固持するときは，治療を強要することはできないが，医師の責任を免除する書類を要求しなければならず，市民の生命を保護する義務を持つ保健当局と，法

---

61) Cfr. G. Perico, *Testimoni di Geova e trasfusioni di sangue*, «Aggiornamenti Sociali», 1986, 5, pp. 323-336; S. Finfer et al., *Managing patients who refuse blood transfusions. An ethical dilemma*, «British Medical Journal», 1994, 308, pp. 1423-1426.

律に規定がある場合は行政長官（il magistrato）に通告しなければならない。

精神病者のケースにおける，強制的保健措置（il trattamento sanitario obbligatorio, TSO）のケースは別である。かかる状況は，十分厳格な司法の外観を持ち，その手続は法律によって規制されている。しかし原則として，倫理学的な方向性は，TSO のケースにおいても，医師に対していかなる強制的な物理的処置も排除しつつ，つねに精神病者の同意を探求するような方向性である[62]。

医師・患者関係における徳の回復

医師が科学と良心において自分の患者のためになさなければならないと考えることと，患者が自律の名において要求しうるであろうこととの間で生じうる衝突の前で，単純に権利と義務に基礎を置く倫理学体系によって導かれる医師・患者関係の疑わしさが，結果的に明らかになる。この基礎〔権利と義務〕が約束するように見える具体性は，ある一定の状況において，何がなすべき正しいことか，また善いことかについて合意を見出そうとするとき，実際には幻影になる。そのときここで，いかに使い古されたにせよ，徳の概念が，道徳的取引の内部で，またそれゆえ医師・患者関係の内部で，時効にかからない現実であり続ける。

医師——および保健従事者一般——の徳および倫理的・精神的質の回復は，生命倫理学のモデルと原則についての哲学的議論において我々が言及した論争の対象である。論争はとりわけ合衆国において展開され[63]，医師の倫理的徳の再評価へと導いた。——医師を（そして一般にどの保健従事者をも）有徳な仕方で，すなわち，その特殊な目的を実現しつつ，その活動に内在する諸価値に到達するような仕方でふるまうこと

---

62) この議論について，以下を参照。G. Iadecola, *I trattamenti sanitari obbligatori*, in Id., *Consenso del paziente e trattamento medico-chirurgo*, pp 71-75; L. Eusebi, *Sul mancato consenso al trattamento terapeutico. Profili giuridico-penali*, in A. Bompiani (a cura di), *Bioetica in medicina*, Roma 1996, pp. 221-228.

63) Palazzani, *Bioetica dei principi e bioetica delle virtù: il dibattito attuale negli Stati Uniti*.

へと導く，医学本来の哲学に立ち返ることによって。

かくして，——我々が前に言及したところの——，誰であれ責任ある人に固有の枢要徳の内部に，この章全体で我々が述べたことをちょうど概括するようなものとして，医学の倫理学的側面を簡潔に要約しうる。我々はこの概念を，第二ヴァチカン公会議の公式文書『現代世界憲章（Gaudium et Spes）』の要請から引き出そう。この文書は，世俗の現実において，また市民の責任において義務を負うすべての一般信徒に向けたものであるが，かかる要請は，いずれにせよ医療専門職にも有効である[64]。かくして以下の概念を容易に言明しうる。科学的・職業的能力（competenza scientifico-professionale），諸価値の意識，行動の一貫性，協働。

理論的観点から明白なかかる要請は，説明に多言を要しない。

能力（competenza）は，それに優先する倫理学的要求を刻印されており，専門職特有の地平，すなわち我々がこの章の初めに述べた医学的な知の複雑性と一性の包括的な地平に関わる。かかる能力は，ますます専門的で部門的になるがゆえに，医師は統合，現代化，そして永続的な養成の努力をしなければならず，同時に，他者の専門能力を役立てることができなければならないであろう。

諸価値の意識は，医師が自らのものとしている，また前述のとおり，つねに還元主義によって誘惑される，根底にある人間学に関係する。いずれにせよ，この専門職が触れる諸価値が人格のそれであり，我々が前に言及した，調和的な広い意味での生命と健康という諸価値であることに気づかない者はない。信仰の視点によっても照らされうるこれらの諸価値の意識が豊富であればあるほど，プロ意識がよりいっそう注意深く鋭敏になるだろうことは明らかである。

しかし倫理学は純粋に思弁的な学問ではなく，生命倫理学もまた医学の内部に入るとき，機能的に作用する。すなわち，倫理的活力が迸り，諸価値が実現されるのは，機能的に作用する瞬間である。かかる機能的作用が特殊な能力と諸価値の意識との首尾一貫性に従って導かれると

---

64) Concilio Vaticano II, *Costituzione Pastorale «Gaudium et Spes»*, 41-43, pp. 845-855. Cfr. anche E. Sgreccia, *Per l'esercizio cristiano della medicina*, «Medicina e Morale», 1979, 2, pp. 161-190.

き，まず最初に活動それ自体を倫理的なものにする。しかしそれは同時に，専門的職業人において，および病者において，同じく共同体においても，人格的存在を豊かにすることに貢献することを明るみに出すことが大切である。ある社会が，もし諸価値によって特徴づけられ，医師のような専門職が，彼らが接触することになる諸価値について責任を負わされることが真であるなら，同時に，そこで問題になるのは，単に記述されただけのものでなく，現実的で具体的な諸価値でなければならないことも真である。

　医師・患者関係について我々が強調した協働（collaborazione）は，一つの同じ治療過程に参加する全員に広げられる。看護スタッフ，親戚，様々な専門家。この協働という条件においてのみ，医療行為が，——そのような仕方で効果と同時に人間的意義をも失うであろうところの——，まとまりのない破砕作業になるのを阻止しうる。

　蛇足ながら，倫理的感受性は，人格を高めるのと同じく，専門職の実践において，その徴と証明を獲得する。我々は，教条性を疑われることなく，ヤスパースの言葉によってこのことを述べる。

「おそらく，霊魂の指導者の活動と医師の活動との間には，何らかの類似がある。双方の職業において，実践は，単なる手段にすぎない知と比べて優位に立つ。医師であることの将来は医学研究の場で決定されず，聖書信仰の将来は学問的神学によって決定されない。〔…〕今日，医師であることや聖書信仰が決定される場に対しては，わずかな注意しか向けられず，大衆はその一方で，医学研究や神学の構築物の場から来る喧噪を耳にする。それは多分，聴覚に現実に生ずる錯覚である」[65]。

---

65) K. Jaspers - R. Bultmann, *Die Frage der Entmythologisierung*, München 1981, pp. 32-33; F.F. Casson, *Dignità della professione medica*, «Federazione Medica», 1984, 37, 10, pp. 936-941.

第7章

生命倫理委員会

なぜ生命倫理委員会か

　生命倫理委員会およびそれがあるべき総合的な性格に関するいずれの論述も，生命倫理委員会の動機，内容，および特有の性格について鍵となるいくつかの点を考慮せざるを得ない。とりわけ何が生命倫理委員会の設置を可能にし，それを要請する必要条件であり，したがって何がその組織を推奨する真摯な動機たりうるかに言及する必要があるだろう。さらに，かかる委員会が組織された場合，倫理性の判断を綿密に行うためのパラメーター〔測定規準〕は何か，そしてまた，諸々の状況についての価値判断と，研究および保健事業の諸問題が生ずる可能性のあるテーマや分野は何かを検討することが必要だろう。最後に，生命倫理委員会が適正に機能するために不可欠の性格はどのようなものであるべきか。

　この補説（*excursus*）を導くに当たって，我々は，今日論証に用いることのできる夥しい文献[1]，国内および国際レベルの会合でなされた考

---

1) P. Allen - W.E. Waters, *Attitudes to research ethical committees*, «J. Med. Ethics», 1983, 9, pp. 61-65; N. Fost - R.E. Cranford, *Hospital ethics committees. Administrative aspects*, «J.A.M.A.», 1985, 253, pp. 2687-2692; G.G. Griener - J.L. Storch, *Hospital Ethics Committees: Problems in Evaluation*, «HEC Forum», 1992, 4 (1), pp. 5-18; B. Hosford, *Bioethics committees*, Rockville 1986; F.A. Isambert, *De la bioéthique aux comités d'éthique*, «Études», 1983, 358, pp. 671-683; Judicial Council, A.M.A., Chicago, *Guidelines for ethics committees in health care institutions*, «J.A.M.A.», 1985, 253, pp. 2698-2699; M.J. Kelly - D.G. Mc Carthy (eds.), *Ethics*

究,そして最後に生命倫理委員会自身の刊行物はもとより,ヨーロッパ,国内,および地方レベルですでに承認された規範に含まれるいくつかの指示(indicazioni)をたどる。

医学が近年その生物学的基礎を際立たせてきた限りにおいて,——それは伝統的な医学倫理学から生命倫理学の医学倫理学へと,やはり考究の拡大を強いてきたものであるが——,我々は「倫理委員会(Comitati Etici)」や「倫理学委員会(Comitati di Etica)」の代わりに,むしろ「生命倫理委員会(Comitati di Bioetica)」の語を用いたいと思う。それゆえ我々の考えるところでは,これらの委員会は,生物医科学の基礎が拡大されたことによって,また生命倫理学自体がもたらす学際的方法論の要求——学際性は,人格の倫理的諸価値の基準に見られる一性の存在を忘却させてはならない——によって,生物学と医学の諸問題の新規性の要請を考慮せざるをえない。

生命倫理委員会に関する国際的な文献も次第にこの意味で方向づけられつつあり,かくしてますます頻繁に「生命倫理委員会(*Bioethics Committee*)」という語で表示されているのを見ることができる[2]。

それはまさに以下の要求のゆえである。一方では,特別の任務を展開

---

committees. A challenge for catholic health care, St. Louis (Mo) 1984; L.W. Osborne, *Research on human subjects. Australian ethics committees take tentative steps*, «J. Med. Ethics», 1983, 9, pp. 66-68; Royal College of Phisicians, *Guidelines on the practice of ethics committees in medical research involving human subjects*, London 19902; F. Rosner, *Hospital medical ethics committees: a review of their development*, «J.A.M.A.», 1985, 253, pp. 2693-2697; E. Sgreccia, *Etica, ma su quale fondamento?*, «Orizzonte Medico», 1987, 1, pp. 1-2; E. Sgreccia, *Il comitato etico tra assistenza e ricerca*, «Orizzonte Medico», 1987, 4, pp. 2-3; E. Sgreccia, *L'etica: presupposto di affidabilità dell'ospedale*, «Sanare Infirmos», 1987, 1, pp. 12-16; A.G. Spagnolo, *I comitati etici negli ospedali: sintesi e considerazioni a margine di un recente simposio*, «Medicina e Morale», 1986, 3, pp. 566-583; A.G. Spagnolo - E. Sgreccia, *Comitati e Commissioni di bioetica in Italia e nel mondo*, «Vita e Pensiero», 1989, 12, pp. 802-818; Id., *I comitati di bioetica. Sviluppo storico, presupposti e tipologie*, «Vita e Pensiero», 1989, 78, pp. 500-514; R.M. Veatch, *Hospital ethics committees: is there a role?*, «Hastings Center Report», 1977, 7, pp. 22-25; L. Walters, *Bioethics Commissions: international perspectives*, «J. Med. Phil.», 1989, 14/4, pp. 363-462; R.J. Levine, *Research Ethics Committees*, in Reich (ed.), *Encyclopedia of Bioethics*, IV, New York 1995, pp. 2266-2270.

2) 以下の刊行物を参照。Hosford, *Bioethics Committees*; B.J. Edwards - A.M. Haddad, *Establishing a nursing bioethics committee*, «J. Nurs. Adm.», 1988, 18 (3), pp. 30-33; S. Theoret, *The role of the bioethics committee dealing with HIV infection*, «Can. Nurse», 1988, 87 (7), pp. 41-47.

するために設置され，より多様な名称を受容したこれらの組織を，一貫した均質な仕方で明示したいという要求。他方では，議論の最初から，これらの委員会の「原動力」は生命倫理学に関する考究の多様なセンター，すなわちこの委員会の構成要素自体の形成の行程をもそこで展開させるような，特権的な場所である必要性を強調する要求[3]。

かかる機関が持ちうるすべての可能な，そして明確に表現された機能を考慮するような，一つの総合的な定義を生命倫理委員会に付与することは困難である。一般に生命倫理委員会は，多元論の脈絡において，また学際的な方法論によって，人の生命と健康に関連する多様な活動領域の様々な構成要素に遭遇する場所とみなされなければならず，それは入院施設や，研究臨床施設や，純粋な実験室である[4]。かかる場所で，適切な養成を受けたメンバーは，次第に明らかになりつつある様々な倫理学的問題に立ち向かうことを求められるだろう。彼らは，我々がここで見るとおり，委員会自身が固有の規約によって解明し表明するであろうところの，根底にある諸々の価値や原則と最も一貫しうる，実効性のある解決に到達しようと努めることになる[5]。

---

3) 共著書 *Dalla bioetica ai Comitati Etici*, Milano 1988 に含まれている論文も，この見方のうちに位置づけられる。我々が文献中で遭遇する名称は様々である。生物医学倫理学委員会，医学倫理学委員会，倫理委員会または倫理諮問委員会，病院倫理委員会，施設倫理委員会または施設評価評議会（IRBs），倫理フォーラムまたは生命倫理研究グループ，患者ケア評価委員会，診断委員会，臨界ケア委員会，終末期ケア委員会，脳死委員会，子供の保護委員会，小児ケア評価委員会または小児ケア諮問委員会，最適ケア委員会，看護生命倫理委員会，ナーシングホーム生命倫理委員会，医学における人間の諸価値のためのユニット，人権委員会，施設動物ケアおよび使用委員会，等々。

4) P. Cattorini, *I Comitati d'etica negli ospedali*, «Aggiornamenti Sociali», 1986, 6, pp. 415-429 は，自らの考えをこのように表明する。臨床実験のプロトコール改正という特殊機能の限度で，ヨーロッパ共同体の「臨床試験実施規範」は，倫理委員会を次のように定義する。「公的保障を与えつつ，ある研究に参加する主体の安全，完全性，人権が保護されていることの検証を任務とする，医師とそれ以外の者によって構成される独立機関」(cfr. *Glossario*, nell' Allegato I al D.M. 27/4/1992, n. 86, che recepisce la Direttiva 91/507/CEE).

5) Rosner, *Hospital medical ethics committees: a review of their development*.

生命倫理委員会の設置に不可欠の前提条件

　ここでは諸々の前提について述べつつ，事実の状態，すなわち今日医学の行使が直面している，歴史的・文化的状況を指摘したい。この歴史的・文化的状況は，多くの専門分野にわたる学際的な考究の機会を生じさせ，同時に患者に有利に作用する行動指針を定めるために，具体的な事実または取り組むべき特定の状況について統一的な判断を見出す必要性を生じさせているからである。

　政治的または軍事的非常時の遺憾な状況において時折生じることが，医学において引き続き生じている。かくして具体的状況において危険にさらされている多数の要因を前に，なすべき決定は何でなければならないかを定めるために，貢献する資格のあるすべての者の助言が収集される。そして諸々の状況を解明するためのこの共同の貢献が，境界事例や非常時以外でも，革新的性格を持つすべての計画について，また初めて実験を行う段階で，いかに有効なサポートになるかが，たいていの場合確認される。

　生命倫理委員会は，まず，逆説的で劇的な限界状況（カレン・アン・クィンランの事件あるいは類似した諸々の状況）のために誕生した。今日では，実験のプロトコールについて，あるいはいずれにせよ革新的な，あるいは不確かな倫理的価値の性格をもって出現しうる諸々の状況について，どのような決定をなすべきかをサポートする機関として提案されている。すなわち，非常時の機関としての機能から，恒常的なサポートを行い，評価基準としての機能への推移が見られる。

　生命倫理委員会が最初に公的に設置された歴史的データとして，通例1976年のニュージャージー州（米国）の最高裁判決が想起される。しかし，1971年以来，カナダのカトリック司教らの医学・道徳便覧において，教育的・養成的な任務を含めていくつかの基本的な任務を担う医学倫理委員会を，いずれのカトリック病院にも設置する提案がなされてい

たことを認識する必要がある[6]。それはとりわけ，同じ年に合衆国のカトリック司教全国会議が公布した「カトリック・ヘルスケア施設のための倫理的および宗教的指令（*Ethical and Religious Directives for Catholic Health Care Facilities*）」を，統一的な仕方で適用するためであった[7]。

カトリック病院内での生命倫理委員会が最初の刺激となり，その後の普及を促したことを確認するためのいくつかの重要な統計がある。1983年に米国大統領委員会の報告書は，公的病院は1％しか生命倫理委員会をそなえていないことを明るみに出したが，一方で，同じ年に「カトリック保健協会（*Catholic Health Association*）」のある調査は，全カトリック病院の36％に生命倫理委員会が存在することを明らかにした[8]。

疑いなく，最初の生命倫理委員会の一つが公的に設置されたのは1976年3月31日のニュージャージー最高裁判所によってであり，すでにこのときから，これらの委員会が持つべき機能に関連する夥しい問題が出現し始めた。

カレン・アン・クィンラン事件に関して，生命倫理委員会を設置するという米国の判事たちの決定がどのように生じたかを簡潔に想起しよう。この若い女性は極めて重度の神経学的損傷によって1年前から昏睡状態にあり，不可逆的な〔回復不能の〕状態にあると考えられていたため，様々な私立病院やクリニックから受け入れを拒否されていた。最終的にある診療所，モーリス・ヴュー・ナーシング・ホーム（*Morris View Nursing Home*）に受け入れられ，様々な精巧な装置によって，完全な無意識状態で生命を維持されていた。この1976年の遠い過去に世

---

6) かかる指令はその後1957年に，さらに最近1994年に改正された（cfr. National Conference of Catholic Bishops, *Ethical and Religious Directives for Catholic Health Care Services*, «Origins», 1994, 24/27, pp. 449-462. 生命倫理委員会について，指令37は次のように規定する。「倫理委員会あるいはそれに代わる倫理的諮問の形態は，個々の倫理的状況について助言を与えることによって，教育の機会を提供することによって，また政策を審査し推薦することによって，支援する用意があるべきである。この目的のために，各教区内に医学倫理学的諮問のための適当な標準——管区司教の司牧責任を尊重し，また倫理委員会のメンバーがカトリック医学倫理学と特にこれらの指令を熟知することを手助けする標準——があるべきである」）。

7) Kelly - McCarthy (eds.), *Ethics committees: a challenge for catholic health*.

8) Veatch, *Hospital ethics committees: is there a role?*

論が向けた問いは，あらゆる犠牲を払ってこのような状態にある人を生き延びさせることは正しいのか，あるいは反対に自然の成り行きにまかせることの方が正しいのか，であった。

　最高裁は，カレン・アン・クィンランの生命を維持する装置を最終的に取外す決定を是認または否認する明確な目的をもって，委員会を設置し，その構成員に対して，彼女が昏睡状態から回復しうる合理的可能性の評価を求めた。ここですぐに気づくのは，委員会には，治療中止の決定を是認するかしないかの判断が求められたのではなく，真の固有の臨床・予後の判断が求められたことである。こうして，彼女が収容された診療所に，判事らによって要求された委員会が組織された。それは，司祭2名，保健衛生部長，社会福祉士，医師および法律顧問各1名によって構成される結果になった。しかしながらこの委員会の「適応能力（competenza）」について直ちに疑念が生じた。すなわち，実際のところ，もし託された任務が厳密に予後を示すことであったなら，なぜ構成員の中に，神経学の専門家ではなく，また直接彼女の支援にも関わっていなかった一人の医師しかいなかったのか？

　それゆえ，合衆国における発端から，生命倫理委員会はその構成と役割に関して諸々の問題を引き起こしたのである。

　生命倫理委員会の設置をもたらしたこのような偶発的で劇的な動機の傍らで，すでに想起したように，引続き通常の諸状況においても，たとえば病者に対する実験のプロトコールに関して，あるいは保健福祉事業や生物医学のあらゆる進歩の領域において生じうる個々の状況に関して，かかる委員会を持ち出すことが欲された。すなわち，非常時の機関から始まった生命倫理委員会は，日常実務における恒常的なサポートと評価基準としての機能を期待されるようになったのである。

　カトリック倫理学の視点においても，上述のとおり，ますます複雑で問題の多い臨床例の前で，担いきれない責任を負わされた保健従事者を孤独のまま放置しない必要性が感じ取られている。このため，教皇庁保健従事者司牧評議会によって公布された『保健従事者憲章』も，保健従事者の選択を容易にし，またそれを監視する生命倫理委員会の役割に

言及する[9]。保健組織のための，またそこで働く保健従者のための恒常的なサポートと評価基準としての機能へと移行した生命倫理委員会にとって，――この委員会を設置した組織の批判的意識であり，その使命を証明する基礎でもある――生命倫理委員会制度それ自体の道徳原則に言及することは，〔生命倫理委員会の機能を不利に〕制限するものではない。この任務が決して容易ではないことは，イタリア司教協議会保健司牧局が，生命倫理学の挑戦に対して，つねに「必要な勇気とそれに続く有効な決定をもって立ち向かう」ことに成功するわけではないことを考察しつつ，明らかにしたとおりである。それゆえ，カトリックの保健諸機関は特有の仕方で，勇気と自覚的な決心によって，人の基本的価値の尊重への倫理的留意をもって証言するよう，しかしまた「技術がもたらす新たな諸問題に知的で創造的な解決」を与えるよう，そして「世俗的思想に厳しく対抗するカトリック思想の自己還元主義を決然として超えるよう，呼びかけられている。のみならず，共通する共有点を見極め評価することによって，また同時に，ありうべき価値の収斂に向けた共通の行程の基礎を据えることによって，かえって冷静な比較から引き出されたすべての豊かさを再発見する必要がある」[10]。

非常時の機関から日常的に助言を行う機関への推移は，イタリアを含むすべての国々において漸進的な普及へと促し続けることになる一連の前提――すなわち，上述のとおり，生命倫理学の考究へと，また学問分野としての創設へと導いた，その同じ諸々の前提――から生じた。

もし生命倫理委員会の起源に関する現象の歴史をよく観察するなら，また根底にある動機を捉えようとするなら，その誕生と漸進的な普及の下には四つの動機があるように思われる。

まず，「医学」の行使において，失われた，あるいはいずれにせよ曖昧にされた，人間学的合一（unità antropologica）を探究する必要性が感じられている。第二に，準拠する様々な倫理学モデルの出現を前に，

---

9) 「〔諸々の倫理委員会において〕医師の能力および評価は，病者の側近くにある他の存在の能力および評価と比較，統合される。それは，後者の尊厳と，医師の責任それ自体を保護するために」(Pontificio Consiglio della Pastorale per gli Operatori Sanitari, *Carta degli Operatori Sanitari*, n. 8)。

10) Conferenza Episcopale Italiana, Ufficio per la Pastorale della Sanità, *Le Istituzioni sanitarie cattoliche in Italia. Identità e ruolo*, Roma 2000.

これを解明する対比の必要性が認められている。さらに，「医学」の官僚化と政治化のリスクを前に，医師の職業義務上の行為の自律を保護する必要性が認められている。最後に，病者の側からは，病気の時に彼らの諸権利の仲裁的保護──司法当局や刑法典に頼る必要のない民事的サポートを容易かつ迅速に与える──が求められている。

　第一の理由は認識論的性格を，第二は倫理学的・哲学的性格を，第三は政治的性格を，第四は民事的および司法的性格を有する。

医学的知と「医学」の行使の人間学的合一の再構成に向けて

　「医学」は今日もはや一つの科学ではなく，諸科学の一式であることが知られている。すなわち，「医学」は多くの部分から成る科学である。それは，今やほとんど有効でない，そしてもちろん「医学」にとって有効でない昔からの区別によって表現すれば，「実験」科学と同時に「人文」科学に属する。専門化の要求は，学生の教育カリキュラムの領域に多数の学科を導入し，これらの専門の多くは，大病院で独立した機能を果たす。そして，医学生のカリキュラム計画自体が，人の唯一の実在の様々な側面（形態学的，生理学的，病理学的，等々）を分離する傾向がある。それは，再構成の著しい困難を伴い，その困難を感じるのは特に学生たちである。

　他方では，「医学」の偉大な教師たちは，一つの専門部門を深めれば深めるほど，まさに同じ専門部門の内部で全体性への，また自然科学的な自らの地平を超えるある種の合一（unità）に訴える必要を把握する。

　私は，一般病理学の著書（1950年にドイツで初版）に記された医学病理学者フランツ・ブーフナーの言葉をもって，人の合一の知識を確認したい。

> 「医学に関係する個別的な問いの全部よりも，むしろ三つの問いが，彼が医師であることを証拠立て高貴なものとする，人を不安に陥れるようなもどかしい精神を目覚めさせるべきではないだろうか。すなわち，生きているもの（vivente）の本質についての問い，病気

の本質についての問い,人の本質についての問い。第一の問いは,彼をすべての被造物に関わらせ,第二の問いは,危機のただ中にある生命を保護する意識を彼のうちに喚起し,第三の問いは,太陽の下で生きるより神秘的な存在,すなわち人それ自体の謎の前に彼を置く〔…〕。我々はこのように,この三つの問いについての議論をもって,我々の一般病理学の本を始めよう。〔…〕もし我々が人の生命(bios)を基本的に身体と精神の合一と定義し,人の身体の具体的な実在において,人の精神が持続的および直接的に,したがって健康な状態の時と同じく病気の状態においても危険にさらされていることを十分自覚しているなら,人の病理学は言うまでもなく生物学の境界の内に包含することはできない〔…〕。自然主義的『医学』は,それゆえ,人の病理学において,人間学的『医学』の働きに適合させられる必要がある。これをもって我々は,人の本質についての問いに直面するのである」[11]。

医学の個々の専門は——病理学と同様——まさにその特有のアングルによって人間学的合一を再発見する必要がある。このことを確信することは,もし全体的な「意義」から分離されればますます意義を減ずる医学的知の粉砕を克服する,力の基礎である。それはちょうど,ある碑文の断片は,そのテキスト全体,その石に刻み付けられた歴史的事象,および同時代の歴史における意義をうまく再構成する尺度においてでなければ,意義を持たないのと同様である。

複雑性(complessità)を凌駕すること——それは個々の専門を無効にすることを意味するのではなく,人間学的合一においてそれらを解釈することを意味する——は,身体・精神の二元論,あるいはあたかも一つの構造物の三重層の各平面であるかのような,身体(soma),精神(psiche),自我(Io)への個体の三分割の改訂を要求し,また,人の全実在の生物界への還元に対する批判も要求する。人の自我が,その身体的,心的および精神的エネルギーの全体で刻む強烈な唯一の刻印,人と生態学的・社会学的環境との緊密なつながり,そのすべては,——人格

---

11) E. Mascitelli, *Per una lettura antropologica della medicina*, in Aa.Vv., *Saggi di medicina e scienze umane*, Milano 1984, pp. 20-22 による引用。

の超越性，人格の現象学的および本質的合一，および宇宙と現世の実在への人格の参入を同時に救済するところの――，人の再解釈において再検討されなければならないだろう。デカルト的二元論によって，生物学的還元論によって，また専門分化の果実である複雑性によって脅かされたある種の合一的人間学（antropologia unitaria）の再構成に関するこの論点を，抽象的で，医学の具体的・日常的な実践や生命倫理委員会に固有のテーマとは無関係の要求であるかのように考えてはならない。もし我々が，たとえばエイズという非常事態に立ち向かうために，あるいは臓器の摘出と移植の問題を規制する方法について考えるために立ち止まるなら，あるいは人工生殖に関する問題に取り組もうとするなら，我々は臨床の多くの側面に直面するであろうし，様々な能力を持つ専門家の助言を必要とする，法的，道徳的，法医学的等々の諸要素を考慮しなければならないだろう。たとえば人工生殖のケースでは，我々は，人格に触れるより全体的なテーマ――生殖の責任はもとより，結婚と夫婦生活の概念のような――に巻き込まれる事態に直面するであろう。

　すでに日常的に行われているが標準化されていない介入においては，――もっとも問題を掘り下げようとすれば，それらの介入もまた，より完全な医学人間学に照らして再考されうるかもしれないが――，その身体に，その健康に，およびその病気に介入するたびごとに，人とその生命に関する全体的な問題を据えないことはもはや不可能である。健康と病気は，それらもまた概念であり，そこでは実験科学の定義が不可欠であるが，それのみでは十分ではないような地平を構成する。

　二元論的あるいは還元論的で，多くの専門に粉砕された医学の危機を超えようとする，この人間論的探求の基礎を築くに当たって，有効な方法論を定めることも必要だろう。そしてかかる方法論は，生命倫理学的考究のすべてにおいて，またそれゆえ，設置されるべき生命倫理委員会の内部においても考慮されることになる。

　我々は，実験科学的事実の考察の客観性――その探究には様々な医学的能力を要しうる――が何よりもまず予定するがゆえに，この「三角形の」[12]方法論を定めた。これらの〔実験科学的〕検査データは，その合一

---

12) 第2章も参照。さらに Sgreccia, *Problemi dell'insegnamento della bioetica*, pp. 104-117 も参照。

的で全体的な意義を確認するために，人間学，すなわちその豊かさと独自性における人格の見方と対比されなければならない。たとえば，動物に対する実験の意義と，人に対する実験の意義は別であり，我々が関心を抱くこの第二のケースにおいて，意識のある病者に対する，また健康なボランティアに対する実験と，子供，胚，あるいは精神病者に対する実験を実施する意味は完全に別である。人間学のこの頂点から，機能的に作用する諸々の指示，まず倫理学的指示の第三の点に思いを致す必要がある。

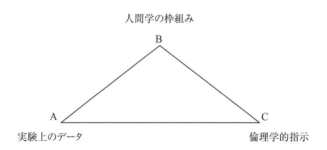

図1　生命倫理学：綿密な判断

準拠する基準と価値の問題

我々は先の章で，生命倫理学においては，今日，それを指導する倫理学と基準の多元論が事実上存在することを述べた。すなわち，個人主義型の急進的・自由主義アプローチ，社会科学主義型の倫理学的功利主義，社会生物学主義，いわゆる世俗的道徳と宗教的に方向づけられた道徳（または諸々の道徳）[13]。我々は，採用すべき倫理学モデルは，人格主義のモデルであると考える。それは，1948年の世界人権宣言以来，この50年間に承認されるに至った諸々の人権条約や宣言に適合するモデルである。統一ヨーロッパは，その政治的および法的機関であるEU評議会，ルクセンブルクの人権裁判所およびEU議会によって，1950年

---

13)　第2章参照。

の「人権と基本的自由保護のための条約（ローマ協定）」に表現された人権にその基礎を置いている。

人格主義モデルは，より有効で事実に立脚した表現によって，受胎（concepimento）の最初の瞬間〔通常の生殖過程においては受精時〕から人格を尊重する義務を認め，人格として，また第一の主体として（in prima persona），患者が倫理的決定の過程に参与することを要請し，人格の他の諸価値をそこに根拠づけ表現しうる「基本的」価値を，物理的で身体的な生命のうちに見る。人間的な「医学」の土台を据え，それをもたらすことができる，完全に人間性に適った唯一のものと私が考えるのは，このモデルである。

このモデルは，原則として，宗教系の病院においてだけでなく，公立病院においても採用されうる。しかし，たとえばイタリアにおける法律194/1978〔人工妊娠中絶に関する法律〕のようないくつかの法律は，公立病院において，この倫理学的見地から非常に隔たった適用を事実上可能にしていることを認識する必要がある。人格主義に準拠することは，実に身体性を人格そのもの，受肉，また自我全体の表現および顕現とみなすことによって，受胎の最初の瞬間から自然死まで，「基本的価値」としての人の「物理的生命」の保護をもたらす。人の実在についてのこの同じ見方は，「治療原則」に準拠する基本法（statuto）を医師に与える。それは，治療的有効性のある諸々の介入を主体に施すことを正当化する。自由・責任の原則は，つねにこの同じ人格主義的視点において組み込まれる。この原則のゆえに，患者はもはや「対象」ではありえず，決定を共有しそれに責任を持つ，いわゆる「主体」でなければならない。

社会性と補完性（sussidiarietà）の原則は，保健機関がより重症の者をより以上に支援し，自らの力や資源に頼ることのできる者をさほど支援しない義務へと導かれることを保障しなければならないだろう。

人格主義は，生じうるいずれの政治的功利主義や，病者と「医学」の現実的な道具化の前でも確実な保証となるような，一連の医師の行動指針を制定する。

しかし，人格主義倫理学モデルが生命倫理委員会とその設立憲章に全面的に受入れられない場合には，何が委員会自体に存在する様々な倫理間の接点でなければならないかという問題が課せられる。様々な倫理学

的立場の比較，また，一方では倫理学的な立場と他方では職業義務と法律の規範との比較という，この問題については，我々は少し後で立ち戻らなければならない。

　ここで注目する必要があるのは，根底にある哲学の側面下で二つの類型の生命倫理委員会が出現しうることである。一つは，参与者に共有される倫理学的規準（criteriologia）を持つ生命倫理委員会。委員会はこの規準に照らして，諸々の事実に対する，多くの学問領域にわたる（pluridisciplinare）評価を受け入れ，諸々の相対的義務を確立する。もう一つ別の類型の「多元主義の」委員会は，反対に，二つの戦線で，あるいは不均質な二つのレベルで，使命を果たさなければならないことになる。一つは異なったアングルから出発する事実評価のレベル，もう一つは価値判断を委ねる共通の評価基準の探求のレベル。すなわち，個々の事実についての倫理的探求，および比較と出発点の一般的基準の倫理的探求。競合する二つの問題の解決は容易ではなく，イデオロギー的文化的視点から多元論を維持しようとする生命倫理委員会の全仕事を不安定で不確かなものにしうる。

　我々は次に，単なる妥協であることを欲しない解決の提案を見よう。この共通の規準とパラメーターの探究が，生命倫理委員会が存在する諸々の動機の（そして諸問題の）一つであることは確かである。

「医学」の政治化の克服 ——病者の諸権利と医師の諸権利

　生命倫理委員会設置のための第三の前提条件は，「医学」の政治化と官僚化のリスクの前で，決定の自律，および，医師・患者関係の倫理的・職業義務的責任を保障する，今やますます明らかな必要性によって提出される。現に，ある種の否定的な相乗効果の傾向が確証されつつある。すなわち，一方では，国家はますます保健の，したがって間接的に市民の健康の，管理者になる。他方で，専門職は，倫理と合法性の一致を受け入れることによって，その倫理的・職業義務的自律を取り上げられる危険にさらされる。司法の独立が曖昧になることは，もちろん社会にとって有害であろうし，行政の権力や，あるいは直截に政党に従順な

司法官の姿は深刻な堕落であろう。しかし，患者・医師の二者間の関係内部における良心の自律の喪失も，同じようにおそれられるべきである。それは，健康と病気の真の第一の主役の責任に不利になり，外部から官僚的に操作された医学実務に有利になる。公益事業を組織する社会は，諸々の手段を保障し，技能の質を管理し，それゆえ法律によって定められた責任を有する。しかし憲法で定められ承認された諸価値の領域において，自律的人格の決定を代理することはできない。

市民は，自己の生命と自己の健康の第一の責任者である。彼の同意（暗黙のおよび明示の）または法定代理人の同意なしに，その生命に関して，どのような決定も下されえない。市民自身は自己の生命の支配者（arbitro）ではないが，彼が受けた，そして人格と社会の基本的な善を構成する，この客観的で超越的な善について責任を有する。医師は「資格を持つ被雇用者」であり，かかるものとして固有の職業能力の領域で，患者の生命と人格を保護する超越的な義務を前にした良心において，契約・同盟が存続する限り，市民——病者または健常者——に応える。

この理想的な〔倫理〕探究モデルは，患者を前にした医師の責任の行使を補完する，いわば容易化の道具として，生命倫理委員会を位置づけることになる。

他の人文科学との比較において，学際的視点から実験科学の複雑なデータを検討することは，患者を前にした医師が，固有の決定と責任を引き受けることになる当該諸価値を解明する。

医療行為によって関係させられる様々な者（医療従事者，患者，社会）の役割の多様性と倫理的・職業義務的自律に基礎を置くこの措定を欠くなら，様々な付帯的な立場の内部においても，社会で優勢な不安定な文化的風潮との関連においても，生命倫理委員会は妥協的な官僚組織のレベルに容易に堕落しうる。換言すると，生命倫理委員会は，生物医学分野におけるある特定のふるまいの社会的許容性の監視所のようなものになってしまうだろう。

患者の諸権利の保護も医師の諸権利の保護も包摂し，同時に双方の諸々の倫理的・職業義務的義務を形づくる，我々が提示したこの状況において，今や生命倫理委員会は各々の自律と責任を保護する機関として

描写されなければならないだろう。すなわち，生命倫理委員会は起こりうる医師の濫用の前で「病者の諸権利」を，起こりうる状況の圧力の前で医師の諸権利を護らなければならず，また双方の諸々の義務を定めることを助けなければならないだろう。

この視点において，生命倫理委員会は医療福祉事業の領域における人間化と責任化の共通要因となり，かくして福祉事業それ自体の質の向上に貢献することができ，また研究の分野で人格の諸善と社会の諸善を同時に護ることができる。

生命倫理委員会の任務は，国内および国際的な領域におけるこれらの機関の経験から推論しうる限りでは，実験の管理にも病者の諸権利の保護にも向けられる。すなわち，前者については，経済的圧力のために，製薬会社の利益の力学のために，あるいは実験者側のあらゆる犠牲を払って成果を上げる功利主義的研究のために，濫用が生ずるかもしれない。後者については，患者の諸権利の偶発的な侵害の原因は，ときには行政に，ときには医師に，ときには患者自身やその家族に帰することのできる，同じくまた保健制度や組織の地域的不足にも帰することのできる，無責任化（deresponsabilizzazione）の非常に多様な根拠と結合しうる。

やはりこの視点において，保健経済によって生ずる「保健の体制（strutture della salute）」に対する新たな危険が予見されるべきである——特に国家が保健をプログラムし資金供与する，医学の社会化制度においては[14]。資金を供与する者は，コストのかかる治療を避けることに関心を持つが，それは病者にとって不可欠なものであり，また治療への権利に含まれるかもしれない。我々は，コストのかかる福祉事業を必要とする回復不能な患者に対する治療の除去を目的とする社会的安楽死の危険を示唆したいだけでなく，ときにはこの薬剤ときには別の薬剤を，また，ときには集中治療のこの体制ときには別の体制を不足させる，そ

---

14) E. Sgreccia, *Economia e salute. Considerazioni etiche*, «Medicina e Morale», 1986, 3, pp. 31-46; C. Lucioni, *Economia e salute*, «Medicina e Morale, 1986, 4, pp. 777-786; Bompiani, *Medico, servizio sanitario, economia*, «Medicina e Morale», 1985, 4, pp. 691-716; Fost - Cranford, *Hospital ethics committees. Administrative apects*; cfr. Sgreccia, *Manuale di Bioetica*. II. *Aspetti medico-sociali*, pp. 491-524; A.G. Spagnolo - D. Sacchini - A. Pessina - M. Lenoci, *Etica e giustizia in sanità*, Milano 2004.

れ自体明白ではない行政措置をも示唆したい。生命倫理委員会は，患者の諸権利の保護の領域において，〔医療福祉事業の〕実践計画と財政支出が均衡の論理に従い，またより重篤な病者の治療が優先されるべきであるという原則（補完性の原則）の論理に従わないことを回避することによって，病者の要求と社会の要求との間の連結点になりうるだろう。

綿密な倫理学的判断のパラメーター

　生命倫理委員会の内部で，綿密な状況判断を下すための手続を定める必要があり，また，病者や健康な市民に関する医師と研究者の責任の定義に貢献するすべてのパラメーターを認識する必要がある。
　その「複雑性」のうちに精巧に作成され吟味された諸々の科学データが収集された後，まず国内の民法と刑法，すなわち医師も市民も尊重し遵守することを義務づけられた法律が考慮に入れられるべきである。生命倫理委員会はまさに法律の規制がない領域で，あるいは法律が解釈されなければならない場所で権限を有するがゆえに，この事実は大前提（preliminare）である。
　この義務はそれ自体，良心の異議（obiezione di coscienza）のケースと矛盾しない。なぜならそれは法律によって規定されているからである。客観的に不正な法律の場合は，法律の変更を獲得するための「市民的不服従」の必要性が形成されうるが，いずれにしても，法律は諸々の道徳的義務を創造する。法律の他に，国内の領域においても国際的な領域においても，成文化された医師の職業義務というパラメーターが考慮される。このパラメーターは，たとえ保健問題の倫理的な考察の全側面を含むものではないとしても，特に保健従事者の視点から問題を考察する瞬間から，基本的な倫理的傾向をなお包含しており，専門職の良心を拘束しようとする諸々の指示を提供する。
　国際医師連盟（la Federazione Internazionale degli ordini dei Medici）や世界医師会（l'Associazione Medica Mondiale）のような，いくつかの医師の国際組織は，それらの倫理規程の現代化された指示を継続的に公布する。いくつかの看護師協会も同様である。

その上位に，全世界的な枠組として，国際的な憲章や条約において宣言され表明された，人権が規定されているすべてのもの——前述のとおり，1948年12月10日の国連憲章および1950年11月4日の人権と基本的自由の保護条約（ローマ協定）に始まり，生物医学の倫理的諸問題についてもますます頻繁に国家に対して指示を与えているすべての条約，宣言，憲章および勧告（様々な法的拘束力を持つ）に至る——が考慮されるべきである[15]。欧州評議会の勧告1046号と1100号，1989年3月の欧州議会の決議，生命倫理に関する欧州条約を引用すれば足りる。

さらなるそして最高のレベルは，様々な宗教（イスラム教，ユダヤ教，キリスト教）の公的管轄機関によって公布される「宗教的道徳」の指示によって表示される。「宗教系の」病院にとっては，固有の宗教的権威の指示（たとえばカトリック病院にとってはカトリック教会の教導職の指示）は，方向づけの決定的な言葉になり，諸機関がこの指示の作用を現実に及ぼす自由は，「宗教の自由」の原則の名において，民主主義国家の内部で認識され保護される。

公立病院にとって，これらの指示はやはり貴重で不可欠である。それはまず何よりも特定の宗教的道徳のうちに身を置いていることを認める病者や医師にとっては，それらに留意しなければならないからである（公共機関は，市民全員によって選択されることができなければならず，宗教的機関は，かかる類型の医学・福祉事業の実現を探求し共有する者によって選択されることができなければならない）。が，しかしまた，これらの道徳的教えのうちに，永続的価値を持つ合理的道徳の指示が見出されるからでもある。今日，ピオ12世やヨハネ・パウロ2世がより最近の文書で医学の倫理学的問題について述べたことを知らないことは，誰にとってであれ，単に文化的なもののみにとどまらない一つの欠陥であろう。

様々なパラメーター（法律，職業義務，人権，宗教的道徳）の，この比較に関して，我々は，模範の役割を果たしうると思われる一つの試みを継続中である。すなわち，「人権に直面する医学（*Le médecin face aux drois de l'homme*）」と題されたヨーロッパを中心とするマニュアルの構築である。最近，公にされたこの作業の中で[16]，医学の行使に関する諸々

---

15) この点に関して，Torrelli, *Le médicin et les droits de l'homme* を参照。

16) Institut International d'Études des Droits de l'Homme - Conseil de l'Europe, *Le médecin*

の文書(国際法,職業義務,人権,宗教的道徳)が収集され,これらの指示は,個々の症例記録と対照される。それゆえ,これらの指示は,同じパラメーターに照らして吟味される。

この行程で,我々が現在置かれている倫理的多元論の状況において出現するいくつかの困難が形成されうるように思われる。

倫理学的視点から,義務であり無視しえないと思われることは,どの病院の生命倫理委員会も,委員会自身の規約において,自身の倫理学的アイデンティティ──適合を図ろうとする倫理学的パラメーター──を表明することである。このことは委員会自体の仕事を容易にし,病院を利用する市民に対する誠実なふるまいとなりうる。市民の疑念は,今日,終末期患者の扱いや臓器移植や産婦人科支援について,ある種の「嫌疑の哲学」にまで達しうる。それゆえ明瞭性と「透明性」が,政治においてのみならず財政的管理においても,再び倫理性の規準に復帰する。

すでに指摘したように,宗教系の病院の場合には,病院が依拠する宗教的道徳に照らして,決定的な言葉が宣言されるに至る。しかしそれは,判断が容易で迅速に解決することを意味するのではない。というのも,複雑性は,──言うまでもなく,諸々の神学的・道徳原則と具体的な現実との間をつねに正しく仲介する必要から生ずるのであるが,そればかりでなく,──しばしば具体的状況と問題となっている諸価値の多元性からも生ずるからである。

しかし,たとえば,人工生殖に関する文書のような,カトリック教会の教えの公文書は,まさにその問題に関するカトリック道徳の立場を知りたい者にとって大きな助けとなる。

反対に,倫理の多元性と公立病院の状況においては,かかるものである限りにおける人格の保護と促進は,さらに労苦して,またすべてのパラメーターについて,探求されなければならないだろう。

しかし比較研究は,社会学的に共有される「最小」の規準をもってではなく,上述のすべてのパラメーターに照らして,人格──病人一人

---

face aux droits de l'homme, Padova 1990. 最近, il Réseau européen «Médecine et droits de l'homme» は,人権,倫理および宗教道徳に照らして検討された 120 の実例を提示する次の書を出版した。*La santé face aux droits de l'homme, à l'éthique et aux morales*, Strasbourg 1996.

一人の，健康な市民の，医師とその良心の——に対して払うべき「最大の」尊敬を見出す意図をもってなされる。もし「倫理の最小」を要求したいのなら，強い人間学的な意味で解釈されなければならないだろう。すなわち，社会の構成要素である，どの人格と家族の保護をも包含しなければならないだろう[17]。

この比較研究において，すべてのパラメーターは評価の諸要素を持ちうるが，受け入れようとするのがどの哲学でも，考慮すべき，かつ全世界的規模の医学人間学と医学倫理学を現実に規定するためには，職業義務規程と人権が，すべてのパラメーターにとって有効な地点でなければならないと思われる。宗教的道徳もまた，この普遍的な人の真理において，有効な貢献を果たすことができるだろう。

最後に，我々はここで，法学者たちの間で生命倫理委員会の考究の対象となり始めた問題，すなわち，事物や人格への損害がそこから生じる可能性のある，表明した倫理学的意見に関して生命倫理委員会がときとして負うべき法的責任（生命倫理委員会全体としての？，各メンバーの？）の問題を指摘したい。

生命倫理委員会の拘束力のない意見にかんがみて，法律学的考究——国内のおよび国際的な——は，今のところ，かかる責任を排除することへと方向づけられているように思われる。したがって，——誰かが仮説として立てるであろうような——表明した意見についての生命倫理委員会の法的免責条項の導入は，不要であることになる[18]。

生命倫理委員会の機能と性格

生命倫理委員会に関するガイドラインや，いくつかの病院や科学研究機関における実務を検討すると，特に英語圏の諸国においては，様々な類型の生命倫理委員会があること，また規約によって様々な目的が委ね

---

[17] この点については，l'Istruzione *Donum Vitae* della Congregazione per la Dottrina della Fede del 22 febbraio 1987, III parte (Città del Vaticano 1987) を参照。

[18] Cfr. M. Zanchetti, *La responsabilità giuridica del Comitato di etica ospedaliero*, in P. Cattorini (a cura di), *Una verità in dialogo*, Milano 1994, pp. 78-94.

まず，すべての生命倫理委員会において，教育目的が認められる――医学の人間化，すなわち患者の権利の諸問題に関して，また医学倫理学の新たな諸問題に関して。この側面下で，生命倫理委員会は，いわゆる「病者の権利のための裁判所」と共通するいくつかの特性を示すことになる。イタリアでは，病者の権利を提唱し，法律に規定しようとした旧法案が，かかる権利の教育的かつ防御的機関として，ある種の倫理委員会も規定していた。今日ではすでにそれとほぼ同一のリストが存在する。

　もちろん，公立または私立のどの病院も教育的機能を果たしていることを認め，また収容の無秩序と非人間化の現状のうちに事態の緊急性を明らかにすることは，生命倫理委員会の一つの目的である。

　生じうる看護職員の不足を生命倫理委員会に申告するために，規定しうる実務の方式と，表明された意見を有効なものにする方式とを定めることが重要になるだろう。これらは，我々の意見では，引き続き，保健局（Direzione sanitaria）――法律の遵守を促進するために設置された法律の機関――に報告されなければならない（たとえば食事時間の変更）。

　病院生命倫理委員会の教育的任務は，倫理学をテーマにした討論，会議，講座の促進が中心になる。このイニシアティブは，倫理意識の増大を容易にするはずである。

　病院生命倫理委員会について予想されうる他の任務は，研究と臨床実験のプロトコールの審査によって代表される。いくつかの大学附属総合病院，科学的性格を持つ収容および治療施設（Istituti de ricovero e cura a carattere scientifico, IRCCS）の近くに，保健および病院局（Aziende Sanitarie e Ospedaliere）の内部に，明確にこの目的に限定された生命倫理委員会（それは時折，「科学・技術委員会」や「臨床実験のための倫理委員会」のような，別の名称も持つ）が存在する。それは，規約に基づいて，所属組織において，他の機能とともにこの任務を展開しようとする他の生命倫理委員会とは異なる。臨床実験のプロトコールの改訂は，今日イタリアにおいて，しかしまた他の国々においても，立法者によって生命倫理委員会に認められた唯一の強制的な機能となった。またそれによって，この主要な，あるいは排他的な任務によって特徴づけられる委員会

をいっそう普及させてきた[19]。生命倫理委員会が保健省の所管局から認可されたかかる任務は，本質的な重要性を持つ——この臨床研究の領域で喚起される明らかなあるいは秘められた関心の多様性のゆえに，要求される能力の複雑性のゆえに，また，薬理学的，医学的，外科的実験へと日ごとに開かれる新たなフロンティアのゆえに。エイズワクチンの実験，胚や胎児，子どもや精神病者，あるいは終末期の病者に対する実験の技術的可能性に言及すれば十分である。実験は不可欠であり，社会の側からの支持と保障も得られなければならないが，ひとりひとりの人格と社会の善に同時に方向づけられていなければならないだろう。——それはすなわち，各人が社会の道具的な客体とみなされることを回避することによって果たされる[20]。

---

[19] EUによって1996年に公布された医学臨床実験実施のための臨床試験実施〔GCP〕ガイドライン（linee guida di Good Clinical Practice per l'esecuzione delle sperimentazioni cliniche dei medicinali）(CPMP/ICH/135/1995)の受容に際して，1997年7月15日の省令（DM）の公布によって，「独立した倫理委員会」に実験プロトコールを提出することと，「医薬品のどの臨床実験も，資格ある倫理委員会の是認なしに実施されえない……」（3条）ことが義務的になった。この規範体系（dispositivo normativo）およびそれに続く省令と通達，とりわけDM18.3.1998, DM19.3.1998およびより最近のDM12.5.2006は，臨床実験に関わる倫理委員会の認可に必要な設立様式（modalità istitutive），特徴，任務，機能および適性を明確に特定し，定義した。EU指令（Direttiva Europea）2001/20/CEの受容に際して，議会令n.211 del 24.6.2003は，意見の表明について特例なき時間的制限を要求することで，さらに臨床実験の評価における倫理委員会の効力の及ぶ範囲と義務を定めた。このことは，それゆえ，評価の要求のすべてを適時に満足させるために，生命倫理委員会にさらなる組織的責務をもたらす。その上，いわゆる「〔患者に〕益のない（no profit）」実験の実施のための個別規定を掲げた省令17.12.2004によって，さらなる責任が臨床実験の監督において，生命倫理委員会に帰せられる。かかる規定は，国の保健福祉事業の活動領域において，商業的または金銭的報酬の目的を持たず，臨床実践の改善へと目的づけられた実験プロトコールに固有の刺激を与えなければならないだろう。生命倫理委員会はこの場合，以下のことを要求される。このプロトコールの価値と有効性の他に，臨床実践の改善のための，その特有の重要性をも特徴づけ，認識すること，および科学データの所有権が，非商業的後援者によって保持されており，企業との関係において利益衝突，または利益の共有がないこと。

[20] すでに言及したとおり，生命倫理委員会のこの機能に関しては，夥しい国際的指針が存在する。イタリアでは90年代から，かかる臨床実験の監督機能が，恒常的で特殊な規範的活動の対象である。1996年5月に医薬品規制調和国際会議の運営委員会（Steering Committee dell'*International Conference on Harmonization,* ICHが，「臨床試験実施〔GCP〕規範」の新版を公表した。この新版は，臨床実験の規制に利害関係を持つ三つの主要な地理的区域，すなわち北米，日本，欧州の専門家らに端を発するため，三極間で定められた。かかる指針は，実際に，現時点では，考慮に入れられた三つの地理的区域すべての基準となっている。イタリア保健省は，命令（1997年7月15日）によって，これを受け入れた。それゆえ，実験のレベルでも生命倫理委員会の機能のレベルでも，拘束力のあるものになった（命

最後に，病院生命倫理委員会の第三の任務は，支援活動的性格を持つ，個々の決疑論のための諮問機関としての任務である。この任務は，医師が生命倫理委員会の意見を要求するような仕方で不意に出現しうる。ときどき，法律自体が，かかる意見の要求を規定することになる。この問題について，イタリアの倫理委員会を設置し組織するための基準を再定義する最近の命令 Decreto 12. 5. 2006 が，以前の行政判決（pronuncianenti ministeriali）とは異なり，以下のような立法府の可能性を示していることを明るみに出したことは興味深い。すなわち，立法府は「人格の価値を保護促進する目的で，科学的および福祉事業的活動に関連する倫理学的諸問題についての諮問機能をも展開する。倫理委員会はさらに，生命倫理学に関して，一定程度，保健従事者養成のイニシアティブを取りうる」（第1条3項）。

　私は故意に「意見」の語を用いる。それは，生命倫理委員会は，たとえかかる意見が決定の前提条件とされることが法律によって要求される場合でも，現実的な責任を有する者（市民および医師）に代わって「決定する」ことはできないと考えるからである。

　生命倫理委員会は決して誰かの良心のためのアリバイであることはできず，せいぜい，何らかの動機に基づいて，情報提供をふまえて決定を下さなければならない者を補完的に助けうるのみであろう。

　三つの目的を兼ねる単一の生命倫理委員会がありうるし，あるいは，かかる対象のいくつか，たとえば研究のプロトコールの検討のみに限定されうる生命倫理委員会もありうる。

　病院生命倫理委員会の理想的性格は，今日では明確に記述される。すなわち，適応能力，独立性，公平性，および補完性（すなわち諮問的性格）。大事なことは，各人の選択において，また規則・規約に規定され

令本文は，《Medicina e Morale》, 1997, 6, pp. 1162-1215 参照）。ヘルシンキ宣言，すなわち医学研究者のための倫理的・職業義務的性格の真の固有のガイドラインは，今なお特別な基準（il riferimento specifico）である。その最終改正がエディンバラで2000年に公表された，世界医師会（Associazione Medica Mondiale, World Medical Association）のかかる文書において，以下のことが明確に確認された。実験に巻き込まれる人の主体の安寧は，科学と社会の利益に優先しなければならず（5），倫理的，法的および規則的性格を持つ国家のどのような要請も，この宣言に示された人の主体のための保護を何一つ縮減し，または排除してはならない（9）。〔その後，2008年のソウル改正版は，被験者保護の視点をいっそう強化した。〕

た活動の機能において，かかる性格が現実のものになることである。

生命倫理委員会の構成に関しては，すでに引用した EU の「臨床試験実施〔GCP〕規範」において，さらなる詳述なしに「医師と医師以外の者」が生命倫理委員会の内部に存在しなければならないことが述べられていることを，我々は簡単に想起しよう。公布された様々なガイドラインの範囲で，構成面は幅広く吟味されており，今ではどの生命倫理委員会も考慮すべきいくつかの限界がある。多数の学問分野から成る学際的〔複合学科的〕性格は，不可欠であり最小限の要件でなければならない。なぜなら専門職業人は，自らの分野の外に出ること，またある一定の状況によって据えられた諸問題の全体を評価することは，より困難だからである。さらに，世論の目で見れば，こうして何らかの仕方で代表者を出していると感じることで，学際的な委員会はいっそう信用を得るだろう。とりわけ臨床研究における医学のエキスパートのメンバーの傍らで，つねに以下の者が代表者として参与しなければならない。a) 法律家（弁護士，治安判事あるいは法学の教授資格者），b) ヒト科学の代表者，c) 哲学者と倫理学の専門家，d) 若い世代の渇望を伝え，彼らに回答のメッセージを伝えることのできる教師，e) 世論を代弁する，また世論〔形成〕のためのジャーナリスト。

特殊な問題の場合は，その部門のエキスパートを特別に (ad hoc) 招集することが適当である。しばしば批判される，または批判されうる〔構成員の〕カテゴリーとして，病院の管理者や研究機関の代表者（独立性と公平性を失う危険？）および患者の代表者（自分自身ではなく，およそ患者たるものを有効に代表しうる者？）[21]。

生命倫理委員会のすべての仕事は，データを収集する諸々の生命倫理センターや医学とヒト科学のセンターが，指示を与え，解決を探り，生命倫理委員会のメンバーを文化的に整えるような，いくつかの基準点と倫理研究の限界点が，頂上に存在することを前提とする。

これらの準拠体系がなければ，委員会は資料的裏付けと研究の有効な

---

21) 生命倫理委員会の設立と作業手続についての掘り下げとして，A.G. Spagnolo, *La protezione dei soggetti di sperimentazione: ruolo e procedure operative dei Comitati di Etica*, in A.G. Spagnolo - E. Sgreccia (a cura di), *Lineamenti di etica della sperimentazione clinica*, Milano 1994, pp. 113-140 を参照。

支えを欠くだろう。

生命倫理委員会に最適の性格

　様々な考察点についての考究は，追求されなければならない最適の(ottimali)性格のいくつかを浮き彫りにすることへと我々を導き，他方，生命倫理委員会が「堕落」する可能性に対する警戒を促す。それは，もしこれらの組織が，その創設へと導いた当初の精神に従って作用し続けようとするなら，あらゆる犠牲を払って回避されなければならないものである。

　まず第一に，より多くの方面から認識される，これらの委員会の本質的な特権は，決定する目的ではなく，諮問の目的を持つ特権でなければならないと思われる。それは，個々のオペレーター自身が決定する場合に，補完的な仕方を採用しなければならないことによって果たされる。すなわち，大切なのは，医師や研究者や個々の患者に代わるのではなく，倫理的な決定を容易にするために，生命倫理委員会の持つ一つの能力を，彼らに提供することである。委員会によって明確に表明された意見は，法律の規定によって，法的義務 (obbligatorietà) になりうるが，それでもなお，最終的な責任は意見を要求した者自身にある。したがって，それは決して強制されるべきではないだろう。

　もう一つの重要な性格は，固有の規則・規約 (regolamento-statuto) に宣言された倫理学的パラメーターと一貫した性格である。実際，どの生命倫理委員会も，その倫理学的アイデンティティを明確に述べること，すなわちどの倫理学的パラメーターとの適合を図ろうとするのかを明確に述べることが，倫理学的視点からは義務であり無視しえないことのように思われる。このことは，委員会自身の仕事を容易にし，意見を要求する者に対して誠実なふるまいとなりうる。

　考究と決議 (deliberazione) の独立性と公平性も，保障されなければならないと思われる。それゆえ生命倫理委員会が作用を及ぼす組織の管理者や薬剤の実験を提案する製薬会社と特定のつながりを持たない必要がある。さらに委員会を構成するメンバーは，たとえば倫理的意見を得

るためにその実験プロトコールを提出する研究者たちと，直接的または間接的な何らかのつながりを持ってはならない。

　他方，様々な危険，法律によって生命倫理委員会を設置する政治的意思を抑制することに事実上貢献する諸々の危険が，生命倫理委員会の内部に潜む[22]。我々の意見では，これらの危険は，生命倫理委員会の含意と元来の要請に由来するものというよりは，実際にはむしろ，その任務や機能の何らかの「堕落」の結果として生ずる。たとえば，これらの委員会の決定は，その決定が帰属するオペレーターの道徳的および民事的責任を失効させるような事態をも実現しうる。この傾向は，合衆国においてとりわけ明白である。さらにこの委員会は，自らのものでない任務を不当にわがものとする仕方で，諸々の適当な委員会を通して職業義務（deontologia）に訴えることを任務としている職業団体と衝突するよう

---

22) イタリアでは国家生命倫理委員会（Comitato Nazionale per la Bioetica, CNB）——これについては少し後で述べる——が，その文書の一つにおいて，地方生命倫理委員会の設置に関して，生命倫理委員会の複雑なネットワークを法律によって活性化するという，議論の余地のある問題を考察した。CNB の考察は，義務的な設置へと導く立法的介入に好意的である。それは，システムの合理性が増す結果となり，また世論がより大きな信頼性を生命倫理委員会の意見に付与するだろうと考えるからである。さらに，その組織が生命倫理委員会を備えているか否かによって，ある組織あるいは別の組織に依存することに由来する，保健事業の利用者に対する扱いの不平等を回避するという目的はいっそう説得力があると考えるからである。もっとも CNB は，おそらく次のように要約しうる反論が，より深刻でいっそう動機の明らかなものであると考えている。すなわち，法律による制度によって，「〔a〕生命倫理の諸問題に対する本当の鋭敏さのゆえではなく，形式的なレベルで，法律の命令に対する単なる従順ゆえの設置に向けた場所が与えられるだろう。〔b〕それによって実質的な義務を保障することなく，『制度上の』請求が増加するだろう。〔c〕堕落と政党型の妥協の危険がより具体的になるだろう」。〔しかし CNB は以下の理由からも，生命倫理委員会の義務的な設置へと導く立法的介入を支持する。〕その自律と独立を称揚するような生命倫理委員会の自発的な組織化を奨励し支持することで，仮説的な法律は，——CNB は続けて言う——義務的な意見の表明の手順が予め整えられた諮問活動が，ひとたび生命倫理委員会に要求されれば，委員会の規則が従わなければならないパラメーターを単に示すためだけでも，なお存在理由を持ちうるだろう。他方で，義務的意見の規定は，——それ自体で——委員会の設置を法律によって定める必要に転換されず，このため，引用した省令は生命倫理委員会の性格についてあまり多くを述べていない（cfr. Comitato Nazionale per la Bioetica, *Comitati Etici*, Presidenza del Consiglio dei Ministri, Dipartimento per l'informazione e l'editoria, Roma 27 febbraio 1992）。その後（1997 年 4 月），かかる意見は，イタリアにおける生命倫理委員会の状況の発展を考慮したいくつかの改訂とともに再提案された。2001 年 7 月 13 日の「意見（*Parere*）」（倫理委員会のための方向づけ）において，「薬物中毒」，すなわち，研究プロトコールの監督に縛られた仕事のリスクが明確にされ，研究のための倫理委員会を，医学実践のための倫理委員会から分離する可能性が判明する。

な形で配置されうる。そして生命倫理委員会の政治化――党の陣営の規則への言及という意味においてであれ，研究者間の「派閥精神」の意味においてであれ――は，すでに指摘したとおり，新たな団体組織の創設へと，また権力分配の新たな中枢部へと導きうるであろう。

その上さらに，設置機関用の（ad usum）夥しい周辺委員会[23]の設立競争は，回避されるべきであろう。臨床実験の評価に関しては，この問題について，現在は廃止された省令 D.M.27/4/92 がすでに次のように規定していた。「イタリアにおいて，臨床試験実施〔GCP〕規準の指示にいずれにせよ適合する倫理委員会を設置するのであれば……，信頼性の確証された保健または科学施設の近くに活動拠点を持たなければならない」。1998年3月19日の省令は，患者に対する臨床実験は，下記の場合以外は私的保健施設においては実施されえないことを明確に定めた。すなわち，少なくとも一つの公的施設の参加を伴う多くのセンターによる（multicentrici）研究が問題になっている場合。および私的施設がその地域を管轄する地方保健局（Azienda Sanitaria Locale, ASL）によって認可され，適格と認められ，管轄権のある ASL の倫理委員会か，それがない場合は関係する公的倫理委員会の事前の承認を得た場合。

我々は最後に，生命倫理委員会が「標準作業手続（Standard Operating Procedures, SOPs）」の補助によって，いかによりよい仕方で設置され，機能し，運営されうるかを強調したい。かかる必要性は，イタリアの場合のように，関連規制の同質性が欠如しているところで示される[24]。これについては少し後に立ち戻る。このため生命倫理委員会の動機，機能，責任，および作業手続は，とりわけ臨床実験のプロトコールについての諮問機能に関して，臨床試験実施〔GCP〕規準の1996年版に記

---

23) フランスでは，地方生命倫理委員会の自発的で無調整の発生――しばしば単に巻き込まれた個人の必要と関心に応じて発生した――にかんがみて，国家委員会は，かかる地方委員会の出現を容易にし，調整するためのいくつかの勧告を与えた特別報告書を作成することになった (cfr. Comité Consultatif National d'Éthique pour les Sciences de la Vie et de la Santé, *Rapport et Recommandations sur les Comités d'Éthiques Locaux*, le 7 novembre 1988).

24) Leigh & Barron Consulting Ltd. and Christie Associates for NHSTD on behalf of the Department of Health (UK), *Standard for Local Research Ethics Committees. A framework for Ethical Review*, London 1994; C. Bendall, *Standard Operating Procedures for Local Research Ethics Committees. Comments and Examples*, London 1994; Food and Drugs Administration, *Information Sheets for Institutional Review Boards and Clinical Investigators*, Rockville 1995.

載されたガイドライン——三極間で調和が図られた（欧州，日本，北米）——との一致において，均質化の方向に向かう（注18参照）。

　さて，冒頭で提示した点に立ち戻りつつ，我々は次のように考える。すなわち，生命倫理委員会に要求しようとするすべての機能とすべての活動は，特権的な仕方で基本的な倫理学的・哲学的諸問題に取り組むいくつかの考究センターとの直接的または間接的な連携を無視できない。そしてかかる考究は，医学研究のカリキュラムにおける医学倫理学教育において具体化されるべきである。実際に，生物医学分野での活動を準備する者に対して，根底にある諸規準と準拠する人間学に基づく一つの体系的措定を提供することが必要であり，我々にはこれが，——冒頭で示唆したように——，学問分野としての生命倫理学の任務であるように思われる。それは，専門家たちの集合体，すなわち目に見えない同僚に基づく知性の運動——すなわち，原則から出発して，医学の実践領域で最もよく認識され議論されることのうち，何らかの重要な現下の問題への応用を提示する知性の運動——を構成しなければならないような任務である。この根源的な考究なくしては，生命倫理委員会は，おそらく単に偶発的な実務にのみつながれた，内容のない道具になるだろう。それは，各メンバーの準拠する価値に即興的につながれた不均質な解決に至るだろう。

国際的な状況

　初期の生命倫理委員会が公式に創設されて以来——1976年3月にニュージャージーの最高裁判所によって設置されたもののような——，国家レベルでも州レベルでも地方レベルでも，様々な国で夥しい生命倫理委員会が発生し続けてきたし今も発生を続けている。
　我々の生命倫理学センターに所蔵する資料と利用しうる文献に基づいて，我々はここで，すでにこの分野において経験を持つ国々における，この組織の現状の概略を試みることができる。——すなわち，様々なレベルでの配置に関して，その構成に関して，また，この生命倫理委員会が生命倫理学のいくつかの個別問題についてすでに入念に作成した諸々

の指示に関して。これらの指示は，少し後で見るように，とりわけ第一レベルの生命倫理委員会（国家委員会）から発せられるときは，疑いなく重要な基準点となる。

　我々は，これらの委員会が配置されるに至った法的および機能的側面についても，イタリアの状況をより詳細に考察しよう。

　我々は，生命倫理委員会の広範な条項において，個別問題に対処するために特別に（ad hoc）設置された様々な「委員会」が，どのようなものとみなされるべきかを明確にしたい[25]。生命倫理委員会は一般に，臨床実務によって，あるいは実験プロトコールによって，あるいは概して生物医科学技術のヒトへの応用によって引き起こされる倫理学的諸問題に時折取り組む永続的組織として構想される。これに対して，委員会はたいてい専門家グループによって構成され，特定の権威によって任命され，限定された期間——しかし米国大統領委員会のケースのように，永続的委員会という多数の重要な例外もある——，ある問題を評価し，根拠を明らかにした倫理学的意見を表明する任務を託される。この外形によって，我々が利用することのできる資料の中に，1976年の何年も以前に設置されたが，明らかに先駆的な（ante litteram）真の固有の生命倫理委員会とみなすべき，様々な委員会を見出すことができる。他方，倫理委員会は，以下の記述に見られるように，今のところ，多くの国々において特別に設置され続けている[26]。しかしまず最初に想定することができ，実際に様々な国で実現された，ありうる設置のレベルについて，いくつか指摘したい。

　第一レベルは，中央の，国家の（連邦の），あるいはまた超国家的なレベルである。要求されるのは，人口全般を巻き込む広い射程の諸問題に取り組む任務である（たとえば遺伝子操作，人工生殖，胚保護，国家の保健経済の選択等々のテーマ）。すなわち，それは，諸々の枠組法（leggiquadro）の綿密な構築を視野に入れた統治行為のための専門的照会先

---

25) 註1に引用した興味深い専門的小冊子 *Bioethics Commissions: International perspectives* 参照。米国外での生命倫理委員会の国際的な状況の明確化は，D. Wikler, *Bioethics Commissions abroad*, «HEC Forum», 1994, 6/4, pp. 290-304 に報告されている。

26) 明らかにこれらの分析は，生命倫理委員会の国際的な実情のすべてを網羅することはできない。しかし，関連する諸問題を把握するためには十分指示的で満足しうるもののように思われる。

（referente tecnico）として設置されうるだろう。かかるレベルに，たとえば，フランスで設置された「国家倫理諮問委員会」や，我々の国家生命倫理委員会が位置づけられる。

　さらに，特有の任務は，必要な場合は副次的レベルで，倫理的・職業義務的な方向性を強化するためにも，諸々の「勧告」とガイドラインを発する任務でなければならないだろう。

　最後に，第二および第三レベルの生命倫理委員会についての「認可（accreditaments）」と「手続の改訂」の役割を想定しうるだろう。

　第二レベルは，施設の，あるいは学会の，あるいは専門職や州の団体のレベルである。それは，中央政府の出資による，またはよらない個々の研究機関，大学，あるいは医師や看護師の団体の中に，あるいは地方行政組織に存在する。

　かかる委員会の特有の任務は，主として以下に関わる。研究と臨床実験，厳密に職業義務的および専門職的な諸問題，中央と地方の病院における病者の権利保護のための指示の公布。

　最後に，第三レベルは地方の，病院の，あるいは地方保健機構（USL）のレベルである。臨床上の決議論，オペレーターの激励と養成に関するより特有の機能を持つ。

　以下では，生命倫理委員会の国際的な状況を概括的に検討しよう。今やほとんどすべての国がこの委員会を整備しており，完全なリストを提供することはおよそ考えられないからである。以下は，初期に設置され，様々なテーマについて報告書を公表しつつ，規則的に活動している生命倫理委員会の実例である。

アメリカ合衆国

　米国は，前述のとおり，生命倫理委員会が最初に発足し，そこから世界の他の地域に普及した場所である。それゆえ米国の状況の検討は，特に参考になる。

　前述の三つのレベルの下位区分に言及しながら，「中心的な」あるいは第一レベルの生命倫理委員会の考察から始めよう。現実には，これらのうち最も重要なものは，2001年にジョージ・W・ブッシュ大統領によって設置され——そして2003年と2005年に更新された——現

在〔2007年当時〕エドモンド・ペレグリーノ教授が議長を務める「大統領生命倫理評議会（President's Council of Bioethics）」であり，これは「医学と生物医学と行動研究における倫理的諸問題の調査のための大統領委員会（President's Commission for the Study of Ethical Problems in Medicine and Biomedical and Behavioral Research）」に直属する最高の国家機関である[27]。すでに1995年に当時のクリントン大統領は，上述の生命倫理のための大統領委員会の代わりに，「国家生命倫理諮問委員会（National Bioethics Advisory Commission）」を置いていた。それに続く大統領職の下で米国に設置された，かかる国家委員会の専門的助言の役割と任務は，最初の委員会と実質的に異ならなかった。

生物医学の領域における夥しい倫理問題の出現にかんがみて，1978年11月に米国議会は，これらの問題について調査し，指示を与えることに従事する永続的な大統領委員会の創設を認可した。1979年6月，カーター大統領は委員会の11名のメンバーを指名した。実験研究の領域における卓越した科学者の中から選出された3名のメンバー，傑出した臨床医の中から選出された3名のメンバー，倫理学，神学，法学，自然科学，人文科学，保健行政，政府，公共管理（amministrazione pubblica）の各領域において特に卓越した者の中から選出された5名のメンバー。

1980年1月，委員会は公式に作業を開始し，その特有の任務の輪郭が描かれる。1. 特に決定の段階で著しく重要な特有の指示を与えることで，諸々の問題を明瞭にすることを助ける，2. 様々なレベルで，また様々な方法で，必然的に立法に移行することのない，公共政策のための指導方針を提案する，3. 道徳の様々な水準について特定の選択を教示することなく，主要人物として決定することを要求されている者に対してガイドを提供する。

その作業の最初から，委員会は数多くの問題について，様々な報告書を公表した。（脳死の確定，持続的植物状態の患者に対する処置，遺伝子工学と人への応用，経済と健康の関係等）。

---

27) Usa President's Commission, *Final Report on studies of the ethical and legal problems in medicine and biomedical and behavioral research*; B.A. Brody, *The President's Commission. The need to be more philosophical*, «J. Med. Phil.», 1989, 14/4, pp. 369-383.

経済的視点からは，委員会は年間 500 万ドルの予算を期待することができた。その周囲に，「社会・倫理・生命科学研究所（Institute of Society, Ethics and Life Sciences）」によって展開・運営される，養成と教育のプログラムも組織される。この研究所は「ヘイスティングス・センター（Hastings Center）」としてより名高い，1969 年に設置された世界初の生命倫理学センターの一つである。

第二および第三レベルについては，やはり米国において，二つの異なったタイプの生命倫理委員会が認められる。a. 個々の病院内部に設置された「病院倫理委員会（Hospital Ethics Committees）」，b. 研究機関内で組織された，人に対する実験のプロトコールについて評価し，意見を表明することに専ら従事する「施設内審査委員会（Institutional Review Boards, IRBs）」。

とりわけ前者に委ねられた任務に関しては，以下のものが認められる。〔1〕終末期の患者あるいは無能力の患者の取扱いに関する決定の評価，〔2〕倫理的波及効果を持つすべての医学的決定の評価，〔3〕扱いが難しい問題，特に診断，治療，またはリハビリテーションの段階を巻き込む問題に関する，患者，家族，医師，他のあらゆる病院スタッフのための専門的助言，〔4〕診断技術，個別の治療法，あるいは資金分配の経済的および運用上の秩序の問題に関するガイドラインの公布，〔5〕医師も看護師も管理者も，病院のメンバー全員に対する教育的および養成的プログラムの指導。この生命倫理委員会の構成に関する限り，1983 年に同じ「大統領委員会（President's Commission）」によって実施された調査は，以下の性格を呈することを明らかにした。すなわち，医師はメンバー全体のおよそ 60％に相当し，生命倫理委員会の中で最多の人員のカテゴリーである。この委員会のいくつかは専ら医師によって構成される（「同等者の」委員会）が，大部分は，少なくともメンバーの一人は修道者（religioso）であり，二名か三名は他の専門職の代表者である。管理スタッフと看護師もしばしば代表を務める。

1994 年 1 月にクリントン大統領は，いわゆる「冷たい戦争」期間中の放射線エネルギーのヒトへの照射に関する連邦機関あるいは政府の委託による反倫理的行動の証言の増加に応じて，「人の放射線実験に関する諮問委員会」も設置した。1995 年，諮問委員会は大部の最終報告書

を作成した[28]。

生命倫理委員会内部の病院付司祭の存在に関して，最近，「プロテスタント米国ヘルスケア協会 (*Protestant American Health Care Association*)」は，特にこの専門職像の役割を定めるガイドラインを策定した。施設付司祭は，実際には，倫理学の養成を受けることもできるが，生命倫理学の考究のプロセスに本質的な構成要素として精神的なパースペクティブを見極め，そこに照準を合わせることによって，倫理学者とは異なる役割を有する[29]。

より明確化され成文化されたのは，IRBs の役割である。その構成，作業手続，責任は，70年代まで FDA（人に摂取されるすべてのもの，すなわち食品添加物，医薬品，生物学的製品等に従事する中央組織）によって規制されていた。1981年7月から，その規制は連邦法になり，その構成員が持つべき特性，実験のプロトコールの審査における責任，実験者に対して有する権威，最後に，ある研究を是認するために従うべき基準を，詳細な仕方で報告している[30]。

オーストラリア

70年代にオーストラリア政府は，医学と生物科学に伴う倫理的諸問題の厳密な検討作業を開始した[31]。このテーマの検討を委ねられた最初の政府機関は「オーストラリア法律改正委員会 (*Australian Law Reform Commission*)」であった。委員会は，その意図がもっぱら法的性質のも

---

28) Advisory Committee on Human Radiation Experiments (Usa), *Final Report*, Washington 1995. 報告書は四部に分かれている。〔1〕ヒト主体に対する研究の管理：歴史的パースペクティブ，〔2〕ケース・スタディ，〔3〕現在の計画，〔4〕最終勧告。委員会はインターネットサイトも用意している：http://www.seas.gwu.edu/

29) このガイドラインの掘り下げとして，E. Tripaldi, *Il cappellano ospedaliero nei Comitati di Bioetica*, Centro Studi «S. Giovanni di Dio», Roma 1995; Reich (ed.), *Encyclopedia of Bioethics* を参照。

30) M. Sherman - J.D. van Vleet, *The history of Institutional Review Boards*, «Regulatory Affairs», 1991, 3, pp. 615-628. アメリカの大学にあるカテゴリー I の IRBs の性格，政策および手続についての最近の調査研究は，G. J. Hayes - S. C. Hayes - T. Dykstra, *A survey of university Institutional Review Boards: caracteristics, policies, and procedures*, «IRB», 1995, 17/3, pp. 1-6 で報告されている。

31) P. Kasimba - P. Singer, *Australian Commissions and Committees on issues in bioethics*, «J. Med. Phil.», 1989, 14/4, pp. 403-424; Wikler, *Bioethics Commissions abroad*.

のであったにも拘わらず（メンバー全員が法律家であった），1977年に倫理的指示に富んだヒト組織の移植に関する報告書を完成した。この最初の公的機関の後に，州レベルでも連邦レベルでも，極めて多数の他の委員会が出現した。このため，たとえば生殖科学技術の諸問題に関しては，オーストラリアには他国と比べて，人口に比して最多の委員会がある。これは，オーストラリアでは連邦政府のシステムが生物医学研究に関して著しい自律を諸州に付与している事実によって一部説明可能である。しかし研究の大部分は，「国家健康および医学研究評議会（*National Health and Medical Research Council*, NH&MRC）」によって管理され，まさにその内部に，安定的な諮問機関を構築する目的で，米国の「大統領委員会」と類似の「医学研究倫理委員会（*Medical Research Ethics Committee*）」が1983年に設置された。この委員会に特有の任務は以下のとおりである。〔1〕人に対する実験において生ずる個々の問題を評価すること。これは，その都度「勧告」を通して，個々の領域における研究において遵守されるべき原則を提示することによって果たされる，〔2〕指導指針を与えることによって，また場合によってはその決定を再検討することによって，地方生命倫理委員会の作業を容易にすること（地方生命倫理委員会との関係は非常に重要である。なぜならオーストラリアにおいては，他の諸国と同様，研究のための公的資金は地方生命倫理委員会の側から，あるいはいくつかの研究分野については国家生命倫理委員会の側から，肯定的な意見があるときにのみ，個々の機関に支給されるからである），〔3〕政府または保健省によって明確に表明された特定の疑問に答えること。

その後1988年に，各州および連邦政府の保健・社会省が固有の諮問機関，「国家生命倫理諮問委員会（*National Bioehtics Consultive Committee*, NBCC）」を設置した。しかしこれはわずか三年で失効し，短命に終わった。先に言及した二つの委員会の代わりに，1991年に新たにオーストラリア保健倫理委員会（*Australian Health Ethics Committee*, AHEC）へと強化された。その任務は社会政策と養成に方針を示すことだけでなく，個々の地方生命倫理委員会を調和させることでもある。

各州は，最後に，特定の議論に関する特別委員会を設置した。我々

は，ここでは，体外受精（FIVET）および生殖科学技術のすべてについて一般的指示を与えた生命倫理委員会のいくつかの重要な作業に言及しよう。1. ヴィクトリア州で 1982 年に設置され，9 名のメンバー（法律学教授 1 名――会長としてルイス・ウォラー，神学者 2 名――うち 1 名はカトリック，もう 1 名はプロテスタント，教師 1 名，医学教授 2 名――うち 1 名は産婦人科医，総合医学の医師 1 名，家族法専門の弁護士 1 名，および福祉活動家 1 名）で構成された「ウォラー委員会（The Waller Committee）」は，1982 年に「特別報告書（Interim Report）」を完成した。ここでは，いわゆる「単純なケース」（すなわち夫婦間の相同 FIVET）は倫理的に受容しうると考えられた[32]。引き続き，胚の凍結というテーマについて，「体外受精によって作成された胚の処分に関する報告書」を 1984 年に完成した。この二番目の報告書では，委員会のメンバーの間で，胚の生来的価値を尊重する必要性について激しい分裂があった。2. クィーンズランド州における「クィーンズランド生命倫理委員会（The Queensland Bioethics Advisory Committee）」は，非治療的実験における胚の使用について指示を与えた。3.「ニュー・サウス・ウェールズ法律改正委員会（The New South Wales Law Reform Commission）」は，1988 年に FIVET と代理母に関する様々な報告書を完成した。

日 本

日本においては，主として儒教の倫理的伝統のゆえに，近年を除けば医師のパターナリズムは全く議論されてこなかった。医学の実践はすべて，数千年間「仁術」（儒教の教えにおける愛と慈悲 benevolenza）とみなされていたため，それは，医師の慈悲の活動の反映であり，患者は完全にそれに依存していた[33]。

もちろんこの状況は，新たな世代によって促進された新たな社会的・文化的諸価値が認められるにつれて次第に変化した。かくして世界人権

---

32) ついでながら，信仰教理省（Congregazione per la Dottrina della Fede）によって，この状況も倫理的に受容不能と考えられていたことを我々は想起する。Istruzione «Donum Vitae», parte II, n. 5 参照。

33) R. Kimura, Ethics Committees for «high tech» innovation in Japan, «J. Med. Phil.», 1989, 14 (4), pp. 457-464.

宣言とヘルシンキ宣言への言及が，保健と科学研究の領域にも参入し始めた。最初の生命倫理委員会は，体外受精の最初の実験によって引き起こされた諸問題に関して，1982年に徳島大学医学部に設置された。1987年7月には42の国立大学内に41の，29の私立大学内に二つの生命倫理委員会を数えることができた。

　生命倫理委員会の存在は，実験プロトコールを検討し，評価し，承認または否認する可能性をもたらし，世論のうちに科学者と医師の非常にポジティブなイメージを生んだ。しかしながら，様々な委員会に共通する，一つの判断基準の欠如が，いかに夥しい矛盾の源泉であるかが強調されなければならない。最後に，最近の調査が明らかにしているように，日本の委員会のいくつかの特徴に注目することは興味深い事柄である。すなわち，ここで見られるのは，構成員の中に職業人でないメンバーを持たず，〔法によってではなく〕人のみによって支配される委員会である。それは，結局のところ昔から専門職の内にあり，消滅すべきと思われていた医師のパターナリズムを存続させつつ，自らの研究を実行するに際して実験者の権限を守る堅固なメカニズムに追随する委員会である。

　日本政府は，臨時に（*ad hoc*）首相の諮問機関として，「脳死と臓器移植に関する委員会」も設置した。1992年にこれに関する報告書が作成され，構成員の多くの反対意見と共に公表された[34]。

　2000年に，「科学技術・学術政策局」の下に設置された「総合科学技術会議生命倫理委員会」が「ヒトゲノム研究の基本原則」を公表した。その後，2001年以降，同じ国家委員会は，様々な研究領域について夥しいガイドラインを公表した。ヒトゲノム，ES細胞，遺伝子治療，疫学，および臨床研究。これらのガイドラインは，特にインフォームド・コンセントと実験のための倫理委員会の役割を強調する。この精力的なガイドライン策定作業は，日本政府の生命倫理学へのますます顕著な注目を証明する。

---

34)　Wikler, *Bioethics Commissions abroad*. 周知のように，日本では，特に心臓のような臓器については，臓器移植はタブーである。

欧　州

1970年代に生命倫理学の諸問題が最初に生じて以来，欧州評議会は，議会（Assemblea Parlamentare）と閣僚委員会の組織を通じて，真の固有の生命倫理委員会の機能を展開しつつ[35]，個々のテーマに関する夥しい「勧告」を生み出してきた[36]。

生命倫理学の考究にとって重要な一つの行程は，各メンバー国と閣僚委員会がその権能によって指示した四つの基本的勧告を表明した，議会勧告934（1982年）であった。1. 遺伝学の領域における人権――特に何らかの操作によって侵害されることなく遺伝学的遺産を持つ権利，およびデータバンクに含まれた各個人の遺伝情報に関する秘密を保護される権利――を保障する，2. 代理人の同意によって扱いを被りやすい重病者のリストを作成する，3. 実施される遺伝学研究の欧州登記簿も想定して，遺伝子工学の人への正しい応用について定める欧州条約を準備する，そして最後に，4. 遺伝学的に改変された，微生物に特許権を認める可能性の検討。かかる勧告の帰結として，閣僚委員会の指示で，以下の動機をもって，1983年に「ヒト遺伝学の倫理的および法的諸問題に関する専門家特別委員会（*Comité ad hoc d'experts sur le problèmes éthiques et juridiques de la génétique humaine,* CAHGE）」が設置された。すなわち，「特に欧州評議会の勧告934（1982年）に照らして，メンバー国の共通政策を定め，場合によっては適切な法的手段を綿密に構築することを視野に入れて，遺伝子操作技術によって引き起こされた諸問題を研究するため」。四つの専門家グループ，すなわち生物学者，医学者，法学者，および倫理学の専門家の中から選出されたすべてのメンバー国の代表者が，この委員会に加わった。さらにオブザーバーとして，オーストラリア，カナダ，米国，日本そしてヴァチカンを含む，コミュニティ外の他の国々の代表者も加わった。

CAHGEによって，患者のデータ保護，出生前診断，治療的応用，そ

---

35) 要約として，A.G. Spagnolo, *Il progetto di «Convenzione» Europea sulla bioetica*, «Vita e Pensiero», 1995, 4, pp. 249-268..

36) 欧州レベルでの生命倫理学の発展の再構築について，以下を参照。P. Riis, *Medical ethics in the European Community*, «J. Med. Ethics», 1993, 19, pp. 7-12; A. Rogers - D. Durand de Bousingen, *Bioethics in Europe*, Strasbourg 1995.

して胚と胎児に対する実験，および人工授精技術の諸問題も検討された。

1985年3月にウィーンで開催された，人権に関する欧州閣僚会議は，決議3号において，公衆に対して明確な情報を提供し——それは，当時まで留保されていた——，生物医学分野における国際的な活動を支持する要求を表明した。この会議で考察されたテーマと成果が拡大された結果，CAHGEは1985年末頃，まさにこの領域における欧州評議会の活動を調整する任務を持つ，新たな委員会「生物医科学の進歩に関する専門家特別委員会（*Comité ad hoc d'experts sur les progrès des sciences biomedicales*, CAHBI）」へと移行した。この学際的組織の目的は，特に生物医学の急速な発展（ヒトおよび胚に対する実験，出生前診断，生物科学技術の使用等）に関連して創出されたいくつかの政治的および法的空洞を埋めるのを助けることであった。CAHBIは，メンバー国にとって極度に扱いにくいこれらの局面について「コンセンサス」に達する難しさを自覚していたため，その活動はメンバー国の間で建設的な対話を促進するためのあらゆる手段を探り，連絡不能の死角を避けることに向けられた。

CAHGEの遺産を収集しつつ，CAHBIは，ヒトの胚と胎児の使用に関する二つの重要な勧告案を推進し，それは1986年の議会勧告1046号と1989年の1100号に結実した。これこそが，欧州評議会が，あらゆる犠牲を払って尊重されるべき諸々の限界をも示しつつ，生命倫理学におけるどの規則をも導くべき諸々の基本原則と価値を確認しようとした，二つの重要文書である[37]。

しかし予定された調和に到達するために，勧告を発するだけで十分とは考えられなかった。このため生命倫理学の欧州の歩みの第二段階で，メンバー国が条約に署名するという方法で前進しなければならないと考えられた。かくして1990年にイスタンブールで開催された第17回欧

---

37) 引用した欧州評議会の三つの勧告（それぞれ遺伝子操作，胚と胚性物質の使用，体内および体外のヒト胚に対する実験の諸問題に関する1982年の934号，1986年の1046号，1989年の1100号）は，«Medicina e Morale»誌にも掲載された。第一の勧告はn. 1/1984, pp. 93/96（フランス語），第二の勧告はn. 4/1986, pp. 902/906（イタリア語訳），第三の勧告はn. 2/1989, pp. 397/403（英語）およびpp. 404/412（フランス語）。

州法相会議中，CAHBI に以下の指示を与えるよう閣僚委員会に対して勧告がなされた（決議 3 号）。「a. 優先権を持つとみなされるべき生命倫理学の問題をいくつか特定すること，b. 生物医科学の発展の脈絡において，人格の保護のための何らかの共通のスタンダードを定めた，非メンバー国にも開かれた枠組条約（convenzione-quadro）を準備する可能性を検討すること」。

1991 年 6 月の第 43 定例会期中，議会は生命倫理学に関する条約の準備に関する勧告 1160 号（1991 年）をもって，「いくつかの一般原則を含む主要テキストと，個別的側面に関するいくつかの追加プロトコール」によって構成されるべき枠組条約を具体的に示すよう閣僚委員会に勧めた。さらに，条約は，「公分母〔共通項〕を最小にすべきではないが，柔軟な構造を持つ必要がある。それゆえ条約は，人権への言及を含み，欧州評議会の諸々の先行作業を考慮すべきである」ことが明確にされた。それゆえ，議会は，第三世界諸国の代表，諸々の科学機関——特に欧州共同体の機関——，またこの分野を専門とする政府および非政府組織にも耳を傾けつつ，この条約案の準備を進める権限を CAHBI に付与し，促進するよう勧告した。最後に，勧告は，最終的な認可の前に議会の公式見解を用意するために，条約最終案を送付するよう閣僚委員会に要求した[38]。

1992 年に CAHBI は，「生命倫理局長委員会（*Comité Directeur de Bioéthique*, CDBI）」[39]に形を変えた。それはまさに議会の見解が公表される前に，議論に付するために公に流布される条約案を起草する特別な任務を有していた。欧州評議会の議会法務局は，実際に閣僚委員会の公認をもって，1994 年 7 月に CDBI によって起草されたかかる条約案を公表した。これは，CDBI 自体が，また各国政府が，必要な諸々の諮問のプロセスを進行させ[40]，最終テキストを準備する際，表明された意見

---

38) それに関する公式見解は，周知のように，1995 年 2 月 2 日，議会の第 6 回会期中に承認された（*Avis n. 184*）。

39) 英語，すなわち欧州評議会のもう一つの公用語におけるかかる委員会の呼称は，「生命倫理学に関する運営委員会（*Steering Committee on Bioethics*, SCB）」である。

40) Doc. DIR/JUR (94) 2. かかる文書は条約案（全 32 条）と条約案自体を解説する報告案で構成されていた。

を考慮することを可能にするためであった[41]。5年間の作業の後，ついに欧州評議会閣僚委員会は，1996年11月19日に「生物学と医学の適用に関する人権と人間の尊厳の保護のための条約」[42]を認可した。

やはり欧州レベルのものとして，「臨床試験実施のための欧州フォーラム (*European Forum for Good Clinical Practice*, EFGCP)」，すなわちベルギー法に従って設立された非営利目的の組織が挙げられる。この組織は1995年6月に「欧州倫理委員会のためのガイドラインと勧告」を公表した[43]。その目的は，「欧州における倫理委員会の活動においてより高度な科学的効力と手続的責任を確立することであった。この文書は，生命倫理委員会が生物医学研究の内部で機能するために必要な成文の手続を展開するための基礎を表明する」[44]。

結論を導くために，我々は，欧州レベルでは「欧州倫理検討委員会 (*European Ethical Review Committee*)」も存在することを想起しよう[45]。しかし大切なのは，この委員会は多国籍の薬学の実力者たちによって提出された薬理学の実験プロトコールの改訂という特定の目的をもって1977年に設立されたこと，しかし委員会自体は明らかに彼らから独立の私的組織であることである。欧州9か国の31名のメンバーによって構成される（ベルギー，フランス，ドイツ，イギリス，イタリア，オランダ，

---

41) 欧州評議会の生命倫理条約案の意義について，Spagnolo, *Il progetto di «Convenzione» Europea sulla bioetica* 参照。

42) Doc. DIR/JUR 96 (14). 閣僚委員会のかかる承認の前に，テキストはCDBIによって1996年6月に承認され，若干の修正を経て9月に欧州評議会の議会によって承認された（二つの答申 *Avis* 180号と198号によって）。しかし閣僚委員会の承認後も，議会はテキストにさらなる修正をもたらすことを自ら留保しうる。いくつかの面では共有できるが，他のいくつかの面では批判しうるように思われる，この文書の分析については，A. Bompiani, *Una valutazione della «Convenzione sui diritti dell'uomo e la biomedicina» del Consiglio d'Europa*, および E. Sgreccia, *La Convenzione sui diritti dell'uomo e la biomedicina* を参照。«Medicina e Morale», 1997, 1, それぞれ37-55頁，9-13頁に掲載されている。「条約」本文は，フランス語およびイタリア語訳が，引用した雑誌の同じ号の128-149頁に掲載されている。

43) ガイドラインの本文——公式英語版およびイタリア語訳——は，«Medicina e Morale», 1995, 5, pp. 1064-1085 に見出しうる。

44) *Ibi,* pp. 1067.

45) Faccini - Bennet - Reid, *European Ethical Review Committeee. The experience of an international ethics committee reviewing protocols for drug trials.* この委員会は，通常月1回招集される。会談の場所は，しばしばロンドンであるが，欧州大陸の他の都市も，しばしば集会のために選ばれる。倫理委員会として資格を得ているとは言え，なぜそのメンバーの中に倫理の専門家や哲学者を加える判断がなされないのかを明らかにするべきである！

ノルウェー,スウェーデン,スイス)。倫理・職業義務が準拠する諸原則は,ヘルシンキ宣言に含まれるそれであるが,手続の構成と方法論は,人の主体に対する実験に関する米国政府の規範と一致している[46]。

とは言え,欧州に属する各国家には,国家および地方生命倫理委員会の様々な現実が見られる。我々は,最後にイタリアの状況を含めて,そのいくつかに注意を向けよう。

　ベルギー　フランス語圏地域をフラマン語圏地域から分かつ経験,メンタリティ,哲学的伝統の相違が,ベルギーの生命倫理委員会を特徴づけている[47]。研究助成金の国の最重要機関に属する「医科学研究基金」は,1976年に生命倫理学の個別問題(遺伝子操作,人体実験,臓器移植)について意見を提出し,医学部および大学病院内に倫理委員会の設置を促し,組織する義務を持つ「医学倫理委員会」を創設した。このような地方生命倫理委員会が二つ,ルーヴァンの二つのカトリック大学,すなわちフラマン語圏のそれとフランス語圏のそれに誕生した。フラマン語圏のカトリック大学医学部の倫理委員会は直ちに様々な任務を付与された。まず第一に,科学的活動にとって,また教育的・教育学的活動にとって重要な,一般的に生ずる倫理問題に関する意見を具体的な仕方で表明しなければならない。そしてまた,実験プロトコールを再検討し,倫理学的見地からとりわけ複雑な臨床例を分析しなければならない。最後に,生命倫理学に関する現代化を施設にもたらさなければならない。

フランス語圏のカトリック大学医学部の委員会においては,担うべき機能について極めて対照的な方向づけが見られた。当初,委員会に求められたのは,研究計画を実現する前に,同時に病者の権利保護を保障しつつ,医師を助け,彼らの保護を確保する倫理学的評価を,世論に対して提示することであった。その後,研究計画の評価に必要な大前提として,一般的な規則の策定が追求されるようになった。

倫理の委員会や協議会は,大学病院か否かを問わず,地方の世俗の病院にもある。これらの委員会は,可能な限りより多元主義的で学際的な

---

46) Federal Register, 1981, 46, pp. 8366 ss.
47) M.L. Delfosse, *I Comitati di Etica in Belgio*, in S. Spinsanti (a cura di), I *Comitati di etica in ospedale*, Cinisello Balsamo 1988, pp. 101-110.

仕方で構成され，最初に準拠したのは，先に引用した医科学研究基金の「医学倫理委員会（Commissione di etica medica）」であった。この委員会が引き続き，医師会の全国会議によって公表された固有の職業義務規程を作成したのである。

　1993 年に，ベルギーの連邦国家と三つの言語圏のコミュニティとの間の協力協定を通して，「ベルギー生命倫理諮問委員会（Comité Consultatif de Bioétique de Belgique）」が創設された。この委員会は，生物医学と保健分野における研究とその応用に固有の問題について，施設に意見を提供し，またかかる問題について公衆と当局に情報を提供する任務を持つ。

　目下，地方レベルで，倫理委員会は生物医学倫理にとってより重要な作用を及ぼす手段であり，次の三つの機能を展開している。実験プロトコールの改訂，臨床実務の倫理的側面についての意見表明，および倫理の専門的助言（la consulenza etica）[48]。

　デンマーク　　1979 年以来，中央委員会，すなわち「中央研究倫理委員会（Central Research Ethics Committee, CREC）」——人に対する実験の各プロトコールを評価する施設生命倫理委員会のシステム全体の頂点にある——と，実験を再検討する 7 つの地方委員会とによって構成されるシステムが組織されていた。かかるシステムは，人に対する実験に関するヘルシンキ宣言に従って設置された[49]。CREC は，政府の領域内においてではあったが，まず専門家グループによって自発的基礎の上に構築され，1992 年以降は明確な規約と権限を有する。かかる委員会は，まさに地方生命倫理委員会を調整し，決定が困難な場所に介入する[50]。

　1987 年 6 月 3 日の法律第 353 号によって，デンマーク議会は保健事業と人の主体に対して実施される生物医学研究のために，CREC とは別の国家生命倫理委員会，「デンマーク倫理評議会（Danish Council of

---

48) T. Meulembergs - J. Vermylen - P.T. Schotsmans, *The current state of clinical ethics and heath-care ethics committee in Belgium*, «J. Med. Ethics», 2005, 31, pp. 318-21.

49) U.H. Petersen, *The Danish Committee-system*, in G. Gerin (a cura di), *Funzione e funzionamento dei comitati etici*, Padova 1991, pp. 131-141.

50) Wikler, *Bioethics Commissions abroad*.

Ethics)」創設のための規定を公布した。——1988年1月に活動を開始した——かかる委員会に対して，保健当局および各施設倫理委員会と協力する任務が課せられている。

すでにかかる委員会を設置する行為によって，いかにデンマーク政府が準拠する倫理原則をも与えようとしたかは意義深い。かくして第1条で，実験はヘルシンキ宣言の諸原則に従って実施されなければならないこと，また「評議会」の作業とその勧告はすべて，「人の生命は受精時に始まるという仮定から出発することになる」ことが断言される。

「評議会」は内務省によって任命された17名のメンバーによって構成されるが，一方の性のメンバーが他の性のメンバーよりも1名だけ多いことが保障される。とりわけ第4条から第7条で，「評議会」に対して，遺伝子治療の可能性について，出生前診断技術の使用について，胚の凍結について，ヒト胚の法規と保護に関する諸々の勧告を研究して，提供するよう要求される。

さらに地方生命倫理委員会とのつながりにおいて，「評議会」は人に対する実験の諸問題について，また診断・治療における新たな手段の使用に関係する保健事業に関わるより重要な倫理的諸問題について，指示を与えなければならない。

最後に，第11条と第12条にそれぞれ，禁じられる実験のリスト——明らかに「評議会」が考慮すべきことになるリスト——と，かかる規範の違反に対して科される刑罰が含まれる。

毎年，かかる委員会は，その年に展開された活動に関する部と，個別テーマに関する勧告および掘り下げられた研究によるもう一つの部から成る1巻の報告書を出版する。年の経過につれて，多数の報告書が出版された。たとえば，ヒトの配偶子，受精卵，胚と胎児の保護について（1990年），安楽死について（1996年），倫理学と胎児診断について（1990年），倫理学とヒトゲノムのマッピングについて（1992年），スクリーニングについて（2000年），精子提供における匿名性と選別について（2003年），ヒトの生命の始まりとヒト胚の道徳法規（statuto morale）について（2004年)[51]。

---

51) 年鑑は直接デンマーク倫理委員会に要求しうる：Det Etiske Råd, Ravnsborggade 2-4, DK-2200 Copenhagen N (fax: + 4535375755), in www.etiskraad.dk.

フランス　　フランスには以前から，1983 年 2 月 23 日の F・ミッテラン共和国大統領のデクレによって設立された「生命および保健衛生科学のための国家倫理諮問委員会 (*Comité Consultatif National d' Ethique pour les Sciences de la Vie et de la Santé,* CCNE)」が存在する。

　15 条から成るデクレは，かかる委員会に対し，生物学，医学および保健専門職の領域における研究によって引き起こされる道徳の諸問題について，個々の人の主体に関する問題についても，特定の社会集団や社会一般に関する問題についても，固有の意見を与える任務を課する (1 条)。

　委員会は，共和国大統領によって直接指名される会長のほかに，32 名のメンバーによって構成される。大統領はさらに，哲学的および精神的思想の第一線に立つ代表的な 4 名のメンバーを直接任命する。

　14 名のメンバーは，倫理学の領域において，および教育，研究，産業，労働，保健，司法，家族，コミュニケーションの各省庁の関連部門において資格と関心を有する最も卓越した要人の中から選出される。

　他の 14 名のメンバーは，研究部門の代弁者，すなわち主要な国立研究機関と大学の代表者である。

　フランスの国家委員会は，テーマごとに分類された際立って重要な議論について（倫理委員会，疫学と予防，生命の終わり，遺伝学，神経科学，移植，人工生殖と胚，人に対する実験，エイズ，スポーツ，薬物依存等)[52]，今日までに 89 の報告書を出版している。最初の会長はジャン・ベルナール（Jean Bernard）であった。現在〔2007 年当時〕はディディエ・シカール（Didier Sicard）である。

　　英　国　　この国において国家生命倫理委員会のイニシアティブを取るのは「英国医師協会 (*British Medical Association*)」（我々の「イタリア全国医師会 *Federazione Nazionale degli Ordini dei Medici Chirurghi e degli Odontoiatri*, FNOMCeO」に相当）である。

　かかる協会は自律的に，1849 年から医学倫理委員会を活用していた。

　52）　全文書の完全なリストは，71, rue Saint-Dominique, 75007 Paris に住所を持つ委員会の公的組織 *Les cahiers du Comité Consultatif National d'Éthique pour les Sciences de la Vie et de la Santé* で公表されている。オンライン www.ccne-ethique.fr. でも閲覧しうる。

その後，この委員会は「国家倫理研究委員会（National Ethical Research Committee)」になる。かかる委員会は 1984 年 1 月 4 日および 1986 年 1 月 8 日の決議によって，地方委員会と国家委員会の創設自体に関するいくつかの規則を公布した。

かかる生命倫理委員会に課せられた優先的な機能の一つは，生物医学の臨床試験の検閲であった（認可書類の注に，この研究のコンテクストには，臨床上の技術または治療法の使用と，患者に関する個人情報の使用を伴う計画のすべてが含まれることが明記される）。

しかしこの領域において，かかる委員会は，〔臨床試験の〕質およびふるまいの評価の視点からも，事前意見についても，基準（riferimento）の位置を占める。

胚を対象とする研究の領域において，多大な重要性を持つ別の委員会は，体外受精の諸問題に関して英国政府によって設置された「ウォーノック委員会（Warnock Committee)」であった[53]。これについては内容を掘り下げるために，本書中に後述した[54]。

英国には現在，地方倫理委員会の二つの類型が存在する。すなわち，病院に近接する臨床実務と倫理の専門的助言のための倫理委員会（ethics committee, EC），および臨床実験の評価のための倫理委員会（research ethics committee, REC）。国家倫理委員会（第一レベル）もかかる区別を反映している。国家患者安全庁に属する「研究倫理委員会中央局（Central Office for Research Ethics Committee, COREC)」は，REC の調整を図り，それらがスタンダードを履行し，メンバーを養成することを支援する任務を有する。医学研究評議会とウェルカム・トラスト由来のナフィールド財団によって 1991 年に設立された同名の独立機関「ナフィールド生命倫理評議会（Nuffield Council on Bioehtics）は，生物学と医学における生命倫理の大体論的諸問題（le questioni topiche）を割り出して評価し，立法者と公衆の双方に向けた報告書（ごく最近では，

---

53) M. Warnock, *A national ethics committee*, «Br. Med. J.», 1988, 297, pp. 1626-1627.

54) 本書〔各論〕の「生命倫理学と中絶」に関する章参照。英国における生命倫理委員会の状況に関する全体的ヴィジョンについては，A.V. Campbell, *Committees and Commissions in the United Kingdom*, «J. Med. Phil.», 1989, 14/4, pp. 385-401; J. Metters, *Regulations on bioethics in the United Kingdom*, in Gerin (a cura di), *Funzione e funzionamento dei comitati etici*, pp. 107-116 を参照。

DNA の特許資格，幹細胞研究，薬理遺伝学，動物実験に関する報告書）を公表する任務を有する。ナフィールド評議会のメンバーは，医学，法学，哲学，科学研究，神学のエキスパートである。現在の議長はサー・ボブ・ヘップル（Sir Bob Hepple）である[55]。

ポルトガル　ここには医師会連盟に従属し，会長1名とメンバー6名（最も有力なポルトガルの各大学につきそれぞれ2名）によって構成される，「倫理学と医師職業義務に関する国家評議会（Consiglio Nazionale de Etica Medica e di Deontologia Medica）」が存在する。

国家評議会は，「ポルトガル生命倫理センター」と緊密に連携している。評議会とセンターは，政府により承認され，公文書として認可された規約を有する。

1990年に挙国一致内閣（governo nazionale）は，議会の発案に関連して，「生命科学倫理に関する国家評議会（Conselho Nacional de Ética para as Ciências da Vida, CNECV）」を設置した。会長は首相によって指名される。5年間の任期を務める他の20名の構成員は，他の関係省庁と，科学関連および専門職の諸機関によって指名される[56]。

また，生命倫理委員会は様々な中央病院や大学のクリニックにも存在する。たとえばコインブラ大学病院には地方生命倫理委員会，すなわち「医学倫理学委員会」が創設された。この委員会に対しては，「病院内で倫理および職業義務規則の正しい遵守について注意を払う」任務が託される。とりわけその準拠原則は，世界医師会の宣言と，医師会の職業義務規程に含まれている諸原則である。当然含まれるべき構成員（componenti di diritto）として，病院長（direttore clinico），臨床研究の経験を有する医長，臨床研究の経験を有する助手，医学部の薬理学の教員，医学部の医師職業義務の教員。

諮問という名目で，時折，法学者，倫理学者，あるいは個々の問題に

---

55) ナフィールド生命倫理評議会およびCORECの報告書は，それぞれ下記で閲覧しうる。www.nuffieldbioethics.org ; www.corec.org.uk.

56) Wikler, *Bioethics Commissions abroad*; R. Bandeira, *Hospital Ethics Committees in Portugal*, «HEC Forum», 1991, 3/6, pp. 347-348; J. Biscaia - W. Osswald, *Bioethics in Portugal: 1991 1993*, in B.A. Lusting (ed.), *Regional Developments in Bioethics: 1991-1993*, Dordrecht 1995 (Bioethics Yearbook, vol. 4), pp. 285-289.

ついて適応能力があると思われる別の者の協力が求められる。

　委員会は定期的に集会を持ち，まだ用いられていない診断または治療のプロセスに関するすべての実験についての報告書を30日以内に作成する。さらに，病院の保健指導部側から表明された質問がある場合，その都度，固有の報告書をもって回答する。

　スペイン　スペインには政府によって設置された国家生命倫理委員会は存在しない。もっとも個々の問題を議論するために特別に組織され，その後解散した諮問委員会は存在した。その一つが人工授精技術を規制する法律35/1988によって規定された諮問委員会である。この法律は，国王命令（Ordinanza reale）によっていずれ国家委員会が設置されることを第21条で明言した。1993年までかかる委員会は創設されなかった。しかし自治政府の存在するカタルーニャにおいては，命令によって1992年に生殖補助技術に関する諮問委員会が設置された[57]。中央レベルでは，「スペイン医師会総合評議会（*Consiglio generale dell' Associazione medica spagnola*）」に従属する諮問機関である「職業義務中央委員会（*Comitato Centrale di Deontologia*）」が存在するが，排他的な権限を持たず，その決定と勧告はすべて執行評議会（Consiglio esecutivo）あるいは総会（Assemblea generale）によって承認された後にのみ効力を持つ。

　この「中央委員会」は，「総合評議会」の総会によって選ばれた8名のメンバーによって構成される。その固有の機能は，スペインの医師職業義務規程を起草，改訂，そして解釈する機能である。もう一つの機能は，いずれの県医師会の内部にも設置された職業義務委員会の全国会議を組織する機能である。

　職業上不適切なふるまい（cattiva condotta）のケースの倫理的評価，また職業義務上のふるまいに関する勧告や指令を発することは，やはり「総合評議会」に属する[58]。

　57）　F. Abel et al., *Bioethics in Spain*: 1991-1993, in Lusting (ed.), *Regional Developments in Bioethics*, pp. 269-283.

　58）　G. Herranz, *Il Comitato Centrale di deontologia spagnolo*, in Spinsanti (a cura di), *I Comitati di etica in ospedale*, pp. 141-148. スペインにおける倫理委員会の状況については，

第二および第三レベルの委員会の視点から，法規範は，公立または私立病院は二つのタイプの生命倫理委員会を備えていることを規定する。薬剤の臨床実験のための生命倫理委員会，および中絶の適法要件を評価するための生命倫理委員会。

　法律 25/1990 において，第 64 条で，その後，王令（Decreto reale）561/1993 において，これらの委員会を組織する方法，構成，機能が指示された。

　病院生命倫理委員会の例は，バルセロナのサン・ホアン・デ・ディオス病院（Hospital San Juan de Dios）の「倫理委員会（Comité de Etica）」である。この委員会は，以下の四つのグループの人々によって構成される。a. 当然含まれるべきメンバー（コミュニティの長，倫理学の専門家，保健司牧（pastorale sanitaria）の代表者，医局長（direttore medico），病院における保健福祉事業の総代表者），b. 正規のメンバー（2 名の医師，専門職看護師 1 名，非福祉事業部門の代表者 1 名によって構成される），c. 追加メンバー（検討中のケースまたはプロトコールの必要に応じて時折招集される），d. 上述のいずれのグループにも属すべきでない，秘書。

　委員会は固有の三つの機能を有する。すなわち，厳密に倫理的な諸問題における決定，倫理的な諸問題を巻き込む可能性のある諸問題についての助言，倫理的な諸々の問題と疑問についての教育訓練と情報提供（formazione ed informazione）のイニシアティブの促進。決定は満場一致またはメンバーの多数決で下されうるが，決定の助言の場合には，倫理学の専門家の票がより適格（qualificate）であろう[59]。

スイス　　ここには，「医科学スイス・アカデミー（Académie Suisse des Sciences Médicales, ASSM）」の「人に対する実験的研究に関する命令」（1970 年，改正 1981 年）および世界医師会のヘルシンキ宣言第 2 版

J. Egozcue, *The Ethical Committees in Spain*, in Gerin (a cura di), *Funzione e funzionamento dei comitati etici*, pp. 145-151 を参照。

　59）サン・ホアン・デ・ディオス病院倫理委員会の内規は，«Labor Hospitalaria» 1988, 209/3, pp. 216-217 に掲載されている。我々はこの委員会の二つの重要文書を想起する。一つは骨髄髄膜瘤に罹患した小児の公的支援に関する文書（«Labor Hospitalaria» 1988, 210/4, pp. 301-303），もう一つは小児の脳死基準に関する文書（«Labor Hospitalaria», 1989, 212/2, pp. 148-151）。

(1975年)に基づいて,同じ ASSM の内部に 1979 年以来設置されている「医学倫理学中央委員会(*Commission Centrale d'Éthique Médicale*)」が存在する。人に対する実験を規制する連邦法は存在しないため,ASSM によって与えられる指示は,実験による損害に対する訴訟手続の場合,裁判所によっても最大限考慮される。ASSM の指示は,「パラリーガルな」地位を持つ,単なる勧告をはるかに超えるものである。

この中央委員会の任務は多様かつ明瞭である。a. 連邦,諸州,国際的諸機関,スイス医師会,あるいはまた個々の研究者や私人から提出される医学倫理学の疑問に答えること,そして動機づけられた意見を書面で提供すること,b. 調整活動を行い,情報交換を支援し,また地方生命倫理委員会のリストを恒常的に改訂することによって,大学附属研究所と病院の倫理委員会との緊密な接触を維持すること,c. 固有の委員会を持たない病院および研究機関のための倫理委員会として機能すること,d. ASSM の理事会側からの承認の後,「勧告」と「ガイドライン」を公布すること[60]。

イタリアにおける生命倫理委員会

他の国々(とりわけ合衆国)に幾年か遅れて,イタリアにおいても,困難を伴い,また自然発生的な仕方においてではあるが,いくつかの地域および地方生命倫理委員会が,そしてその後にようやく閣僚評議会議長令によって設置された「国家生命倫理委員会(Comitato Nazionale per la Bioetica, CNB)」が,普及し始めた。

順序立てて述べると,すでに 1975 年からイタリアのいくつかの州は,保健福祉事業の運営において憲法上規定された自治の領域,特に「病者の諸権利」の領域において,しかし医薬品の実験のためにも,「諮問または調停委員会」を設置していた[61]。最初は,前述のとおり,この生

---

[60] スイスにおける生命倫理委員会の状況の掘り下げとして,J.-M. Thévoz, *Research and Hospital Ethics Committees in Switzerland*, «HEC Forum», 1992, 4/1, pp. 41-47 参照。

[61] 我々の生命倫理センターも参加した,国家研究審議会(Consiglio nazionale delle ricerche, CNR)の資金供与によってイタリア・カトリック医師会(Associazione dei Medici

命倫理委員会の「離陸（decollo）」にはいくらかの困難があった。それは，我々の意見では，生命倫理委員会本来の含意と要求のゆえよりも，むしろこの委員会の機能の「変質」のおそれゆえの困難であった。このため，すでに指摘したとおり，生命倫理委員会にその真のアイデンティティを取り戻し，次いで，いっそう多数の生命倫理委員会におけるイタリアでの活性化と機能を促進するために，これらの変質を見極めて回避することが重要であろう。他方で，まず省令（Decreto ministeriale）D.M.27/4/92 が，その後さらに省令 D.M.15/07/1997 と 2003 年の議会令（Decreto Legislativo）D.Lgs.n.211 が，これに寄与した。これらは，1991 年，1996 年の「臨床試験実施規範」についての EEC の指令と，指令 2001/20/CE をそれぞれ受容するものであり，事実上，実験の進展を生命倫理委員会の承認に従属させるものである。

国家生命倫理委員会（CNB）に関しては，1990 年 3 月 28 日の閣僚

Cattolici Italiani, AMCI）によって実施された研究において，外国の機関との比較分析をも行いつつ，国の保健事業における生命倫理委員会の役割が調査された。この研究への貢献を含む書籍は『生命倫理委員会——歴史・分析・提案』というタイトルで出版された（*I Comitati di Bioetica. Storia, analisi, proposte*, Roma 1990）。より最近，社会投資研究センター（Centro studi investimenti sociali, CENSIS）の調査研究は，より体系的な仕方で，その結果を CENSIS-Forum per la ricerca biomedica の書物に報告しつつ，イタリアにおける生命倫理委員会の数と普及を明らかにした（*La ricerca biomedica in Italia. Industria farmaceutica ed università verso l'integrazione europea*, II, Milano 1993）。かかる結果の総合は，C. Vaccaro, *I Comitati di Etica in Italia*, in P. Cattorini (a cura di), *Una Verità in Dialogo. Storia, metodologia e pareri di un comitato di etica*, Milano 1994, pp. 100-111 によって報告された。総合すると，CENSIS 研究において，イタリアの生命倫理委員会の実に 33％が，引用した DM27/4/92 が公布された頃，迅速に発生したことが明らかにされた（註 18 参照）。同じ調査研究は，これらの委員会を特徴づける概念，構成，任務，機能，および実施手続の極端な多様性を証明した。このことは，とりわけ，調整の欠如とこれらの組織の大部分の誕生を特徴づけた即興性に帰せられるべきである。さらに多くのケースにおいて，この実験のための生命倫理委員会は，真の固有の生命倫理委員会としてよりも，たいていスペシャリストによって構成された，大部分において，かの生命倫理委員会独特の学際性を保障する世俗のメンバーを欠く，管理の行政的手段として発生した。委員会の 45％においてのみ，実際は——やはり CENSIS の調査によると——倫理学の専門家が，21％において心理学者が，35％において神学者または修道者が各 1 名参加した。このことはまさに，次の事実に依拠していたと思われる。かかる委員会の活動は，前述のとおり，事例の 91％が医薬品の実験の行政的管理活動であり，それゆえ，哲学者，倫理学者，法律の専門家の出席が要求されなかった〔という事実〕。CENSIS の調査研究によって出現した他の否定的な特徴は，わずかな距離しか隔てずに活動しているにも拘わらず，様々な生命倫理委員会間のコンタクトの完全な欠如によって描写された。協力，アプローチについての共通の議論，実施手続を統一する試み，判断基準等の何らかの形式を欠いていた。

評議会議長令によって設置され，以下の目的を有する（設置令1条）。

> 「〔…〕——国内に現存する活動中のセンターにおいて，また，その部門で活動する他の国際機関はもとより他の諸国に設立された類似の委員会と連絡を取りつつ，必要な情報にアクセスする能力も活用しつつ，人の生命と健康科学の領域における研究と実験のプログラム，目的および成果の概括的枠組を構築すること，
> ——イタリアが加入している憲章や国際的な〔法的〕文書によって表明されているように，人の基本的諸権利と尊厳および他の諸価値の保護を尊重して，研究の進歩によって，また臨床上の関心事の新たな応用の可能性の出現によって姿を現しうる倫理的および法的性質の諸問題に取り組むために，また法案を準備する目的においても，意見を定式化し，解決を示すこと，
> ——生物学的資料の製造における人と環境の安全保障のための，同じくまた，遺伝子工学の産物によって処置される患者もしくは遺伝子治療を被る患者に生じうるリスクからの保護のための，諸々の管理機能についての解決策を示すこと，
> ——様々な関係部門のオペレーターのための行動規範の作成を促進し，世論の正確な情報伝達を奨励すること」。

近年，CNBは，生命倫理に関する様々な文書を生み出した。その最初のものは遺伝子治療に関するものであり，引き続きバイオテクノロジー，生命倫理学における教育訓練，臓器移植，死の定義，インフォームド・コンセント，等々に関するものであった[62]。

CNBが創設される以前は，遺伝子工学や人工生殖技術等の広範囲にわたる諸問題に取り組んだいくつかの閣僚委員会が，諮問の目的で設置されていた。1984年10月31日から1985年11月22日まで作業を行

---

[62] 最初の2年間に公表されたすべての意見の総合は，Comitato Nazionale per la Bioetica (CNB), *Rapporto al Presidente del Consiglio sui primi due anni di attività del Comitato Nazionale per la Bioetica* に包含されている。生命倫理委員会の文書は生命倫理委員会のサイトで直接生命倫理委員会の拠点 (via della Mercede, 96 - 00187 Roma) に要求しうる (www.governo.it/bioetica/)。あるいは，そのすべてを掲載する «Medicina e Morale» 誌の資料で閲覧しうる。

い，人工授精についての報告書と規範の素描を提供した「サントスオッソ委員会 (*Commissione Santosuosso*)」，および遺伝子工学の諸問題について，また出生前遺伝子診断について報告書を作成しつつ 1985 年 9 月 13 日から 1987 年 2 月 9 日まで作業を行った「ポリ委員会 (*Commissione Polli*)」が想起される。

　臨床実験の審査の領域以外に，イタリアには地方生命倫理委員会の設置を規制する法律は存在しないと言われている。しかし国内法制の空洞を前に，日の目を見なかったいくつかの法案が，続く立法府の過程に提出された。ここでは，病院内「倫理委員会」の設置により直接的に関連する二つにのみ言及する。正確には，1. 1987 年 7 月 21 日に提出されたボンピアーニ (Bompiani) らの法案 (d.d.l.) 236 号「入院中の条件についての特別な配慮による病者の諸権利の保護」，2. アニアーシ (Aniasi) らによる提言，「病気の市民の諸権利に関する枠組法」(下院議事録 4181 号，1986 年 11 月 14 日提出)。最初の法案において，第 14 条に「倫理・職業義務委員会」の設置が規定された。この委員会は，もし承認されれば法律を執行する任務が帰属することになる，回復・治療施設に関する保健局長の諮問機能の内に設置することが想定された。ここで，どの生命倫理委員会であれ，その諮問機能と介入目的が，「行政，民事，刑事の側面下で，保健福祉事業を規制する法規範の範囲外にあるすべて」とどのように関わっていたかに注目することは興味深い。生命倫理委員会の能力は，つまり，法律にも規則にも何ら法典化されていない「新しい」何かに関わるものでなければならなかった。そしてこの事情は，いかにして前述の「変質」を回避するかの解明にとって非常に好都合である。これらの委員会に要求される意見は，なによりもまず生物医学的実験に関わる。しかしいずれにしても，この委員会に対しては，保健施設で働くスタッフに向けられた職業義務と医学倫理学の研修セミナーやコースを促進する任務も託された。

　これに対して，アニアーシらの提案においては，第 11 条で，病者の諸権利の侵害に関する告発を受けて準備手続を行う行政監査官によって送達された書類に干渉する「諮問委員会」の設置について述べられた。この法案の本当の推進者は，実は病者の諸権利のための裁判所の設立を目指してすでに 1978 年から闘ってきた「民主連合運動」である。そし

てまさにこの裁判所の長年にわたる経験上に，この枠組・法案の全体の基礎が築かれたのである。結局のところ，かかる法案は，——懲戒に関する側面下でも——，伝統的なそれに比して新たな様々な「権力」を確認しつつ，しかし我々の意見では，生命倫理委員会本来のアプローチと動機づけから非常に隔たった結果を生じつつ，全面的に法律の領域に移行した。

　国内規範の不在において——生命倫理委員会を拘束するためには多くの場合不都合かもしれない——，しばらく前から，反対に，固有の，国家委員会とは別の機能を持つ，すでに活動中の第二，第三レベルの委員会が存在する。

　保健福祉事業の運営について憲法上の定めがある自治領域においては，イタリアのいくつかの州レベルで，諸々の「諮問委員会（Commissioni consultive）」を設置してきた法律が存在する。これらの委員会は，——臨床実験の領域での実践における——病院の範囲内での新薬や診断法の使用の分野でも，同じようにまた病者の諸権利，一般には保健組織の利用者の諸々の権利保護の分野でも，作用している[63]。

　幾分自治的な，そして州法の指示から独立した仕方で，また生命倫理委員会本来の性格をよりよく反映する活動様式をそなえた諸々の委員会が，大学，研究機関，病院，地方保健機構（USL），科学関連および専門職の諸々の協会に配置されている。登録簿に114を記入する，すでに引用したCENSISの調査[64]は，イタリアの生命倫理委員会の全体を，現実に大いに迫る仕方で忠実に再現した。しかしここで扱われている数字は，ただ彼らに発送された質問票に回答した委員会のみを指し，——同じ研究の中で表明されているとおり——，正確なものでも決定的なものでもないことが自覚されている。いずれにせよ大切なのは，可能な提案を綿密に構築するための，また地方生命倫理委員会の活動と調和のための新たな行程を究明するための出発点である。下記の図2に，調査に

---

63) AMCI監修の引用書および «Vita e Pensiero» 誌に掲載した我々の業績 Spagnolo - Sgreccia, *I comitati di bioetica*, pp. 500-514; Id., *Comitati e Commissioni di bioetica in Italia e nel mondo* を参照。

64) CENSIS-Forum per la ricerca biomedica, *La ricerca biomedica in Italia. Industria farmaceutica ed università verso l'integrazione europea.*

よって報告された登録簿に記入された委員会のいくつかの性格が示されている。

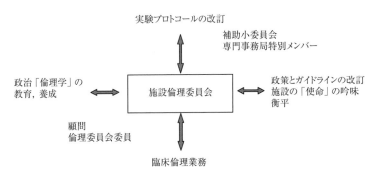

図2　施設倫理委員会の機能の統合モデルの提案

出典）A. G. Spagnolo, 2004〔章末文献参照〕

　国内の状況は，実験の審査活動に関する限り，長年の間に進歩を遂げた[65]。それは，イタリア領土に存在する生命倫理委員会と保健省との間の活発な議論を通して，EUのガイドラインを受容する[66]以外にも，生命倫理委員会の評価活動の標準と質を真に完璧なものにし，均質化することを少しずつ追求してきた多数の省令や通達の公布によるものである。1998年に，医薬の臨床実験に関する全国監視所，すなわちイタリア領土で実施される薬理学の臨床研究に内在するデータを収集するためのコンピューター情報処理システムが創設された。
　システムを通して，保健省の正式な認可を受けたすべての倫理委員会と公的および私的スポンサーはネットワーク上でつながり，同一の

---

[65]　後述の，イタリアにおける民間生命倫理委員会の活動の他に，軍事保健総本部（DIFESAN）の近くに軍事保健分野で展開される生物医学実験のプロトコールと，さらに保健活動に続く診断・治療プロトコール改訂の目的を持つ生命倫理委員会の設置も――1996年3月13日の防衛軍の命令（decreto）によって――記録される。かかる生命倫理委員会は，すでにイタリア軍隊のスタッフにとって義務的な性格を持つ保健手続の倫理性に関する意見を公表し，以下に掲載された。«Medicina e Morale», 1997, 2, pp. 363-373.（A.G. Spagnolo, *Necessità, opportunità, utilità della istituzione di un Comitato Etico presso la Direzione Generale della sanità militare*, «Giornale di Medicina Militare» 1996, 146 [3], pp. 300-305 も参照）。

[66]　Cfr. A.G. Spagnolo - A.A. Bignamini - A. de Franciscis, *I Comitati di Etica fra linee-guida dell'Unione Europea e decreti ministeriali*, «Medicina e Morale», 1997, 6, pp. 1059-1098.

データを通して，イタリアにおける臨床研究を特徴づける諸要素を知ることができる。たとえば，実験を実施するセンター，承認された研究，および目下研究の弱点部門を構成している分野[67]。かかる諸々の命令（decreti）の公布前に，実験プロトコールの標準的な倫理審査手続の不在に関する欠陥を埋めるために新規に計画されたいくつかの手段——生命倫理委員会の設置と機能を含めて——が講じられた。1986年以降，生命倫理委員会をテーマに，多数の会議やセミナーが相次いで開催された。しかしすべては理論的性格を持ち，共通する効果的な手続を定めるという核心には全く触れなかった。1989年7月，イタリア生命倫理・倫理委員会協会（*Società Italiana di Bioetica e dei Comitati Etici*, SIBCE）が設立された。この協会は，「生物医科学の研究活動における倫理的諸問題に対する注意を広く一般に喚起し，この問題に対する感受性を醸成する」ことも，目的の一つとして規約に掲げている。イタリアの生命倫理委員会の作業の共通手続の普及を奨励する目的で，この協会は二つの会議を企画した。一つは，生命倫理委員会内部における発展と議論を全般的に奨励することを目的とした1993年の会議，もう一つは，いくつかの具体的な標準作業手続（procedure operative standard, SOPs），中でも先に引用した，「臨床試験実施のための欧州フォーラム（EFGCP）」のそれを提案しつつ，生命倫理委員会の個々のメンバーを養成し資格を与えることを目的とした1997年の会議。

　1993年に医薬品監視のための生命倫理委員会全国協会が，イタリアで最初に固有の標準作業手続（SOPs）を公表した[68]。それは，GCP〔臨床試験実施規準〕の要求に従って，生命倫理委員会に対する公的義務を表明する。実際，それは評価の規準の統一と公平を保障するために拘束力のある並外れた価値を持ち，生命倫理委員会の構成員にとって，またかかる意見を要求するスタッフや組織にとっても，確実な実施規準として据えられるべきほどのものである。SOPsはその上，生命倫理委員会の構成や能力についても，検討されるプロトコールの評価の個別手続に

---

　[67]　臨床実験についての国家観測所のサイトで，規範文書とイタリアにある倫理委員会のリストにアクセスできる。http://oss-sper-clin.sanita.it/
　[68]　V. Berté - A.A. Bignamini (a cura di), *Comitati di Etica e Farmacovigilanza*, Bologna 1994.

ついても，時の経過につれて，次第にダイナミックに変更されうる。

1994年以降，パドヴァのランサ財団が，生命倫理委員会の構成員のための養成コースを組織している。しかしそれは明確に，臨床実験のプロトコールの倫理審査ではなく，特に生物医学の実践に従事する委員会に向けたコースである。

1995年6月，イタリア薬理学協会は，治験（trial crinici）を審査する生命倫理委員会の設立と機能についての保健省による規制案を作成した，高等保健研究所の下で会議を企画した。

とかくするうちに，多数の倫理委員会の間で自発的なつながりが構築され始めた。かかる「ネットワーク」は，その後，倫理委員会全国連盟 (*Federazione Nazionale dei Comitati di Etica,* FNaCE) の形態と名称を獲得した[69]。

---

69) とりわけ FNaCE は，規約に従って，以下のことを目的とする。〔a〕生命倫理委員会の任務および組織化と手続の最低限の標準を定めることに貢献すること，〔b〕生命倫理学の議論を保障することを目的として州の生命倫理委員会の活動を促進および調整すること，〔c〕州の生命倫理委員会の間の情報と活動手段の交換を助けること。その規約において，FNaCE は，スポンサー／実験者と受動的な主体間の第三者機関（enti di terzietà）として，動物の生と死の質の保護のために設置される，実験動物に対する研究のための生命倫理委員会も連盟に参加しうることを定める。さらに，機能，目的，および構成について互換性の認められる技術・科学委員会の諸機関も，生命倫理委員会とみなされる。連盟が目的とする他の任務の中に，州の生命倫理委員会の機能とそれ自身の独立を守る質の保持の審査基準を特定し，現代化する任務がある。連盟は，生命倫理委員会にとって基準点であることと，連盟に加入した生命倫理委員会の質と真摯さの保障であることを目的とする。FNaCE の規則は，州の生命倫理委員会は，連盟の方向づけと一致した，また場合によって具体的な規定に従って認可された，証明された信頼性についての，保健・科学構造の表現でなければならないと規定する。しかしそれは単に生物医学倫理に関する意見を提供する目的のみを有する私的協会としては設置されない。連盟はさらに，生命倫理委員会の領域内の様々なレベルの権限の個別的で明確な表示（articolazione）は，生命倫理委員会の機能にとってデリケートな組織体の連結部（snodo）を表し，このため資格をそなえた諸々の組織に対して地方生命倫理委員会の認可および州委員会の役割の定義を提示することは留保されると考える。FNaCE はさらに，どの生命倫理委員会も臨床試験実施規準に従って，明確で公に使用しうる実施手続に基づいて活動しなければならないことを再確認し，EFGCP によって公表された「欧州倫理委員会のためのガイドラインと勧告」を提示する。FNaCE によって考察された側面は，生命倫理委員会の監査（audit）の側面である。連盟に属する生命倫理委員会は，実際，生命倫理委員会の活動の適正を実証〔審査〕するために，表明された SOPs をもって，また連盟の精神をもって，FNaCE の代表者の側からの立ち入り検査を受け入れることを約束する（監査に関しては，P. Gobel, *FDA Audits of Institutional Review Boards,* Applied Clinical Trials, 1995, October, pp. 54-59 も参照）。結論として，FNaCE は1997年4月に施設披露の会議を企画した。それはキエティの医学部「G・ダヌンツィオ」の倫理委員会に本部を持ち，HP およびコ

さらに，州保健事業局[70]が，1996年に「倫理委員会に関するガイドライン」を——イタリアにおける生命倫理委員会の活動の科学的効果と手続的適正の高いグレードを保障することを第一の目的として——策定した。また同年，CENSISの生命倫理委員会と医薬品の実験に関する委員会が，とりわけ地方生命倫理委員会について，養成と指示の手段としての国家生命倫理委員会（CNB）の機能を強調する特別文書を作成した。

　CNBの側では，急速に変化するこのような状況を前に，1992年に公表された最初の文書の後，新たな意見をもって生命倫理委員会に関する議論に立ち返る必要性を認めた（注20参照）[71]。

　イタリアでは，倫理委員会の制度（istituzione）は，この件に関する欧州の規範に従って，ほとんど排他的に臨床薬理学実験の倫理的評価の機能と結合している。相関的な諸問題を評価する二つの別の倫理組織（*organismi etici*）（別の名称を持つ）を想定することで，臨床実験と福祉事業の実践との概念上の分離をもたらす危険な傾向は，いわゆる薬物中毒に陥る。

ンピューターアドレスのインターネット上に配信している。Il Comitato di Etica della Facoltà di Medicina e Chirurgia «G. D'Annunzio» di Chieti (via dei Vestini, snc 66013, tel. 0871/3554060, fax: 0871/3554061); fnace@unich.it.

　70）　1993年6月3日の議会令266号（Decreto legislativo n. 266 del 3.6.1993）によって設置された〔州保健事業〕局（L'Agenzia）は，——この事柄に関連する様々な規律におけるエキスパートから成る特別グループ作業の成果である上述のガイドラインにおいて——，イタリアにおける倫理委員会の活動の高度の科学的有効性と手続的適正を保障しようとした。文書は，委員会がそれぞれの機能を遂行するための固有の特殊手続を発展させる基礎を示す。かかる手段をもって，調和した仕方で，生命倫理委員会によって展開される活動の質の透明性，有効性を保障するために，国の領土全体に有効な手続の採択を促進することが意図された。かかるガイドラインは，生物医学研究の倫理的審査の機能を展開する生命倫理委員会だけでなく，保健福祉事業の倫理的審査をも考察する。

　71）　Cfr. Comitato Nazionale per la Bioetica, *I Comitati etici in Italia: problematiche recenti*, Roma 1997. この文書において，養成の機能のほかに，確認された権限の秩序に従って，福祉事業の人間化と市民の尊厳の保護を確かなものにするために，その実施を保障するという意味において，科学研究への注意と，そしてまた福祉事業の諸問題への注意の機能も生命倫理委員会に関わることが再び強調される。上述の機能は，同一の生命倫理委員会内部で，ますます形成されつつある。最後に次のことが確認される。1. 生命倫理委員会の意見は，たとえそれが義務として規定されているときでも拘束力を持ってはならない，2. 生じうる後援企業に対しても，生命倫理委員会の独立の必要性，3. 異なった生命倫理委員会間の階層的関係〔上下関係〕の排除。

「かかる〔二つの〕分野は，反対に，双方の公分母〔共通項〕が人格，すなわち実験の主体であり患者である限りにおいて，絶対に分離されえない。なぜなら，いずれにせよ生命倫理学に対して固有の同じ方法論で活動することを要求しつつ，かかる諸々の組織に対して別の機能に基づいて別の名称を導入することは危険だからである。このような理由で，それらに要求されうる各々の任務とは独立に，同一の方法論的意味を強調するために，我々は別の機能のためにも，今や普及した生命倫理委員会という語を用いることにした。そしてまた，かかる諸々の組織は，今日，（研究および／または福祉事業の）組織体制の生命倫理学的鋭敏さの表現であるから，その中に設置される『施設倫理委員会（*Comitati etici istituzionali,* CEI）』について，より適正に語られなければならない」[72]。

この議論に，「ポリティア研究センター（*Centro Studi Politeia*）」と「国家生命倫理委員会（*Comitato Nazionale per la Bioetica*）」によって企画された会議（Centro Studi Politeia, 2003）の終わりに提案された，いわゆる「サン・マクート憲章（*Carta di San Macuto*）」が加わる。この憲章は，今日では法律によって適切に規制されている臨床実験の評価の役割と並列して，臨床活動に対する施設倫理委員会の諮問の役割にも，規範的重要性が同等に付与されていることを断言している。

「かかる目的で，我々は以下のことを提案する。
　地方保健公社（aziende），病院公社，リハビリテーションと治療の大学附属研究所は，公立も私立も，臨床活動に対する倫理的諮問のための倫理委員会（Comitato Etico, CE）の設置を整備しなければならない。
　かかる機能のほかに，委員会は生命倫理学の文化の普及，保健スタッフの生命倫理学的養成，実行すべき政策に関して指導機関への倫理的諮問にもそなえる。
　倫理委員会は保健体制（strutture sanitarie）の『頂点』が，単に

---

72) A.G. Spagnolo, *Un nuovo ruolo per il comitato etico istituzionale*, in Spagnolo - Sacchini Pessina - Lenoci, *Etica e giustizia in sanità*, p. 218.

その性能の技術的・職業的および経済的局面だけでなく，保健従事者の倫理的養成，社会的脈絡における健康のニーズ，組織化された多様な選択の可能性における生来的な倫理的含意をも考慮に入れるよう努める。

倫理委員会は保健体制から適度な独立性を保ち，学際性と倫理的多元論に適合したものでなければならない。

倫理委員会の独立性は，次の制度的手段を通して保障されなければならない。a. 内部メンバーに劣らない数の外部メンバーの出席，b. 外部メンバーへの議長の委託，c. 委員会のメンバー機能と，保健組織の『高位管理職』との兼任不能。

倫理委員会が活動する組織は，その機能に必要な資源を委員会が自由に使用できるようにしなければならない。a. 秘書機能を展開するための有能なスタッフ，b. 委員会活動に十分な財政資源，c. 適当な物理的本拠地。

倫理委員会の構成員の任命は，特定の専門職についてだけでなく，生命倫理学の領域についても資料で裏付けられた能力（competenza）に基づいて行われなければならない。このタイプの倫理委員会の一般的な組織化の枠組を定めることがいかに重要かは明らかであり，かかる決定は，個人のイニシアティブや個人的な善意にまかされずに，諸機関を巻き込む真摯な公共の議論の結果としてもたらされることが望ましい。すでにこの点に関しては，イタリアにおける倫理委員会の方向づけに関する国家生命倫理委員会（CNB）の文書（2001年）があるが，我々の提案を実現するためには，すべての関係当事者を巻き込まなければならない。すなわち，CNB，イタリア領土上ですでに活動している様々な委員会，州の生命倫理委員会，地域の文化協会，保健従事者およびこのテーマに関心を持つ者。倫理委員会が完全にまた具体的に，規範によってまた社会共同体によって，委ねられた任務を実験領域だけでなく福祉事業領域においても実現するために，——すなわち，保健構造を利用する主体の安全，諸権利，尊厳を保障する機関であり，生命倫理

学の文化の普及手段であるために——，今や機は熟している」[73]。

　我々は「制度の『批判的』良心によって機能する，十分特定された核を持つ」倫理委員会の「統合的（integrato）」モデルに思いを致すことが適切だと考える。「そして，小委員会とメンバーの特別の（ad hoc）補充を通じて，様々な任務が遂行されうるであろう。——実験プロトコールの評価，実践のためのガイドラインの策定，機関の使命の恒常的な再考，スタッフの倫理的養成と倫理的感受性の涵養の組織化，そして最後に，必要な場合は『臨床倫理の部局（Servizio di etica clinica）』との連携における諸々の臨床例のための専門的助言」[74]。

　国家生命倫理委員会の側では，公共の議論を準備するためのある書類によって，当初は，最適の仕方で任務を遂行しうるという理由で，様々な任務を別の組織に委ねることが考えられた。しかしかかる仮説は，それが適用される主体が同一の人であるがゆえに，またそれを実施する組織体制が一つであるがゆえに，研究と実践が緊密に接続している限りにおいて，観念的および実践的な夥しい困難を当然に引き起こした。それゆえ，集中的な議論の後，最終的な意見の公表に際して，CNB（「イタリアにおける倫理委員会のための方向づけ」，2001 年）は，別の任務，構成，および構造を持つ二つの組織を区別するに至るか否かは，地方の経験の豊富さにかんがみても，本質的ではないことを強調した。

結論と展望

　これらの新たな公的制度（istituzioni），生命倫理委員会は，その全体において，特別な注目に値する。研究分野においても福祉事業分野においても，また人々の生においても文化においても，この学問領域が掘り下げる諸問題とともに，その存在自体が生命倫理学が負っている重要性

---

73) Roma, Palazzo San Macuto, 21 marzo 2003. Promotori: Mariella Immacolato (Coordinatore CEL Azienda USL 1 di Massa), Maurizio Mori (Università degli Studi di Torino), Søren Holm (Università di Manchester).

74) Spagnolo, *Un nuovo ruolo per il comitato etico istituzionale* p. 221.

を示している。生命倫理委員会は科学研究の世界と政治的,市民的社会との間の一つの蝶番をますます象徴するようになるだろう。実際,民主主義社会においては,どの重要な決定も,科学者,立法者,そして人々のコンセンサスの間の相乗作用 (sinergia) と対比の実りでなければならない。かかる対話は容易ではないであろうし,しばしば立法者は,彼ら自身の善に反するときも世論を支持するよう,そしてまた賛成と同意を獲得するよう試みられる。これらのケースにおいて,とりわけ生命倫理委員会は,それ自体が当事者の利害によって政治化または道具化されるままにならず,人格の諸価値の保護の原則への係留を無傷のまま保つなら,批判的な声と良心の促しを表明することができるだろう。

倫理委員会の普及は,医学の倫理的次元について考究するますますの必要性が増大している徴として解釈されうる。

近年の医学においては,決定へのアプローチの仕方について変化が見られる。すなわち,かつてはせいぜい二人の人,医師と患者によって下された——しかし医師の決定能力に照らして,明確な不均衡をもって。ところがより近年においては,決定が下される前に介入する多数の声によって,また治療のプロセスに巻き込まれるより多くの人物によって,状況は覆された。

生物医科学技術の研究と発展をよりいっそう企てる医学は,患者と,製薬業界と,またその全体における社会と,対決しなければならない状態にある。決定における参加を,そして責任の共有を想定する民主主義のルールは,巻き込まれる主体の完全な尊重を保障するために,倫理委員会の活動において採用されうる唯一のものではないにせよ,ある一つの基準を促進する。

倫理委員会は,観測所として,すなわち生物医学とその今日的発展の観察と評価の部署として記述されうるだろう。しかし倫理委員会,生物医学の研究室,すなわち今日の医学の変容について考究する場所とも考えられるだろう。そこでは,その異なった三つの座標——研究と実験の,臨床と治療の,保健とりわけ公衆保健の——において,医学の性格が再考される。

倫理委員会は,医師の活動 (operato) の「統制 (controllo)」という論理によってはもはや特徴づけられず,医学についての考究が優先する

場所に，また，医学についての考究を拒否する今日の状況を再考するための機会になる[75]。

倫理委員会の活動は，いくつかの共通価値に基づいて可能であると結論づけることが重要であるように思われる[76]。すなわち，人の生命，個性と自律の尊重，責任，──必ずしも宗教的信仰という限定された枠組において理解されるのではない──人間学的合一を構成する人の身体性の観念，生命の神聖性と質。

F・D・ダゴスティーノが断言するように，生物医学においては，倫理的多元論の重みを桁違いに減ずる基本的な「ヒポクラテスの」コンセンサスが存在する。その第一原則がなお「殺してはならない」であるところの，根本的にヒポクラテス的なものに，今なお医師たちは耳を傾ける。

> 「健康と病気は，ヒポクラテスのパースペクティブから出発するときにのみ，生命倫理学的な意味を持つ。すなわち，〔そこには〕我々が健康と呼ぶ何かがあり，病気と呼ぶ何かがあり，医学倫理学は健康を助け，病気と闘うことのうちにある。多くの患者によって行われているように，もし我々が健康の概念と病気の概念の認識論的自律を廃止するなら，〔…〕もしこれらの概念の認識論的自律が廃止されるなら，〔…〕生命倫理学は完全に蒸発し，姿を消し，もはや存在根拠を持たず，あるいは操作（manipolazione）の社会的正当化によって，別のものに変化する。翻って，操作の概念はヒポクラテスのパースペクティブにおいてのみ意味を持ち，その外では何が操作を意味するのかわからなくなる」[77]。

---

75) Cfr. L. Galvagni, *Bioetica e comitati etici*, Bologna 2005.
76) Cfr. Comitato Nazionale di Bioetica, *Bioetica e formazione nel sistema sanitario*, 7 settembre 1991.
77) *Intervista a F. D'Agostino*, in Galvagni, *Bioetica e comitati etici*, p. 177.

ユネスコとその生命倫理委員会

　文化，そして文化間の対話のための国連の専門機関であるユネスコ〔国連教育科学文化機関〕によって追求される意図——生命倫理学の基準点の世界の極となる目標——の徴候（cenno）をなおざりにすることはできない。

　出発点は，ユネスコによって 1997 年 11 月に「ヒトゲノムと人権に関する世界宣言」という文書が公表されたことによって据えられた。その第 1 条は次のように規定する。「ヒトのゲノムは，人類家族の全構成員の基本的な一性並びにその生来的な尊厳および多様性の認識を確証する。象徴的な意味で，それは人類の遺産である」。

　この定義とこの宣言の他のいくつかの点は，とりわけ，むしろその反対が真であるのに，生物学的な概念に従って，人の尊厳をゲノムの上に基礎づけた事実によって，大いに議論された。すなわち，ヒトのゲノムを格付けるのは，人の精神的な尊厳である。したがって，欠陥のあるゲノムを持つことが個人の尊厳を減じることはない。さらにこの宣言は，誰がここで叙述された諸権利（たとえば差別禁止）の保持者かを明確にしていない。すなわち，保持者が受精の瞬間からの人たる存在かどうかを明示しようとはしていない。あるいは，このレベルで遺伝的差別が容易になされうる——そして実際に遂行される。

　しかし，この誇張された宣言のかかる問題性に基づいて，ユネスコの内部で，いわゆる「生命倫理プログラム（Bioethics Programme）」の領域に二つの生命倫理委員会が設置された。

　　a. 国際生命倫理委員会（*International Bioethics Committee*, IBC）。独立した 36 人の専門家によって構成される。
　　b. 政府間生命倫理委員会（*Intergovernmental Bioethics Committee*, IGBC）。構成する 36 カ国の代表によって構成される。

　これらの委員会は，総長に提出すべき勧告と助言の作成を委任される。「生命倫理プログラム」の目標は，理解しうる限りでは，やはり諸々の国家委員会に対して一定のガイドの機能を果たすことと，生命倫

理の共通規程のようなものを作成することであろう。

　原則として，次の事実に関して懸念が残る。政治的組織から出発して倫理学を構築しうること，および，対話よりも一般化された統一性と相対主義を奨励することで，ある種のグローバルな倫理学を奨励しようとしていること。

訳者あとがき

　本書は，ミラノのヴィタ・エ・ペンシエーロ（Vita e Pensiero）社から 2007 年に出版された，Elio Sgreccia, *Manuale di bioetica, Vol. 1, Fondamenti ed etica biomedica*（改訂・増補第 4 版）の前半を占める総論部分（Parte generale, 第 1 ‒ 7 章）の全訳である。

　ヒポクラテス，プラトン，アリストテレス，トマス・アクィナス，そして人格の尊厳を戦後の国際法および医学倫理規範の最高原則に据えて今日の人権文化の基礎を築いたジャック・マリタンに連なる存在論的人格主義の思想を，現代生物医学倫理をめぐる今日の議論に敷衍した大著であり，訳者の個人的な印象では，聖ペトロの墓の上にブラマンテ，ラファエロ，ミケランジェロによって設計され，後にベルニーニの手で彫刻を施された壮麗なサン・ピエトロ大聖堂の風情を湛えている。原著のタイトル "*Manuale di bioetica*" は，直訳すれば『生命倫理学提要』あるいは『生命倫理学便覧』等であるが，内容を採って『人格主義生命倫理学』とした。このタイトルは 2013 年に刊行された英語版でも採用されている。

　原著者のエリオ・スグレッチャ枢機卿は，1985 年に聖心カトリック大学（Università Cattolica del Sacro Cuore）に生命倫理学の最初の研究拠点である生命倫理センターが創設されて以来，同センター長，同医学部生命倫理研究所長，教皇庁生命アカデミー会長，イタリア国家生命倫理委員会委員等を歴任し，国内外で人格主義生命倫理学の構築，教育，普及活動の中心的役割を果たしてきた。人格主義生命倫理学の前提をなす医学生物学の専門的，実践的知見については，いずれも医学界の世界的権威であり臨床医としても活躍されていた，同大学医学部のアンジェロ・セラ博士（Angelo Serra, S.J., ヒト遺伝学），同じくアドリアーノ・ボンピアーニ博士（Adriano Bompiani, 産婦人科学），さらには米国大統領生命倫理評議会議長を務めたジョージタウン大学附属ケネディ倫理研究所

長のエドムント・ペレグリーノ博士（Edmund Pellegrino, 医学倫理学）らの碩学に支えられていた。

　同じ出版社から 1986 年に刊行された『生命倫理学──医学生物学提要（Bioetica. Manuale per medici e biologi)』が原著の事実上の初版であり，以来，各国語版が世界中に普及していることは序文に記されているとおりであるが，現在，原著者の監修の下で全 12 巻に及ぶ『生命倫理学・法科学事典』(E. Sgreccia, A. Tarantino (direzione di), Enciclopedia di bioetica e scienza giuridica, Vol. 1-12, Napoli, Edizioni Scientifiche Italiane 2011-) が継続的に刊行されている（2014 年 12 月現在第 7 巻まで刊行済み）。『生命倫理学提要・第 2 巻・医学的・社会的側面』(Manuale di bioetica, Vol. 2, Aspetti medico-sociali) は 2002 年に刊行された第 3 版が最新版であるが，第 1 巻，第 2 巻の内容はともに，この『生命倫理学・法科学事典』に現代化された形で引き継がれている。人格主義生命倫理学が，学術領域にも臨床実務にも，今後ますます国際的な影響力を及ぼしてゆくことに疑いの余地はない。

　第 1 巻の概要については，Civiltà Cattolica 誌に寄せられたセラ博士の書評を以下に訳出した。日本の学術領域においては，米国の個人主義生命倫理学が優勢であるが，伝統的なヒポクラテスの医学倫理をかなり早い時期から継受，実践してきた医療・看護専門職の間では，すでに日常の臨床実務において人格主義生命倫理学の応用が図られており，このことが本書邦訳の重要な契機になったことを，訳者として特に付け加えておきたい。本邦訳には含まれていないが，各論部分（Parte speciale, 第 8－16 章）の内容の一部は，出生前診断，人工妊娠中絶，クローニング，ヒト胚研究，臓器移植，安楽死・尊厳死等に関して，訳者がこれまでに公表してきた拙稿，拙訳等に反映されている。ご参照いただければ幸いである。

　なお，序文で言及されている，各章末の「要旨一覧」は割愛させていただいた。

　能力不足はもとよりこのような大作の翻訳を手がけたこともなく，正確な内容の伝達に精一杯で，訳語の選択や訳文の表現に意を用いる余裕がなかった。本来ならばさらに推敲を重ねるべきところ，日本の生命倫理学が直面している課題の緊急性と重大性にかんがみて，敢えて出版に

踏み切った次第である．読者諸氏のご理解とご寛恕をお願いするとともに，草稿の段階でご校閲とご助言をいただいたジュゼッペ・ピタウ大司教（S. E. R. Mons. Giuseppe Pittau, S.J.）（元上智大学学長，元ヴァチカン教育省次官，元ヴァチカン科学アカデミーおよび社会科学アカデミー会長）並びに岩本潤一氏（日本聖書協会翻訳部主任，前カトリック中央協議会主任研究員），計画段階で出版を引き受けて下さり，終始格別のご配慮とお力添えをいただいた知泉書館の小山光夫社長に篤く感謝申し上げる．

2015 年 2 月

秋　葉　悦　子

(書評) Elio Sgreccia, *Manuale di bioetica, Vol. 1, Fondamenti ed etica biomedica,* 4a ed.,Milano, Vita e Pensiero 2007

アンジェロ・セラ（Angelo Serra, S.J）

　残念ながら全能感で圧倒された科学と科学技術が，人の生命の広大な空間で悪の方向へと逸れさせるような時代において，人の心に，そして良心に，誠実な行動方針を指し示す情報と，とりわけ知恵に満ちた1000頁の重厚な書。

　古典文化全体に生き続けた施善の原則「殺すな」が支配するヒポクラテスの思想から，ヒュームの倫理的自由主義において明らかな「自律の原則」の出現に至るまでの，生命倫理学の発展の広範な歴史的パノラマ——そこでは「生命倫理学」の語を「生物学の知識と諸価値の体系の知識を結合する新たな学問分野」と定義しつつ導入した腫瘍学者V・R・ポッターによって遂げられた歩み（1970年）が不可欠であった——が前もって述べられる。著者が明確にするところでは，生命倫理学は，「理性の範囲を超えた直観的な科学，究極の要請，そして『意味の地平』として理解される神学へと開かれた，合理論的認識論の基本法を持つ学問分野」であり，加えて特に「生物学的および医学的データの記述から出発して，人に対する人の介入の正当性を合理的に検討する」（〔本書〕41頁）。

　それゆえ生命倫理学は，生命に対する，そして特に——目下の脈絡においては——人の生命と生態系に対する科学と科学技術の介入の道筋を示す諸々の価値と規範を割り出すことのできる手段として出現する。詳細に記述，分析された多くの生命倫理学のモデルのうち，科学と科学技術に正しい手段を提供するのは，著者によって構築され提唱された「人格主義モデル」である。人間——精神的霊魂，知性，意志を付与された，事象の意味を捉え発見することのできる，身体・精神の合一たる人間——は，生物医学の事象の前で，規定的な解決に達するために，その人間学的な意味を掘り下げ，そこで危機に瀕している諸価値を見極めな

ければならない。人格主義の措定は，世俗的生命倫理学の反対者が考えるような信仰絶対論では全くなく，反対に，諸々の価値と規範の合理的正当性に基礎を置く。著者の結論的表現は確固たるものであるが，かつてないほど明瞭である。「生命倫理学の論争における本当の相違は，真理なき倫理学をテーマにする者と，反対に，真理に根差すことなしには倫理学（と，したがって生命倫理学）は空虚な言葉を発する，と考える者との間にある」(87頁)。この諸々の前提的基礎の後に，啓発的で明晰な諸々の描写が続く。そこには，人の生命の行程における諸々の時期，段階，出来事を特徴づける，生命倫理学の諸々の本質的局面が出現する。そのうちのいくつかが特に強調されなければならない。

神の創造のわざによる出現の瞬間が時間の内に姿を消す「生命」の描写は，秩序立った，複雑な，そしてしばしば不可解な進化のプロセスを通して，人——その並外れた生物学的構造が，神の際立った特別の介入によって，精神の原理の賜，すなわち霊魂によって豊かにされた人——の出現に至るまでの継続的な生成を想起させる。

「人格」の描写は，個々人の唯一の実在における，二つの構造的存在論的原理である「身体」と「精神」によって構成され，単に身体的ではない働きをなしうる意志と知性を付与された，人の主体を提示する。それは，その「健康」が，人格全体に関わるバランスの状態によって調整されるが，生命それ自体の意義——処分，贈与，犠牲——によって制約されるような主体である（160頁）。

「生命倫理学」の描写は，人の自然本性の目的は「善」であることを明らかにする。そしてかかる目的に達するための道である自然道徳法は，人に内在する法である。それは，人の霊魂のうちに発見され理性によって知られる。知性と意志によって展開する人の自由は，自己決定（選択）と自己実現（善への自由な執着）へと導く。人格主義生命倫理学の諸原則は以下である。人格自体の基本的価値である身体的生命の保護，自由と責任の原則，治療の原則，身体的善とともに精神的善を支える身体の完全性のケア。

「生命倫理学と医学」の描写。もとより患者・医師関係が不可欠である。それは，「信頼」と「知識」との出会いでなければならない。患者は，健康の管理における作因であり主役である。医師との対話は，情

報，知識，そして決定の価値を持ち，それらを超える善の前に二つの良心を置く。医師・患者間の信頼が重要である。技術的正しさだけでは十分ではない。失われたバランスを取り戻すための選択をなすために，患者が受け取る善を包含する必要がある。

「生命倫理学と FIVET (In vitro fertilization - embryo transfer, 体外受精・胚移植)」は，簡潔に，そして明確で心を揺さぶるような言葉で描写される。研究室で（母の胎内ではなく），そしておそらく，移植が着床の不成功へと転じる高いリスクとともに，「物」のように「製造」されつつ生命のうちに入る事実は，人の人格の尊厳を尊重するものではない。

不運な，いわゆる「余剰胚」は，研究にさらされる前に「氷の牢獄」に凍結されうる。倫理的視点からは，配偶者間であれ非配偶者間であれFIVETの行為の重大性は明らかである。試験管内で作成された夥しい受胎産物はもちろん「人の主体」であるが，「物」として扱われる。そして，より優良なものが選ばれ，子宮に移植され，母のほぼ20％のみが子を得ることに成功するが，移植された胚の約90％は失われる。

「生命倫理学と安楽死」の描写。二つのパースペクティブにおいて概略される高度に繊細な描写。ますます普及する世論のそれと，深く人間的な考究のそれ。世論は，主体の自律原則——消えゆく生命において無益と考えられた，耐えがたい苦痛の状況において，自己の生命を処分する権利が帰属する——に基づいて安楽死を正当化する。しかし真摯な考究と希望は，まず何よりも，今日では苦痛は，鎮痛と，苦痛に釣り合った緩和ケアの相応しい手段で，癒やしうることを示す。しかしその手段はとりわけ，人間的随伴，愛に満ちた現存を通して，抑鬱と不安という，絶望に本質的な要素を妨げうるような医師である。

同じ能力，明晰，完璧をもって描かれ，掘り下げられた他の7つの描写は，遺伝学と出生前診断，性と生殖，中絶，避妊，人体実験，臓器移植，科学技術に関わる。

要約すると，この第4版において，司教〔当時〕であり教皇庁生命アカデミー会長である著者は，深遠な真摯さと極めて広範な能力をもって，この新たな学問分野の本質的な任務を想起した後に，今日の医学の領域で未解決の多くの深刻な諸問題の，最新知識に即応した倫理学的ヴィジョンを提供する——いずれが正しい営為の道であるかを，明晰さ

をもって指示しつつ。

　スペイン語（メキシコ，スペイン），ポルトガル語（ブラジル，ポルトガル），フランス語（カナダ，フランス），英語（米国），ロシア語，ルーマニア語，ブルガリア語，アラビア語の多数の翻訳がもたらされた国々で旧版が広く普及した事実は，とりわけ病院において，大学教育において，そして生命倫理学の諸々の教育課程で働くすべての人々の感謝を受けるに値する，この度改訂された本書の価値のいっそう明白な現れである。

文　献　一　覧

I　生命倫理学の起源, 普及, 定義

Aa.Vv., « *Evangelium Vitae* » *e Diritto*, Libreria Editrice Vaticana, Città del Vaticano 1997.
Aa.Vv., *La bioetica. Questione civile e problemi teorici sottesi,* Edizioni Glossa, Milano1998.
Aa.Vv., *La bioetica. Questioni morali e politiche per il futuro dell'uomo*, Politeia, Biblioteche, Milano 1991.
Aa.Vv., *Medical ethics in Europe*, « Theoretical Medicine », 1988, 3.
Angelini F. (a cura di), *Pio XII. Discorsi ai medici*, Orizzonte Medico, Roma 1959.
Annuaire Européen de Bioéthique, Lavoiser, Paris 1996.
Antico L. - Sgreccia E. (a cura di), *Anzianità creativa*, Vita e Pensiero, Milano 1989.
Ashley B. - O'Rourke K., *Healthcare ethics. A Theological analysis*, The Catholic Health Association of Usa, St. Louis (Mo) (1989$_3$) (tr. it. di A. Puca, Edizioni Camilliane 1993).
Beauchamp T.L. - Childress J.F., *Principles of biomedical ethics*, Oxford University Press, New York 1994$_4$.
Beauchamp T.L., *Philosophical ethics an introduction to moral philosophy*, McGraw-Hill, New York 1982.
Bellino F., *I fondamenti della bioetica. Aspetti antropologici, ontologici e morali*, Città Nuova, Roma 1993.
Berlinguer G., *Questioni di vita*, Einaudi, Torino 1991.
Bernard J., *Évolution de la bioéthique*, in Aa.Vv., *La révolution thérapeutique*, Inst. Sciences Santé, Paris 1989, pp. 83-89.
Biagi L. - Pegoraro R. (a cura di), *Religioni e bioetica*, Gregoriana Libreria Editrice, Padova 1997.
Bioéthique, in Hottois G. (a cura di), *Les mots de bioéthique. Un vocabulaire encyclopédique,* De Boeck, Bruxelles 1993.
Blazquez N., *Bioética fundamental*, B.A.C, Madrid 1996.
Blomquist C.D., *From the oath of Hippocrates to Declaration of Hawaii*, « Ethics Sci. Med. », 1977, 4, pp. 134-149.
Bompiani A., *Bioetica dalla parte dei deboli*, EDB, Bologna 1994.

Bompiani A., *Bioetica in Italia. Lineamenti e tendenze*, Dehoniane, Bologna 1992.
Brisset-Vigneau F., *Éditorial: de la bioéthique à l'éthique médicale*, in Aa.Vv., *La défi bioéthique*, Autrement, Paris 1991, pp. 9-11.
Bruaire C., *Une éthique pour la médecine*, Fayard, Paris 1978.
Cafaro A. - Cottini G., *Etica medica. Lineamenti di deontologia professionale*, Ares, Milano 1991.
Calhoun C., *Annotated bibliography of medical Oaths, Codes and Prayers*, Kennedy Institute, Washington (D.C.) 1975.
Callahan D. (ed.), *The Hastings Center. A short and long 15 years*, New York 1984.
Callahan D., *Bioethics as discipline*, « Hastings Center Studies », 1973, 1, pp. 66-73.
Castignone S. (a cura di), *Etica ambientale*, Atti della Giornata di etica ambientalista, Guida, Napoli 1992.
Cattorini P. - Ghetti V. (a cura di), *La bioetica nelle facoltà di medicina*, Franco Angeli, Milano 1996.
Cattorini P. (a cura di), *Leggere il corpo malato. Aspetti antropologici, epistemologici, medici*, Liviana, Padova 1989.
Cattorini P. - Mordacci R. - Reichlin M. (a cura di), *Introduzione allo studio della bioetica*, Liguori, Napoli 1992.
Cattorini P., *Profilo della scuola di medicina e scienze umane. Educare ad un'intenzione antropologica*, « Sanare Infirmos », 1988, 3, pp. 19-23.
Chiarelli B., *Dal concetto di entità biologica al concetto di persona*, « Problemi di Bioetica », 1991, 11, pp. 15-23.
Chiarelli B., - Gadler E., *Nota storica. Van Rensselaer Potter e la nascita della bioetica*, « Problemi di bioetica », 1989, 5, pp. 61-63.
Chiarelli B., *Problemi di bioetica nella transizione fra il II e il III millennio*, Il Sedicesimo, Firenze 1990.
Chiarelli B., *Storia naturale del concetto di etica e sue implicazioni per gli equilibri naturali attuali*, « Problemi di bioetica », 1988, 1, pp. 51-58.
Clouser K.D., *Bioethics*, in Reich W.T. (ed.), *Encyclopedia of Bioethics*, Free Press, New York 1978, I, pp. 115-127.
Clouser K.D., *Bioethics. Some reflections and exhortations*, « Monist », 1977, 60, pp. 47-61.
Comitato Nazionale per la Bioetica, *Terapia genica* (15.2.91*); Definizione e accertamento della morte nell'uomo* (15.2.91); *Problemi della raccolta e trattamento del liquido seminale umano per finalità diagnostiche* (5.5.91); *Documento sulla sicurezza delle biotecnologie* (28.5.91); *Bioetica e formazione nel sistema sanitario* (7.9.91); *Parere del Comitato nazionale per la Bioetica sulla proposta di risoluzione sull'assistenza ai pazienti terminali* (6.9.91); *Donazione d'organo a fini di trapianto* (7.10.91); *I comitati etici* (27.2.92); *Informazione e consenso all'atto medico* (20.6.92); *Diagnosi prenatali* (18.7.92); *La legislazione straniera sulla procreazione assistita* (18.7.92);

La sperimentazione dei farmaci (17.11.92); *Rapporto sulla brevettabilità degli organismi viventi*(19.11.93); *Trapianti di organi nell'infanzia* (21.1.94); *Bioetica con l'infanzia* (22.1.94); *Progetto Genoma Umano* (18.3.94); *Parere sulle tecniche di procreazione assistita.* (17.6.94); *La fecondazione assistita.* (17.2.95); *Questioni bioetiche relative alla finedella vita umana* (14.7.95); *Bioetica e ambiente* (21.9.95); *Parere sull'eticità della terapia elettroconvulsivante* (22.9.95); *Le vaccinazioni* (22.9.95); *Bioetica a confronto* (20.10.95); *Venire al mondo* (15.12.95); *Identità e statuto dell'embrione umano* (22.6.1996); *Il neonato anencefalico e la donazione di organi* (21.6.96); *Pareri su « Convenzione per la protezione dei diritti dell'uomo e la biomedicina » (Consiglio d'Europa) e Bozza preliminare di dichiarazione universale sul genoma umano e dei diritti umani (UNESCO)* (21.2.97); *Sperimentazione sugli animali e salute dei viventi* (17.4.97); *I comitati etici in Italia: Problematiche recenti* (18.4.97); *Infanzia e ambiente* (18.7.97); *La clonazione* (17.10.97); *Il problema bioetico del trapianto di rene da vivente non consanguineo* (17.10.97); *Problemi bioetici in una società multietnica* (16.1.98); *La gravidanza e il parto sotto il profilo bioetico* (17.4.98); *Etica, sistema sanitario e risorse* (17.7.98); *Il suicidio degli adolescenti come problema bioetico* (17.7.98); *La circoncisione: profili bioetici* (25.9.98); *Il problema bioetico della sterilizzazione non volontaria* (20.11.98); *Relazione al Presidente del Consiglio* (1990-1998); *Dichiarazione per il diritto del bambino a un ambiente non inquinato* (24.9.99); *Il trattamento dei pazienti psichiatrici* (24.9.99); *Proposta di moratoria per la sperimentazione umana di xenotrapianti* (19.11.99); *Orientamenti bioetici per i test genetici* (19.11.99); *Protocollo europeo sulla ricerca biomedica* (19.11.99); *Dichiarazione sulla possibilità di brevettare cellule di origine embrionale umana* (25.2.00); *Protocollo europeo sull'embrione e sul feto umani* (31.3.00); *Impiego terapeutico delle cellule staminali* (27.10.00); *Psichiatria e salute mentale: orientamenti bioetici* (24.11.00); *La terapia del dolore: orientamenti bioetici* (30.3.01); *Orientamenti bioetici per l'equità nella salute* (25.5.01); *Violenze, media e minori* (25.5.01); *Orientamenti per i comitati etici in Italia* (13.7.01); *Bioetica e scienze veterinarie. Benessere animale e salute umana* (30.11.01); *Considerazioni etiche e giuridiche sull'impiego delle biotecnologie* (30.11.01); *Scopi, rischi e limiti della medicina* (14.12.01); *Parere del CNB sulla Bozza di Protocollo sulla genetica umana* (6.3.02); *Il tabagismo* (21.3.03); *Parere del CNB su Ricerche utilizzanti embrioni umani e cellule staminali* (11.4.03); *Macellazioni rituali e sofferenza animale* (19.9.03); *Dichiarazioni anticipate di trattamento* (18.12.04); *Principio di precauzione: profili bioetici, filosofici, giuridici* (18.6.04); *Le medicine alternative e il problema del consenso informato* (18.3.05); *Parere su « Terapia cellulare del morbo di Huntington attraverso l'impianto di neuroni fetali »* (20.5.05); *Bioetica e odontoiatria* (24.6.05); *Considerazioni bioetiche in merito al C.D. « OOTIDE »* (15.7.05); *L'alimentazione e l'idratazione dei pazienti in stato vegetativo persistente* (30.9.05); *Problemi Bioetici relativi all'impiego di animali in attività correlate alla salute e al benessere umani* (21.10.05); *Adozione per la nascita degli embrioni circonservati e residuali derivanti da procreazione medicalmente assistita (P.M.A.)* (18.11.05); *Aiuto alle donne in gravidanza e depressione post-partum* (16.12.05); *Bioetica e diritti degli anziani* (20.1.06); *Alimentazione differenziata ed interculturalità* (17.3.06); *Bioetica e riabilitazione* (17.3.06); *Dalla farmacogenetica alla farmacogenomica* (21.4.06); *Caudotomia e Conchectomia* (5.5.06); *Biobanche e ricerca sul materiale biologico umano. Parere del CNB su una raccomandazione del Consiglio d'Europa e su un documento del Comitato Nazionale per la Biosicurezza e le Biotecnologie* (9.6.06); *Nanoscienze e nanotecnologie* (9.6.06); *Conflitti d'interessi nella ricerca biomedica e nella pratica clinica* (8.6.06). Presidenza del Consiglio dei Ministri - Dipartimento per l' Informazione e l'Editoria, Roma.

Concilio Vaticano II, *Costituzione pastorale « Gaudium et Spes »*, in *Enchiridion Vaticanum*, I, Dehoniane, Bologna 1985, pp. 770-965.

Conseil de l'Europe, Réseau européen « Médecine et droits de l'homme », *La santé face aux droits de l'homme, à l'éthique et aux morales*, Editions du Conseil de l'Europe, Strasbourg 1996.

D'Agostino F., *Bioetica nella prospettiva della filosofia del diritto*, Giappichelli, Torino 1996.

D'Agostino F., *La teologia del diritto positivo. Annuncio cristiano e verità del diritto*, in *Atti del Simposio internazionale « Evangelium Vitae » e diritto*, Città del Vaticano 1997, pp. 121-131.

D'Agostino F., *Parole di bioetica*, Giappichelli, Torino 2004.

Di Meo A. - Mancina C., *Bioetica*, Laterza, Bari 1989.

Duncan A.S. - Dunstan G.R. - Welbourn R.B., *Dictionary of medical ethics*, Darton, Longman & Todd, London 1981.

Durand G., *La bioéthique*, Cerf-Fides, Paris 1989.

Engelhardt H.T. jr., *Bioethics in pluralist societies*, « Perspectives in Biology and Medicine », 1982, 26, pp. 64-78.

Engelhardt H.T. jr., *Bioethics in the postmodern world. Belief and secularity*, « Politeia », 1992, 51.

Engelhardt H.T. jr., *Foundations, persons and the battle for the millenium*, « Journal of Medicine and Philosophy », 1988, 13, pp. 378-379.

Engelhardt H.T. jr., *The Foundations of bioethics*, Oxford University Press, 1996_2 (tr. it. della prima edizione del 1989 col titolo *Manuale di Bioetica*, Il Saggiatore, Milano 1991).

Finnis J., *Fundamentals of ethics*, Clarendon Press, Oxford 1983.

Flamigni C. - Massarenti A. - Mori M. - Petroni A., *Manifesto di bioetica laica*, « Notizie di Politeia », 1996 (41-42).

Giovanni Paolo II, *Insegnamenti di Giovanni Paolo II*, 14 voll., Libreria Editrice Vaticana,

Città del Vaticano, 1979.
Giovanni Paolo II, Lettera enciclica « *Fides et ratio* », Libreria Editrice Vaticana, Città del Vaticano 1998.
Giovanni Paolo II, *Uomo e donna lo creò. Catechesi sull'amore umano* (a cura dell'Istituto « Giovanni Paolo II », Pont. Univ. Lateranense), Città Nuova, Roma 1985.
Giovanni XXIII, *Discorsi, messaggi, colloqui del S. Padre Giovanni XXIII*, 5 voll., Tipografia Poliglotta Vaticana, Città del Vaticano 1960-64.
Goldstein D., *Bioethics. A guide to information sources*, Gale Research Co., Detroit 1982.
Gracia D., *Fundamentos de bioética*, Eudema Universidad, Madrid 1989 (tr. It. *Fondamenti di bioetica*, San Paolo, Milano 1993).
Great Britain, Warnock Committee, *Report of inquiry into human fertilization and embriology*, Her Majesty's Stationery Office, London 1984.
Grodin M.A. (a cura di), *Meta-Medical Ethics: The Philosophical Foundations of Bioethics*, Kluwer, Dortrectht 1995.
Habermas J. - Ratzinger J., *Ragione e fede in dialogo*, Marsilio, Venezia 2005.
Häring B., *Etica medica*, 3 voll. Paoline, Roma 1979.
Häring B., *Liberi e fedeli in Cristo*, 3 voll., Paoline, Roma 1982.
Harron F.M. (a cura di), *Biomedical ethical issues. A digest of law and policy development*, Yale University Press, London 1983.
Humber J.M. - Almeder R.F. (eds.), *Biomedical ethics. Reviews 1983*, Humana Press, Clifton (N.J.) 1983.
Iandolo C., *Etica clinica e bioetica*, « Giornale Italiano di Formazione Permanente del Medico », 1987, 15 (2), pp. 88-103.
Iandolo C., *Introduzione all'etica clinica*, Pozzi, Roma 1989.
Iandolo C., *L'etica al letto del malato*, Armando, Roma 1990.
Institut International d'études des droits de l'homme, *Le médecin face aux droits de l'homme*, CEDAM, Padova 1989.
Introna F. - Tantalo M. - Colafigli A., *Il codice di deontologia medica correlato a leggi ed a documenti*, Liviana Medicina, Padova 1992.
Isambert F.A., *De la bioéthique aux comités d'éthique*, « Études », 1983, 358, pp. 671-683.
Jonas H., *Das Prinzip Verantwortung*, Insel, Frankfurt a.M. 1979 (tr. it. *Il principio responsabilità. Un'etica per la civiltà tecnologica*, Einaudi, Torino 1990).
Jonas H., *Philosophical Essays. From ancient creed to technological man*, The University of Chicago Press, Chicago 1974 (trad. it. *Dalla fede antica all'uomo tecnologico. Saggi filosofici*, Il Mulino, Bologna 1991).
Jonas H., *Tecnica, medicina ed etica. Prassi del principio responsabilità*, Einaudi, Torino 1997.
Jonsen A.R. - Jameton A.L. - Lynch A., *Medical ethics, history of north America in the twentieth century*, in Reich W.T. (ed.), *Encyclopedia of Bioethics*, The Free Press,

New York 1978, pp. 992-1001.

Jonsen A.R., *Birth of bioethics*, Oxford University Press, Oxford 1998.

Kelly D.F., *The emergence of Roman catholic medical ethics in north America*, Edwin Melles Press, New York 1979.

Korff W. (a cura di), *Lexikon der Bioethik,* 3 voll., Gütersloher Verlagshaus, Freiburg 1998.

Kuhse H. - Singer P., *Bioethics. What? and why?*, « Bioethics », 1987, 1, pp. 3-5.

Leone S., *Lineamenti di bioetica*, Medical Books, Palermo 1990.

Leone S. - Privitera S. (a cura di), *Nuovo dizionario di bioetica*, Città Nuova-Istituto Siciliano di Bioetica, Roma-Acireale 2004.

Levinas E., *Etica ed infinito*, Città Nuova, Roma 1984.

Lifton R.J., *I medici nazisti. Lo sterminio sotto l'egida della medicina e la psicologia del genocidio*, Rizzoli, Milano 1988.

Lonergan B., *Method in Theology*, Darton and Tod, London 1972 (tr. it. *Il metodo in teologia*, Queriniana, Brescia 1975).

Lorenzetti L. (a cura di), *Teologia e bioetica laica*, EDB, Bologna 1994.

MacIntyre A., *After virtue. A study in moral theory*, University of Notre Dame Press, Notre Dame (Ind.) 1981 (tr. it. *Dopo la virtù. Saggio di teoria morale*, Feltrinelli, Milano 1988).

Mahoney J., *Bioethics and belief*, Sheed & Ward, London 1984.

Malherbe J.F., *Éthique et génétique*, Cabay, Louvain 1983.

Malherbe J.F., *Pour une éthique de la médecine*, Larousse, Paris 1987 (tr. it. *Per un'etica della medicina*, Paoline, Cinisello Balsamo 1989).

McCormick R.A., *How brave a new world? Dilemmas in bioethics*, Doubleday, Garden City (N.Y.) 1981.

McCullough L.B. - Jonsen A.R., *Bioethics Education: Diversità and Critique*, « Journal of Medicine and Philosophy », 1991, 1.

Moraczewski A.S., *Is there a Catholic Bioethics?* « Ethics & Medics », 1994, 19(2), pp. 1-3.

Mori M. (a cura di), *La bioetica: questioni morali e politiche per il futuro dell'uomo*, Bibliotechne, Milano 1991.

Mori M. (a cura di), *Questioni di bioetica*, Riuniti, Roma 1988.

Mori M., *La bioetica: che cos'è, quand'è nata, e perché. Osservazioni per un chiarimento della 'natura' della bioetica e del dibattito italiano in materia*, « Bioetica », 1993, 1, pp. 115-143.

Morris B. - Abram L.D. - Wolf J.M., *Public involvement in medical ethics. A model for government action*, « New England Journal of Medicine », 1984, 310, pp. 628-632.

Paolo VI, *Enciclica « Humanae vitae »* (25.7.1968), in *Enchiridion Vaticanum*, III, Dehoniane, Bologna 1982, pp. 280-319.

Paolo VI, *Insegnamenti di Paolo VI*, 16 voll., Libreria Editrice Vaticana, Città del Vaticano

1965-79.
Pellegrino E.D. - Thomasma D.C., *A philosophical basis of medical practice. Toward a philosophy and ethics of the healing professions*, Oxford University Press, New York 1981.
Pellegrino E.D. - Thomasma D.C., *For the patient's good. The restoration of beneficence in health care*, Oxford University Press, New York 1988 (tr. it. *Per il bene del paziente. Tradizione e innovazione nell'etica medica*, Paoline, Cinisello Balsamo 1992).
Perico G., *Problemi di etica sanitaria*, Ancora, Milano 1992.
Pessina A., *Bioetica. L'uomo sperimentale*, Bruno Mondadori, Milano 1999.
Pessina A., *Personalismo e ricerca in bioetica*, « Medicina e Morale », 1997, 3, pp. 443-459.
Pio XII, *Discorsi e Radiomessaggi di Sua Santità Pio XII*, 20 voll., Tipografia Poliglotta Vaticana, Città del Vaticano 1948-59.
Potter V.R., *Bioethics. Bridge to the future*, Prentice Hall, Englewood Cliffs (N.J.) 1971.
Potter V.R., *Bioethics. The science of survival*, « Perspectives in Biology and Medicine », 1970, 14, 1, pp. 127-153.
Potter V.R., *Global Bioethics. Building on the Leopold Legacy*, University Press, East Lancing (Mich.), 1988.
Potter V.R., *Humility with responsibility - A bioethic for oncologist. Presidential Address*, « Cancer Research », 1975, 35, pp. 2297-2306.
Quattrocchi P., *La bioetica. Storia di un progetto*, in Vella C.G. - Quattrocchi P. -Bompiani A., *Dalla bioetica ai comitati etici*, Ancora, Milano 1988, pp. 57-97.
Ratzinger J., *Fede e ragione*, « L'Osservatore Romano » 19.11.1998.
Reale G. - Antiseri D., *Il pensiero occidentale dalle origini ad oggi*, La Scuola, Brescia 1983.
Reich W.T. (ed.), *Encyclopedia of Bioethics* (revised edition), Simon & Schuster -MacMillan, New York 1995.
Reich W.T., *The Word « Bioethics »: The Struggle Over Its Earliest Meanings*, « Kennedy Institute of Ethics Journal », 1995, 5, pp. 19-34.
Restak R., *Premeditated man. Bioethics and the control of future human life*, The Viking Press, New York 1975.
Rogers A. - Durand de Bouringen D., *Bioethics in Europe*, Council of Europe Press, Strasbourg 1995.
Roselli A., *La medicina e le scienze della vita*, in Aa.Vv., *Storia delle scienze*, I, Città Nuova, Roma 1984, pp. 93-113.
Rothman D., *Strangers at the Bedside: A History of How Law and Bioethics Changed Medical Decision Making*, Basic Books, New York 1991.
Russo G. (a cura di), *Bilancio di 25 anni di bioetica*, Elle Di Ci, Leumann 1997.
Russo G. (a cura di), *Storia della bioetica. Le origini, il significato, le istituzioni*,

Armando, Roma 1995.

Russo G., *Bioetica fondamentale e generale*, SEI, Torino 1995.

S. Congregazione per la Dottrina della Fede, Dichiarazione su *L'aborto procurato* (18.11.1974), in *Enchiridion Vaticanum*, V, Dehoniane, Bologna 1982, pp. 418-443.

S. Congregazione per la Dottrina della Fede, Lettera su *La sterilizzazione negli ospedali cattolici* (13.3.1975), in *Enchiridion Vaticanum*, V, Dehoniane, Bologna 1979, pp. 736-741.

Scarpelli U., *La bioetica. Alla ricerca dei principi*, « Biblioteca della Libertà », 1987, 99, pp. 7-32.

Schockenhoff E., *Etica della vita. Un compendio teologico*, Queriniana, Brescia 1997.

Schooyans M., *L'avortement. Enjeux politiques*, Le Préambule, Longueuil (Québec) 1990 (tr. it. *Aborto e politica*, Libreria Editrice Vaticana, Città del Vaticano 1992).

Schooyans M., *La dérive totalitaire du libéralisme*, Éd. Universitaires, Paris 1991.

Scola A. (a cura di), *Quale vita? La bioetica in questione*, Mondadori, Milano 1998.

Scola A., *Questioni di antropologia e teologia*, Ars, Milano 1996.

Sgreccia E. - Burgalassi S. - Fasanella G. (a cura di), *Anzianità e valori*, Vita e Pensiero, Milano 1991.

Sgreccia E. - Di Pietro M.L., *Che cos'è la bioetica*, in *Annuario di aggiornamento della EST, Enciclopedia della Scienza e della Tecnica*, Mondadori, Milano 1987-88, pp. 223-226.

Sgreccia E. - Spagnolo A.G., *L'insegnamento di bioetica nel Corso di laurea in Medicina e Chirurgia. L'esperienza nell'Università Cattolica del S. Cuore*, « Medicina e Morale », 1996, 4, pp. 639-654.

Sgreccia E. (a cura di), *Corso di bioetica*, Franco Angeli, Milano 1986.

Sgreccia E., *Il progresso scientifico-tecnologico di fronte all'etica*, « Medicina e Morale », 1983, 4, pp. 335-342.

Sgreccia E., *La bioetica tra natura e persona*, « La Famiglia », 1985, 108, pp. 30-42.

Sgreccia E., *La bioetica, fondamenti e contenuti*, « Medicina e Morale », 1984, 3, pp. 285-306.

Sgreccia E., *Una ricerca interdisciplinare sui problemi etici suscitati dal progresso biomedico*, in Viafora C. (a cura di), *Centri di Bioetica in Italia. Orientamenti a confronto*, Gregoriana, Padova 1993, pp. 33-36.

Shannon T.A. - Manfra J.A. (eds.), *Law and bioethics. Texts with commentary on major U.S. Court decisions*, Paulist Press, New York 1982.

Shannon T.A. (ed.), *Bioethics*, Paulist Press, New York 1981.

Shelp E.E., *Teologia e bioetica*, Dehoniane, Bologna 1989 (tit. orig. *Theology and Bioethics*, D. Reidel, Dordrecht 1985).

Singer P. - Regan T., *Animal rights and human obligations*, Prentice Hall, Englewood Cliffs (N.J.) 1976 (tr. it. *Diritti animali, obblighi umani*, Abele, Torino 1987).

Singer P., *Animal liberation. A new ethics for our treatment of animals*, Review-Random

House, New York 1975 (tr. it. *Liberazione animale*, LAV, Roma 1986).

Singer P., *Practical Ethics*, Cambridge University Press, Cambridge 1979 (tr. it. *Etica pratica*, Liguori, Napoli 1989).

Singer P., *Rethinking life and death. The collapse of our traditional ethics*, St. Martin's Press, New York 1994 (tr. it. *Ripensare la vita*, Il Saggiatore, Milano 1996).

Società Italiana di Medicina Legale e delle Assicurazioni, *Il Documento di Erice sui rapporti della Bioetica e della Deontologia Medica con la Medicina Legale*, 53rd Course « New trends in forensic haematology and genetics. Bioethical problems », Erice 18-21 febbraio 1991, « Medicina e Morale », 1991, 4, pp. 561-567.

Spagnolo A.G. - Sgreccia E. (a cura di), *Lineamenti di etica della sperimentazione clinica*, Vita e Pensiero, Milano 1994.

Spagnolo A.G., *Bioetica*, in *Dizionario di Scienza e Fede*, a cura di G. Tanzella-Nitti e A. Strumia, Urbaniana University Press, Roma 2002, pp. 196-214.

Spinsanti S. (a cura di), *Nascere, amare, morire. Etica della vita e famiglia oggi*, Paoline, Milano 1989.

Spinsanti S. (a cura di), *Bioetica e antropologia medica*, La Nuova Italia Scientifica, Roma 1991.

Spinsanti S. (a cura di), *Documenti di deontologia e etica medica*, Paoline, Cinisello Balsamo 1985.

Spinsanti S., *Bioetica e grandi religioni*, Paoline, Milano 1987.

Spinsanti S., *Etica bio-medica*, Paoline, Milano 1987.

Spinsanti S., *Guarire tutto l'uomo. La medicina antropologica di V. von Weiz-säcker*, Paoline, Milano 1988.

Spinsanti S., *Incontro con Warren Reich*, « L'Arco di Giano », 1995, 7, pp. 215-225.

Spinsanti S., *Le ragioni della bioetica*, Cidas, Roma 1999.

Tettamanzi D. (a cura di), *Chiesa e bioetica. Giovanni Paolo II ai medici e agli operatori sanitari*, Massimo, Milano 1988.

Tettamanzi D., *Bioetica. Nuove frontiere per l'uomo*, Piemme, Casale Monferrato 1990.

Tettamanzi D., *È possibile un'etica? Quale etica per l'uomo? Quale etica per l'operatore sanitario?*, Salcom, Brezzo di Bedero 1983.

Thevenot X., *La Bioetica*, Queriniana, Brescia 1990 (tit. orig. *La bioéthique. Debut et fin de vie*, La Croix, Paris 1989).

Thibon G., *Scientismo e fiducia*, in Aa.Vv., *Che cosa attendete dal medico*, Morcelliana, Brescia 1957.

Thomas J.P., *Nel labirinto della bioetica*, SEI, Torino 1992 (tit. orig. *Misère de la bioéthique*, Albin, Paris 1990).

Torrelli M., *Le médecin et le droits de l'homme*, Berger-Levrault, Paris 1983.

Toulmin S., *How medicine saves the life of ethics*, « Perspectives in Biology and Medicine » 1982, 25, pp. 736-750.

Usa, *President's Commission for the Study of Ethical Problems in Medicine, in Biomedical and Behavioral Research*, Washington (D.C.) 1992.

Valori P., *Può esistere una morale laica?*, « La Civiltà Cattolica », 1984, 3, pp. 19-29.

Vanni Rovighi S., *Elementi di filosofia*, 3 voll., La Scuola, Brescia 1963.

Varga A.C., *The main issues in bioethics*, Paulist Press, Ramsey (N.J.) 1984.

Veatch R.M., *Medical ethics*, Jones and Bartlett, Boston 1997_2.

Veith I., *Medical ethics throughout the ages*, « Arch. Intern. Medicine », 1957, 100, pp. 504-512.

Verhey A.E., *Religion and Medical Ethics. Looking Back, Looking Forward,* Eerdmans, Grand Rapids 1996.

Verspieren P. (a cura di), *Biologia, medicina ed etica. Testi del Magistero Cattolico*, Queriniana, Brescia 1990.

Viafora C. (a cura di), *Centri di bioetica in Italia. Orientamenti a confronto*, Gregoriana, Padova 1993.

Viafora C. (a cura di), *Vent'anni di bioetica. Idee protagonisti istituzioni*, Gregoriana, Padova 1990.

Viafora C., *Fondamenti di bioetica*, Ambrosiana, Milano 1989.

Villa L., *Medicina oggi. Aspetti di ordine scientifico, filosofico, etico-sociale*, Piccin, Padova 1980.

Walters L., *The Center for Bioethics at the Kennedy Institute*, « Georgetown Medical Bulletin », 1984, 37, 1, pp. 6-8.

Ⅱ 生命倫理学の認識論的正当化,生命倫理学的判断の基礎,研究方法論

Aa.Vv., *Bioetica e persona*, « Per la Filosofia. Filosofia e Insegnamento », 1992, 25.

Aa.Vv., *Diritto e corporeità*, F. D'Agostino (a cura di), Jaca Book, Milano 1984.

Aa.Vv., « *Evangelium Vitae* » *e Diritto*, Libreria Editrice Vaticana, Città del Vaticano 1997.

Aa.Vv., *Fondazione e interpretazione della norma*, Morcelliana, Brescia 1986.

Aa.Vv., *La fondazione della norma morale nella riflessione teologica e marxista contemporanea*, Dehoniane, Bologna 1979.

Aa.Vv., *Ontologia e fenomenologia del giuridico. Studi in onore di Sergio Cotta*, F. D' Agostino (a cura di), Giappichelli, Torino 1995.

Aa.Vv., *Ordine morale e ordine giuridico. Rapporto e distinzione tra diritto e morale*, Dehoniane, Bologna 1985.

Aa.Vv., *Pluralità delle culture e universalità dei diritti*, Giappichelli, Torino 1996.

Aa.Vv., *Problemi di etica: fondazione, norme, orientamenti*, Gregoriana Libreria Editrice, Padova 1990.

Aa.Vv., *Quando morire? Bioetica e diritto nel dibattito sull'eutanasia*, C. Viafora (a cura di), Fondazione Lanza, Padova 1996.

Agazzi E. (a cura di), *Bioetica e persona*, Franco Angeli, Milano 1993.

文　献　一　覧　　　　　　　　　　371

Agazzi E. (a cura di), *Quale etica per la bioetica?*, Franco Angeli, Milano 1990.

Agazzi E., *Il bene, il male e la scienza*, Rusconi, Milano 1992.

Alici L. (a cura di), *Azione e persona: le radici della prassi*, Vita e Pensiero, Milano 2002.

Amato S., *Il soggetto e il soggetto di diritto*, Giappichelli, Torino 1990.

Antiseri D., *Cristiano perché relativista, relativista perché cristiano. Per un razionalismo della contingenza*, Rubbettino, Soveria Mannelli 2003.

Antiseri D., *Trattato di metodologia delle scienze sociali*, UTET, Torino 1996.

Apel K.O., *Comunità e comunicazione*, Rosenberg & Sellier, Torino 1977.

Arras J., *Getting Down to Cases. The Revival of Casuistry in Bioethics*, « Journal of Medicine and Philosophy », 1991, 16, pp. 5-29.

Av.Vv., *L'uomo alla ricerca della verità. Filosofia, scienza, teologia: prospettive per il terzo millennio*, Vita e Pensiero, Milano 2005.

Ayala J.F., *The biological roots of morality*, « Biology and Philosophy », 1987, 2, pp. 235-252.

Ayer A.J., *Language, truth and logic*, Gollancz, London 1936 (tr. it. *Linguaggio, verità e logica*, Feltrinelli, Milano 1961).

Baier K., *The Rational and the Moral Order*, Open Court, Chicago, (Ill.), 1995.

Bausola A., *Filosofia morale. Lineamenti*, Celuc, Milano 1976.

Bayles M.D. (a cura di), *Contemporary utilitarianism*, Doubleday, New York 1958.

Bellino F., *Bioetica e qualità della vita. Fondamenti*, Besa, Nardò 1999.

Bellino F., *I fondamenti della bioetica. Aspetti antropologici, ontologici e morali*, Città Nuova, Roma 1993.

Bentham J., *An introduction to the principles of moral and legislations*, The Athon Press, London 1970.

Bernard J., *De la biologiè à l'éthique. Nouveaux pouvoirs de la science, nouveaux pouvoirs de l'homme*, Buchet Chastel, Paris 1990.

Berti E. (a cura di), *Problemi di etica: fondazione norme orientamenti*, Gregoriana, Padova 1990.

Berti E., *Etica e significato. Un bilancio*, in Viano A.C. (a cura di), *Teorie etiche contemporanee*, Bollati Boringhieri, Torino 1990, pp. 58-86.

Berti E., *Le vie della ragione*, Il Mulino, Bologna 1987.

Blázquez N., *Bioética fundamental*, Biblioteca Autores Cristianos, Madrid 1996.

Bobbio N., *L'età dei diritti*, Einaudi, Torino 1990.

Bompiani A., *Bioetica in Italia. Lineamenti e tendenze*, Dehoniane, Bologna 1992.

Bone E., *Bioéthique: nouveau chapitre d'une morale du XXI siècle*, « Foi et Temps », 1984, pp. 249 ss.

Bontadini G., *Saggio di una metafisica dell'esperienza*, Vita e Pensiero, Milano 1995.

Botturi F. (a cura di), *Soggetto e libertà nella condizione postmoderna*, Vita e Pensiero, Milano 2003.

Brandt R., *Ethical theory*, Prentice Hall, Englewood Cliffs 1959.

Brink D.O., *Il realismo morale ed i fondamenti dell'etica*, a cura di F. Castellani e A. Corradini, Vita e Pensiero, Milano 2005.

Callahan D., *Religion and the secularization of bioethics*, « Hastings Center Report », 1990, 6-7, Suppl., pp. 2-4.

Canepa G., *Bioetica e deontologia medica: aspetti problematici e conflittuali*, « Rivista Italiana di Medicina Legale », 1990, 1, pp. 3-6.

Caprioli A. - Vaccaro L. (a cura di), *Diritto morale e consenso sociale*, Morcelliana, Brescia 1989.

Carcaterra G., *Il problema della fallacia naturalistica. La derivazione del dover essere dall'essere*, Giuffrè, Milano 1969.

Carrasco de Paula I., *L'etica dell'intervento medico: il primato dell'interesse del paziente*, in Sgreccia E. - Spagnolo A.G. - Di Pietro M.L. (a cura di), *L'assistenza al morente* (Atti del Congresso internazionale « Care for dying person », 15-18/3/92), Libreria Editrice Vaticana, Città del Vaticano 2000.

Ceri L., Magni S.F. (a cura di), *Le Ragioni dell'Etica*, Ets, Pisa 2004.

Chiarelli B., *Problemi di bioetica nella transizione dal II al III millennio*, Il Sedicesimo, Firenze 1990.

Chiarelli B., *Storia naturale del concetto di etica e sue implicazioni per gli equilibri naturali attuali*, « Federazione medica », 1984, XXXVII, 6, pp. 542-546.

Chisholm R.M., *Human freedom and the self*, University Press of Kansas, Lawrence 1964.

Comitato Nazionale per la Bioetica, *Terapia genica* (11.2.91), Presidenza del Consiglio dei Ministri, Dipartimento per l'informazione e l'editoria, Roma 1991.

Coneglione F., *La scienza impossibile. Dal popperismo alla critica del razionalismo*, Il Mulino, Bologna 1980.

Cotta S., *Diritto, persona, mondo umano*, Giappichelli, Torino 1989.

Cotta S., *Giustificazione e obbligatorietà delle norme*, Giuffrè, Milano 1981.

Cotta S., *Il diritto nell'esistenza. Linee di ontofenomenologia giuridica*, Giuffrè, Milano 1991.

Cotta S., *Le radici della violenza nella società sviluppata*, « La causa della vita », Libreria Editrice Vaticana, Città del Vaticano 1996.

D'Agostino F., *Bioetica e diritto*, « Medicina e Morale », 1993, 4, pp. 675-691.

D'Agostino F., *Bioetica nella prospettiva della filosofia del diritto*, Giappichelli, Torino 1994.

D'Agostino F., *Bioetica*, Torino 1996.

D'Agostino F., *Il diritto naturale e la fallacia naturalistica*, in *Filosofia del diritto*, Giappichelli, Torino 1996.

D'Agostino F., *Il problema bioetica in una società pluralistica*, Atti dell' 88° Congresso della Società Italiana di Medicina Interna, Pozzi, Roma 1987, pp. 8-15.

D'Agostino F., *Per una ermeneutica dell'« Evangelium Vitae ». Legge Morale e legge civile*, « Bioetica », 1995, 3.

Da Re A., *Filosofia morale. Storia, teorie, argomenti*, Bruno Mondadori, Milano 2003.
Da Re A., *L'etica tra felicità e dovere. L'attuale dibattito sulla filosofia pratica*, Dehoniane, Bologna 1986.
Dalla Torre G., *Le leggi contro la vita: il loro significato politico-giuridico*, in Aa.Vv., *Evangelium Vitae e diritto*. Libreria Editrice Vaticana, Città del Vaticano 1996.
Danesi F., *Note sulla fondazione della bioetica*, « La Civiltà Cattolica », 1990, 141, pp. 232-240.
De Anna G., *Realismo metafisico e rappresentazione mentale. Un'indagine tra Tommaso d'Aquino e Hilary Putnam*, Il Poligrafo, Padova 2001.
Delgado L., *Antropologia medica*, Paoline, Milano 1991.
Di Meo A. - Mancina C. (a cura di), *Bioetica*, Laterza, Bari 1989.
Donati P., *Il contesto sociale della bioetica: il rapporto tra norme morali e norme di diritto positivo*, in Aa.Vv., *Bioetica: un'opzione per l'uomo*, Atti del I corso internazionale di bioetica (Bologna, 15-16/29-30 aprile 1988), Jaca Book, Milano 1988, pp. 135-181.
Dulbecco R., *Ingegneri della vita*, Sperling & Kupfer, Milano 1988.
Egidi R. - Dell'Utri M. - De Caro M. (a cura di), *Normatività Fatti Valori*, Quodlibet, Macerata 2003.
Engelhardt T.H. jr., *The Foundations of bioethics*, Oxford University Press, New York 1986 (tr. it. *Manuale di bioetica*, Il Saggiatore, Milano 1991).
Finnis J., *Legge naturale e diritti naturali*, Giappichelli, Torino 1996.
Finnis J., *Natural Law - Positive Law*, in Aa.V.v., *Evangelium Vitae e diritto*, Libreria Editrice Vaticana, Città del Vaticano 1996, pp. 199-212.
Fornero G., *Bioetica cattolica e Bioetica laica*, Milano 2005.
Frankena W., *Ethics*, Prentice Hall, Angleword Cliffs 1973, tr. it. *Etica*, ed di Comunità, Milano 1979.
Frankena W.K., *Ethics*, Prentice Hall, Englewood Cliffs 1973 (tr. it. *Etica. Una introduzione alla filosofia morale*, Edizioni di Comunità, Milano 1981).
Gensabella Furnari M., *Tra autonomia e responsabilità. Percorsi di bioetica*, Rubbettino, Soveria Mannelli (Catanzaro) 2000.
Gert B. - Culver C.M. - Clouser K.D., *Bioethics. A return to fundamentals*, Oxford University Press, New York 1997.
Gilbert P., *La crisi della ragione contemporanea*, « La Civiltà Cattolica », 1990, 141, pp. 559-572.
Green R.M., *Method in bioethics: a troubled assessment*, « The Journal of Medicine and Philosophy », 1990, 2, 15, pp. 179-197.
Grodin M.A. (ed.), *Meta Medical Ethics. The Philosophical Foundation of Bio-ethics*, Kluwer Academic Publishers, Dordrecht 1995.
Guillebaud J.C., *Le principe d'humanité*, Paris 2001.
Habermas J., *Teoria e prassi nella società tecnologica*, Laterza, Roma-Bari 1978.

Hampshire S., *Fallacies in Moral Philosophy*, in *Freedom of Mind*, Clarendon Press, Oxford 1972.
Hare R.M., *Freedom and reason*, Oxford University Press, Oxford 1963 (tr. it. *Libertà e ragione*, Il Saggiatore, Milano 1971).
Hare R.M., *The language of morals*, Clarendon Press, London 1952 (tr. it. *Il linguaggio della morale*, Ubaldini, Roma 1968).
Harsanji J.C., *Rule utilitarianism and decision theory*, « Erkenntnis », 1977, 11, pp. 25-53.
Herranz G., *Scienze biomediche e qualità della vita*, « Vita e Pensiero », 1986, 6, pp. 415-424.
Hervada J., *Introduzione critica al diritto naturale*, Giuffrè, Milano 1990.
Hoffe O., *Persino un popolo di diavoli ha bisogno dello Stato. Contributi filosofici per un'etica del diritto e dello Stato*, Giappichelli, Torino 1993.
Hume D., *A Treatise of Human Nature*, London, 1739-1740 (tr. it. Hume D., *Opere filosofiche*, Laterza, Roma-Bari, voll. I-IV).
Iandolo C., *Introduzione all'etica clinica*, Pozzi, Roma 1990.
Iandolo C., *L'etica al letto del malato*, Armando, Roma 1990.
Jaspers K., *Der Arzt im technischen Zeitalter*, R. Piper, München 1986 (tr. it. *Il medico nell'età della tecnica*, Cortina, Milano 1991).
Jonas H., *Das Prinzip Verantwortung*, Insel, Frankfurt a.M. 1979 (tr. it. *Il principio responsabilità: un'etica per la civiltà tecnologica*, Einaudi, Torino 1980).
Jonas H., *Philosophical Essays. From ancient creed to technological man*, University of Chicago Press, Chicago 1974 (tr. it. *Dalla fede antica all'uomo tecnologico. Saggi filosofici*, Il Mulino, Bologna 1991).
Jonsen A. - Toulmin S., *The Abuse of Casuistry. The History of Moral Reasoning*, University of California Press, 1988.
Kelsen H., *La dottrina pura del diritto*, Einaudi, Torino 1966.
La Torre M., *Non cognitivismo e principio di tolleranza. Una discussione su etica, bioetica e metaetica*, « Rivista Internazionale di Filosofia del Diritto », 1988, 65, pp. 301-322.
Ladrière J., *I rischi della razionalità*, SEI, Torino 1978.
Lattuada A., *L'etica normativa: problemi metodologici*, Vita e Pensiero, Milano 1985.
Lecaldano E. - Veca S. (a cura di), *Utilitarismo oggi*, Laterza, Roma-Bari 1986.
Lecaldano E., « *Grande Divisione* », « *legge di Hume* » *e* « *ragionamento in morale* », « Rivista di Filosofia », 1976, 67, p. 82.
Lecaldano E., *Dizionario di bioetica*, Laterza, Roma-Bari 2002.
Lecaldano E., *Etica e significato: un bilancio*, in Viano C.A. (a cura di), *Teorie etiche contemporanee*, Bollati Boringhieri, Torino 1990, pp. 58-86.
Lecaldano E., *Hume e la nascita dell'etica contemporanea*, Laterza, Roma-Bari 1991.
Lecaldano E., *Il contributo di una filosofia* « *laica* », « Biblioteca della Libertà », 1987, 99, pp. 57-66.
Lecaldano E., *Principi e basi razionali di un'etica non religiosa*, in Berti E. (a cura di),

Problemi di etica: fondazione, norme e orientamenti, Gregoriana, Padova 1990, pp. 23-68.

Lenoci M., *La ragione umana tra scienza e filosofia*, in Zaninelli S., *Scienza, tecnica e rispetto dell'uomo. Il caso delle cellule staminali*, Vita e Pensiero, Milano 2001.

Livi A., *Metafisica*, in *Dizionario di Scienza e fede*, a cura di G. Tanzella-Nitti e A. Strumia, Urbaniana University Press, Roma 2002, pp. 939-957.

Lombardi Vallauri L., *Terre*, Vita e Pensiero, Milano 1989.

Lucas Lucas R., *Antropologia e problemi bioetici*, San Paolo, Cinisello Balsamo 2001.

MacIntyre A., *After virtue. A study in moral theory*, Notre Dame Press, Notre Dame (Ind.) 1981 (tr. it. *Dopo la virtù, Studi di teoria morale*, Feltrinelli, Milano 1988).

MacIntyre A., *Animali razionali dipendenti. Perché gli uomini hanno bisogno delle virtù*, Vita e Pensiero, Milano 2001.

Maffettone S., *Valori comuni*, Il Saggiatore, Milano 1989.

Mancini I., *Teologia, ideologia, utopia*, Queriniana, Brescia 1974.

Marcozzi V., *La sociobiologia*, « La Civiltà Cattolica », 1980, 2.

Marcuse H., *Eros e civiltà*, Einaudi, Torino 1972.

Maritain J., *Neuf leçons sur les notions premières de la philosophie morale*, Téqui, Paris 1951 (tr. it. *Nove lezioni sulle prime nozioni della filosofia morale*, Vita e Pensiero, Milano 1979).

Mathieu V., *Luci ed ombre del giusnaturalismo*, Giappichelli, Torino 1989.

May W.E., *Catholic Bioethics and the gift of human life*, Our Sunday Visitor, Hungtington, Indiana 2000.

McCullough A., *Methodological concerns in bioethics*, « J. Med. and Phil. », 1986, 1, pp. 17-37.

Melchiorre V. (a cura di), *Amore e matrimonio nel pensiero filosofico e teologico moderno*, Vita e Pensiero, Milano 1976.

Mele V., *Bioetica al femminile*, Vita e Pensiero, Milano 1998.

Mengoni L., *Diritto e valori*, Il Mulino, Bologna 1985.

Merton R.K., *Priorities in Scientific Discovery*, « American Sociological Review », 1966, 22, pp. 235-259.

Mill J.S., *La natura*, in *Saggi sulla religione*, Feltrinelli, Milano 1982.

Mill J.S., *Utilitarianism*, Bobbs Merril, New York 1959 (tr. it. *Utilitarismo*, Cappelli, Bologna 1981).

Mitcham C., *Philosophy of Technology*, in *Encyclopedia of Bioethics*, New York 1995, V, pp. 2477-2483.

Monod J., *Le hasard et la nécessité*, Ed. du Seuil, Paris 1970 (tr. it. *Il caso e la necessità*, Mondadori, Milano 1970).

Moore G.E., *Principia ethica*, Cambridge University Press, Cambridge 1903 (tr. it. *Principia ethica*, Bompiani, Milano 1964).

Mordacci R.,*Una introduzione alle teorie morali. Confronto con la bioetica*, Feltrinelli,

Milano 2003.

Mori M. - Scarpelli U. (a cura di), *Diritto alla vita*, « Rivista di Filosofia », 1983, 74, pp. 25-27.

Mori M. (a cura di), *Questioni di bioetica*, Editori Riuniti, Roma 1988.

Mori M., *Bioetica: una riflessione in corso*, « L'informazione bibliografica », 1990, 16 (3), pp. 442-452.

Mori M., *I limiti dell'etica senza verità*, « Biblioteca della Libertà », 1987, 99, pp. 67-76.

Mori M., *Utilitarismo e morale razionale*, Giuffrè, Milano 1986.

Muller A.W., *Radical subjectivity: morality versus utilitarianism*, « Ratio », 1977, 19, pp. 115-132.

Murray D.G. (ed.), *La metafisica del terzo millennio*, Armando, Roma 2001.

Navarro-Valls R., *Ley civil y ley moral: la responsabilidad de los legisladores*, in « La causa della vita », Libreria Editrice Vaticana, Città del Vaticano 1996.

Nelson R.J., *Human life. A biblical perspective for bioethics*, Fortree Press, Philadelphia 1984.

Nozick R., *Philosophical explanations*, Belknap Press, Cambridge (Mass.) 1981 (tr. it. *Spiegazioni filosofiche*, Il Saggiatore, Milano 1987).

Opocher E., *Lezioni di filosofia del diritto*, Cedam, Padova 1993_2.

Oppenheim F.E., *Non cognitivismo, razionalità e relativismo*, « Rivista di Filosofia », 1987, 78, pp. 17-29.

Palazzani L. - Sgreccia E., *Il dibattito attuale sulla fondazione etica in bioetica*, « Medicina e Morale », 1992, 5, pp. 847-870.

Palazzani L., *Bioetica dei principi e bioetica delle virtù. Il dibattito attuale negli Stati Uniti*, « Medicina e Morale », 1992, 1, pp. 59-86.

Palazzani L., *Dall'etica « laica » alla bioetica « laica »: linee per un approfondimento filosofico-critico del dibattito italiano attuale*, « Humanitas », 1991, 4, pp. 413-446.

Palazzani L., *Il concetto di persona tra bioetica e diritto*, Torino 1996.

Pareyson L., *Esistenza e persona*, Il Melangolo, Genova 2002_7.

Parlamento europeo, *Risoluzione (doc. A0327-88) sui problemi etici e giuridici della manipolazione genetica*, 16 marzo 1990.

Pastor Garcia L.M. (a cura di), *La bioética en el milenio biotecnológico*, Sociedad Murciana de Bioética, Murcia 2001.

Pastore B., *Forme di utilitarismo*, « Per la Filosofia. Filosofia e Insegnamento », 1991, 23, pp. 19-26.

Pellegrino E.D. - Thomasma D.C., *Virtues in Medical Practice*, Oxford University Press, New York 1993.

Pellegrino E.D., *A philosophical sources of medical morality*, « Journal of Medicine and Philosophy », 1979, 4, 1, pp. 1-7.

Pellegrino E.D., *Altruism vs. self-interest: ethical models for medical professions*, « NYU Physicians », 1988, 45, 1, pp. 41-43.

Pellegrino E.D., *Character, virtue, and self-interest in the ethics of the professions*, « The Journal of Contemporary Health Law and Policy », 1989, 5, pp. 53-73.
Pellegrino E.D., *Philosophical groundings for treating patient as a person: a commentary on Alasdair MacIntyre*, in Cassell E.J. - Siegler M. (eds.), *Changing values in medicine*, University Publications of America, Frederick (Mo.) 1985, pp. 97-104.
Pellegrino E.D., *Professional ethics: moral decline or paradigm shift?*, « Religion and Intellectual Life », 1987, 4, 3, pp. 21-45.
Pellegrino E.D., *The caring ethics: the relationship of physician to patient*, in Bishop A.H. - Scudder J.R. (eds.), *Caring, curing, coping: nurse-physician-patient relationships*, The University of Alabama Press, Alabama 1985, pp. 8-30.
Pellegrino E.D., *The virtuous physician, and the ethics of medicine*, in Shelp E.E. (ed.), *Virtue and medicine. Explorations in the character of medicine*, Reidel, Dordrecht 1985, pp. 237-255.
Pellegrino E.D., *Trust and distrust in professional ethics*, in Pellegrino E.D. – Veatch R.M. - Langan J. (eds.), *Ethics, trust, and the professions: philosophical and cultural aspects*, Georgetown University Press, Washington (D.C.) 1991, pp. 69-89.
Pessina A., *La relazione tra la ricerca biomedica, l'antropologia e l'etica filosofica. Appunti per una riflessione metodologica*, in Pontificia Accademia pro Vita (ed.), *Etica della ricerca biomedica. Per una visione cristiana*, Libreria Editrice Vaticana, Città del Vaticano 2004.
Pessina A., *Linee per una fondazione filosofica del sapere morale*, in Pontificia Accademia pro Vita (ed.), *Identità e statuto dell'embrione umano*, Libreria Editrice Vaticana, Città del Vaticano 1998.
Pessina A., *Personalismo e ricerca in bioetica*, « Medicina e Morale », 1997, 3, pp. 443-459.
Pessina A. - Picozzi M., (a cura di), *Percorsi di bioetica*, Vita e Pensiero, Milano 2002.
Pizzuti G.M. (a cura di), *Pluralismo etico e normatività della bioetica*, « Quaderni di bioetica », Pubblicazioni dell'Osservatorio di Bioetica, Ermes, Potenza 1992.
Poincaré H.J., *Dernières Pensées*, Flammarion, Paris 1913, (tr. it. *Opere epistemologiche*), Piovan, Abano Terme 1989.
Popper K. - Eccles J., *L'io e il suo cervello*, 3 voll., Armando, Roma 1982.
Popper K., *Conoscenze oggettive. Un punto di vista evoluzionistico*, Armando, Roma 1983.
Popper K., *Logica della scoperta scientifica*, Einaudi, Torino 1983.
Popper K., *The Open Society and Its Enemies*, Routledge, London 1945, tr. it. *La società aperta e i suoi nemici*, 2 voll, Armando, Roma 1974.
Possenti V. (a cura di), *La questione della verità,* Armando, Roma 2003.
Possenti V., *Dibattito sulla bioetica*, « Vita e Pensiero », 1990, 2, pp. 141-147.
Possenti V., *Essere e libertà*, Rubbettino, Soveria Mannelli 2004.
Possenti V., *La cultura radicale*, in Possenti V., *Filosofia e società. Studi sui progetti etico-*

politici contemporanei, Massimo, Milano 1983, pp. 94-134.

Possenti V., *Le società liberali al bivio. Lineamenti di filosofia della società*, Marietti, Torino 1991.

Possenti V., *Noi che non sappiamo affatto che cosa sia la persona umana...*, « Filosofia Oggi », 2004, 27 (1), f. I, pp. 3-28.

Privitera S., *Etica descrittiva*, in Privitera S. - Compagnoni F. - Piana G. (a cura di), *Nuovo dizionario di teologia morale*, Paoline, Milano 1990, pp. 354-358.

Privitera S., *Sulla fenomenologia della prassi etico-scientifica*, « Rivista di teologia morale», 1988, 2, pp. 77-98.

Prodomo R., *Per un dibattito sulla bioetica*, « Criterio », 1986, 3, pp. 216-226.

Putnam H., *The collapse of the fact/value dichotomy and other essays*, Harvard University Press, Cambridge (MA) 2002.

Quinzio S., *Perché la tolleranza non basta*, « Biblioteca della Libertà », 1987, 99, pp. 77-81.

Rawls J., *A theory of justice*, The Belknap Press, Cambridge (MA) 1971 (tr. it. *Una teoria della giustizia*, Feltrinelli, Milano 1982).

Reale G. - Antiseri D., *Il pensiero occidentale dalle origini ad oggi*, 3 voll., La Scuola, Brescia 1983.

Remotti F., *La tolleranza verso i costumi*, in Viano C.A. (a cura di), *Teorie etiche contemporanee*, Bollati Boringhieri, Torino 1990, pp. 165-185.

Rodotà S., *Tecnologie e diritti*, Il Mulino, Bologna 1995.

Ross D., *Foundations of ethics*, The Clarendon Press, Oxford 1939.

Ross D., *The right and the good*, Oxford University Press, Oxford 1930.

Rossi P., *La nascita della scienza moderna in Europa*, Laterza, Roma-Bari 1997.

Rouland N., *Antropologia giuridica,* Giuffrè, Milano 1992.

Sanna I., *L'antropologia cristiana tra modernità e postmodernità*, Queriniana, Brescia 2001.

Scarpelli U., *Bioetica laica*, a cura di M. Mori, Baldini & Castoldi, Milano 1998.

Scarpelli U., *Etica senza verità*, Il Mulino, Bologna 1982.

Scarpelli U., *La bioetica. Alla ricerca dei principi*, « Biblioteca della Libertà », 1987, 99, pp. 7-32.

Schooyans M., *La dérive totalitaire du libéralisme*, Editions Universitaires, Paris 1991.

Searle, John R., *La razionalità dell'azione* (tr. it. di E. Carli e M.V. Bramè, Milano, Cortina 2003).

Seifert J., *Essere e persona*, Milano 1989.

Seifert J., *The Philosophical Diseases of Medicine and Their Cure. Philosophy and Ethics of Medicine,* Vol. I, *Foundations*, Springer, Dordrecht (Netherlands) 2004.

Serra A. - Neri G. (a cura di), *Nuova genetica. Uomo e società*, Vita e Pensiero, Milano 1986.

Serra A. - Sgreccia E. - Di Pietro. *Nuova genetica ed embriopoiesi umana: prospettive*

della scienza e riflessioni etiche, Vita e Pensiero, Milano 1990.
Serra A., *Interrogativi etici dell'ingegneria genetica*, « Medicina e Morale », 1984, 3, pp. 306-321.
Serres M., Prefazione a Testart J., *L'oeuf transparent*, Flammarion, Paris 1986 (tr. it. *L'uovo trasparente*, Milano 1988).
Sgreccia E. - Mele V. (a cura di), *Ingegneria genetica e biotecnologie nel futuro dell'uomo*, Vita e Pensiero, Milano 1991.
Sgreccia E. - Spagnolo A.G. (a cura di), *Etica e allocazione delle risorse in sanità*, Milano 1996.
Sgreccia E., *Il progresso scientifico tecnologico di fronte all'etica*, « Medicina e Morale », 1983, 4, pp. 335-342.
Sgreccia E., *La risposta nella trascendenza*, in Jacobelli J. (a cura di), *Scienza ed etica: quali limiti?*, Laterza, Roma-Bari 1990, pp. 163-173.
Sgreccia E., *Potenzialità e limiti del progresso scientifico e tecnologico*, « Dolentium Hominum », 1998, 37, 1, pp. 137-144.
Sgreccia E., *Problemi dell'insegnamento della bioetica*, « Giornale Italiano per la Formazione Permanente del Medico », 1987, 15, pp. 104-117.
Sgreccia E., *Scienza, medicina, etica*, in Serra A. - Neri G. (a cura di), *Nuova Genetica. Uomo e società*, Vita e Pensiero, Milano 1986, pp. 7-11.
Sgreccia E., *Storia della bioetica e sua giustificazione epistemologica*, in Aa.Vv., *La storia della medicina nella società e nella cultura contemporanea* (Atti del Convegno internazionale di studio, Istituto di Studi politici S. Pio V, Frascati 21-30 giugno 1991), Apes, Roma 1992, pp. 69-84.
Sgreccia P., *Legge di Hume e fallacia naturalistica: i dogmi del positivismo logico*, «Medicina e Morale », 2006, 3, pp. 567-589.
Sidgwick H., *The methods of ethics*, MacMillan, London 1963.
Singer P., *Practical ethics*, Cambridge University Press, Cambridge 1979 (tr. it. *Etica pratica*, Liguori, Napoli 1989).
Singer P., *Ripensare la vita*, Il Saggiatore, Milano 2005.
Smart J.J. - Williams B. (eds.), *Utilitarianism for and against*, Cambridge University Press, Cambridge 1973 (tr. it., *L'utilitarismo*, Bologna 1981).
Spaemann R., *Felicità e benevolenza*, Vita e Pensiero, Milano 2001.
Spinsanti S. (a cura di), *Documenti di deontologia e etica medica*, Paoline, Milano 1985.
Stevenson C.L., *Facts and Values*, Yale University Press, New Haven, 1963.
Stevenson C.L., *Ethics and language*, Yale University Press, New Haven 1944 (tr. it. *Etica e linguaggio*, Longanesi, Milano 1962).
Stranzinger R., *On Natural Law and the Is-Ought Questions. Philosophical Observations*, in *Das Naturrechtsdenken heute und morgen. Gedächtnisschrift für René Marcic*, a cura di D. Mayyer-Maly e P.M. Simons, Berlin 1983, pp. 455 ss.
Styc'zen Tadeusz, *Le leggi contro la vita, analisi etico-culturale*, in Aa.Vv., « *Evangelium*

Vitae » e Diritto, Libreria Editrice Vaticana, Città del Vaticano 1996, pp. 213-227.

Sumner L.W. Boyle J. (eds.), *Philosophical Perspectives on Bioethics*, University of Toronto Press, Toronto 1996.

Taylor C., *Radici dell'io. La costruzione dell'identità moderna*, Feltrinelli, Milano 1993.

Tettamanzi D., *Bioetica. Nuove frontiere per l'uomo*, Piemme, Casale Monferrato 1990.

Tettamanzi D., *Nuova bioetica cristiana*, Piemme, Casale Monferrato 2000.

Tommaso D'Aquino (san), *Summa Theologiae*, 1, I-II, q. 55, a. 7 ad 3, ESD, Bologna 1984.

Toulmin S., *An Examination of the Place of Reason in Ethics* (1950) (tr. it. *Etica e Ragione*, Ubaldini, Roma 1970).

Toulmin S., *The Tyranny of Principles*, « Hastings Center Report », 1981, 11, p. 6.

Usa, President's Commission for the study of ethical problems in medicine and biomedical research, *Summing up. Final report on studies of ethical and legal problems in medicine and biomedical and behavioral research*, U.S. Gov. Print Office, Washington (D.C.) 1983.

Vaccarini I., *Cultura dominante e crisi esistenziale*, « Aggiornamenti sociali », 1989, 1, pp. 13-28.

Vendemiati A., *La specificità bio-etica*, Rubbettino, Soveria Mannelli 2002.

Viano C.A. (a cura di), *Teorie etiche contemporanee*, Bollati Boringhieri, Torino 1990.

Vidal M., *Etica de la actividad científico-técnica*, « Moralia », 1983, 4, pp. 419-443.

Vigna C. (a cura di), *La libertà del bene*, Vita e Pensiero, Milano 1998.

Viola F., *Diritti dell'uomo, diritto naturale, etica contemporanea*, Giappichelli, Torino 1989.

Viola F., *Etica e metaetica dei diritti umani*, Giappichelli, Torino 2000.

Viotti S., *Il problema morale della legge civile*, « Studia Moralia », 1999, 37, pp. 321-356.

Von Wright G.H., *Is and Ought*, in Aa.Vv., *Man, Law and modern Forms of Life*, a cura di E. Bulygin, J.L. Gardies e I. Niiniluoto, Dordrecth 1985, pp. 263-282.

Voorzanger B., *No norms and no nature. The normal relevance of evolutionary biology*, «Biology and Philosophy », 1987, 2, pp. 569-570.

Walters L., *Religion and the renaissance of medical ethics in Usa, 1965-1975*, in Shelp E.E. (ed.), *Theology and bioethics*, Reidel, Dordrecht 1985 (tr. it. *Teologia e bioetica*, Dehoniane, Bologna 1989, pp. 3-16).

Wilson E.O., *Sociobiology. The new synthesis*, The President and fellows of Harvard College, Harvard 1975 (tr. it. *Sociobiologia. La nuova sintesi*, Zanichelli, Bologna 1979).

Wittgenstein L., *Conferenza sull'etica, in Lezioni e conversazioni sull'etica, l'estetica, la psicologia e la credenza religiosa*, Adelphi, Milano 1967.

Wittgenstein L., *Tractatus logico-philosophicus*, Einaudi, Torino 1995.

Wojtyla K., *I fondamenti dell'ordine etico*, CSEO, Bologna 1980.

Zecchinato P., *Giustificare la morale*, Verifiche, Trento 1990.

Zecchinato P., *Il punto archimedeo, ragione ed etica nella filosofia italiana dal '45 ad oggi*, Liviana, Padova 1986.

Zuccaro C., *La vita umana nella riflessione etica*, Queriniana, Brescia 2000.

Ⅲ 生 命

Aa.Vv., *La filosofia dell'uomo*, Atti del congresso della Federazione Universitaria Cattolica Italiana (FUCI), Roma 1961.

Aa.Vv., *La vita e la sua storia. Stato e prospettive degli studi di genetica*, Scientia, Milano 1985.

Aa.Vv., *Qu'est-ce que la vie* (Semaine des Intellectuels Catholiques), Paris 1958.

Aa.Vv., *Scienza e origine della vita*, Orizzonte Medico, Roma 1980.

Agazzi E. (a cura di), *Storia delle scienze*, Città Nuova, Roma 1984.

Angelini G., *La questione radicale: quale idea di vita?*, in *La bioetica. Questione civile e problemi teorici sottesi*, Glossa, Milano 1998, pp. 177-206.

Arber W., *Promotion and limitation of genetic exchange*, « Science », 1979, 205, pp. 361-365.

Arthadeva B.M., *Scienza e verità. Evoluzionismo, biogenesi e uomo scimmia*, Logos, Roma 1987.

Artigas M., *Le frontiere dell'evoluzionismo*, Ares, Milano 1993.

Atkins P.W., *La creazione. Saggio sul riduzionismo estremo e sul razionalismo militante*, Zanichelli, Bologna 1985.

Azzone F.G., *Il senso della vita*, Laterza, Roma-Bari 1994.

Ballesteros J., *La costruzione dell'immagine attuale dell'uomo*, in Yarza I. (a cura di), *Immagini dell'uomo. Percorsi antropologici nella filosofia moderna*, Armando, Roma 1997.

Bartholomew D.J., *Dio e il caso*, SEI, Torino 1987.

Bateson G., *Verso un'ecologia della mente*, Adelphi, Milano 1976.

Bergeron I. - Ernst A.M., *Le Christ universel et l'évolution*, Cerf, Paris 1986.

Bergson H., *L'evoluzione creatrice*, Raffaello Cortina, Milano 2002.

Blandino G., *Caso e finalità*, « La Civiltà Cattolica », 1977, 2, pp. 366-368.

Blandino G., *L'argomentazione casualistica di Jacques Monod*, « La Civiltà Cattolica », 1978, 2, pp. 557-565.

Boncinelli E., *Tempo delle cose, tempo della vita, tempo dell'anima*, Laterza-Fondazione Sigma-Tau, Roma-Bari, 2003.

Boniolo G., *Il limite e il ribelle. Schegge fra etica, bioetica, naturalismo e darwinismo*, Cortina, Milano 2003.

Boniolo G. - Vidali P., *Filosofia della scienza*, Bruno Mondadori, Milano 1999.

Bunge M. - Manher M., *Foundations of biophilosophy*, Springer Verlag, Berlin 1997.

Campanini G., *Rispetto della vita e cultura contemporanea*, « La Famiglia », 1992, 152,

pp. 13-24.
Cavadi A. - Galantino N. - Guarnieri E., *Alla ricerca dell'uomo,* Augustinus, Palermo 1988.
Cela Conde C., *The challenge of evolutionary ethics*, « Biology and Philosophy », 1986, 1, pp. 293-297.
Chagas C., *Lo sviluppo della scienza e l'avvenire dell'umanità*, « Medicina e Morale », 1974, 1, pp. 90-98.
Cimino G. - Fantini B. (a cura di), *Le rivoluzioni nelle scienze della vita*, Leo S. Olschki Editore, Firenze 1995.
Collier J., *Entropy in evolution*, « Biology and Philosophy », 1986, 1, pp. 5-24.
Compagnoni F., *Vita*, in *Nuovo Dizionario di Bioetica,* a cura di S. Leone e S. Privitera, Città Nuova-Istituto Siciliano di Bioetica, Roma-Acireale 2004, pp. 1261-1268.
Coppens Y., *Ominoidi, ominidi e uomini*, Jaca Book, Milano 1987.
Crick F., *L'origine della vita*, Mondadori, Milano 1983.
Crick F., *Uomini e molecole. È morto il vitalismo?*, Zanichelli, Bologna 1970.
D'Agostino F., *Parole di bioetica,* Giappichelli, Torino 2004.
Darwin C., *L'evoluzione,* Newton Compton, Roma 1994.
Darwin C., *Origine delle specie*, Zanichelli, Bologna 1982.
Davies P., *Dio e la nuova fisica*, Mondadori, Milano 1984.
Dawkins R., *L'orologiaio cieco. Creazione o evoluzione?*, Rizzoli, Milano 1988.
De Carolis M., *La vita nell'epoca della sua riproducibilità tecnica,* Bollati-Boringhieri, Torino 2004.
Del Re G., *Complessità*, in *Dizionario interdisciplinare di Scienza e Fede*, a cura di G. Tanzella-Nitti e A. Strumia, Urbaniana University Press, Roma 2002, pp. 259-265.
Delbruck M., *Mind from matter?*, BSP, Palo Alto 1986.
Doni R., *Le grandi domande. Interrogativi sull'universo secondo la scienza, la filosofia e la fede*, Rusconi, Milano 1987.
Dyson F., *Origini della vita*, Boringhieri, Torino 1987.
Eccles J. - Robinson D., *La meraviglia di essere uomo*, Armando, Roma 1985.
Eldredge N. - Tattersal J., *I miti dell'evoluzione umana*, Boringhieri, Torino 1984.
Facchini F., *Evoluzione umana e cultura*, La Scuola, Brescia 1999.
Facchini F., *Il cammino dell'evoluzione umana*, Jaca Book, Milano 1985.
Fisso M.B. - Sgreccia E., *Etica dell'ambiente* (I-II), « Medicina e Morale », 1996, 6, pp. 1057-1082 e 1997, 1, pp. 57-74.
Fox Keller E., *Reproduction and the central project of evolutionary theory*, « Biology and Philosophy », 1987, 2, pp. 383-396.
Galantino N., *Dire « uomo » oggi. Nuove vie dell'antropologia filosofica*, Paoline, Milano 1993.
Galleni L., *Aspetti teorici della biologia evoluzionistica*, in Freguglia P. (a cura di), *Modelli matematici nelle Scienze Biologiche,* Quattro Venti, Urbino 1998.

文　献　一　覧　　　　　　　　　　　　　383

Galleni L., *Futuro dell'uomo, futuro della terra*, Dehoniane, Roma 2002.
Galzigna L., *Biologia evoluzionista e problema del male*, in Colzani G. (a cura di), *Creazione e male del cosmo: scandalo per l'uomo e per il credente*, Edizioni Messaggero, Padova 1995.
Galzigna L., *Matematica e biologia*, UTET, Torino 1998.
Gevaert J., *Il problema dell'uomo*, LDC, Leumann 1984.
Gewirth A., *The problem of specificity in evolutionary ethics*, « Biology and Philosophy », 1986, 1, pp. 297-306.
Giovanni Paolo II, *Messaggio ai partecipanti all'assemblea plenaria della Pontifica Accademia delle Scienze* (22.10.1996), « Orizzonte Medico », 1996, 5, pp. 4-5.
Goglia G., *Jacques Monod*, « L'Osservatore Romano », 28 agosto 1976.
Goglia G., *Ontogenesi, filogenesi e DNA ripetitivo*, « Medicina e Morale », 1976, 3, pp. 229-239.
Gould S.J., *Questa idea della vita. La sfida di Charles Darwin*, Riuniti, Roma 1984.
Grasse P.P., *L'evoluzione del vivente*, Adelphi, Milano 1979.
Griffith P.A., Sterelny K., *Sex and death: an introduction to the philosophy of biology*, University of Chicago Press, Chicago 1999.
Haeckel E., *Zellseelen und Seelenzellen*, « Deutsche Rundschau », 1978, 16, pp. 40-59.
Hawking S., *Dal big bang ai buchi neri. Breve storia del tempo*, Rizzoli, Milano 1969.
Hortz H., *Dialectics and evolution*, « Biology and Philosophy », 1987, 2, pp. 493-508.
Jacob F., *La logica del vivente. Storia dell'ereditarietà*, Einaudi, Torino 1971.
Jacquard A., *Hasard et évolution*, « La Recherche », 1975, 6, pp. 230-237.
Jonas H., *Organismo e libertà*, a cura di P. Becchi, Einaudi, Torino 1999.
Jonas H., *Philosophical Essays: From Ancient Creed to Technological Man*, Englewood Cliffs, Prentice-Hall (N.J.) 1974.
La Vergata A., *L'evoluzione biologica: da Linneo a Darwin*, Loescher, Torino 1979.
Lejeune J., *Il messaggio di vita*, « Medicina e Morale », 1974, 1, pp. 99-107.
Llano A., *La nuova sensibilità*, Ares, Milano 1995.
Lloyd E.A., *Confirmation of ecological and evolutionary models*, « Biology and Philosophy », 1987, 2, pp. 277-293.
Lombardi Vallauri L., *Le culture riduzionistiche nei confronti della vita*, in Aa.Vv., *Il valore della vita*, Vita e Pensiero, Milano 1985, pp. 41-74.
Lovelock J., *Le nuove età di Gaia*, Bollati Boringhieri, Torino 1996.
Lucas Lucas R., *L'uomo spirito incarnato. Compendio di filosofia dell'uomo*, Paoline, Milano 1993.
Luria S.E., *Vita, un esperimento non finito*, Zanichelli, Bologna 1974.
Maffettone S., *Il valore della vita. Un'interpretazione filosofica pluralista*, Mondadori, Milano 1998.
Malaguti M. (a cura di), *Prismi di verità*, Città Nuova, Roma 1997.
Maldamé J.M., *Évolution et création*, « Revue Thomiste », 1996, 96, pp. 575-616.

Marcel G., *L'homme problématique*, Aubier, Paris 1965.

Marcozzi V., « *Sorella scimmia* » *e controversie evoluzionistiche*, « La Civiltà Cattolica », 1985, 1, pp. 134-145.

Marcozzi V., *L'uomo nello spazio e nel tempo*, CEA, Milano 1953.

Marcozzi V., *La vita e l'uomo*, CEA, Milano 1946.

Marcozzi V., *Le origini dell'uomo. L'evoluzione oggi*, Massimo, Milano 1972.

Marcozzi V., *Però l'uomo è diverso*, Rusconi, Milano 1981.

Marcozzi V., « Evoluzionismo », in *Enciclopedia filosofica*, III, Edipem, Roma 1979, pp. 428-438.

Margulis L., *Five-kingdom classification and the origin and evolution of cells*, «Evolutionary Biology », 1974, 7, pp. 45-78.

Maritain J., *Quatre essais sur l'esprit dans sa condition charnelle*, Aubier, Paris 1965 (trad. it. Morcelliana, Brescia 1978).

Maritain J., *Vers une idée thomiste de l'évolution*, « Nova et Vetera », 1967, 42, pp. 130-131.

Maturana H. - Varala F., *L'albero della conoscenza*, Garzanti, Milano 1987.

Mayr E., *Biologia ed evoluzione*, Boringhieri, Torino 1982.

Mayr E., *Storia del pensiero biologico*, Bollati Boringhieri, Torino 1990.

Melina L., *Vita*, in *Dizionario interdisciplinare di Scienza e Fede*, a cura di G. Tanzella-Nitti e A. Strumia, Urbaniana University Press, Roma 2002, pp. 1519-1530.

Mohr R., *L'etica cristiana nella luce dell'etnologia*, Paoline, Roma 1959.

Mondin B., *L'uomo: chi è? Elementi di antropologia filosofica*, Massimo, Milano 1989.

Monod J., *Le hasard et la nécessité*, Ed. du Seuil, Paris 1970 (trad. it. *Il caso e la necessità*, Mondadori, Milano 1970).

Morchio R., *La biologia nel XX secolo*, in Agazzi E. (a cura di), *Storia delle scienze*, Città Nuova, Roma 1984, XI, pp. 367-385.

Mordacci R., *La nozione di vita umana in bioetica*, « Rivista di teologia morale », 1996, 3, pp. 379-390.

Morin E., *Introduzione al pensiero complesso,* Sperling & Kupfer, Milano 1995.

Morin E., *La vita della vita*, Feltrinelli, Milano 1987.

Morowitz H., *Entropy and non-sense*, in Brooks D. et al., *Evolution as entropy*, University of Chicago, Chicago 1986, pp. 473-476.

Morpurgo G., *Dalla cellula alle società complesse*, Boringhieri, Torino 1987.

Mounier E., *Le personnalisme*, Seuil, Paris 1950.

Muratore S., *L'evoluzione cosmologica e il problema di Dio*, AVE, Roma 1993.

Oliverio A., *Un nuovo modo di conoscere l'uomo*, in Aa.Vv., *La vicenda uomo tra coscienza e computer*, Cittadella, Assisi 1985, pp. 87-104.

Palazzani L., *La natura nel dibattito bioetica*, in Aa.Vv., *La tecnica, la vita, i dilemmi dell'azione*, Mondadori, Milano 1998, pp. 204-226.

Palazzani L., *Modello argomentativo per una valutazione bioetica nella prospettiva personalista*, in Viafora C. (a cura di), *Centri di Bioetica in Italia. Orientamenti a confronto*, Gregoriana, Padova 1993, pp. 39-66.

Pastori G., *Il centenario dell'opera di C. Darwin: « L'origine della specie per selezione naturale »*, « Pedagogia e vita », 1959-1960, 21, pp. 24-40 e 99-110.

Pastori G., *Le leggi dell'ereditarietà biologica*, La Scuola, Brescia 1958.

Pio XII, Lettera enciclica *« Humani generis »*, Libreria Editrice Vaticana, Città del Vaticano 1950.

Polanyi M., *La struttura irriducibile della vita* (1968), in *Conoscere ed essere. Saggi*, Armando, Roma 1988, pp. 265-280.

Polkinghorne J.C., *Credere in Dio nell'età della scienza*, Raffaello Cortina, Milano 2000.

Polkinghorne J.C., *Riduzionismo*, in *Dizionario di Scienza e Fede*, a cura di G. Tanzella-Nitti e A. Strumia, Urbaniana University Press, Roma 2002.

Popper K.R. - Eccles J.C., *L'io e il suo cervello*, I, Armando, Roma 1982.

Porro C., *« I cieli narrano la gloria di Dio ». Note su cosmologia e teologia*, « La rivista del Clero Italiano », 1996, 1, pp. 453-463.

Possenti V., *La tecnica, la vita, i dilemmi dell'azione*, Mondadori, Milano 1998.

Possenti V., *Razionalismo critico e metafisica. Quale realismo?*, Morcelliana, Brescia 1996.

Possenti V., *Vita, natura e teleologia*, in *Essere e libertà*, Rubbettino, Soveria Mannelli 2004, pp. 115-144.

Quattrocchi P., *Etica scienza complessità*, Angeli, Milano 1984.

Rachels J., *Creati dagli animali. Implicazioni morali del darwinismo*, Edizioni di Comunità, Milano 1996.

Richards R., *A defence of evolutionary ethics*, « Biology and Philosophy », 1986, 1, pp. 265-293.

Rolston H. (a cura di), *Biology, Ethics and Origins of Life*, Jones & Bartlett, Boston 1995.

Ruiz de la Pena J.L., *Anthropologie et tentation biologiste*, « Communio », 1984, 9, 6, pp. 66-79.

Ruse M., *Filosofia della biologia*, tr. it. Bologna 1976.

Ruse M., *Monad to Man. The concept of progress in evolutionary biology*, Harvard Univ. Press, Cambridge-London 1996.

Ruse M., *The evolution wars. A guide to the debates*, Rutgers University Press, New Brunswick (N.J.) 2001.

Russel R.J. - Stoeger W.R. - Ayala F.J. (a cura di), *Evolutionary and molecular biology: scientific perspectives on divine action*, Vatican Observatory Publications and Center for Theology and the Natural Sciences, Vatican City-Berkeley 1998.

Russo M.T., *Corpo, salute, cura. Linee di antropologia biomedica*, Rubbettino, Soveria Mannelli 2004.

Sanchez Sorondo M. (a cura di), *La vita*, PUL-Mursia, Roma 1998.

Sanguinetti J., *La filosofia del cosmo in San Tommaso d'Acquino*, Ares, Milano 1986.

Schockenhoff E., *Etica della vita. Un compendio teologico*, Queriniana, Brescia 1997.
Scola A. (a cura di), *Quale vita? La bioetica in questione*, Mondadori, Milano 1998.
Sella G. - Cervella P., *L'evoluzione biologica e la formazione della specie*, SEI, Torino 1987.
Sermonti G. - Fondi R., *Dopo Darwin. Critica all'evoluzionismo*, Rusconi, Milano 1980.
Sgreccia E., *Il riduzionismo biologico in Medicina* (editoriale), « Medicina e Morale », 1985, 1, pp. 3-9.
Singer P., *Liberazione animale*, tr. it., Mondadori, Milano 1991.
Singer P., *Etica pratica*, tr. it., Liguori, Napoli 1989.
Sloan P., *Darwin as a young scientist*, in Burkhardt E. et al., *The correspondence of Charles Darwin*, Cambridge University Press, Cambridge 1987, I, pp. 1821-1835.
Spaemann R., *Persone. Sulla differenza tra « qualcosa » e « qualcuno »*, a cura di L. Allodi, Laterza, Roma-Bari 2005.
Sperry R., *Science and moral priority*, Columbia University Press, New York 1983.
Spiazzi R., *Lineamenti di etica della vita*, Studio Domenicano, Bologna 1990.
Stanley S.M., *L'evoluzione dell'evoluzione*, Mondadori, Milano 1982.
Stebbins G.L. - Ayala F.J., *Is a new evolutionary synthesis necessary?*, « Science », 1981, pp. 967-971.
Stefanini M., *L'origine della vita: il differenziamento dei gameti*, in Aa.Vv., *Scienza e origine della vita*, Orizzonte Medico, Roma 1986, pp. 73-86.
Teilhard De Chardin P., *La place de l'homme dans la nature* (1956), Seuil, Paris 1977.
Teilhard De Chardin P., *Le phénomène humain*, Paris 1955 (trad. it. *Il fenomeno umano*, Mondadori, Milano 1968).
Trigg R., *Evolutionary ethics*, « Biology and Philosophy », 1986, 1, pp. 325-335.
Vanni Rovighi S., *L'antropologia filosofica di S. Tommaso d'Aquino*, Vita e Pensiero, Milano 1965.
Vendryes P., *Vers une théorie de l'homme*, PUF, Paris 1973.
Villa L., *Parliamo della vita umana*, « Medicina e Morale », 1981, 3, pp. 392-402.
Voorzanger B., *No norms and no nature - The moral relevance of evolutionary biology*, «Biology and Philosophy », 1987, 2, pp. 253-270.
Waters K., *Natural selection without survival of fittest*, « Biology and Philosophy », 1986, 1, pp. 207-225.
Wilson E.O., *Sulla natura umana*, Zanichelli, Bologna 1980.
Zatti M., *Biologia antropica*, in Giacomini B. (a cura di), *Il principio antropico. Condizioni per l'esistenza dell'uomo nell'universo*, Istituto Gramsci, Ferrara 1991.
Zubiri X., *Il problema dell'uomo. Antropologia filosofica*, Augustinus, Palermo 1985.

Ⅳ 人格と身体

Aa.Vv., *Antropologia Tomista* (Atti del IX Congresso Tomistico Internazionale), III,

Libreria Editrice Vaticana, 1991.

Aa.Vv., *Antropologia biblica e morale*, Dehoniane, Napoli 1972.

Aa.Vv., *Persona, verità e morale*, Città Nuova, Roma 1987.

Aa.Vv., *Persone e personalismo*, Gregoriana, Padova 1992.

Aa.Vv., *Uomo e salute*, Edizioni del Rezzara, Vicenza 1979.

Acquaviva S., *In principio era il corpo*, Borla, Roma 1977.

Agostino (sant'), *Confessioni*, Paoline, Roma 1981.

Ales Bello A., *L'analisi della corporeità nella fenomenologia*, in *Corporeità e pensiero*, Atti dell'VIII Convegno Studium, Studium, Roma 2000.

Allport G.W., *Personality. A psychological interpretation*, Holt, New York 1937.

Amato S., *Sessualità e corporeità. I limiti dell'identificazione giuridica*, Giuffrè, Milano 1985.

Anders G., *L'uomo è antiquato*. vol. 1: *Considerazioni sull'anima nell'era della seconda rivoluzione industriale*, Bollati Boringhieri, Torino 2003.

Angelini G., *La malattia, un tempo per volere. Saggio di filosofia morale*, Vita e Pensiero, Milano 2000.

Argyle M., *Il corpo e il suo linguaggio*, Zanichelli, Bologna 1982.

Aristotele, *Opere*, Laterza, Bari 2005.

Ashley B.M., *Theologies of the body. Humanist and christian*, The Pope John Center, Braintree (Mass) 1985.

Babolin A., *Essere e alterità in M. Buber*, Gregoriana, Padova 1965.

Baccarini E., *La persona e i suoi volti. Etica e antropologia*, Anicia, Roma 2003_2.

Basti G., *Il problema mente-corpo*, in *Corpo e anima. Necessità della metafisica. Annuario di filosofia 2000,* Mondadori, Milano 2001.

Basti G., *Il rapporto mente-corpo nella filosofia e nella scienza*, Edizioni Studio Domenicano, Bologna 1991.

Bauman Z., *Il disagio della postmodernità*, Mondadori, Milano 2002.

Bauman Z., *Modernità liquida*, Laterza, Roma-Bari 2002.

Baumgärtel F. - Meyer R. - Schweiser E., *Sarx*, in *Grande Lessico del Nuovo Testamento*, XI, Paideia, Brescia 1976, pp. 1265-1398.

Bausola A., *Natura e progetto dell'uomo*, Vita e Pensiero, Milano 1977.

Bergson H., *Materia e memoria*, a cura di A. Pessina, Laterza, Roma-Bari 1996.

Berlinguer G. - Garrafa V., *La merce finale. Saggio sulla compravendita di parti del corpo umano*, Baldini & Castoldi, Milano 1996.

Berlinguer G. - Garrafa V., *Il nostro corpo in vendita. Cellule, organi, DNA e pezzi di ricambio,* Baldini & Castoldi, Milano 2000.

Berlinguer G., *Il corpo come merce o come valore*, Laterza, Roma-Bari 1993.

Bizzotto M., *Cultura della salute*, in *Dizionario di Teologia Pastorale Sanitaria*, a cura di G. Cinà, E. Locci, C. Rocchetta, L. Sandrin, Camilliane, Torino 1997, pp. 310-317.

Blondel M., *Le problème de l'immortalité de l'âme*, « Supplément de la vie spirituelle »,

1939, 61, pp. 1-15.
Bruaire C., *Filosofia del corpo*, Paoline, Milano 1975.
Brun J., *La nudità umana,* Sei, Torino 1995.
Buber M., *Werke*, München 1962.
Burani G., *Il passaggio dalla assistenza sanitaria alla tutela della salute*, Salcom, Brezzo di Bedero 1985.
Caffarra C., *Morale personale*, in Aa.Vv., *Persona umana e medicina*, Ospedale Miulli, Acquaviva di Fonti 1985, pp. 45-55.
Caldarone R., *Corpo, parola e trascendenza*, « Filosofia e Teologia », 2005, 1, pp. 76-87.
Callieri B., *Antropologia e psichiatria: dall'oggettività del « caso » alla esperienza di rapporto e di incontro con la persona*, « Medicina e Morale », 1983, 2, pp. 180-188.
Camus A., *Le mythe de Sisyphe*, in *Essais*, Biblioteque de la Pléiade, Paris 1965.
Canguilhem G., *Il normale e il patologico*, Einaudi, Torino 1998.
Cartesio R., *Meditazioni metafisiche*, trad. di S. Landucci, Laterza, Roma-Bari 2001. *Chi è l'uomo? Il rapporto tra l'anima e il corpo* (editoriale), « La Civiltà Cattolica », 1991, 1, pp. 109-120.
Chiarelli B., *Perché insegno antropologia*, « Problemi di Bioetica », 1988, 1, pp. 61-69.
CIF-UECI (a cura di), *Uomo-Donna. Progetto di vita*, Roma 1985.
Coccio A., *Il problema dell'immortalità dell'anima nella Summa Theologica di S. Tommaso d'Aquino*, « Rivista di filosofia neoscolastica », 38 (1946), pp. 298-306.
Concilio Vaticano II, *Costituzione pastorale « Gaudium et Spes »*, in *Enchiridion Vaticanum*, I, Dehoniane, Bologna 1985, nn. 12-22, pp. 791-813.
Cosmacini G. - Gaudenti G., Satolli R. (a cura di), *Dizionario di storia della salute*, Einaudi, Torino 1996.
Cremaschi S., *Il concetto di eros in « Le deuxième sexe » di Simone de Beauvoir*, in Melchiorre V. (a cura di), *Amore e matrimonio nel pensiero filosofico e teologico moderno*, Vita e Pensiero, Milano 1976, pp. 296-316.
D'Addelfio G., *Dal corpo proprio al corpo vulnerabile: percorsi di bioetica*, « Filosofia e Teologia », 2005, 1, pp. 103-118.
D'Agostino F. (a cura di), *Il corpo de-formato. Nuovi percorsi dell'identità personale*, Giuffrè, Milano 2002.
D'Agostino F., *Promozione e alienazione della persona nell'epoca postmoderna*, « Rivista di teologia morale », 1989, 4, pp. 37-41.
De Monticelli R. (a cura di), *La persona: apparenza e realtà*, Raffaello Cortina, Milano 2000.
De Rosa G., *La « dignità » della persona umana*, « La Civiltà Cattolica », 2004, 3, pp. 370-380.
Di Raimondo F., *Medicina e promozione umana: didattica, ricerca, assistenza*, « Medicina e Morale », 1976, 1-2, pp. 115-132.
Donati P. (a cura di), *La cura della salute verso il 2000*, Franco Angeli, Milano 1989.

文 献 一 覧

Donati P. (a cura di), *La sociologia sanitaria. Dalla sociologia della medicina alla sociologia della salute*, Franco Angeli, Milano 1983.

Eccles J. - Robinson D., *La meraviglia di essere uomo*, Armando, Roma 1985.

Entralgo P.L., *Antropologia medica*, Paoline, Milano 1988.

Esclanda R. - Russo F. (a cura di), *Homo patiens. Prospettive sulla sofferenza umana*, Armando, Roma 2003.

Facchini F., *Antropologia. Evoluzione, uomo, ambiente*, Utet, Torino 1988.

Fadini U., *Sviluppo tecnologico e identità personale. Linee di antropologia della tecnica*, Dedalo, Bari 2000.

Fagone V., *Il problema dell'inizio della vita del soggetto umano*, in Fiori A. - Sgreccia E. (a cura di), *Aborto. Riflessioni di studiosi cattolici*, Vita e Pensiero, Milano 1975, pp. 149-179.

Ford N.M., *Quando comincio io? Il concepimento nella storia, nella filosofia e nella scienza*, tr. it., Baldini & Castoldi, Milano 1997.

Foucault M., *Le parole e le cose*, Rizzoli, Milano 1967.

Gadamer J.-G., *Dove si nasconde la salute*, Raffaello Cortina, Milano 1994.

Galimberti U., *Il corpo*, Feltrinelli, Milano 1999.

Galimberti U., *Psiche e techne. L'uomo nell'età della tecnica*, Feltrinelli, Milano 1999.

Gevaert J., *Il problema dell'uomo*, LDC, Leumann 1984.

Ghisalberti A., *Anima e corpo in Tommaso d'Aquino*, « Rivista di filosofia neoscolastica », (97) Aprile-Giugno 2005, 2, pp. 282-296.

Gilson E., *Lo spirito della filosofia medioevale*, Morcelliana, Brescia 1947.

Giovanni Paolo II, *Teologia del corpo*, Paoline, Roma 1982.

Giunchedi F., *Etica e scienze umane*, Dehoniane, Napoli 1985.

Giustiniani P., *Antropologia filosofica*, Piemme, Casale Monferrato 1991.

Goffi T. - Piana G. (a cura di), *Corso di morale, II, Diakonia (etica della persona)*, Queriniana, Brescia 1983.

Grasso P.G., *Personalità*, in Aa.Vv., *Dizionario Enciclopedico Pedagogico*, III, Torino 1959, pp. 680-682.

Gregorio di Nissa, *L'uomo*, Città Nuova, Roma 1982.

Grmek M.D., *Le malattie all'alba della civiltà occidentale*, Il Mulino, Bologna 1985.

Guardini R., *Accettare se stessi*, Morcelliana, Brescia 1992.

Guardini R., *Fede, religione, esperienza*, Morcelliana, Brescia 1984.

Häring B., *Liberi e fedeli in Cristo*, III, Paoline, Roma 1980.

Häring B., *Proclamare la salvezza e guarire i malati*, Ospedale Miulli, Acquaviva delle Fonti 1984.

Healy J., *The christian notion of person and the comatose patient*, « Linacre Quarterly », 1989, 3, pp. 76-90.

Hume D., *Ricerca sull'intelletto umano*, Laterza, Roma-Bari 2004_2.

Husserl E., *Meditazioni cartesiane* (1929), tr. it. di F. Costa, Bompiani, Milano 1989.

Jaeger W., *Paideia*, 3 voll., La Nuova Italia, Firenze 1990.
Jolif J.Y., *Comprendre l'homme. Introduction à une anthropologie philosophique*, Paris 1967.
Kass L.R., *Organs for sale? Propriety, property and the price of progress*, « The Public Interest », 1992, 107, pp. 65-86.
Kesselring A., *Unser Körper, der große Unbekannte*, « Pflege », 1990, 1, pp. 4-12.
Kleinknecht H., *Pneuma*, in *Grande Lessico del Nuovo Testamento*, X, Paideia, Brescia 1975, pp. 767-849.
Komersaroff P.A., *Troubled body: critical perspectives on postmodernism, medical ethics and the body*, Duke University Press, Durham 1995.
Kuhse H., *Il corpo come proprietà. Ragioni di scambio e valori etici*, Laterza, Roma-Bari 1993.
Laín Entralgo P., *Antropología medica para clínicos*, Salvat, Barcelona 1985.
Leder R., *Medicine and paradigms of embodiment*, « J. Medical Philosophy », 1984, 1, pp. 29-43.
Leibniz Gottfried W., *Monadologia*, La Scuola, Brescia 1997.
Locatelli F., *Alcune note sulla dimostrazione dell'immortalità dell'anima in S. Tommaso*, « Rivista di filosofia neoscolastica », 33 (1941), pp. 413-418.
Lodetti R., *Il corpo umano: per un raccordo mente-corpo-società*, Dehoniane, Roma 1991.
Lucas Lucas R., *Antropologia e problemi bioetici*, Edizioni San Paolo, Cinisello Balsamo (MI) 2001.
Lucas Lucas R., *L'uomo spirito incarnato. Compendio di Filosofia dell'uomo*, Paoline, Milano 1993.
Luyten N., *Das Leib-Seele Problem in Philosophischer Licht*, in *Ordo Rerum*, Freiburg 1969, pp. 285-287.
MacKenzie M.M., *Plato's moral theory*, « J. Med. Ethics », 1985, 2, pp. 88-91.
MacIntyre A., *Animali razionali dipendenti. Perché gli uomini hanno bisogno delle virtù*, Vita e Pensiero, Milano 2001.
Maffei S., *La voce e il corpo*, in Gargani A.G. (a cura di), *Il destino dell'uomo nella società post-industriale*, Laterza, Roma-Bari 1987, pp. 141-158.
Malherbe J.F., *Médecine, anthropologie et éthique*, « Médecine de l'Homme », 1985, 156/157, pp. 5-12.
Manga P., *A commercial market for organs? Why not*, « Bioethics », 1987, 4, 1, pp. 321-338.
Manuli P., *Medicina e antropologia nella tradizione antica*, Loescher, Torino 1980.
Marcel G., *Du refus à l'invocation*, Gallimard, Paris 1940.
Marcel G., *Homo viator*, Paris 1944.
Marcel G., *Journal de métaphysique*, Paris 1927, p. 252.
Marcel G., *L'homme problématique*, Aubier, Paris 1965.

Maritain J., *De Bergson à St. Thomas d'Aquin*, Hartmann, Neuchâtel-Paris 1947.
Maritain J., *I diritti dell'uomo e la legge naturale*, Vita e Pensiero, Milano 1977.
Maritain J., *Ragione e ragioni. Saggi sparsi*, Vita e Pensiero, Milano 1982.
Maritain J., *Umanesimo integrale*, Borla, Roma 1980.
Mazzantini G., *Storia del pensiero antico*, Bottega d'Erasmo, Torino 1965.
McInerny R., *Aquinas's moral theory*, « J. Med. Ethics », 1987, 13, pp. 31-33.
McKenny G.P., *To relieve the human condition. Bioethics, technology, and the body*, State University of New York, New York 1997.
Meinlaender G.C., *Body, soul and Bioethics*, University of Notre Dame Press, Notre Dame 1995.
Melchiorre V. (a cura di), *L'idea di persona*, Vita e Pensiero, Milano 1996.
Melchiorre V., *Corpo e Persona*, Marietti, Genova 1995.
Melchiorre V., *Essere e parola. Idee per una antropologia metafisica*, Vita e Pensiero, Milano 1984.
Melchiorre V., *Il corpo*, La Scuola, Brescia 1984.
Merleau-Ponty M., *Fenomenologia della percezione*, Il Saggiatore, Milano 1965.
Merleau-Ponty M., *Il corpo vissuto*, Il Saggiatore, Milano 1979.
Merleau-Ponty M., *Il visibile e l'invisibile*, Il Saggiatore, Milano 1993.
Merleau-Ponty M., *La struttura del comportamento*, Bompiani, Milano 1963.
Mohanty J.N., *Intentionality and the mind/body problem*, in Spicker S.F. (ed.), *Organism, medicine, and metaphysics*, Reidel, Dordrecht 1978, VII, pp. 283-303.
Moltmann-Wendel E., *Il mio corpo sono io: nuove vie verso la corporeità*, Queriniana, Brescia 1996.
Mondin B., *L'uomo: chi è? Elementi di antropologia filosofica*, Massimo, Milano 1982.
Mordacci R., *La corporeità disponibile. Analisi etica di alcuni aspetti della ricerca biomedica*, « Medicina e Morale », 1994, 4, pp. 723-745.
Morgante G., *Aspetti istituzionali della umanizzazione della medicina oggi*, « Medicina e Morale », 1987, 1/2, pp. 29-45.
Morgante G., *Umanizzazione della medicina*, « Medicina e Morale », 1984, 3, pp. 322-327.
Mork W., *Linee di antropologia biblica*, Esperienze, Fossano 1971.
Morowitz H., *The mind-body problem and the second law of thermodynamics*, « Biology and Philosophy », 1987, 2, pp. 271-275.
Morris B.D., *Illness and Culture in the Postmodern Age*, University of California Press, London 1998.
Mottini G. (a cura di), *Medical Humanities. Le scienze umane in medicina*, SEU, Roma 1999.
Mounier E., *Le personnalisme*, Seuil, Paris 1950 (tr. it. *Il personalismo*, AVE, Roma 1966).
Mouroux J., *Sens chrétien de l'homme*, Aubier, Paris 1945 (tr. it. *Senso cristiano*

dell'uomo, Morcelliana, Brescia 1966).

Nebuloni R., *Crisi dell'eros e crisi della civiltà nel pensiero di H. Marcuse*, in Melchiorre V. (a cura di), *Amore e matrimonio nel pensiero filosofico e teologico moderno*, Vita e Pensiero, Milano 1976, pp. 319-344.

Nepi P., *Il corpo come esperienza morale in Merleau-Ponty*, in Crippa R. (a cura di), *Corpo e cosmo nell'esperienza morale,* Paideia, Brescia 1987, pp. 293-305.

Nepi P., *Il valore persona. Linee di un personalismo morale*, Editrice Universitaria di Roma - La Goliardica, Roma 1993.

Nepi P., *Individui e persona. L'identità del soggetto morale in Taylor, MacIntyre e Jonas,* Studium, Roma 2000.

Nespor S. - Santosuosso R. - Satolli R., *Vita, morte e miracoli*, Feltrinelli, Milano 1992, pp. 149-165.

Nicolaci G. - Palombo G., *Corpo e trascendenza*, « Filosofia e Teologia », 2005, 1, pp. 3-8.

Nordenfelt L., *La natura della salute. L'approccio della teoria dell'azione,* Zadig, Milano 2003.

Nuyens F., *L'évolution de la psychologie d'Aristote*, Louvain 1948.

Organizzazione Mondiale della Sanità, *Costituzione*, 1948.

Palumbieri R., *L'uomo, questa meraviglia*, in *Antropologia filosofica*, I, Urbaniana University Press, Roma 1999.

Parfit D., *Reasons and persons*, Oxford University Press, Oxford 1984 (tr. it. *Ragioni e persone*, Il Saggiatore, Milano 1989).

Pasini M., *Corpo e cosmo: dalla ricerca delle origini alla misura*, in Crippa R. (a cura di), *Corpo e cosmo nell'esperienza morale*, Paideia, Brescia 1987, pp. 225-241.

Pavan A. - Milano A. (a cura di), *Persona e Personalismi*, Dehoniane, Napoli 1987.

Peratoner A. - Zatti A. (a cura di), *La qualità della vita. Filosofi e psicologi a confronto*, Franco Angeli, Milano 2002.

Perico G., *Diritti del malato e umanizzazione della medicina*, in *Problemi di etica sanitaria*, Ancora, Milano 1992, pp. 43-64.

Perry J., *Identity, Personal Identity and the Self*, Hackett Publishing Company, Indianapolis-Cambridge 2002.

Pessina A., *Bioetica. L'uomo sperimentale*, Bruno Mondadori, Milano 1999.

Piana G., *Il soggetto corporeo tra autoaffezione ed eteroaffezione*, « Filosofia e Teologia », 1 (2005), pp. 63-75.

Platone, *Opera Omnia*, Laterza, Roma-Bari 1967.

Plugge H., *Der Mensch und sein Leib*, Tübingen 1967.

Pontificia Academia pro Vita, *Atti della XI Assemblea Generale su « Qualità della vita ed etica della salute »,* Città del Vaticano, 21-23 febbraio 2005, in corso di pubblicazione.

Possenti V., *La bioetica alla ricerca dei principi: la persona*, « Medicina e Morale »,

1992, 6, pp. 1075-1096.

Prini P., *Il corpo che siamo. Introduzione all'antropologia etica*, SEI, Torino 1990.

Rahner K. - Görres A., *Il corpo nel piano della redenzione*, Queriniana, Brescia 1969.

Ramsey J.T., *Freedom and immortality*, London 1971.

Ranzi S., *Il corpo come preistoria e progetto*, in Cria R. (a cura di), *Corpo e cosmo nell'esperienza morale*, Paideia, Brescia 1987, pp. 75-97.

Reale G., *Corpo, anima e salute. Il concetto di uomo da Omero a Platone*, Vita e Pensiero-Raffaello Cortina, Milano 1999.

Riccardo di San Vittore, *La trinità*, vol. 4, a cura di M. Spinelli, Città Nuova, Roma 1990.

Ricoeur P., *Persona, Comunità e Istituzioni*, a cura di A. Danese, ECP, Firenze 1994.

Ricoeur P., *Sé come un altro*, Jaca Book, Milano 1993.

Rigobello A. (a cura di), *Il personalismo*, Città Nuova, Roma 1978.

Rigobello A. (a cura di), *L'altro, l'estraneo, la persona*, Urbaniana University Press, Città del Vaticano 2000.

Rigobello A. (a cura di), *La persona e le sue immagini*, Urbaniana University Press, Città del Vaticano 1999.

Rigobello AR. (a cura di), *Lessico della persona umana*, Studium, Roma 1986.

Riva F., *Corpo e metafora in G. Marcel*, Vita e Pensiero, Milano 1985.

Roa Resolledo A., *Investigacion científica biomedica: fundamentos éticos y antropologicos*, in Aa.Vv., *Problemas contemporaneos en bioética*, Univ. Catt. de Chile, Santiago 1990, pp. 47-66.

Rocchetta C., *Per una teologia della corporeità*, Camilliane, Torino 1990.

Romanini A., *Il problema umano della malattia e l'assistenza ospedaliera*, « Medicina e Morale », 1976, 1/2, pp. 140-147.

Roselli A., *La medicina e le scienze della vita*, in Agazzi E. (a cura di), *Storia delle scienze*, I, Città Nuova, Roma 1984, pp. 93-113.

Runggaldier E., *L'anima aristotelica e il funzionalismo contemporaneo*, « Rivista di filosofia neoscolastica », aprile-giugno 2005, 97, 2, pp. 243-262.

Russo F., *La persona umana. Questioni di antropologia filosofica*, Armando, Roma 2003_2.

Santosuosso A., *Corpo e libertà. Una storia tra diritto e scienza*, Raffaello Cortina, Milano 2001.

Sarano I., *Significato del corpo* (tit. orig. *Essai sur la signification du corps*), Paoline, Milano 1975.

Scheler M., *Nature et formes de simpathie*, Paris 1950.

Scheler M., *Philosophische Weltanschauung*, Bonn 1929.

Schockenhoff E., *Die Würde des Menschen und seine biologische Natur*, « Stimmen der Zeit », 1990, 12, pp. 805-815.

Schoonenberg P., *Je crois à la vie éternelle*, « Concilium », 1969, 5, pp. 91 ss.

Schulz W., *Le nuove vie della filosofia contemporanea. Corporeità*, Marietti, Milano 1988.

Scola A., *Antropologia, etica e scienza*, in Pontificio Istituto Giovanni Paolo II, *Corso di*

Bioetica (1-2-3/15-16-17 febbraio 1985), Pontificia Università Lateranense, Roma 1985, pp. 1-16.

Seifert J., *Essere e Persona. Verso una fondazione fenomenologica di una metafisica classica e personalistica*, Vita e Pensiero, Milano 1989.

Sfez L., *La salute perfetta*, Spirali-Vel, Milano 1999.

Sgreccia E., *Corpo e persona*, in Rodotà S., *Questioni di Bioetica*, Laterza, Roma-Bari 1993, pp. 113-122.

Sgreccia E., *La corporeità: una chiave di lettura*, « Familia et Vita », 1996, 1, pp. 14-21.

Sgreccia E., *La posizione della Chiesa di fronte alla vita e alla salute nell'attuale contesto socioculturale*, « Camillianum », 13 (2005), pp. 9-31.

Sgreccia E., *Non archiviare l'impegno per la umanizzazione della medicina* (editoriale), « Medicina e Morale », 1986, 2, pp. 267-270.

Sgreccia E., *Salute e salvezza cristiana nel contesto dell'educazione sanitaria*, « Medicina e Morale », 1982, 3, pp. 284-302.

Sgreccia E., *Uomo e salute*, « Anime e Corpi », 1980, 91, pp. 419-444.

Sgreccia E., *Valori morali per la salute dell'uomo*, « Rassegna di Teologia », 1979, 5, pp. 390-396.

Siebeck R., *Medizin in Bewegung: Klinische Erkenntnisse ärtzliche Ausgabe*, Thieme, Stuttgart 1949.

Sini C., *Simbolicità e storicità del corpo*, in Cria R. (a cura di), *Corpo e cosmo nell'esperienza morale*, Paideia, Brescia 1987, pp. 99-117.

Spaemann R., *Persone. Sulla differenza tra « qualcosa » e « qualcuno »*, a cura di L. Allodi, Laterza, Roma-Bari 2005.

Spinsanti S., *Chi ha potere sul mio corpo? Nuovi orizzonti tra medico e paziente*, Paoline, Milano 1999.

Spinsanti S., *Il corpo nella cultura contemporanea*, Queriniana, Brescia 1983.

Spinsanti S., *L'etica cristiana della malattia*, Roma 1981.

Squarise C., *Corpo*, in *Dizionario Enciclopedico di teologia morale*, Paoline, Roma 1981, pp. 149-166.

Tancredi O., *Vissuto corporeo e malattia: considerazioni psicologiche*, in Cattorini P. (a cura di), Leggere il corpo malato, Liviana, Padova 1989, pp. 47-55.

Tettamanzi D., *La corporeità umana. Dimensioni antropologiche e teologiche*, « Medicina e Morale », 1989, 4, pp. 677-701.

Tommaso D'Aquino (san), *De anima*, Marietti, Casale Monferrato 1953, artt. 2 e 3.

Tommaso D'Aquino (san), *Questiones disputatae: De spiritualibus creaturis*, Gregorianum, Roma 1964, artt. 2 e 9.

Tommaso D'Aquino (san), *Summa contra Gentiles,* UTET, Torino 1975, capp. 55, 56, 57.

Tommaso D'Aquino (san), *Summa Theologiae*, ESD, Bologna 1984, I, q. 75, 76, 90.

Valadier P., *Il problema dell'uomo personale nella filosofia politica contemporanea*, in Aa.Vv., *Persona e personalismi, Dehoniane*, Napoli 1987, pp. 415-429.

文 献 一 覧

Vanni Rovighi S., *Uomo e natura*, Vita e Pensiero, Milano 1996.
Veronese S., *Corporeità e amore*, Città Nuova, Roma 1986.
Vidal M., *L'atteggiamento morale*, Cittadella, Assisi 1979.
Voltaggio F., *La medicina come scienza filosofica*, Laterza, Roma-Bari 1998.
Von Weizsäcker V., *Filosofia della medicina*, Guerini e Associati, Milano 1990.
Wojtyla K., *La persona e il corpo,* in Persona e Atto, Libreria Editrice Vaticana, Città del Vaticano 1991, pp. 231-236.
Wojtyla K., *Perché l'uomo. Scritti di antropologia e filosofia*, Leonardo, Milano 1995.
Wulff H.R. - Pedersen A. - Rosemberg R., *Filosofia della medicina*, Raffaello Cortina, Milano 1995.
Zamboni G., *La persona umana*, Vita e Pensiero, Milano 1983.
Zaner R., *Ontology and the body: a reflection*, in Spicker S.F. (ed.), *Organism, medicine and metaphysics*, Reidel, Dordrecht 1978, VII, pp. 263-283.

V 生命倫理学とその原則

Aa.Vv., *La fondazione della norma morale nella riflessione teologica e marxista contemporanea*, Dehoniane, Bologna 1979.
Aa.Vv., *Ricerca morale e scienze umane*, Dehoniane, Bologna 1979.
Aa.Vv., *La teologia morale nella storia e nella problematica attuale* (a cura della Pontificia Università « S. Tommaso », Roma), Massimo, Milano 1982.
Aa.Vv., *Saggi di medicina e scienze umane*, Istituto Scientifico Ospedale S. Raffaele, Milano 1984.
Aa.Vv., *Moral theology today; certitudes and doubts*, The Pope John Center, Saint Louis 1984.
Aa.Vv., *Scienza e bioetica: quale il fondamento?*, « Società e Salute », 1986, 44/5, pp. 45-49.
Aa.Vv., *Attualità della teologia morale*, Urbaniana University Press, Roma 1987.
Aa.Vv., *La dimensione etica nelle società contemporanee*, Fondazione G. Agnelli, Torino 1990.
Aa.Vv., *Bioéthique*, Pouvoirs, Paris 1991.
Aa.Vv., *Il principio di sussidiarietà negli atti internazionali relativi ai diritti dell'uomo*, «Rivista Internazionale dei Diritti dell'Uomo », 1994, 1, 1, pp. 19-60.
Ackroyd D.E., *A rejection of doctors as moral guides*, « J. Med. Ethics », 1984, 10, p. 147.
Adorno E. - Lombardo P.K., *Natura e genesi della legge naturale: suoi rapporti con il diritto positivo*, in Albano G. - Maiorano G. (a cura di), *Persona umana e medicina*, Ospedale Miulli, Acquaviva delle Fonti 1985, pp. 123-129.
Anderson C., *Moral norms and social consensus: toward the anthropological foundations of human rights*, « Persona, verità e morale », Atti del Convegno internazionale di Teologia Morale (Roma 7-12 aprile 1986), Città Nuova, Roma 1987, pp. 373-379.

Angelini G., *Individuazione delle norme e loro significato teologico-morale*, in Berti E. (a cura di), *Problemi di etica: fondazione, norme, orientamenti*, Gregoriana, Padova 1990.

Aristotele, *Opere*, VII, *Etica nicomachea*, Laterza, Roma-Bari 1985.

Aramini M., *Introduzione alla Bioetica*, Giuffrè, Milano 2000.

Ashley B.M., *Scriptural grounding of concrete moral norms*, « Persona, verità e morale », Atti del Congresso internazionale di Teologia Morale (Roma 7-12 aprile 1986), Citta Nuova, Roma 1987, pp. 637-653.

Ashley B.M. - O'Rourke K.D., *Health care ethics*, CHA, St. Louis 1982.

Ashley B.M., *The use of moral theory by the Church*, in Aa.Vv., *Human sexuality and personhood*, The Pope John Center, St. Louis 1981, pp. 223-243.

Aubert J.M., *Y a-t-il des normes morales universelles?*, in Pinto de Oliveira C. (éd.), *Universalité et permanence des lois morales*, Univ. Fribourg, Fribourg - Cerf 1986, pp. 314-330.

Badia L.F. - Sarno R.A., *Morality. How to live it today*, Alba House, New York 1979.

Bagnoli C., *Il dilemma morale e i limiti della teoria etica*, LED, Milano 2000.

Balthasar H.U. von, *Nove tesi sull'etica cristiana*, in Aa.Vv., *Prospettive di morale cristiana*, Città Nuova, Roma 1986, pp. 59-79.

Bastianel S., *Il carattere specifico della morale cristiana*, Cittadella, Assisi 1975.

Bastianel S., *Autonomia morale del credente*, Morcelliana, Brescia 1980.

Bauman Z., *Le sfide dell'etica*, Feltrinelli, Milano 1993.

Baumgartener A. - Korff W., *Das Prinzip Solidarität. Strukturgesetz einer versantwortaten Welt*, « Stimmen der Zeit », 1990, 4, pp. 237-250.

Bausola A., *Natura e progetto dell'uomo*, Vita e Pensiero, Milano 1977.

Bausola A., *Libertà e responsabilità*, Vita e Pensiero, Milano 1980.

Bausola A., *Perché il mondo respiri nuovi valori*, « Medicina e Morale », 1986, 2, pp. 275-278.

Beauchamp T.L. - Childress J.F., *Principles of biomedical ethics*, Oxford University Press, Oxford 2001 5th.

Becker E., *Il rifiuto della morte*, Paoline, Roma 1982.

Bednarski F.A., *La bellezza della cultura morale*, in Aa.Vv., *Attualità della teologia morale*, Pontificia Università Urbaniana, Roma 1987, pp. 191-209.

Benjamin M., *Lay obligations in professional relations*, « J. Med. Phil. », 1985, 1, pp. 85-103.

Black S.D., *In defence of situational ethics, the NHS and the permissive society*, « J. Med. Ethics », 1984, 10, p. 121.

Böckle F., *Morale fondamentale*, Queriniana, Brescia 1979.

Bonjean G. et al., *Le refus de soins. La dimension éthique du problème*, « Médecine et Hygiène », 1984, 11 avril, pp. 1184-1190.

Bontadini G., *Libertà e valore*, « Per la Filosofia », 1985, 5, pp. 10-15.

Botti C. (a cura di), *La bioetica nell'era postmoderna. Conversazione con T.H. Engelhardt jr.*, « Politeia », 1991, 24, pp. 9-16.

Botturi F. (a cura di), *Le ragioni dell'etica. Natura del bene e problema fondativo*, Vita e Pensiero, Milano 2005.

Botturi F., *Formazione della coscienza morale: un problema di libertà*, in Brena G.L. -Presilla R. (a cura di), *Per una libertà responsabile*, Messaggero, Padova 2000, pp. 73-95.

Botturi F., *Libertà e formazione morali*, in Borgonovo G. (a cura di), *Alla ricerca delle parole perdute. La famiglia e il problema educativo*, Piemme, Casale Monferrato 2000, pp. 36-53.

Brena G.L. (a cura di), *La libertà in questione*, Messaggero, Padova 2002.

Broad C.D., *Ethics*, Martinus Nijhoff P., Dordrecht 1985.

Brouillard H. - Barth K., *Genèse et évolution de la théologie dialectique*, Montagnier, Paris 1957.

Brugues J.L., *La loi morale et la formation du jugement moral chez S. Thomas d'Aquin*, in Pinto de Oliveira C. (éd.), *Universalité et permanence des lois morales*, Univ. Fribourg, Fribourg - Cerf 1986, pp. 136-149.

Caffarra C., *L'autorità del Magistero in morale*, in Pinto de Oliveira C. (éd.), *Universalité et permanence des lois morales*, Univ. Fribourg, Fribourg-Cerf 1986, pp. 172-191.

Caffarra C., *Morale personale*, in Albano O. - Maiorano G., *Persona umana e medicina*, 1986, pp. 45-54.

Cahill L.S., *Contemporary challanges to exceptionless moral norms*, in Aa.Vv., *Moral theology today: certitudes and doubts*, The Pope John Center, St. Louis 1984, pp. 117-136.

Capograssi G., *Introduzione alla vita etica*, Studium, Roma 1976.

Capone D., *Oggettività dell'ordine morale nel giudizio di coscienza*, in Pinto de Oliveira C. (éd), *Universalité et permanence des lois morales*, Univ. Fribourg - Fribourg, Cerf 1986, pp. 389-408.

Carta dello Sviluppo sanitario della regione africana (Maputo, 24 settembre 1979).

Cavalla F., *Sul fondamento delle norme etiche*, in Berti E. (a cura di), *Problemi di etica: fondazione, norme, orientamenti*, Gregoriana, Padova 1990.

Childress J.F., *The place of autonomy in bioethics*, « Hastings Center Report », 1990, 20 (1), pp. 12-17.

Chimirri G., *La relazione mezzi fine in morale*, « Rivista di teologia morale », 1991, 2, pp. 245-250.

Ciccone L., *« Non uccidere ». Questioni di morale della vita fisica*, I, Ares, Milano 1984.

Ciccone L., *Morale e ricerche biologiche oggi*, in *Salute e malattia. Questioni di morale della vita fisica*, II, Ares, Milano 1986, pp. 516-537.

Clouser K.D., « *Bioethics* », in Reich W.T. (ed.), *Encyclopedia of bioethics*, Free Press, New York 1978, I, pp. 115-117.

Clouser K.D. - Gert B., *A critique of principialism*, « Journal of Medicine and Philosophy », 1990, 15, 2, pp. 219-236.

Compagnoni F., *L'intenzione dell'agente nella determinazione della moralità*, in Pinto de Oliveira C. (éd.), *Universalité et permanence des lois morales*, Univ. Fribourg, Fribourg-Cerf 1986, pp. 330-344.

Compagnoni F. - Rossi T., *Fede, morale e politica*, « Rivista di teologia morale », 1991, 1, pp. 45-51.

Composta D., *Nuove impostazioni della teologia morale*, in Pinto de Oliveira C. (éd.), *Universalité et permanence de lois morales*, Univ. Fribourg, Fribourg-Cerf 1986, pp. 258-277.

Composta D., *L'intenzione come momento costitutivo dell'atto morale*, in Aa.Vv., *Attualità della teologia morale*, Pontificia Università Urbaniana, Roma 1987, pp. 87-110.

Concetti G., *Le esigenze dell'ordine e le direttive della Chiesa*, in Concetti G. (a cura di), *Bambini in provetta*, Logos, Roma 1986, pp. 97-161.

Concilio Vaticano II, *Costituzione pastorale « Gaudium et Spes »* (11 aprile 1965), in *Enchiridion Vaticanum*, I, Dehoniane, Bologna 1985, pp. 770-965.

Cottier G., *L'interpretazione dei valori morali. Punti di convergenza*, in Aa.Vv., *Società e valori etici*, Città Nuova, Roma 1987, pp. 169-189.

Cozzoli M., *I fondamenti della vita morale*, AVE, Roma 1982.

Crosby J., *The creaturehood of the human person and the critique of proportionalism*, «Persona, verità e morale », Atti del Convegno internazionale di Teologia Morale (Roma 7-12 aprile 1986), Città Nuova, Roma 1987, pp. 195-201.

Cullity G. - Gaut B. (eds.), *Ethics and Practical Reason*, Clarendon Press, Oxford 1997.

Curran C.E., *Directions in fundamental moral theology*, Gill McMillan, Dublin 1986, p. 286.

Curran C.E., *Critical concerns in moral theology*, University Notre Dame Press, Notre Dame 1984.

Curran C.E. - Mc Cormick R.A., *Readings in moral theology*, 5 voll., Paulist Press, New York 1986.

De Anna G., *Realismo metafisico e rappresentazione mentale. Un'indagine tra Tommaso d'Aquino e Hilary Putnam*, Il Poligrafo, Padova 2001.

De Finance J., *Etica generale*, Tipogr. Meridionale, Cassano Murge 1982.

De Finance J., *L'ontologia della persona e della libertà in Maritain*, in Aa.Vv., *Jacques Maritain oggi*, Vita e Pensiero, Milano 1983, pp. 156-173.

De Finance J., *I fondamenti metafisici della libertà*, « Per la Filosofia », 1985, 5, pp. 2-9.

De Finance J., *L'ouverture et la norme. Questions sur l'agir humain*, Libreria Editrice Vaticana, Città del Vaticano 1989.

Defanti C.A., *Un nuovo itinerario alla ricerca dei principi della Bioetica*, « Bioetica », 1996, 3, pp. 383-400.

Demmer K., *Interpretare ed agire. Fondamenti della morale cristiana*, Paoline, Cinisello Balsamo 1989.

Demmer K., *Opzione fondamentale*, in Compagnoni F. - Piana G. - Privitera S. (a cura di), *Nuovo dizionario di teologia morale*, Paoline, Cinisello Balsamo 1990, pp. 854-861.

De Virgilio G., *Fondamenti della morale cristiana*, « Rivista di teologia morale », 1990, 3, pp. 325-331.

Drevet C., *L'exigence morale: analyse et compte rendu*, « Éthique », 1995, 17/3, pp. 51-66.

Durand J., *La bioéthique*, Cerf-Fides, Paris 1989.

Edelman J.T., *An audience for moral philosphy?*, MacMillan, Hampshire 1990.

Emanuel E.J., *The beginning of the end of principialism*, « Hastings Center Report », 1995, 25 (4), pp. 37-38.

Ferrari V., *Il compito morale e la sua distribuzione*, in Aa.Vv., *Attualità della teologia morale*, Pontificia Università Urbaniana, Roma 1987, pp. 43-62.

Finnis J., *Fundamentals of ethics*, Clarendon Press, Oxford 1983.

Flick M. - Alszeghy Z., *Il peccato originale*, Queriniana, Brescia 1972.

Foot P., *Natural Goodness*, Oxford University Press, Oxford 2001.

Franchini A., *Le grandi scoperte della medicina*, in Agazzi E. (a cura di), *Storia delle scienze*, II, Città Nuova, Roma 1984, p. 388.

Frankena W.K., *Etica. Una introduzione alla filosofia morale*, Comunità, Milano 1981.

Frattallone R., *Persona e atto umano*, in Compagnoni F. - Piana G. - Privitera S. (a cura di), *Nuovo dizionario di teologia morale*, Paoline, Cinisello Balsamo1990, pp. 932-952.

Fuchs J., *Responsabilità personale e norma morale*, Dehoniane, Bologna 1978.

Fuchs J., *Innovative Moral*, « Stimmen der Zeit », 1991, 3, pp. 181-191.

Gallegos L., *Del abandono de los principios a la practica de una moral contradictoria*, «Analogia Filosofica », 1996, 1, pp. 201-213.

Gensler H., *Formal Ethics*, Routledge, London-New York 1996.

Geymonat L., *Studi per un nuovo razionalismo*, Chiantore, Torino 1945.

Gianformaggio L., *Natura/artificio nella politica dell'ambiente e nell'etica della vita*, in Di Meo A. - Mancina C. (a cura di), *Bioetica*, Laterza, Roma-Bari 1989, pp. 135-145.

Gianola P., *Sviluppo - Morale - Educazione. Etica assente, giudicante, mediatrice*, in Aa.Vv., *L'etica tra quotidiano e remoto*, Dehoniane, Bologna 1984, pp. 401-445.

Gillespie N., *Moral reasons and the generalization text in ethics*, in Potter N. Timmons M. (eds.), *Morality and universality*, Reidel, Dordrecht 1985, pp. 285-297.

Gillon R., *Medicine and moral philosophy*, « J. Med. Ethics », 1983, 9, pp. 3-4.

Gillon R., *Philosophical Medical Ethics*, John Wiley & Sons, Chichester 1986.

Ginters R., *Valori, norme e fede cristiana*, Marietti, Genova 1992.

Giovanni XXIII, *Enciclica « Mater et magistra »* (15.5.1961), in *Tutte le Encicliche dei Sommi Pontefici*, Dall'Oglio, Milano 1986, pp. 1576-1622.

Giovanni XXIII, *Enciclica « Pacem in terris »* (11.4.1963), in *Tutte le Encicliche dei Sommi Pontefici*, Dall'Oglio, Milano 1986, pp. 1645-1678.

Gismondi P., *Morale e diritto*, in Aicardi L. (a cura di), *Scienza e origine della vita*, Orizzonte medico, Roma 1986, pp. 16-19.

Goffi T. - Piana G. (a cura di), *Corso di morale*, I, *Vita nuova in Cristo (Morale fondamentale e generale)*, Queriniana, Brescia 1983.

Goffi T., *La morale è semplicemente umana?*, « Rivista di teologia morale », 1989, 4, pp. 87-90.

Gorovitz S., *Moral philosophy and medical perplexity: comments on « How virtue become vice »*, in Engelhardt H.T. - Spicker S.F. (eds.), *Evaluation and explanation in the biomedical sciences*, Reidel, Dordrecht 1975, pp. 113-125.

Gorr M., *Reason, impartiality and utilitarianism*, in Potter N. - Timmons M. (eds.), *Morality and universality*, Reidel, Dordrecht 1985, pp. 115-139.

Granier J., *L'exigence morale*, « Éthique », 1995, 17/3, pp. 27-42.

Günthor A., *Chiamata e risposta*, 3 voll., Paoline, Roma 1982.

Habermas J., *Etica del discorso*, Laterza, Roma-Bari 1993.

Habermas J., *Fatti e norme*, Guerini, Milano 1996.

Habermas J., *L'inclusione dell'altro*, Feltrinelli, Milano 1998.

Habermas J., *Teoria dell'agire comunicativo*, Il Mulino, Bologna 1997.

Hamel E., *La morale cristiana e la cultura contemporanea*, in Aa.Vv., *Attualità della teologia morale*, Pontificia Università Urbaniana, Roma 1987, pp. 11-22.

Hanink J., *Humility and moral foundationalism*, « Persona, verità e morale », Atti del Congresso internazionale di Teologia Morale (Roma 7- 12 aprile 1986), Città Nuova, Roma 1987, pp. 779-787.

Häring B., *Norma e libertà*, in Demmer K. - Schuller B. (eds.), *Fede cristiana e agire morale*, Cittadella, Assisi 1980, pp. 201-231.

Häring B., *Fede, storia, morale*, Borla, Roma 1989.

Harrison J., *Utilitarianism, universalization, heteronomy and necessity*, in Potter N. -Timmons M. (eds.), *Morality and universality*, Reidel, Dordrecht 1985, pp. 237-267.

Hartmann N., *Etica*, 3 voll., Guida, Napoli 1969-72.

Heller A., *Le condizioni della morale*, Riuniti, Roma 1985.

Hildebrand D. von, *Ética*, Rialp, Madrid 1993.

Hill T., *Beneficience and self-love: a kantian perspective*, in Aa.Vv., *Altruism*, Cambridge University Press, Cambridge 1993, I, pp. 1-23.

Hirsch E., *Urgence: débat*, in Aa.Vv., *La défi bioéthique*, Autrement, Paris 1991, pp. 84-95.

Iandolo C., *Etica clinica e bioetica*, « G. Ital. Form. Perm. Medico », 1987, 15, pp. 88-103.

Illanes Maestre J.L., *Continuidad y discontinuidad en el magisterio sobre cuestiones morales. Trasfondo de un debate*, « Persona, verità e morale », Atti del Congresso

Internazionale di Teologia Morale (Roma 7-12 aprile 1986), Città Nuova, Roma 1987, pp. 255-269.

Kaczynski E., « Verità sul bene » nella concezione della morale, in Aa.Vv., La teologia morale nella storia e nella problematica attuale, Massimo, Milano 1982, pp. 303-337.

Kamm F.M., The choice between people. « Common sense » morality and doctors, «Bioethics», 1987, 3, pp. 255-271.

Kiely B., Science and morality, in Aa.Vv., New life, Four Courts Press, Belfast 1987, pp. 63-71.

Komrad M.S., A. defence of medical paternalism: maximising patients' autonomy, « J. Med. Ethics », 1983, 9, pp. 38-44.

Kopelman L.M., Whath is applied about « applied » philosophy?, « J. Med. Phil. », 1990, 2, pp. 199-218.

Lalande A., Vocabulaire technique et critique de la philosophie, Paris 1968, pp. 1182-1186.

Larmore C.E., Le strutture della complessità morale, Feltrinelli, Milano 1990.

Lecaldano E., La sfida dell'etica applicata e il ragionamento in morale, in Aa.Vv., Questioni di bioetica, Riuniti, Roma 1988, pp. 37-73.

Lecaldano E., Principi e basi razionali di un'etica non-religiosa, in Berti E. (a cura di), Problemi di etica: fondazione, norme, comportamenti, Gregoriana, Padova 1990.

Leone S., « Divinum est sedare dolorem ». Risorse mediche e implicanze etiche dell'analgesia, « Camillianum », 2004, 11 n.s., pp. 275-312.

Lejeune J., Existe-t-il une morale naturelle?, « Humanae Vitae: venti anni dopo », Atti del II Congresso internazionale di Teologia Morale (Roma 9-12 novembre 1988), Ares, Milano 1989, pp. 363-371.

Léonard A., Il fondamento della morale. Saggio di etica filosofica, San Paolo, Milano 1994.

Levinas E., Etica e infinito, Città Nuova, Roma 1984.

Lévy-Bruhl L., La morale et la science des moeurs, Alcion, Paris 1903.

Limat R. et al., Du soin à la contrainte. Quelques interrogations éthiques vécues par l'infermier(e) dans la pratique des soins, « Médecine et Hygiène », 1984, 42, pp. 1177-1182.

Lo B. - Rubenfeld G., Palliative Sedaction in Dying Patients, « JAMA », 2005, 14, pp. 1810-1816.

Lorenzetti L. (a cura di), Trattato di etica teologica, I-II, Dehoniane, Bologna 1981.

Luppi S. - Bolognini S., Conclusioni comuni, in Lombardi Vallauri L. (a cura di), Il meritevole di tutela, Giuffrè, Milano 1990, pp. 373-383.

MacIntyre A., How virtues become vices: values, medicine and social context, in Engelhardt H.T. - Spicker S.F. (eds.), Evaluation and explanation in the biomedical sciences, Reidel, Dordrecht 1975, I, pp. 97-113.

MacNamara V., *Faith and ethics*, Gill and MacMillan, Dublin 1985.
Majorano S., *La Coscienza: Per una lettura cristiana*, San Paolo, Cinisello Balsamo 1994.
Malherbe J.F., *Médecine, anthropologie et éthique*, « Medecine de l'Homme », 1985, 156/157, pp. 5-12.
Maritain J., *I diritti dell'uomo e la legge naturale*, Vita e Pensiero, Milano 1977.
Maritain J., *Nove lezioni sulla legge naturale*, Jaca Book, Milano 1985.
Maritain J., *La loi naturelle ou loi non écrite*, Universitaires, Fribourg 1986.
Maritain J., *La filosofia morale. Esame storico e critico dei grandi sistemi*, Morcelliana, Brescia 1988.
Maritain J., *La filosofia morale*, Morcelliana, Brescia 1999.
Mazen N.J., *Éthique: un nouveau type de science? Ethics: a new field of science*, « Journal Intern. de Bioet. », 1991, 2, pp. 105-117.
McCormick R.A., *Notes on moral theology 1981 through 1984*, University Press of Amer., Lanham (Md.) 1984.
McCormick R.A., *La recherche bioéthique et les données de la foi*, in Aa.Vv., *Biologie et éthiques*, Lumiere et Vie, Lyon 1985, pp. 73-83.
McHugh J., *Moral principles and public policy*, in Aa.Vv., *Attualità della teologia morale*, Pontificia Università Urbaniana, Roma 1987, pp. 231-247.
McInerny R., *Fundamental option*, « Persona, verità e morale », Atti del Congresso Internazionale di Teologia Morale (Roma 7-12 aprile 1986), Città Nuova, Roma 1987, pp. 427-435.
McKeever P.E., *Proportionalism as a methodology in Catholic moral theology*, in Aa.Vv., *Human sexuality and personhood*, The Pope John Center, St. Louis 1981, pp. 211-223.
Melchiorre V., *Essere e parola. Idee per una antropologia metafisica*, Vita e Pensiero, Milano 1984.
Melina L., *La conoscenza morale. Linee di riflessione sul Commento di S. Tommaso all'Etica nicomachea*, Città Nuova, Roma 1987.
Melina L., *Morale: tra crisi e rinnovamento*, Ares, Milano 1993.
Melina L., *Corso di bioetica*, Piemme, Casale Monferrato 1996.
Meneghilli R., *Coscienza e legge nella Chiesa Cattolica*, in Aa.Vv., *La fondazione della norma morale*, Dehoniane, Bologna 1979, pp. 231-252.
Mieth D., *Theological and ethical reflections on bioethics*, in Mieth D. - Pohier J. (eds.), *Ethics and the natural sciences*, T. & T. Clark Ltd., Edinburgh 1989, pp. 26-39.
Moltmann J. (a cura di), *Le origini della teologia dialettica*, Queriniana, Brescia 1976.
Mondin B., *Progettualità umana e libertà*, « Per la Filosofia », 1985, 5, pp. 27-35.
Mondin B., *I valori fondamentali della persona, della morale e della religione in prospettiva planetaria*, in Aa.Vv., *Attualità nella teologia morale*, Pontificia Università Urbaniana, Roma 1987, pp. 23-41.
Mongiano D.M., *La responsabilità morale degli scienziati: panorama delle concezioni*

epistemologiche contemporanee, « Medicina e Morale », 1989, 2, pp. 233-271.

Moravia S., *Uomo e valori nell'età del disincanto*, in Gargani A. (a cura di), *Il destino dell'uomo nella società post-industriale*, Laterza, Roma-Bari 1987, pp. 55-60.

Mosso S., *Il ruolo della connaturalità affettiva nella conoscenza morale secondo J. Maritain*, in Possenti V. (a cura di), Atti del Convegno su « Jacques Maritain oggi » (Milano, 20-23 ottobre 1992), Vita e Pensiero, Milano 1983, pp. 525-546.

Mouroux J., *Sens chrétien de l'homme*, Aubier, Paris 1945.

Murchison W., *Middle class amorality*, « Human Life Review », 1995, 21/4, pp. 7-14.

Nakhnikian G., *Kantian universalizability and the objectivity of moral judgements*, in Potter N. - Timmons N. (eds.), *Morality and universality*, Reidel, Dordrecht 1985, pp. 187-237.

Nancy J.L., *L'esperienza della libertà*, Einaudi, Torino 2000.

Narveson J., *The how why of universalizability*, in Potter N. - Timmons M. (eds.), *Morality and universality*, Reidel, Dordrecht 1985, pp. 3-47.

Neufeld K.H., *Che cosa è possibile, lecito, d'obbligo fare?*, in Aa.Vv., *Società e valori etici*, Città Nuova, Roma 1987, pp. 62-86.

Nielsen K., *Universalizability and the Commitment to impartiality*, in Potter N. -Timmons M. (eds.), *Morality and universality*, Reidel, Dordrecht 1985, pp. 91-103.

O'Donnel T.J., *Medicine and Christian morality*, Alba House, New York 1976.

O'Neill O., *Consistency in action*, in Potter N. - Timmons M. (eds.), *Morality and universality*, Reidel, Dordrecht 1985, pp. 159-187.

Organizzazione Mondiale della Sanità, *Costituzione*, 1948, art. 25.

Paaso I., *Current challenges to the principles of medical law and their new interpretations*, « Medicine and Law », 1995, 14/7-8, pp. 611-621.

Palazzani L., *Bioetica dei principi e bioetica delle virtù. Il dibattito attuale negli Stati Uniti*, « Medicina e Morale », 1992, 1, pp. 59-85.

Palazzani L., *Personalism and Bioethics*, « Ethics and Medicine », 1994, 10/1, pp. 7-11.

Parent W.A., *Privacy, morality and the law*, in Callahan D. (ed.), *Ethical issues in professional life*, Oxford University Press, New York 1988, pp. 215-225.

Pareyson L., *Ontologia della libertà. Il male e la sofferenza*, Einaudi, Torino 1995.

Pellegrino E.D., *Moral agency and professional ethics. Some notes on transformation of the physician-patient encounter*, in Spicker S. - Engelhardt H.T. (eds.), *Philosophical medical ethics: its significance*, Reidel, Dordrecht 1977, III, pp. 213-223.

Pellegrino E.D. - Thomasma D.C., *For the patient's good. The restoration of beneficence in health care*, Oxford University Press, New York 1988 (trad. it. *Per il bene del paziente*, Paoline, Cinisello Balsamo 1992).

Peschke C.H., *Christian ethics*, 2 voll., C. Goodlife Neale, Alcester-Doublin 1981.

Pessina A. (a cura di), *Le due fonti della morale e della religione*, Laterza, Roma-Bari 1995.

Pflanz E., *Ethische Prinzipien und Normen in der Medizin - Kontroverse zwischen*

Offentlichkeit und Arzteschaft, « Med. Mensch Gesellschaft », 1987, 1, pp. 1-3.
Philibert P., *Moral education and the formation of conscience*, in May W. (ed.), *Principles of Catholic moral life*, Franciscan Herald Press., Chicago 1980, pp. 383-415.
Piana G., *Libertà*, in *Dizionario enciclopedico di teologia morale*, Paoline, Roma 1981, pp. 562-574.
Piana G., *Le coordinate della morale emergente*, in Aa.Vv., *La vicenda uomo tra coscienza e computer*, Cittadella, Assisi 1985, pp. 217-230.
Pinckaers S., *Ce qu'on ne peut jamais faire*, Edit. Universitaire, Fribourg-Paris 1986.
Pinckaers S., *Le fonti della morale cristiana*, Ares, Milano 1992.
Pinckaers S. - Pinto De Oliveira C. (éds.), *Universalité et permanence des lois morales*, Univers. Fribourg, Fribourg 1986.
Pio XI, Enciclica « *Quadragesimo anno* » (15.5.1931), in *Tutte le Encicliche dei Sommi Pontefici*, Dall'Oglio, Milano 1986, pp. 912-955.
Piva P., *Persona umana e norma morale*, LIEF, Vicenza 1986.
Pizzitola A., *L'angoscia del nostro tempo. L'uomo contemporaneo. La crisi di valori fra ragione e antiragione*, Magistero, Bologna 1988.
Pizzuti D., *Valori, religioni e società complesse*, « La Civiltà Cattolica », 1988, 2, pp. 146-156.
Poppi A., *L'educazione all'etica: problemi filosofici e orientamenti morali*, in Berti E. (a cura di), *Problemi di etica: fondazione, norme, orientamenti*, Gregoriana, Padova 1990.
Possenti V. (a cura di), *Jacques Maritain oggi* (Atti del Convegno promosso dall' Università Cattolica, Milano 20-23 ottobre 1982), Vita e Pensiero, Milano 1983.
Possenti V., *Alle sorgenti dell'etica. Il problema dell'autonomia morale*, « Rivista di filosofia neoscolastica », 1986, 28, pp. 449-481.
Possenti V., *L'autonomia dell'uomo e la sua responsabilità morale*, in Aa.Vv., *Società e valori etici*, Città Nuova, Roma 1987, pp. 142-169.
Possenti V., *Metafisica, problema della verità, pragmatica trascendentale*, in *Annuario di filosofia 2000*, Mondadori, Milano 2000.
Possenti V., *Prospettive sull'etica*, in Id., *Essere e libertà*, Rubbettino, Soveria Mannelli 2004, pp. 207-246.
Privitera S., *Dall'esperienza alla morale*, Edi Oftes, Palermo 1985.
Privitera S., *Azione moralmente obbligatoria*, « Bioetica e Cultura », 1996, 5 (9), pp. 41-47.
Privitera S., *Sui principi della bioetica, Riflessioni di metodo*, « Bioetica e Cultura », 1993, 2 (3), pp. 39-58.
Privitera S., *Casistica, Deontologia/teleologia, Etica normativa, Valori*, in Leone S. -Privitera S. (a cura di), *Dizionario di Bioetica*, Dehoniane, Bologna 1994.
Prodi G., *Alla radice del comportamento morale*, Marietti, Genova 1987.
Putnam H., *Fatto/valore. Fine di una dicotomia*, Fazi, Roma 2004.

Quarello E., *Male fisico e male morale nei conflitti di coscienza*, « Salesianum », 1972, 34, pp. 295-318.

Quere F., *L'Éthique et la vie*, Obile Jacob, Paris 1991.

Rabinowicz W., *The universalizability dilemma*, in Potter N. - Timmons M. (eds.), *Morality and universality*, Reidel, Dordrecht 1985, pp. 75-90.

Rager G., *Medizin als praktische Wissenschaft Zur Grundlegung des ärztlichen Handelns*, « Arzt und Christ », 1991, 2, pp. 75-85.

Ratzinger J., *Le fonti della teologia morale*, Cris Documenti, Roma 1985.

Ratzinger J., *Presentazione dell'Enciclica « Veritatis Splendor »*, « Medicina e Morale », 1993, 6, pp. 1101-1110.

Rawls J., *Una teoria della giustizia*, Feltrinelli, Milano 1993.

Reich W.T., *Principles of Bioethics*, in *Encyclopedia of Bioethics*, Georgetown University, 1995, IV, p. 2048.

Reichlin M., *Il concetto di « Beneficience » nella bioetica contemporanea*, « Medicina e Morale », 1995, 1, pp. 33-58.

Reiter J., *Ethik der Grenzwerte*, « Stimmen der Zeit », 1990, 4, pp. 229-236.

Rentchnick P., *Euthanasie. Évolution du concept d'« euthanasie » ou cours de ces cinquante dernières années*, « Médecine et Hygiène », 1984, 29 fevrier, pp. 653-666.

Rhonheimer M., *La prospettiva della morale. Fondamenti dell'etica filosofica*, Armando, Roma 1994.

Ricci Sindoni P., *Verità e mondo della vita. Nota sulla « Veritatis Splendor »*, « Itinerarium», 1994, 2, pp. 171-180.

Ricoeur P., *Philosophie de la volonté. Le volontaire et l'involontaire*, I, Paris 1949.

Ricoeur P., *Le conflict des interpretations*, Seuil, Paris 1969, pp. 1416-1427.

Rodriguez Luño A., *Sulla fondazione trascendentale della morale cristiana*, « Persona, verità e morale », Atti del Congresso internazionale di Teologia Morale (Roma 7-12 aprile 1986), Città Nuova, Roma 1987, pp. 61-79.

Rodriguez Luño A., *« Veritatis Splendor » un anno dopo. Appunti per un bilancio* (II), «Acta Philosophica », 1996, 1 (5), pp. 47-75.

Ross W.D., *The foundations of ethics*, Clarendon Press, Oxford 1939.

Rotter H., *Soggettività ed oggettività dell'esigenza morale*, in Demmer K. - Schuller B. (a cura di), *Fede cristiana e agire morale*, Cittadella, Assisi 1990, pp. 231-267.

S. Congregazione per la Dottrina della Fede, *Dichiarazione su L'aborto procurato* (18.11.1974), in *Enchiridion Vaticanum*, V, Dehoniane, Bologna 1979, pp. 419-443.

Sala G.B., *Genesi e fortuna della morale kantiana. La Critica della ragion pratica di Kant* (1788), « La Civiltà Cattolica », 1988, 4, pp. 439-453.

Sartre J.P., *L'essere e il nulla*, Il Saggiatore, Milano 1980 (tit. orig. *L'être et le neánt*, Paris 1943).

Sandel M., *Il liberalismo e i limiti della giustizia*, Feltrinelli, Milano 1994.

Scarpelli U., *Bioetica: prospettive e principi fondamentali*, in Mori M. (a cura di), *La bioetica. Questioni morali e politiche per il futuro dell'uomo*, Bibliotechne, Milano 1991, pp. 20-25.

Scarpelli U., *Bioetica: alla ricerca dei principi*, « Le Scienze », 1996, 88, pp. 4-12.

Scheler M., *Il risentimento nell'edificazione delle morali*, Vita e Pensiero, Milano 1975.

Scheler M., *Il formalismo nell'etica e l'etica dei valori*, Bocca, Milano 1944.

Schuller B., *L'importanza dell'esperienza per la giustificazione delle norme di comportamento morale*, in Demmer K. - Schuller B. (a cura di), *Fede cristiana e agire morale*, Cittadella, Assisi 1980, pp. 312-344.

Schurmann H., *La questione del valore obbligante delle valutazioni e degli insegnamenti testamentari*, in Ratzinger J., *Prospettive di morale cristiana*, Città Nuova, Roma 1986, pp. 9-37.

Schweiker W., *Responsibility and Christian Ethics*, Cambridge University Press, Cambridge 1995.

Seidl H., *Sintesi di etica generale. Coscienza, libertà e legge morale*, Città Nuova, Roma 1994.

Seidler V.J., *The moral limits of modernity*, Macmillan, London 1991.

Sermonti G., *Non abdicare alla scienza ignorando i problemi morali*, in Concetti G. (a cura di), *Bambini in provetta*, Logos, Roma 1986, pp. 195-199.

Serrano Ruiz - Calderon J.M., *Los principios de la bioética*, « Cuadernos de Bioética », 1992, 12, pp. 23-33.

Sgreccia E., *Coscienza cristiana e professione medica*, « Medicina e Morale », 1980, 3, pp. 265-290.

Sgreccia E., *La bioetica. Fondamenti e contenuti*, « Medicina e Morale », 1984, 3, pp. 285-305.

Sgreccia E., *La bioetica tra natura e persona*, « La Famiglia », 1985, 108, pp. 30-42.

Sgreccia E., *Problemi dell'insegnamento della bioetica*, « G. Ital. Form. Perm. Medico », 1987, 15, pp. 104-117.

Sgreccia E., *Bioetica e psicosfera* (editoriale), « Medicina e Morale », 1988, 5, pp. 585-587.

Sgreccia E., *Etica, razionalità e medicina* (editoriale), « Medicina e Morale », 1988, 2, pp. 199-203.

Sgreccia E., *La bioetica: storia, orizzonti e fondamenti di una nuova disciplina*, in Aa.Vv., *Ciclo di conferenze su temi di bioetica*, CUES, Trieste 1992, p. 7-26.

Sgreccia E., *La posizione della Chiesa di fronte alla vita e alla salute nell'attuale contesto socioculturale*, « Camillianum », 2005, 13 n.s., pp. 9-31.

Shannon T.A., *The tradition of a tradition: an evaluation of Roman Catholic Medical Ethics*, in Shannon T.A. (ed.), *Bioethics*, Paulist Press, Ramsey 1981, pp. 3-10.

Shelp E.E., *Theology and bioethics. Exploring the foundation and frontiers*, Reidel, Dordrecht 1985.

Sindzingre N.A., *Vérité en deçà des Pyrénées*, in Aa.Vv., *Le défi bioéthique*, Autrement,

Paris 1991, pp. 184-192.

Singer M., *Universalizability and the generalization principle*, in Potter N.-Timmons M. (eds.), *Morality and universality*, Reidel, Dordrecht 1985, pp. 47-75.

Singer M., *Ethics, science and moral philosophy*, in De Marco J.P. - Fox R.M. (eds.), *New directions in ethics*, RKP, New York 1986, pp. 282-299.

Smith W., *The meaning of conscience*, in May W. (ed.), *Principles of moral life*, Franciscan Herald Press, Chicago 1980, pp. 361-383.

Sokolowski R., *Moral action*, Indiana University Press, Bloomington 1989.

Soloiev Vl., *La justification du bien*, Skatkine, Genève 1997.

Spaemann R., *Concetti morali fondamentali*, Piemme, Casale Monferrato 1993.

Spaemann R., *Felicità e benevolenza*, Vita e Pensiero, Milano 1998.

Spaemann R., *Persone*, Laterza, Roma-Bari 2005.

Spagnolo A.G., *Bioetica (Fondamenti)*, in *Dizionario di Teologia Pastorale Sanitaria*, Camillianum, Torino 1997.

Spagnolo A.G., *Principios de la bioética norteamericana y critica del principlismo*, «Bioética y ciencias de la salud», 1998, 3 (1), pp. 102-110.

Spagnolo A.G., *I principi della bioetica Nord-Americana, e la critica del « Principialismo»*, « Camillianum » 1993, 20, pp. 225-246.

Spagnolo A.G. - Sacchini D. - Pessina A. - Lenoci M., *Etica e giustizia in sanità*, McGraw-Hill, Milano 2004.

Stevens E., *Making moral decisions*, Paulist Press, New York 1969.

Targonsli F., *Teologia morale e mentalità scientifica*, Miscellanea, Roma 1983.

Tettamanzi D., *L'oggettività del giudizio morale*, in Pinto de Oliveira C. (éd.), *Universalité et permanence des lois morales*, Univ. Fribourg, Fribourg 1986, pp. 362-389.

Tettamanzi D., *Eticità: valore ed esigenza intrinseci all'esercizio della medicina*, in Randazzo A. (a cura di), *Problemi etici di vita ospedaliera*, Piccin, Padova 1989, pp. 107-123.

Tettamanzi D., *Verità e libertà, Temi e prospettive di morale cristiana*, Piemme, Casale Monferrato 1993.

Theron S., *Consequentialism and natural law*, « Persona, verità e morale », Atti del Convegno internazionale di Teologia Morale (Roma 7-12 aprile 1986), Città Nuova, Roma 1987, pp. 177-195.

The National Commission for the Protection of human subjects of biomedical and behavioural research, *The Belmont Report. Ethical Principles and Guide-lines for the Protection of Human Subjects of Research* (april 18, 1979), US Government Printing Office.

Thomas L., *Biological moralism*, « Biology and Philosophy », 1986, 1, pp. 316-325.

Tommaso D'Aquino (san), *Sententia libri Ethicorum Aristotelis*, Marietti, Casale Monferrato 1949.

Tommaso D'Aquino (san), *Summa Theologiae*, ESD, Bologna 1984.

Trentin G., *Educazione all'etica: problemi teologici e orientamenti pastorali*, in Berti E. (a cura di), *Problemi di etica: fondazione, norme, orientamenti*, Gregoriana, Padova 1990.

Tre Re G., *L'enciclica Veritatis Splendor: genesi letteraria e contenuti, analisi quantitativa e formale*, « Bioetica e Cultura », 1994, 3 (5), pp. 45-76.

Valori umani e valori cristiani (editoriale), « La Civiltà Cattolica », 1988, 2, pp. 521 -532.

Valori P., *L'esperienza morale*, Morcelliana, Brescia 1985.

Valori P., *Il libero arbitrio. Dio, l'uomo, la libertà*, Rusconi, Milano 1987.

Valori P., *Valore morale*, in Compagnoni F. - Piana G. - Privitera S. (a cura di), *Nuovo dizionario di teologia morale*, Paoline, Cinisello Balsamo 1990, pp. 1416-1427.

Vanni Rovighi S., *L'antropologia filosofica di S. Tommaso d'Aquino*, Vita e Pensiero, Milano 1965.

Vassallo N. - D'Agostini F. (a cura di), *Storia della filosofia analitica*, Einaudi, Torino 2002.

Veatch R.M., *Medical ethics: an introduction*, in Veatch R.M. (ed.), *Medical ethics*, Jones & Burtlett, Boston 1989, pp. 1-27.

Vedrinne J., *Éthiques et professions de santé*, « Médecine et Hygiène », 1984, 11, pp. 1171-1177.

Viafora C., *Fondamenti di bioetica*, Ambrosiana, Milano 1989.

Viafora C., *I principi della bioetica*, « Bioetica e Cultura », 1993, 3, pp. 9-37.

Vial Correa J.d.D., Sgreccia E. (a cura di), *Natura e dignità della persona umana a fondamento del diritto alla vita. Le sfide del contesto culturale contemporaneo*, Atti dell'ottava Assemblea generale della Pontificia Accademia per la Vita (Città del Vaticano, 25-27 febbraio 2002), Libreria Editrice Vaticana, Città del Vaticano 2003.

Vidal M., *L'atteggiamento morale*, I-II, Cittadella, Assisi 1976.

Vidal M., *Papel de la intención del agente en la determinacion de la moralidad*, in Pinto de Oliveira C. (éd.), *Universalité et permanence des lois morales*, Univ. Fribourg, Fribourg 1986, pp. 344-362.

Vidal M., *La proposta morale di Giovanni Paolo II. Commento teologico-morale all'enciclica Veritatis Splendor*, Dehoniane, Bologna 1994.

Villa L., *Medicina oggi. Aspetti di ordine scientifico, filosofico, etico-sociale*, Piccin, Padova 1980.

Vigna C., *La verità del desiderio come fondazione della norma morale*, in Berti E. (a cura di), *Problemi di etica: fondazione, norme, orientamenti*, Gregoriana, Padova 1990.

Vigna C. (a cura di), *Introduzione all'etica*, Vita e Pensiero, Milano 2001.

Vigna C., *La libertà del bene*, Vita e Pensiero, Milano 1998.

Viola F., *La conoscenza della legge naturale nel pensiero di Jacques Maritain*, in Possenti V. (a cura di), *Jacques Maritain oggi*, Vita e Pensiero, Milano 1983, pp. 560-582.

Virdis A., *Il principio dell'atto a duplice effetto e il suo uso in bioetica*, « Medicina e Morale », 2006, 5, pp. 951-979.

Whitbeck C., *Ethics as design. Doing justice to moral problems*, « Hastings Center Report », 1996, 26/3, pp. 9-16.
Williams B., *Sorte morale*, Il Saggiatore, Milano 1987.
Williams S., *Life without Hippocrates: the vision of Nietzsche*, « Ethics and Medicine », 1996, 12/2, pp. 27-32.
Wojtyla K., *I fondamenti dell'ordine etico*, CSEO, Bologna 1980.
Zalba M., *La portata del principio di totalità nella dottrina di Pio XI e Pio XII e la sua applicazione nei casi di violazioni sessuali*, « Rassegna di Teologia », 1968, 9, pp. 225-237.
Zalba M., *Totalità (principio di)*, in *Dizionario enciclopedico di teologia morale*, Paoline, Milano 1981, pp. 1141-1149.
Zsifkovits V., *Wertwandel heute. Eine Herausforderung der Christen in der säkularisierten Gesellschaft*, « Stimmen der Zeit », 1990, 1, pp. 17-29.

Ⅵ　生命倫理学と医学

Aa.Vv., *Filosofia della medicina. La malattia che si cura da sé*, Manifestolibri, Roma 2001.
Aa.Vv., *Ospedali più umani: come?*, Atti del Convegno internazionale monotematico (18-20 giugno 1984), Ospedale Miulli, Acquaviva delle Fonti 1984.
Aa.Vv., *Saggi di medicina e scienze umane*, Istituto Scientifico Ospedale S. Raffaele, Milano 1984.
Aa.Vv., *Le révolution thérapeutique*, Inst. Sciences Santé, Paris 1989.
Abbagnano N. (a cura di), *Storia delle scienze*, UTET, Torino 1965.
Agazzi E. (a cura di), *Storia delle scienze*, Città Nuova, Roma 1984.
Agazzi E., *Il bene il male e la scienza*, Rusconi, Milano 1992.
Agrimi J. - Crisciani C., *Malato, medico, medicina nel Medioevo*, Loescher, Torino 1980.
Angelini G., *Consenso informato e rispetto della dignità personale del paziente*, in Cattorini P., *Una verità in dialogo*, Europa Scienze Umane, Milano 1994, I, pp. 183-189.
Ashley B.M. - O'Rourke K.D., *Health care ethics*, CHA, St. Louis (Mo) 1989[3].
Azzone G. F., *La rivoluzione della medicina*, McGraw-Hill, Milano 2000.
Barber R., *Social studies of science*, Transaction Publish., New Brunswick 1990.
Barni M., *Precisazioni doverose sul consenso informato*, « Bioetica », 1996, 2, pp. 219-221.
Baumann F., *La solitude du médiacion de ville*, in Aa.Vv., *Le défi bioéthique*, Autrement, Paris 1991, pp. 61-67.
Bazzi F., *Codice deontologico nuovayorchese del 1823: commento critico storico e attuale*, « Medicina e Morale », 1981, 3, pp. 442-455.
Beauchamp T.L., *The promise of the beneficience model for medical ethics*, « J.

Contemporary Health Law Policy », 1990, 6, pp.145-155.

Bellavite P. - Musso P. - Ortolani R. (a cura di), *Il dolore e la medicina. Alla ricerca di senso e di cure*, Società Editrice Fiorentina, Firenze 2005.

Bellino F., *Persona e medicina: presupposti epistemologici e istanze etiche. Bios, logos, ethos*, in Albano O. - Maiorano G. (a cura di), *Persona umana e medicina*, Ospedale Miulli, Acquaviva delle Fonti 1985, pp. 99-119.

Berlinguer G., *Etica della salute*, Il Saggiatore, Milano 1994.

Bernard J., *De la biologie à l'éthique*, Buchet-Chastel, Paris 1990.

Bertani C. - Pranteda M.A. (a cura di), *Kant e il conflitto delle facoltà. Ermeneutica, progresso storico, medicina*, il Mulino, Bologna 2003.

Bompiani A. (a cura di), *Bioetica in medicina*, CIC Edizioni Internazionali, Roma 1996.

Bonacchi G. (a cura di), *Colloqui di bioetica*, Carocci, Firenze 2003.

Brera G.R., *La sofferenza nel rapporto medico-paziente: la medicina come scienza della sofferenza*, « Medicina e Morale », 1987, 1/2, pp. 46-57.

Brock D.W. - Buchanan A.E., *The profit motive in medicine*, « J. Med. Phil. », 1987, 1, pp. 1-35.

Brody H., *The physician/patient relationship*, in Veatch R.M., *Medical Ethics*, Jones & Burtlett, Boston 1989, pp. 65-96.

Brown I., *The prospects for ethical medicine*, in Aa.Vv., *Medicine in crisis*, Rutherford House Bks, Edinburgh 1988, pp. 120-127.

Bruaire C., *Une éthique pour la médecine*, Fayard, Paris 1978.

Burgio G.R. - Marseglia G.L. - Cattorini P., *Bioetica per il neonato. La problematica delle decisioni*, in Cova Bolis D. (a cura di), *Bioetica per il bambino*, Edizioni Mediche Italiane, Pavia 1989, pp. 125-139.

Bynum W.F. - Porter R. (eds.), *Companion Encyclopedia of the History of Medicine*, 2 voll., Routledge, London 1994.

Caffarra C., *Male morale, mentalità tecnologica e teologia contemporanea*, « Medicina e Morale », 1974, 1, pp. 25-32.

Callahan D., *La medicina impossibile*, Baldini & Castoldi, Milano 2001.

Callahan D., *Scopi e limiti dell'assistenza sanitaria*, Baldini&Castoldi, Milano 2000.

Callieri B., *Antropologia e psichiatria: dall'oggettività del « caso » alla esperienza di rapporto e di incontro con la persona*, « Medicina e Morale », 1983, 2, pp. 180-188.

Caprile G., *La medicina per la civiltà della pace*, XVII Congresso dei Medici Cattolici Italiani, « La Civiltà Cattolica », 1985, 4, pp. 576-587.

Caprile G., *La medicina al servizio dell'uomo*, « La Civiltà Cattolica », 1987, 4, pp. 582-591.

Casaroli A., *La medicina sia incontro fra ricerca e sapienza*, « Medicina e Morale », 1987, 5, pp. 763-767.

Cassel E., *Do justice, love mercy: the inappropriateness of the concept of justice applied to bedside decisions*, in Shelp E.E. (ed.), *Justice and health care*, Reidel, Dordrecht

1981, VIII, pp. 75-83.
Casson F.F., *Dignità della professione medica*, « Federazione Medica », 1984, 37, pp. 936-941.
Cattorini P., *Terapia e parola. Il rapporto medico-paziente come nucleo essenziale nella prassi medica*, « Medicina e Morale », 1985, 4, pp. 781-799.
Cattorini P., *La professione medica fra legge e coscienza*, « Medicina e Morale », 1986, 2, pp. 304-321.
Cattorini P., *Medico e filosofo. Itinerari di una teoria della medicina*, « Medicina e Morale», 1986, 1, pp. 118-145.
Cattorini P., *Ai confini della geriatria. Problemi bioetici nella cura dell'anziano e nel controllo della senescenza*, « Medicina e Morale », 1987, 5, pp. 769-797.
Cattorini P., *Malattia e alleanza*, Angelo Pontecorboli, Firenze 1994.
Cavicchi I., *Filosofia della pratica medica*, Bollati Boringhieri, Torino 2002.
Cavicchi I., *Il rimedio e la cura. Cultura terapeutica tra scienza e libertà*, Editori Riuniti, Roma 1999.
Cavicchi I., *La clinica e la relazione*, Bollati Boringhieri, Torino 2004.
Cavicchi I., *La medicina della scelta*, Bollati Boringhieri, Torino 2000.
Cavicchi I., *L'uomo inguaribile. Il significato della medicina*, Editori Riuniti, Roma 1998.
Cavicchi I., *Ripensare la medicina. Restauri, reinterpretazioni, aggiornamenti*, Bollati Boringhieri, Torino 2005.
Cavicchi I., *Sanità. Un libro bianco per discutere,* Dedalo, Bari 2005.
Ciccone L., *Coscienza personale e professione medica*, « Medicina e Morale », 1985, 4, pp. 766-780.
Comitato Nazionale per la Bioetica, *Informazione e consenso all'atto medico*, Presidenza del Consiglio dei Ministri, Dipartimento per l'informazione e l'editoria, Roma 1992.
Comitato Nazionale per la Bioetica, *Scopi, limiti e rischi della medicina,* 14 dicembre 2001, Presidenza del Consiglio dei Ministri, Dipartimento per l'informazione e l'editoria, Roma 2001.
Concilio Vaticano II, *Costituzione Pastorale « Gaudium et Spes »*, in *Enchiridion Vaticanum*, I, Dehoniane, Bologna 1985, nn. 41-43, pp. 845-855.
Coppengeer M., *Bioethics: a casebook*, Prentice-Hall, Englewood Cliffs 1985.
Cosmacini G. - Crisciani C., *Medicina e filosofia. Nella tradizione dell'Occidente*, Episteme, Milano 1998.
Cosmacini G., *Il mestiere del medico. Storia di una professione*, Raffaello Cortina, Milano 2000.
Cosmacini G. - Satolli R., *Lettera a un medico sulla cura degli uomini,* Laterza, Roma-Bari 2003.
Cova Bolis D. (a cura di), *Bioetica per il bambino*, Edizioni Mediche Italiane, Pavia 1989, p. 152.
D'Agostino F., *Medicina e diritto: riflessioni filosofiche*, in Aa.Vv., *Problemi giuridici*

della biomedicina, Giuffrè, Milano 1989, pp. 151-183.
D'Agostino F., *Bioetica*, Giappichelli, Torino 1997.
D'Agostino F., *Parole di bioetica*, Giappichelli, Torino 2004.
Dal Ferro G., *Concetto e significato del « potere » sulla natura in Romano Guardini*, in Nodari M.V. (a cura di), *Popolazione, ambiente, risorse*, Edizioni Del Rezzara, Vicenza 1975, pp. 176-188.
De Caro L. - Grizzi A., *Uomo e paziente. Fenomenologia di una esperienza terapeutica*, Pavia 1988.
De Natale A., *Fenomenologia ed eticità della relazione medico-paziente*, « Bioetica e Cultura », 1995, 4, 2, pp. 55-71.
Diaz Pintos G., *Interferencias legales en la autonomia del paciente: las imprecisas fronteras del derecho*, « Medicina e Morale », 1995, 6, pp. 1147-1173.
Di Benedetto V., *Il medico e la malattia*, Einaudi, Torino 1986.
Di Raimondo F., *Medici e società*, « Medicina e Morale », 1974, 1, pp. 33-41.
Di Raimondo F., *Medicina e promozione umana: didattica, ricerca, assistenza*, « Medicina e Morale », 1976, 1-2, pp. 115-132.
Doxiadis S. (a cura di), *Ethical issues in preventive medicine*, Martinus Nijhoff, Dordrecht 1985.
Drane J.F., *Becoming a good doctor. The place of virtue and character in medical ethics*, Sheed & Ward, Kansas City 1988.
Dyer A.R., *Ethics advertising and the definition of a profession*, « J. Med. Ethics », 1985, 11, pp. 72-78.
Eisenberg L., *Ethical issues of health promotion, health education, and behavioural control*, in Doxiadis S. (a cura di), *Ethical issues in preventive medicine*, Martinus Nijhoff, Dordrecht 1985, pp. 59-61.
Emanuel E.J. - Emanuel L.L., *Four models of the physician-patient relationship*, «Journal of American Medical Association », 1992, 267 (16), pp. 2221-2226.
Engelhardt H.T. Jr., *La bioetica nell'era post-moderna*, intervista a cura di C. Botti, «Notizie di Politeia », 1991, 7, 24, pp. 9-16.
Facchini F., *Il rapporto uomo-ambiente per la qualità della vita umana*, in Sgreccia E. (a cura di), *Corso di bioetica*, Angeli, Milano 1986, pp. 61-69.
Federazione Europea delle Associazioni dei Medici Cattolici (FEAMC), *Atti del VII Congresso della FEAMC su « La médecine à l'aube du troisième millenaire »*, Orizzonte Medico, Venezia 1992.
Federazione Nazionale degli Ordini dei Medici Chirurghi e degli Odontoiatri, *Codice di deontologia medica (16 dicembre 2006)*.
Federspil G., *Metodologia scientifica in medicina: possibili deviazioni*, « Medicina e Morale », 1985, 3, pp. 501-507.
Federspil G., *Discorso scientifico e discorso etico in medicina: antiche e nuove problematiche*, in Aa.Vv., *Etica e trasformazioni tecnologiche*, Vita e Pensiero,

Milano 1987, pp. 210-221.

Fiori A., *Medicina ippocratica, medicina ideologica, obiezione di coscienza*, « Medicina e Morale », 1977, 1/2, pp. 166-184.

Fiori A., *I confini della medicina*, in Sgreccia E. (a cura di), *Il dono della vita*, Vita e Pensiero, Milano 1987, pp. 177-185.

Fiori A., *Problemi attuali del consenso informato*, « Medicina e Morale », 1993, 6, pp. 1123-1138.

Fitzpatrick R., *Telling patients there is nothing wrong*, « British Medical Journal », 1996, 313, p. 311.

Franchini A., *Le grandi scoperte della medicina nel XX secolo*, in Agazzi E. (a cura di), *Storia delle scienze*, Città Nuova, Roma 1984, II, pp. 387-400.

Frankl V.E., *Homo patiens. Interpretazione umanistica della sofferenza*, Salcom, Brezzo di Bedero 1979.

Frankl V.E., *Ärztliche Seelsorge. Grundlagen der Logotherapie und der Existenzanalyse*, Wien 1979.

Fucci S., *Il consenso informato nel mirino del legislatore*, « Professione, Sanità pubblica e medicina pratica », 1996, 4, pp. 60-61.

Fuchs E., *La fidelité dans le consentement*, « Médecine et Hygiène », 1986, 44, pp. 2024-2025.

Gadamer H.-G., *Dove si nasconde la salute*, Raffaello Cortina, Milano 1994.

Gensabella Furnari M., *Tra autonomia e responsabilità – Percorsi di bioetica*, Rubbettino, Soveria Mannelli 2000.

Gillon R., *Medicine and moral philosophy*, « J. Med. Ethics », 1983, 9, pp. 3-4.

Gillon R., *Medical confidentially*, « J. Med. Ethics », 1984, 10, pp. 3-4.

Gillon R., *Adequately informed consent*, « J. Med. Ethics », 1985, 11, pp. 115-116.

Gillon R., *Two concepts of medical ethics*, « J. Med. Ethics », 1985, 11, p. 3.

Goldworth A., *Standards of disclosure in informed consent*, in Goldworth A. et al. (eds.), *Ethics and perinatology*, Oxford University Press, Oxford 1995, pp. 263-278.

Graev M., *Sul dovere di « informare » il medico e sull'obbligo del medico di « informarsi »*, « Medicina e Morale », 1974, 1, pp. 42-48.

Greenberg I., *Toward a covenantal ethic of medicine*, in Meier L. (ed.), *Jewish Values in Bioethics*, Human Sciences Press, New York 1986, pp. 124-149.

Habermas J., *Il futuro della natura umana. I rischi di una genetica liberale*, Einaudi, Torino 2002.

Haldane J.J., *Medical ethics: an alternative approach*, « J. Med. Ethics », 1986, 12, pp. 145-150.

Herranz G., *Alle radici dell'etica medica*, « Società e Salute », 1986, 44/45, pp. 36-46.

Herranz Rodriguez G., *La enseñanza de la ética médica en la formación del medico*, in Aa.Vv., *Problemas contemporaneos en bioética,* Univ. Cat. de Chile, Santiago 1990, pp. 325-338.

Iadecola G., *Consenso del paziente e trattamento medico-chirurgico*, Liviana, Padova 1989.

Iandolo C., *L'approccio umano al malato*, Armando, Roma 1980.

Iandolo C., *Parlare col malato*, Armando, Roma 1983.

Iandolo C., *Aspetti etici delle relazioni fra il malato e il personale sanitario*, in Randazzo A. (a cura di), *Problemi etici di vita ospedaliera*, Piccin, Padova 1989, pp. 1-17.

Idoate Garcia V.M., *Argumentaciones bioéticas y filosoficas en el consentimiento informado*, « Cuadernos de Bioética », 1993, 15/3, pp. 9-13.

International Medical Benefit/Risk Foundation, *Linee-guida sulle informazioni al paziente*, « Medicina e Morale », 1994, 4, pp. 804-805.

Isambert F.A., *Le consentement: le point de vue d'une éthique rationnelle*, « Médecine et Hygiène », 1986, pp. 2021-2023.

Jaspers K. - Bultmann R., *Die Frage der Entmythologisierung*, Piper, München 1981.

Jaspers K., *Medico e paziente*, « Medicine and Mind », 1990, 5 (1-2), pp. 17-35.

Johnson A.G., *Teaching medical ethics as a pratical subject observation from experience*, « J. Med. Ethics », 1983, 9, pp. 5-7.

Jonas H., *Technique, morale et génie génétique*, « Communio » (Paris), 1984, 9, 6, pp. 45-65.

Jonas J., *Tecnica, Medicina ed Etica. Prassi del principio responsabilità*, Einaudi, Torino 1997.

Jonsen A.R. - Siegler M. - Winslade W.J., *Clinical ethics*, MacMillan, New York 1982.

Kaplan A.L., *Exemplary reasoning? A comment of theory structure in biomedicine*, « J. Medical Philosophy », 1986, 1, pp. 93-105.

Kee F., *Patients' prerogatives and perceptions of benefit*, « British Medical Journal », 1996, 312, pp. 958-960.

Kennedy I., *Treat me right. Essays in medical law and ethics*, Clarendon, Oxford 1988.

Kirby M.D., *Informed consent: what does it mean?*, « J. Med. Ethics », 1983, 9, pp. 69-75.

Kissick W.L., *Medicine's Dilemmas*, Yale University Press, New Haven-London 1994.

Knox E.G., *Ethical issues in descriptive and analytical epidemiology and in primary prevention*, in Doxiadis S. (ed.), *Ethical issues in preventive medicine*, Martinus Nijhoff, Dordrecht 1985, pp. 46-53.

Kottow M.H., *Medical confidentially an intransigent and absolute obligation*, « J. Med. Ethics », 1985, 12, pp. 117-122.

Kristeller P., *Philosophy and medicine in medioeval and renaissance Italy*, in Spicker S.F. (ed.), *Organism, medicine and metaphysics*, Reidel, Dordrecht, VII, pp. 13-29.

Kuczewski M., *Reconceiving the family. The process of consent in medical decisionmaking*, « Hastings Center Report », 2 (1996), 26, pp. 30-37.

Ladrière J., *L'articulation du sense*, Aubier-Montaigne, Paris 1970.

Lain Entralgo P., *Historia universal de la medicina*, 8 voll., Barcelona 1972.

Lamotte B., *Le réductionisme. Méthode ou idéologie?*, « Lumière et vie », 1985, 172, pp.

5-19.

Leblang T.R., *Informed consent and disclosure in the physician-patient relationship: expanding obligations for physicians in the United States*, « Medicine and Law », 1995, 14/5-6, pp. 429-444.

Lombardi Vallauri L., *Le culture riduzionistiche nei confronti della vita*, in Aa.Vv., *Il valore della vita*, Vita e Pensiero, Milano 1985, pp. 41-74.

MacIntyre A., *How virtues become vices: values, medicine and social context*, in Engelhardt H.T. - Spicker S.F. (ed.), *Evaluation and explanation in the biomedical sciences*, Reidel, Dordrecht 1975, I, pp. 97-113.

MacIntyre A., *Patients as agents*, in Spicker S.F. (ed.), *Philosophical medical ethics: its nature and significance*, Reidel, Dordrecht 1977, III, pp. 197-213.

Maiorano G. - Albano O., *Etica medica e medicina interna*, « Medicina e Morale », 1984, 3, pp. 342-349.

Malherbe J.F., *Médecine, anthropologie et éthique*, « Medecine de l'Homme », 1985, 156/157, pp. 5-12.

Mancini I., *Teologia, ideologia, utopia*, Queriniana, Brescia 1974.

Manghi S., *Il medico, il paziente e l'altro. Un'indagine sull'interazione comunicativa nelle pratiche mediche*, Franco Angeli, Milano 2005.

Manzoli F.A., *La formazione del medico specialista nella prospettiva europea*, « Medicina e Morale », 1990, 2, pp. 253-263.

Marino I. R., *Credere e curare,* Einaudi, Torino 2005.

Martin J.F., *Methods and procedures of ethical control*, in Doxiadis S. (a cura di), *Ethical issues in preventive medicine*, Martinus Nijhoff, Dordrecht 1985, pp. 95-101.

Martini C.M., *Etica ed evoluzione tecnologica nella medicina contemporanea*, « Medicina e Morale », 1984, 1, pp. 5-10.

Masini V., *Medicina Narrativa. Comunicazione empatica ed interazione dinamica nella relazione medico-paziente*, Franco Angeli, Milano 2005.

Mascitelli E., *Per una lettura antropologica della medicina*, in Aa.Vv., *Saggi di medicina e scienze umane*, Istituto Scientifico Ospedale S. Raffaele, Milano 1984, pp. 4-35.

McCormick R.A., *Salute e medicina nella tradizione cattolica*, Camilliane, Torino 1986.

Meier L., *Visiting the Sick: An Authentic Encounter*, in Meier L. (ed.), *Jewish Values in Bioethics*, Human Sciences Press, New York 1986, pp. 183-189.

Messina P.R., *Appunti sulla storia dell'assistenza*, « Società e Salute », 1986, 44/45, pp. 11-22.

Montalenti G., *Storia della biologia e della medicina*, in Abbagnano N. (a cura di), *Storia delle scienze*, UTET, Torino 1962.

Mordacci R., *I contenuti etici del consenso informato alla sperimentazione*, « Bioetica », 1996, 1, pp. 66-73.

Morgante G., *Umanizzazione della medicina*, « Medicina e Morale », 1984, 3, pp. 322-327.

Mottura G., *Il giuramento di Ippocrate. I doveri del medico nella storia*, Riuniti, Roma 1986.
Nucchi M., *I rapporti tra pazienti ed operatori sanitari ausiliari per l'umanizzazione degli ospedali*, « Anime e Corpi », 1994, 176, pp. 689-697.
Oguz Y., *La relazione tra medico e paziente nella pratica clinica*, in Leone S. – Seroni G., *Persona e salute*, Armando, Roma 1996, pp. 61-74.
Orsini L., *Tra scienza e conoscenza: la medicina, con amore*, Nuovi Orizzonti, Milano 1989.
Owens J., *Aristotelian ethics, medicine and the changing nature of man*, in Spicker S.F. (ed.), *Philosophical medical ethics: its nature and significance*, Reidel, Dordrecht 1977, III, pp. 127-143.
Parizeau M.H., *Le consentement, en pratique*, « Médecine et Hygiène », 1986, 44, pp. 2002-2004.
Patt H.J. (Hrsg.), *Christliche Anthropologie als Perspektive fur die Medizin*, Verlag J.P., Köln 1985.
Pellegrino E.D., *Moral agency and professional ethics: some notes on transformation of the physician-patient encounter*, in Spicker S. - Engelhardt H.T. (eds.), *Philosophical medical ethics: its nature and significance*, Reidel, Dordrecht 1977, III, pp. 213-223.
Pellegrino E.D., *Philosophy of medicine: towards a definition*, « J. Medical Philosophy », 1986, 1, pp. 9-16.
Pellegrino E.D., *Altruism, self-interest and medical ethics*, « JAMA », 1987, 258, pp. 1939-1940.
Pellegrino E.D. - Thomasma D.C., *For the patient's good. The restoration of beneficence in health care*, Oxford University Press, New York 1988 (tr. it. *Per il bene del paziente. Tradizione e innovazione nell'etica medica,* Paoline, Cinisello Balsamo 1992).
Pellegrino E.D. - Thomasma D.C., *The christian virtues in medical practice*, Georgetown University Press, Washington (D.C.) 1996.
Pessina A., *Bioetica. L'uomo sperimentale*, Bruno Mondadori, Milano 1999.
Philip J., *The sanctity of life: the Christian consensus*, in Brown I. (ed.), *Medicine in crisis*, Rutheford House Bks, Edinbourgh 1988, pp. 14-26.
Pinet G., *Ethical aspects of public health legislation and the role of the state*, in Doxiadis S. (ed.), *Ethical issues in preventive medicine,* Martinus Nijhoff, Dordrecht 1985, pp. 32-35.
Pizzamiglio L. - Laicardi - Pizzamiglio C., *Ancora sul rapporto medico-paziente. Problemi di ieri e di oggi*, « Medicina e Morale », 1974, 1, pp. 49-59.
Pontificio Consiglio della Pastorale per gli Operatori Sanitari, *Carta degli Operatori Sanitari*, Città del Vaticano 1995.
Popper K., *La logica della scoperta scientifica*, Einaudi, Torino 1983.
Popper K., *Conoscenza oggettiva. Un punto di vista evoluzionistico*, Armando, Roma

1983.
Popper K., *L'universo aperto. Un argomento per l'indeterminismo*, in Bartleg W.W. (a cura di), *Poscritto alla logica della scoperta scientifica*, Il Saggiatore, Milano 1984.
Powell D.E., *The doctor's ethics*, « Ethics and Medicine », 1990, 6 (2), pp. 26-27.
Premuda L., *Metodo e conoscenza da Ippocrate ai nostri giorni*, Cedam, Padova 1971.
Premuda L., *Storia della medicina*, Cedam, Padova 1975.
Quattrocchi P., *Etica, scienza, complessità*, Angeli, Milano 1984.
Quintana Villar C., *La enseñanza de la medicina y de la ética médica en la Pontificia Universidad Católica de Chile*, in Aa.Vv., *Problemas contemporáneos en bioética*, Univ. Cat. de Chile, Santiago 1990, pp. 319-324.
Rackman E., *Jewish Medical Ethics and Law*, in Meier L. (eds.), *Jewish Values in Bioethics*, Human Sciences Press, New York 1986, pp. 150-173.
Rainbolt G.W., *Competition and the patient-centereed ethic*, « J. Med. Phil. », 1987, 1, pp. 85-95.
Raineri P., *Diagnosi clinica. Storia e metodologia*, Borla, Roma 1989.
Raineri P., *Le fasi della diagnosi: occhio clinico, occhio computerizzato e medicina personale*, in Cattorini P. (a cura di), *Leggere il corpo malato*, Liviana, Padova 1989, pp. 91-107.
Rayner C., *Ethical issues in the activities of mass media communication in health education*, in Doxiadis S. (a cura di), *Ethical issues in preventive medicine*, Martinus Nijhoff, Dordrecht 1985, pp. 65-71.
Reiser S.J., *La medicina e il regno della tecnologia*, Feltrinelli, Milano 1983 (tit. orig. *Medicine, and reign of technology*, Cambridge Univ. Press, London 1978).
Ruiz de la Peña J.L., *Anthropologie et tentation biologiste*, « Communio », 1984, 6 (9), pp. 66-80.
Russo F., *L'uomo e la biosfera. Un importante programma dell'UNESCO*, « La Civiltà Cattolica », 1987, 2, pp. 292-299.
Sala R., *Autonomia e consenso informato. Modelli di rapporto tra medico e malato mentale*, « Medicina e Morale », 1994, 1, pp. 39-72.
Santosuosso A. (a cura di), *Il consenso informato. Tra giustificazione per il medico e diritto del paziente*, Cortina, Milano 1996.
Scalabrino Spadea M., *Aspetti problematici del rapporto medico-paziente nella legislazione internazionale sui diritti dell'uomo*, « Medicina e Morale », 1986, 1, pp. 47-72.
Scalfaro O.L., *Società e problemi del malato*, in Randazzo A. (a cura di), *Problemi etici di vita ospedaliera*, Piccin, Padova 1989, pp. 17-35.
Scandellari C., *Gli aspetti logici delle argomentazioni diagnostiche*, in Cattorini P. (a cura di), *Leggere il corpo malato*, Liviana, Padova 1989, pp. 107-117.
Schafener K.F., *Exemplar reasoning about biological models and diseases: a relation between the philosophy of science*, « J. Medical Philosophy », 1986, 1, pp. 63-78.

Schooyans M., *La médicalisation des problèmes sociaux. Le cas du Brésil*, « Medicina e Morale », 1989, 4, pp. 733-739.

Sevensky R.L., *The religious foundation of health care: a conceptual approach*, « J. Med. Ethics », 9 (1983), pp. 165-169.

Sgreccia E., *Per l'esercizio cristiano della medicina*, « Medicina e Morale », 1979, 2, pp. 161-190.

Sgreccia E., *Coscienza cristiana e professione medica*, « Medicina e Morale », 1980, 3, pp. 265-290.

Sgreccia E., *Il riduzionismo biologico in Medicina* (editoriale), « Medicina e Morale », 1985, 1, pp. 3-9.

Sgreccia E., *Non archiviare l'impegno per la umanizzazione della medicina* (editoriale), «Medicina e Morale », 1986, 2, pp. 267-270.

Sgreccia E., *Etica, razionalità e medicina* (editoriale), « Medicina e Morale », 1988, 2, pp. 199-203.

Sgreccia E., *I diritti dell'uomo e la medicina* (editoriale), « Medicina e Morale », 1989, 1, pp. 5-10.

Sgreccia E., *Il ruolo della bioetica nella formazione del medico europeo*, « Medicina e Morale », 1990, 6, pp. 1115-1128.

Sgreccia E., *Manuale di Bioetica*, II, *Aspetti medico-sociali*, Vita e Pensiero, Milano 1999.

Shorter E., *La tormentata storia del rapporto medico paziente*, Feltrinelli, Milano 1999.

Silverman W.A., *Informed consent in customary practice and in clinical trials*, in Goldworth A. et al., *Ethics and perinatology*, Oxford University Press, Oxford 1995, pp. 245-262.

Slovenko R., *Informed consent: information about the physician*, « Medicine and Law », 1994, 13/5-6, pp. 467-472.

Smith D.H., *Medical loyalty. Dimensions and problems of a rich idea*, in Shelp E.E. (ed.), *Theology and bioethics*, Reidel, Dordrecht 1985, pp. 267-283.

Spagnolo A.G., *Bioetica nella ricerca e nella professione medica*, Camilliane, Torino 1997.

Spagnolo A.G. - Sacchini D. - Pessina A. - Lenoci M., *Etica e giustizia in sanità*, McGraw-Hill, Milano 2004.

Spicker S.F., *The lived body as a catalytic agent reaction at the interface of medicine and philosophy*, in Engelhardt H.T. - Spicker S.F. (eds.), *Evaluation and explanation in the biomedical sciences*, Reidel, Dordrecht 1975, pp. 181-205.

Spicker S.F., *Medicine's influence on ethics. Reflections on the putative moral role of medicine*, in Spicker S.F. i.r. - Engelhardt T.H. (eds.), *Philosophical medical ethics: nature and significance*, Reidel, Dordrecht 1977, pp. 143-155.

Spicker S.F., *Cognitive and conative issues in contemporary philosophy of medecine*, « J. Medical Philosophy », 1986, 1, pp. 107-117.

Spinsanti S., *La riflessione antropologica in medicina*, « Medicina e Morale », 1980, 1, pp.

10-15.

Spinsanti S., *Guarire tutto l'uomo. La medicina antropologica di Viktor von Weizsäcker*, Paoline, Cinisello Balsamo 1988.

Strasser T., *Ethical issues in trials of prevention*, in Doxiadis S. (a cura di), *Ethical issues in preventive medicine*, Martinus Nijhoff, Dordrecht 1985, pp. 54-58.

Stroppiana L., *Storia della medicina tra arte e scienza*, Edizioni dell'Ateneo, Roma 1982.

Tatarelli R. - De Pisa E. - Girardi P., *Curare con il paziente. Metodologia del rapporto medico-paziente*, Franco Angeli, Milano 1998.

Tettamanzi D., *Ministero laicale e professione medica*, « Medicina e Morale », 1978, 1, pp. 13-33.

Tettamanzi D., *Eticità: valore ed esigenza intrinseci all'esercizio della medicina*, in Randazzo A. (a cura di), *Problemi etici di vita ospedaliera*, Piccin, Padova 1989, pp. 107-123.

The Hastings Center, *Gli scopi della medicina: nuove priorità*, « Notizie di Politeia », 1997, 45. Timio M., *La storia tecnologica del guarire*, Borla, Roma 1990.

Tonks A. - Smith R., *Information in practice. Make it work for patients*, « British Medical Journal », 1996, 313, p. 438.

Tortoreto F. - Sgreccia E. - Schiavoni, *Il consenso informato: un'indagine conoscitiva in cardiologia*, « Medicina e Morale », 1994, 5, pp. 955-972.

Toulmin S., *Concepts of function and mechanism in medicine and medical science (hommage a C. Bernard)*, in Engelhardt H.T. jr. - Spicker S.F. (eds.), *Evaluation and explanation in the biomedical sciences*, R. Reidel, Dordrecht 1975, pp. 51-67.

Toulmin S., *How medecine saved the life of ethics*, in De Marco J.P. - Fax R.M. (eds.), *New direction in ethics*, RKP, New York 1986, pp. 265-282.

Tuveri G. (a cura di), *Saper ascoltare, saper comunicare. Come prendersi cura della persona con tumore*, Il Pensiero Scientifico Editore, Roma 2005.

Vanni Rovighi S., *Elementi di filosofia*, La Scuola, Brescia 1963, III, pp. 235-246.

Veatch R.M., *Case studies in medical ethics*, Harvard University Press, Cambridge 1977.

Veatch R.M., *Medical Ethics*, Jones & Bartlett, Sudbury (Mass.) 1997.

Verspieren P. (éd.), *Biologie, médecine et éthique. Textes du Magistère catholique*, La Centurion, Paris 1987.

Villa L., *Medicina oggi. Aspetti di ordine scientifico, filosofico, etico-sociale*, Piccin, Padova 1980.

Villalain Blanco J.D., *Los derechos del enfermo*, « Cuadernos de Bioética », 1995, 6/24-4, pp. 460-472.

Voltaggio F., *La medicina come scienza filosofica*, Laterza, Roma-Bari 1998.

Walton J., *The general medical council's medical ethics*, « J. Med. Ethics », 1985, 11, p. 5.

Wartofsky M.W., *Clinical judgement, expert programs, and cognitive style: a counteressay in the logic of diagnostic*, « J. Med. Phil.», 1986, 1, pp. 81-93.

Wear S., *Informed Consent, patient autonomy and physician beneficience within clinical *medicine*, Kluwer Academic Publishers, Dordrecht 1993.

Wechsler H. - Idelson R. - Schor E. et al., *The physicians role in health promotion revisited*, « The New England Journal of Medicine », 1996, 334, pp. 996-998.

Weizsäcker V. von, *Filosofia della medicina*, Guerini e Associati, Milano 1990.

Wilson B., *Futility and the obligation of physicians*, « Bioethics », 1996, 1, pp. 43-55.

Winckler M., *È grave dottore?*, Feltrinelli, Milano 2004.

Wulff H.R. - Pedersen S.A. - Rosenberg R., *Filosofia della medicina*, tr. it. di A. Parodi, Raffaello Cortina, Milano 1995, tit. orig.: *Philosophy of Medicine*, Blackwell Scientific Publications, Oxford 1986.

Zamboni G., *La persona umana*, Vita e Pensiero, Milano 1983.

Zarin D.A., *Decision analysis as a basis for medical decision making: the tree of Hippocrates*, « J. Medical Philosophy », 1984, 2, pp. 181-214.

Ziglioli R. (a cura di), *Riforma sanitaria e comunità cristiana*, Salcom, Brezzo di Bedero 1979.

Zinner S., *The elusive goal of informed consent by adolescents*, « Theoretical Medicine », 1995, 16/4, pp. 323-331.

Ⅶ 生命倫理委員会

Abel F., *Comites de bioetica. Necesidad, Estructura y Functiones*, « Folia Humanistica. Ciencas, artes, letras », settembre-ottobre 1993, pp. 389-418.

Aa.Vv., *Saggi di medicina e scienze umane*, Istituto Scientifico Ospedale San Raffaele, Milano 1984.

Aa.Vv., *Dalla Bioetica ai Comitati Etici*, Ancora, Milano 1988.

Aa.Vv., *I Comitati di Bioetica. Storia, analisi, proposte*, Orizzonte Medico, Roma 1990.

Aa. Vv., *Research ethics committees*, « Br. Med. J. », 1990, 300, pp. 395-396, 607-608.

Advisory Committee on Human Radiation Experiments, *Final Report*, US Government Printing Office, Washington (D.C.) 1995.

Agenzia per i Servizi Sanitari Regionali, *Linee guida per i Comitati di etica*, Roma 1996 (dattiloscritto).

Agich G.J. - Youngner S.J., *For Experts Only? Access to Hospital Ethics Committees*, «Hastings Center Report », (5) 1991, 21, pp. 17-24.

Allen P. - Waters W.E., *Attitudes to research ethical committees*, « J. Med. Ethics », 9, 1983, pp. 61-65.

Aulisco M.P. - Arnold R.M. - Youngner S.J., *Health Care Ethics Consultation: Nature, Goals and Competencies*, « Annales of Internal Medicine », 133 (2000), pp. 59-69.

Annas G.J., *Ethics Committees. From Ethical Comfort to Ethical Cover*, « Hastings Center Report », 1991, 21 (3), pp. 18-21.

Autiero A., *L'etica nei comitati di bioetica*, EDI OFTES, Palermo 1991.

Bandeira R., *Hospital Ethics Committees in Portugal*, « HEC Forum », 1991, 3/6, pp. 347-

348.

Barlotta F.M. - Scheirton L.S., *The Role of the Hospital Ethics Committee in Educatine Members of the Medical Staff*, « HEC Forum », 1989, 3, pp. 151-158.

Barry R.L., *Infant care review committees. Their moral responsibilities*, « Linacre Quarterly », 1985, 52, pp. 360-375.

Bayleveld D. - Brownswords R. - Wallace S., *Clinical Ethics Committees: Clinician Support or Crisis Management?*, « HEC Forum », 2002, 1, pp. 13-25.

Bendall C., *Standard Operating Procedures for Local Research Ethics Committees. Comments and Examples*, McKenna & Co., London 1994.

Berté V. - Bignamini A.A. (a cura di), *Comitati di Etica e Farmacovigilanza*, Health, Bologna 1994.

Blake D.C., *The Hospital Ethics Committee and Moral Authority*, « HEC Forum », 1992, 4 (5), pp. 295-298.

Blake D.C., *The Hospital Ethics Committee. Health Care's Moral Conscience or White Elephant?*, « Hastings Center Report », 1992, 22 (1), pp. 6-11.

Blake D.C. (ed), *The Next Generation Model for Healthcare Ethics Committees*, « HEC Forum », (2000), 1, pp. 1-56.

Boisaubin E.V. - Carter M.A., *Optimizing Ethics Services and Education in a Teaching Hospital: Rounds versus Consultation*, « The Journal of Clinical Ethics », 1999, 4, pp. 294-299.

Boitte P., *L'éthique à l'hôpital*, « Ethica Clinica », 1996, 15, pp. 30-38.

Boitte P., *Pour une function éthique à l'hôpital*, « Ethica Clinica », 1999, 15, pp. 30-38.

Bompiani A., *Medico, servizio sanitario, economia*, « Medicina e Morale », 1985, 4, pp. 691-716.

Bompiani A., *Una valutazione della « Convenzione sui diritti dell'uomo e la biomedicina» del Consiglio d'Europa*, « Medicina e Morale », 1997, 1, pp. 37-55.

Bonati M., *I dilemmi della ricerca nelle cure primarie*, « Ricerca & Pratica », 2003, 19, pp. 93-94.

Borgia M., *Guida per i comitati di bioetica alla sperimentazione clinica. Modelli di procedure operative e riferimenti normativi*, Il Pensiero Scientifico, Roma 2001.

Borsellino P., *Bioetica tra autonomia e diritto*, Zadig, Milano 1999.

Borsellino P., *Vere e false alternative in tema di rapporti tra bioetica e diritto*, « Notizie di Politeia », 2002, 65, pp. 122-125.

Botti C., *Bioetica ed etica delle donne. Relazioni, affetti, potere,* Zadig, Milano 2000.

Botti C., *Comitati etici,* in Lecaldano E., *Dizionario di bioetica*, Laterza, Roma-Bari 2002, pp. 50-52.

British Paediatric Association, *Guidelines to aid ethical committees considering research involving children*, « Arch. Dis. Child. », 1980, 55, pp. 75-77.

Brody B.A., *The President's Commission: the need to be more philosophical*, « J. Med. Phil. », 1989, 14/4, pp. 369-383.

Brody B. (ed.), *The Ethics of Biomedical Research: an International Perspective*, Oxford University Press, Oxford 1998.

Browne A., *Ethics committees for what?* (Editorial), « CMAJ », 1987, 136, pp. 1149-1151.

Cadoré B., *L'éthique clinique comme philosophie contextuelle*, Fides, Montréal 1997.

Callahan D., *Ethics Committees and Social Issues: potentials and Pitfalls*, « Cambridge Quarterly of Healthcare Ethics », 1992, 1 (1), pp. 5-10.

Canavacci L., *I confini del consenso. Un'indagine sui limiti e l'efficacia del consenso informato*, C.G. ed. Medico Scientifiche, Torino 1999.

Capron A.M., *Ethics Committees in the Unites States*, « Notizie di Politeia », 2002, 67, pp. 87-94.

Casati S., *La deliberazione etica e la pratica clinica*, Edizioni Medico Scientifiche, Torino 2003.

Cateni C. - Funghi P., *I Comitati di Etica Medica e la loro operatività*, « Difesa Sociale », 1992, 5, pp. 101-119.

Cattorini P., *I Comitati d'etica negli ospedali*, « Aggiornamenti Sociali », 1986, 6, pp. 415-429.

Cattorini P. (a cura di), *Una Verità in Dialogo. Storia, metodologia e pareri di un comitato di etica*, Istituto Scientifico Ospedale San Raffaele-Europa Scienze Umane Editrice, Milano 1994.

Cattorini P., *Bioetica. Metodo ed elementi di base per affrontare problemi clinici*, Masson, Milano 1996.

Cattorini P. - Mordacci R., *Ethics Committees in Italy*, « HEC Forum », 1992, 4 (3), pp. 219-227.

Censis - Forum per la ricerca biomedica, *La ricerca biomedica in Italia. Industria farmaceutica ed università verso l'integrazione europea*, II, Angeli, Milano 1993.

Centro Studi Politeia, Carta di San Macuto, *Una proposta per la istituzionalizzazione dei Comitati Etici per la consulenza etica alla pratica clinica*, Roma, 8 aprile 2003.

Charlesworth M., *L'etica della vita. I dilemmi della bioetica in una società liberale*, trad. it. di G. Gozzini, Donzelli, Roma 1996.

Christensen K.T., *Self-education for Hospital Ethics Committees*, « HEC Forum », 1989, 1, pp. 333-339.

Cohen C.B., *Ethics Committees. Who Will Guard the Guardians?*, « Hastings Center Report », 1989, 19 (1), pp. 19.

Comitato Nazionale per la Bioetica, *Comitati Etici*, Presidenza del Consiglio dei Ministri, Dipartimento per l'informazione e l'editoria, Roma 27 febbraio 1992.

Comitato Nazionale per la Bioetica, *Rapporto al Presidente del Consiglio sui primi due anni di attività del Comitato Nazionale per la Bioetica*, Presidenza del Consiglio dei Ministri, Dipartimento per l'informazione e l'editoria, Roma 18 luglio 1992.

Comitato Nazionale per la Bioetica, *I Comitati Etici in Italia. Problematiche recenti*, Presidenza del Consiglio dei Ministri, Dipartimento per l'informazione e l'editoria,

Roma 18 aprile 1997.

Comitato Nazionale per la Bioetica, *Orientamenti per i Comitati Etici in Italia*, Presidenza del Consiglio dei Ministri, Dipartimento per l'Informazione e l'Editoria, Roma 2001.

Comité Consultatif National d'Éthique pour les Sciences de la Vie et de la Santé, *Rapport et Recommandations sur les Comités d'Éthiques Locaux*, le 7 novembre 1988.

Conferenza Episcopale Italiana, Ufficio per la pastorale della sanità, *Le Istituzioni sanitarie cattoliche in Italia. Identità e ruolo,* Roma 2000.

Congregazione per la Dottrina della Fede, *Istruzione « Donum Vitae »* (22 febbraio 1987), Tipografia Poliglotta Vaticana, Città del Vaticano 1987.

Consiglio d'Europa, *Raccomandazione 934/1982*, « Medicina e Morale », 1984, 1, pp. 93-96.

Consiglio d'Europa, *Raccomandazione 1046/1986. L'impiego di embrioni e feti umani in campo medico e scientifico,* « Medicina e Morale », 1986, 4, pp. 902-906.

Consiglio d'Europa, *Raccomandazione 1100/1989 sull'uso degli embrioni umani e dei feti nella ricerca scientifica*, « Medicina e Morale », 1989, 2, pp. 397-412.

Consiglio d'Europa, Comitato dei Ministri, *Convenzione per la protezione dei diritti dell'uomo e la dignità dell'essere umano riguardo alle applicazioni della biologia e della medicina: Convenzione sui diritti dell'uomo e la biomedicina* (19 novembre 1996), « Medicina e Morale », 1997, 1, pp. 128-149.

Cross W.A., *Pediatrics ethics committees: learning from our experience,* « J. Ped. », 1986, 108, pp. 242-243.

Dalla Torre G., *I comitati etici a garanzia dei diritti della persona,* « Orizzonte Medico », 1987, 6, p. 2.

De Castro L.D., *Ethics Committee in Asia*, « Notizie di Politeia », 2002, 67, pp. 102-122.

Defanti C.A., *Sulla proposta del Comitato Nazionale per la bioetica sui Comitati Etici*, «Bioetica », 2000, 3, pp. 467-469.

Delfosse M.-L. (ed.), *Les comités de la recherche médicale. Exigences éthiques et réalités institutionelles: Belgique, France, Canada et Québec,* Presses universitaires de Namur, Namur 1997.

Demarez J.P., *Les Comités de Protection des personnes dans la loi française relative a l'expérimentation biomédicale sur l'être humain,* « Intern. J. of Bioeth.», 1991, 2 (3), pp. 171-177.

Denham M.J. - Foster A. - Tyrrell D.A.J., *Work of a district ethical committee,* « Br. Med. J. », 1979, 2, pp. 1042-1045.

De Renzo E.G. - Bonkovsky F.O., *Bioethics Consultants to the National Institutes of Health's Intramural IRB System: The Continuing Evolution,* « IRB », 1993, 15 (3), pp. 9-10.

Deutsch E., *The functions of ethical committees*, « Intern. J. of Bioeth. », 1990, 1 (3), pp. 177-182.

Dordoni P. - Casati S., *Per una competenza etica dei comitati di bioetica: esperienza formativa nel seminario di Costagrande,* « Tutor », 2004, 1, pp. 33-38.

Dordoni P., *In cammino verso il riconoscimento della complessità argomentativi in bioetica*, « Annali di studi religiosi », 2003, 4, pp. 73-88.

Dougherty C.J. *Clinical Ethics: Institutional Ethics Committees*, in: Reich W.T. (ed.), *Enciclopedia of Bioethics,* Simon & Schuster MacMillan, New York 1995, pp. 409-412.

Duncan A.S. - Dunstan G.R. - Welbourn R.B., *Dictionary of medical ethics*, Darton, Longman & Todd, London 1981.

Drane J.F., *Clinical Bioethics. Theory and Practice in Medical-Ethical Decision Making,* Sheed and Ward, Kansas City (MO) 1994.

Durand G., *Introduction générale à la bioéthique. Histoire, concepts et outils*, Cerf et Fides, Québec 1999.

European Working Party, European Forum for Good Clinical Practice, *Guidelines and Recommendations for European Ethics Committees*, « Medicina e Morale », 1995, 5, pp. 1064-1085.

Eusebi L., *Profilo giuridico dei Comitati Etici*, in Viafora C. (a cura di), *Comitati etici. Una proposta bioetica per il mondo sanitario,* Fondazione Lanza-Gregoriana Libreria Editrice, Padova 1995.

Evans D. - Evans M., *A decent proposal. Ethical Review of Clinical Research*, Wiley, Chichester 1996, pp. 104-140.

Fabroni F., *I Comitati Etici*, in Canepa G. (a cura di), *Nuovi orizzonti della ricerca in medicina legale*, Giuffrè, Milano 1995, pp. 3-79.

Faccini J.M. - Bennett P.N. - Reid J.L., *European Ethical Review Committee: the experience of an international ethics committee reviewing protocols for drug trials*, «Br. Med. J .», 1984, 289, pp. 1052-1054.

Fleetwood J.E. - Arnold R.M. - Baron R.J., *Giving answers or raising questions? The problematic role of institutional ethics committees*, « J. Med. Ethics », 1989, 15, pp. 137-142.

Food and Drugs Administration, *Information Sheets for Institutional Review Boards and Clinical Investigators*, FDA, Office of the Associate Commissioner for Health Affairs, Rockville 1995.

Fost N. - Cranford R.E., *Hospital ethics committees. Administrative aspects*, « JAMA », 1985, 253, pp. 2687-2692.

Foster C., *Research Ethics Committees,* Chadwich R. (ed.), *Enciclopedia of Applied Ethics*, Academic Press, London 1998, 3, pp. 845-852.

Foster C., *The Ethics of Medical Research on Humans*, Cambridge University Press, Cambridge (UK) 2001.

Fox E. - Arnold R.M., *Evaluating Outcomes in Ethics Consultation Research*, « Jurnal of Clinical Ethics », 1996, 7, pp. 127-138.

Gagnon E., *Les comités d'éthique. La recherche médicale à l'épreuve,* Presses de l'

Université Laval, Québec 1996.
Galvagni L., *Bioetica e comitati etici*, EDB, Bologna 2005.
Garattini S. - Bertele V. - Li Bassi L., *How can Research Ethics Committees protect Patients better?*, « British Medical Journal », 2003, 326, pp. 1199-1201.
Gelder M.G., *A national committee for the ethics of research - Symposium*, « J. Med. Ethics », 1990, 16, pp. 146-147.
Gerin G. (a cura di), *Funzione e funzionamento dei comitati etici*, Cedam, Padova 1991.
Gerin G. (ed.), *Funzione e funzionamento dei comitati etici*, Istituto internazionale di studi sui diritti dell'uomo, Padova 1991.
Ghetti V. (a cura di), *I comitati etici*, Angeli, Milano 1988.
Gobel P., *FDA Audit for Institutional Review Boards*, « Applied Clinical Trials », 1995, October, pp. 54-59.
Griener G.G. - Storch J.L., *Hospital Ethics Committees. Problems in Evaluation*, « HEC Forum », 1992, 4 (1), pp. 5-18.
Gracia D., *Moral Deliberation: The Role of Methodology in Clinical Ethics*, « Medicine, Health care and Philosophy », 2001, 2, pp. 223-232.
Guidoni L. - Benagiano G., *L'insegnamento dell'etica medica e della bioetica per i futuri ricercatori e per i componenti dei Comitati Etici,* in Sgreccia E. (a cura di), *Storia della medicina e storia dell'etica medica verso il terzo millennio*, Soveria Mannelli (Catanzaro), pp. 213-221.
Hastings Center, *Ethics Committees: Core Resource*, New York 1988.
Have ten H. - Sass H.M. (edd.), *Consensus Formation in Healthcare Ethics*, Springer, Dordrecht 1998.
Hayes G.J. - Hayes S.C. - Dykstra T., *A survey of university Institutional Review Boards: caracteristics, policies, and procedures*, « IRB », 1995, 17/3, pp. 1-6.
Holm S. - Immacolato M. - Mori M. (edd.), *Science vs Man? The Empirical Relevance of Bioethics and International Experience on Ethics Committees*, « Notizie di Politeia », 67 (2002), numero monografico.
Holm S., *Regulating Stem Celle Research in Europe by the Back Door*, « Journal of Medical Ethic », 2003, 4, pp. 203-204.
Hosford B., *Bioethics committees*, Aspen System Corporation, Rockville 1986.
Hottois G. - Parizeau M.- H (edd.), *Les mots de la bioéthique. Un vocabulaire encyclopédique,* Ed. de Boeck-Erpi, Bruxelles 1993.
Immacolato M. - Mori M. - Holm S., *Carta di San Macuto. Una proposta per l'istituzionalizzazione dei Comitati Etici per la consulenza etica alla pratica clinica*, Roma 2003.
Institut International d'Études des Droits de l'Homme - Conseil de l'Europe, *Le médecin face aux droits de l'homme*, Cedam, Padova 1990.
International Conference on Harmonization (ICH) Steering Committee, *ICH Harmonised Tripartite Guideline for Good Clinical Practice*, « GCPJ », 1996, 3 (4), suppl.

Isambert F.A., *De la bioéthique aux comités d'éthique*, « Études », 1983, 358, pp. 671-683.

Jacquemin D., *La fonction d'éthicien dans un comité d'éthique*, « Ethica Clinica », 1996, 1, pp. 22-23.

Jennings B., *Possibilities of Consensus: Toward Democratic Moral Discorse*, « Journal of Medicine and Philosophy », 1991, 4, pp. 447-463.

Jonas H., *Tecnica, medicina ed etica*, tr. it., Einaudi, Torino 1997.

Jonsen A.R. - Siegler M. - Winslade W., *Clinical Ethics: A Practical Approach to Ethical Decision in Clinical Medicine*, New York 1998$_4$, trad. it. a cura di A.G. Spagnolo, *Etica clinica*, McGraw-Hill, Milano 2003.

Judicial Council, A.M.A., Chicago, *Guidelines for ethics committees in health care institutions*, « JAMA », 1985, 253, pp. 2698-2699.

Kasimba P. - Singer P., *Australian Commission and Committees on issues in bioethics*, « J. Med. Phil. », 1989, 14/4, pp. 403-424.

Kelly M.J. - Mc Carthy D.G. (eds.), *Ethics committees: a challenge for catholic health care*, The Pope John Center, St. Louis (Mo) 1984.

Khushf G., *The Scope of Organizational Ethics*, « Hospital Ethics Committee Forum », 1998, 2, pp. 127-135.

Kimura R., *Ethics Committees for « high tech » innovation in Japan*, « J. Med. Phil. », 1989, 14/4, pp. 457-464.

Kliegman R.M. et al., *In our best interests. Experience and workings of a ethics review committee*, « J. Ped. », 1986, 108, pp. 178-188.

Lecaldano E. (ed), *Le diverse funzioni dei comitati di bioetica*, « Bioetica. Rivista interdisciplinare » 1998, 3, pp. 391-404.

Leigh & Barron Consulting Ltd. and Christie Associates for NHSTD on behalf of the Department of Health (UK), *Standard for Local Research Ethics Committees. A framework for Ethical Review*, NHS Training Division, London 1994.

Levine R.J., *Research Ethics Committees*, in Reich W.T. (ed), *Encyclopedia of Bioethics*, IV, Simon & Schuster-Macmillan, New York 1995, pp. 2266-2270.

Lock S., *Towards a national bioethics committee*, « Br. Med. J.», 1990, 300, pp. 1149-1150.

Lucioni C., *Economia e salute*, « Medicina e Morale », 1986, 4, pp. 777-786.

Luna F., *Research Ethics Committees in Argentina and South America*, « Notizie di Politeia », 2002, 67, pp. 95-100.

Lusting B.A. (ed.), *Regional Developments in Bioethics. 1991-1993*, Kluwer Academic Publishers, Dordrecht 1995 (Bioethics Yearbook, vol. 4).

Mackay C.R., *New Study of the IRB System*, « Kennedy Institute of Ethics Journal », 1992, 2 (3), pp. 283-284.

Macklin R. - Kupfer R.B., *Hospital Ethics Committees: Manual for a Training Program*, Albert. Einstein College of Medicine, Bronx NY 1988.

Maehle A.-H. - Geyer-Kordersch J. (edd.), *Historical and Philosophical Perspectives on Biomedical Ethics: From Paternalism to Autonomy*, Editors Burlington, Aldershot 2001.

Mahowald M.B., *Baby Doe Committees. A critical evaluation*, « Clin. Perinatal. », 1988, 15/4, pp. 789-800.

Maiorano G., *I comitati di etica medica*, in Aa.Vv., *Etica medica e gastroenterologia*, Simad 3, Bari 1983, pp. 199-207.

Marsico G., *E dietro le quinte: litigi, compromessi, dubbi*, « Janus », 2004, 4, pp. 19-30.

McCarrick P.M., *Ethics Committees in Hospitals*, « Kennedy Institute of Ethics Journal », 1992, 3, pp. 285-306.

McNeill P.M., *Ethics Committees in Australia and New Zeland: a critique*, « Notizie di Politeia », 2002, 67, pp. 113-119.

Michaud J., *L'avenir des Comités d'Éthique locaux*, « Intern. J. of Bioeth. », Mars 1993, 4 (numéro hors série), pp. 45-46.

Meulembergs T. - Vermylen J. - Schotsmans P.T., *The current state of clinical ethics and healthcare ethics committee in Belgium*, « J. Med. Ethics », 2005, 31, pp. 318-321.

Miles S. - Purtilo R.B., *Institutional Support for Bioethics Committees*, in Aulisco M.P. - Arnold R.M. - Youngner S.J. (eds.), *Ethics Consultation. From Theory to Practice*, The Johns Hopkins University Press, Baltimore 2003, pp. 121-128.

Minogue B., *Bioethics. A Committee Approach*, Jones & Bartlett, Boston 1996.

Mordacci R., *I Comitati di Etica: una realtà in divenire*, « Aggiornamenti sociali », 1997, 2, pp. 127-138.

Moreno J.D., *Deciding together: Bioethics and moral Consensus*, Oxford University Press, New York 1995.

Mori M., *Comitati etici e bioetica*, « Bioetica. Rivista interdisciplinare », 1998, 3, pp. 406-422.

National Health and Medical Research Council, *Report on workshops on the constitution and functions of institutional ethics committees in Australia 1984-85*, 1985 dattiloscritto).

Neri D., *« Time has come »: l'urgenza di una riforma dei comitati etici*, « Notizie di Politeia », 2002, 67, pp. 139-144.

Neri D., *Per una riforma del Comitato Nazionale di Bioetica*, « Notizie di Politeia », 2003, 69, pp. 87-92.

Osborne L.W., *Research on human subjects: Australian ethics committees take tentative steps*, « J. Med. Ethics », 1983, 9, pp. 66-68.

Pagni A., *Strumenti della bioetica - I Comitati di Etica*, « Medicina Generale », 1989, 10, pp. 8-15.

Parizeau M.H. (ed.), *Hôpital et éthique. Rôles et défis des comités clinique*, Presses de l' Université Laval, Québec 1995.

Parker M., *The Development of Clinical Ethics Support in the United Kingdom*, « Notizie

di Politeia », 2002, 67, pp. 82-86.
Pence G.E., *Classic cases in medical ethics*, McGraw-Hill, New York 1995_2.
Pentz R.D., *Beyond Case Consultation: an Expanded Model for Organizational Ethics*, «The Journal of Clinical Ethics », 1999, 10 (1), pp. 34-41.
Pentz R.D., *Expanding into organizational ethics: the esperienze of one clinical committee*, « HEC Forum », 1998, 10, pp. 213-221.
Picozzi M. - Tavani M. - Cattorini P. (edd.), *Verso una professionalizzazione del bioeticista. Analisi teorica e ricadute pratiche*, Giuffrè, Milano 2003.
Pollo S., *Una premessa teorica per i Comitati etici: l'idea di pluralismo morale*, «Bioetica », 1998, 3, pp. 423-430.
Pontificio Consiglio della Pastorale per gli Operatori Sanitari, *Carta degli Operatori Sanitari*, Libreria Editrice Vaticana, Città del Vaticano 1995, n. 8.
Porter J.P., *How Unaffiliated/Nonscientist Members of Institutional Review Boards See Their Roles*, « IRB », 1987, 9 (6), pp. 1-6.
Porter J.P., *The Office for Protection from Research Risks*, « Kennedy Institute of Ethics Journal », 1992, 2 (3), pp. 279-282.
Prentice E.D. - Antonson D.L., *A Protocol Review Guide to Reduce IRB Inconsistency*, «IRB », 1987, 9 (1), pp. 9-11.
Réseau européen « Médecine et droits de l'homme », *La santé face aux droits de l'homme, à l'éthique et aux morales*, Éditions du Conseil de l'Europe, Strasbourg 1996.
Riis P., *Medical ethics in the European Community*, « J. Med. Ethics », 1993, 19, pp. 7-12.
Rogers A. - Durand de Bousingen D., *Bioethics in Europe*, Council of Europe Press, Strasbourg 1995.
Royal College of Physicians, *Guidelines on the practice of ethics committees in medical research involving human subjects*, R.C.P., London 1990_2.
Rosner F., *Hospital medical ethics committees: a review of their development*, « JAMA », 1985, 253, pp. 2693-2697.
Ruddick W. - Finn W., *Objections to hospital philosophers*, « J. Med. Ethics », 1985, 11, pp. 42-46.
Santosuosso A. (ed.), *Il consenso informato*, Raffaello Cortina Editore, Milano 1996.
Sass H.-M., *Ethical Decision Making in Committee. A view from Germany*, « Notizie di Politeia », 2002, 67, pp. 65-81.
Scalabrino Spadea M., *Comitati etici e diritti dell'uomo*, « Medicina e Morale », 1986, 3, pp. 546-565.
Sgreccia E., *Economia e salute: considerazioni etiche*, « Medicina e Morale », 1986, 1, pp. 31-46.
Sgreccia E., *Etica, ma su quale fondamento?*, « Orizzonte Medico », 1987, 1, pp. 1-2.
Sgreccia E., *Il comitato etico tra assistenza e ricerca*, « Orizzonte Medico », 1987, 4, pp. 2-3.
Sgreccia E., *L'etica: presupposto di affidabilità dell'ospedale*, « Sanare Infirmos », 1987,

1, pp. 12-16.
Sgreccia E., *Problemi dell'insegnamento della bioetica*, « G. Ital. Form. Perm. Med. », 1987, 2 (15), pp. 104-117.
Sgreccia E., *La Convenzione sui diritti dell'uomo e la biomedicina*, « Medicina e Morale », 1997, 1, pp. 9-13.
Sherman M. - van Vleet J.D., *The hystory of Institutional Review Boards*, « Regulatory Affairs », 1991, 3, pp. 615-628.
Siegler M., *Ethics Committees: Decisions by Bureaucracy*, in Khuse H. - Singer P. (edd.), *Bioethics. An Anthology*, Blackwell Publishers, Oxford 1999, pp. 583-586.
Spagnolo A.G., *I comitati etici negli ospedali: sintesi e considerazioni a margine di un recente simposio*, « Medicina e Morale », 1986, 3, pp. 566-583.
Spagnolo A.G., *Comitati di bioetica in tema di procreazione artificiale*, « Medicina e Morale », 1993, 1, pp. 205-230.
Spagnolo A.G., *La protezione dei soggetti di sperimentazione: ruolo e procedure operative dei Comitati di Etica*, in Spagnolo A.G. - Sgreccia E. (a cura di), *Lineamenti di etica della sperimentazione clinica*, Vita e Pensiero, Milano 1994, pp. 113-140.
Spagnolo A.G., *Il progetto di « Convenzione » Europea sulla bioetica*, « Vita e Pensiero », 1995, 4, pp. 249-268.
Spagnolo A.G., *Necessità, opportunità, utilità della istituzione di un Comitato Etico presso la Direzione Generale della sanità militare*, « Giornale di Medicina Militare », 1996, 146 (3), pp. 300-305.
Spagnolo A.G. - Di Pietro M.L., *Terapia genica: il documento 15.2.91 del Comitato nazionale per la Bioetica ed un'analisi comparativa con le esperienze di altri Comitati etici nazionali ed internazionali*, « Il Diritto di Famiglia e delle Persone », 1992, 2 (21), pp. 323-363.
Spagnolo A.G. - Sgreccia E., *I comitati di bioetica. Sviluppo storico, presupposti e tipologie*, « Vita e Pensiero », 1989, 78, pp. 500-514.
Spagnolo A.G. - Sgreccia E., *Comitati e Commissioni di bioetica in Italia e nel mondo*, «Vita e Pensiero », 1989, 12, pp. 802-818.
Spagnolo A.G. - Bignamini A.A. - Franciscis A. de, *I Comitati di Etica fra linee-guida dell'Unione Europea e decreti ministeriali*, « Medicina e Morale », 1997, 6, pp. 1059-1098.
Spagnolo A.G., *Un nuovo ruolo per il comitato etico istituzionale*, in A.G. Spagnolo - D. Sacchini - A. Pessina - M. Lenoci, *Etica e giustizia in sanità,* McGraw-Hill, Milano 2004, pp. 217-223.
Spaziante G., *Il Comitato Etico Medico. Esperienza e normativa negli Istituti Clinici di Perfezionamento di Milano*, « L'Ospedale », 1988, 5/6, pp. 107-114.
Spaziante G., *Il Comitato Etico Medico. Fondamenti, caratteristiche, prospettive*, « L'Ospedale », 1988, 2/3, pp. 45-57.
Spencer E.M., *A New Role for Institutional Ethics Committees: Organizational Ethics*,

«The Journal of Clinical Ethics », 1997, 4, 8, pp. 372-376.
Spinsanti S., *I comitati di etica: funzione sociale e pedagogica*, « G. Ital. Form. Perm. Med. », 1987, 2, pp. 118-133.
Spinsanti S. (a cura di), *I Comitati di etica in ospedale*, Paoline, Cinisello Balsamo 1988.
Takala T. - Hayry M., *Ethics Committees in Finland: their Levels, Methods, and Point*, «Notizie di Politeia », 2002, 67, pp. 60-64.
Tallacchini M.C., *Bioetica & Democrazia*, « Notizie di Politeia », 2003, 69, pp. 93-101.
Tettamanzi D., *Comitati di etica, etica dei comitati* (editoriale), « Anime e Corpi », 1987, 132, pp. 417-423.
Theoret S., *The role of the bioethics committee dealing with HIV infection*, « Can. Nurse », 1988, 84, 7, pp. 41-47.
Thévoz J.-M., *Research and Hospital Ethics Committees in Switzerland*, « HEC Forum », 1992, 4/1, pp. 41-47.
Torrelli M., *Le médecin et les droits de l'homme*, Berger-Lévrault, Paris 1983.
Tripaldi E., *Il cappellano ospedaliero nei Comitati di Bioetica*, Centro Studi « S. Giovanni di Dio », Roma 1995.
Tulsky J.A. - Fox E., *Evaluating Ethics Consultation: Framing the Questions*, « Journal of Clinical Ethics », 1996, 7, pp. 109-115.
Usa President's Commission, *Final Report on studies of the ethical and legal problems in medicine and biomedical and behavioral research* (Summing Up), U.S. Government Printing Office, Washington (D.C.) 1983.
Veatch R.M., *Hospital ethics committees: is there a role?*, « Hastings Center Report », 1977, 7, pp. 22-25.
Vella Ch. G., *Comitati etici*, in Cova Bolis D. (a cura di), *Bioetica per il bambino*, Edizioni Mediche Italia, Pavia 1989, pp. 93-99.
Vella Ch. G. - Quattrocchi P. - Bompiani A., *Dalla bioetica ai comitati etici*, Ancora-Istituto Scientifico Ospedale San Raffaele, Milano 1988.
Viafora C., *Comitati di Etica in ospedale: l'impegno per la formazione*, « Dolentium Hominum », 1995, 29, pp. 25-31.
Viafora C. (ed.), *Comitati etici. Una proposta bioetica per il mondo sanitario*, Fondazione Lanza-Gregoriana Libreria Editrice, Padova 1995.
Viafora C., *I comitati di bioetica in Italia. Tensioni e potenzialità di un sistema in costruzione*, « Aggiornamenti sociali », 1999, 12, pp. 827-840.
Viafora C., *Clinical Bioethics. A Search to the Foundations*, Kluwer, Heidelberg 2005.
Walters L., *Bioethics Commissions. International perspectives*, « J. Med. Phil. », 1989, 14/4, pp. 363-462.
Warnock M., *A national ethics committee*, « Br. Med. J .», 1988, 297, pp. 1626-1627.
Wenger N.S. et al., *Hospital Ethics Committees in Israel: Structure, Function and Heterogeneity in the Setting of Statutory Ethics Committees*, « Journal of Medical Ethics », 2002, 28, pp. 177-182.

Wichman A. - Carter M.A., *Bioethics at the National Institutes of Health*, « Kennedy Institute of Ethics Journal », 1991, 1 (3), pp. 257-262.

Wikler D., *Bioethics Commissions abroad*, « HEC Forum », 1994, 6/4, pp. 290-304.

Wilson R.G. - Gallegos T.G., *The Community Bioethics Committee. A Unique Pathway Out of Bioethical Dilemmas*, « HEC Forum », 1992, 4 (6), pp. 372-377.

Wilson Ross J. (ed), *Handbook for Hospital Ethics Committees*, American Hospital Publishing, Edmonton 1986.

Wolf S.M., *Due Process in Ethics Committee Case Review*, « HEC Forum », 1992, 4 (2), pp. 83-96.

Wray E., *Ethics Committees in Italy – A time for Change?*, « Bullettin of Medical Ethics », 2000, 160, pp. 13-16.

Yoder S.D., *The nature of ethical expertise,* « Hasting Center Report », 1998, 6, pp. 11-19.

Zanchetti M., *La responsabilità giuridica del Comitato di etica ospedaliero*, in Cattorini P. (a cura di), *Una verità in dialogo*, Istituto Scientifico Ospedale San Raffaele-Europa Scienza Umane, Milano 1994, pp. 78-94.

人 名 索 引

Abbagnano, N.　239
Abel, F.　11, 263, 334
Agazzi, E.　49, 51, 99, 138, 225, 239
Agostino, (sant')　129
Allen, P.　289-290, 293
Allport, G.W.　127
Alszeghy, Z.　186
Angelini, F.　24
Antico, L.　14, 136
Antiseri, D.　20, 39, 52, 58-59, 66, 99, 129, 148-149
Apel, K.O.　74
Aristotele　19, 21, 81, 94, 96, 111, 132, 137-138, 142-143, 155, 177, 192, 206, 269
Artigas, M.　95, 107, 114
Aseph, Ben Berachyahu　20
Avery, O.T.　102
Ayer, A.J.　66, 99
Azzone, G.F.　100
Babolin, A.　130
Baier, K.　57
Baird, Callicot J.　120
Bandeira, R.　333
Barth, K.　188
Bartolomei, S.　119
Bausola, A.　176, 178
Beauchamp, T.L.　10, 29, 74, 226-227, 229-230, 272
Beauvoir, (de)S.　141
Becker, E.　219
Bendall, C.　314
Bentham, J.　70
Bergson, H.　135
Berlinguer, G.　169
Bernard, J.　44, 331
Berté, V.　342

Berti, E.　69, 143
Bignamini, A.A.　341-342
Biscaia, J.　333
Bishop, A.H.　79, 293
Blandino, G.　113
Blondel, M.　135
Böckle, F.　184
Boezio, S.　76, 154-155
Bompiani, A.　7, 14, 27, 51, 285, 303, 327, 339, 353
Bonjean, G.　220
Brody, B.A.　318
Brouillard, H.　188
Bruaire, C.　148
Buber, M.　130, 133
Bultmann, R.　287
Burani, G.　161
Burgalassi, S.　14
Bynum, W.F.　240
Callahan, D.　6-8, 89, 257, 266
Campbell, A.V.　332
Camus, A.　129-130
Canepa, G.　44
Capograssi, G.　174
Caprioli, A.　84
Carcaterra, G.　57
Carrasco, De Paula　75
Carse, A.　54
Carter, B.　118
Carter, M.A.　118
Cartesio, R.　48, 139, 298
Cassel, E.J.　79
Casson, F.F.　287
Castignone, S.　15
Cattorini, P.　15, 17, 240, 247, 269, 291, 307, 337
Cavadi, A.　91

Ceri, L.   57
Cervella, P.   99
Changeux, J.   76, 141, 244
Chiarelli, B.   16, 64
Childress, J.F.   10, 29, 74, 226-230
Cicerone, M.T.   139
Clinton, B.   318, 320
Clouser, K.D.   54, 231
Coccio, A.   131
Colafigli, A.   26
Compagnoni, F.   64, 192, 237-238
Concetti, G.   203
Copernico, N.   118
Cotta, S.   76, 85
Cranford, R.E.   289, 303
Cremaschi, S.   141
Crick, F.   120
Culver, C.M.   231
Curran, C.E.   266
D'Agostino, F.   47, 82, 168, 172, 349
Dalla, Torre G.   83
Da Re, A.   63
Darwin, C.   64, 99-100, 107, 117, 120-121
Delfosse, M.L.   328
Delgado, L.   12, 53
Dell' Utri, M.   57
Demmer, K.   238
De Vries, H.   100
Di Pietro, M.L.   14, 47, 75
Donati, P.   81
Dykstra, T.   320
Eccles, J.   52, 76, 104, 109, 150
Edwards, B.J.   290
Egidi, R.   57
Egozcue, J.   335
Emanuel, E.J.   230
Emanuel, L.L.   275
Engelhardt, H.T.jr.   18, 72, 229, 281
Engels, F.   250
Entralgo, P.L.   159, 239, 272
Eusebi, L.   285

Facchini, F.   95, 117
Faccini, J.M.   327
Fagone, V.   146
Fasanella, G.   14
Finance, (de) J.   175, 184
Finfer, S.   284
Finnis, J.M.   85, 203
Fiori, A.   86-87, 146, 251
Fisichella, R.   39
Fisso, M.B.   119
Flamigni, C.   33, 87
Flamming, W.   100
Fleming, A.   48
Flick, M.   186
Fondi, R.   86, 107, 117
Forestier, P.   220
Fost, N.   289, 303
Foucault, M.   153
Franchini, A.   225, 255
Franciscis, (de) A.   341
Frankena, W.   57
Frankl, V.   271
Frattallone, R.   237
French, C.V.   122
Gadamer, H.G.   76, 160, 261-263
Galantino, N.   91
Galeno   139
Galilei, G.   21, 139, 246
Gaylin, W.   6, 7
Gengis, Khan   65
Gerin, G.   329, 332, 335
Gert, B.   54, 231
Gevaert, J.   91, 95, 128, 130, 133, 135, 140, 143, 150, 175, 192
Ghetti, V.   17
Giacomini, B.   118
Giannini, G.   136
Gillon, R.   231
Giovanni, XXIII   198, 224
Giovanni, Paolo II   23-24, 103, 116, 124, 305
Gobel, P.   343

人 名 索 引

Goffi, T.　184
Goglia, G.　113, 117
Gracia, (Guillén) D.　3, 11–12, 18, 54–55, 71, 73–74, 80, 272
Grassani, G.　123
Grasse, P.P.　95
Grasso, P.G.　127
Griener, G.G.　289
Grmek, M.D.　161
Grodin, M.A.　54
Guardini, R.　162
Guarnieri, E.　91
Günthor, A.　184, 235–237
Habermas, J.　38, 74–75, 86, 212, 247
Haddad, A.M.　290
Haeckel, E.　106
Hampshire, S.　57
Hare, R.M.　59, 70, 73
Häring, B.　161, 184, 222, 224, 271
Harsanji, J.C.　70, 73
Hartmann, N.　73
Hayes, G.J.　320
Hayes, S.C.　320
Heidegger, M.　129, 133, 148–149
Heisenk, H.J.　64
Hellegers, A.E.　5–6, 8–9, 11
Herranz, G.　71, 334
Hervada, J.　76
Hitler, A.　65
Hobbes, T.　69, 83–84
Höffner, J.　85
Hosford, B.　289–290
Hou, Ya-Ming　103
Hume, D.V.　20, 56–63, 70, 150, 156, 209, 356
Husserl, E.　148, 193
Iadecola, G.　274, 285
Iandolo, C.　28, 270
Introna, F.　26
Ippocrate　19–22, 45, 139, 163, 233, 240, 251, 272–273, 349–350, 356
Isambert, F.A.　289

Jacob, F.　49, 102, 141, 243–244
Jacobelli, J.　49
Jameton, A.L.　7
Jaspers, K.　52–53, 129, 135, 287
Jolif, J.Y.　128
Jonas, H.　13, 26, 36, 46, 97, 124, 243, 247, 256
Jonsen, A.R.　3, 7, 54
Josserand, C.　220
Kant, I.　61, 110–111, 201, 207–208, 212
Kasimba, P.　320
Kass, L.R.　170
Kelly, M.J.　289, 293
Kelsen, H.　66, 83
Kimura, R.　322
Kleinknecht, H.　142
Kornberg, A.　102
Ladrière, J.　51, 245
Lalande, A.　192
Lamarck, J.B.　99
Lamotte, B.　243–244
Langan, J.P.　79
Lecaldano, E.　57, 69
Leibniz, G.　139–140
Leone, S.　18, 193, 237
Leopold, A.　5, 119
Lery, N.　220
Levi, A.　40, 83, 290
Lévinas, E.　40, 133
Levine, R.J.　290
Lifton, R.J.　24
Limat, R.　220
Linneo　99
List, P.C.　15, 57, 61–62, 78, 81, 84, 113, 119
Livi, A.　37, 62
Locatelli, F.　131
Locke, J.　156
Lombardi, Ricci M.　15, 95, 247
Lombardi, Vallauri L.　15, 95, 247
Lonergan, B.　38

Longair, M.S.　118
López, Trujillo A.　14
Lorenzetti, L.
Lovelock, J.　121
Lucas, Lucas R.　91, 95, 107
Lucioni, C.　303
Lusting, B.A.　333-334
Luyten, N.　136
Lynch, A.　7
Lynkeus, J.P.　110
MacIntyre, A.　10
Magni, S.F.　57
Malebranche, N.　139-140
Malherbe, J.F.　12, 133, 198, 268-269
Mancini, I.　250
Mancuso, S.　14
Manga, P.　170
Marcel, G.　91, 128, 147, 149
Marcozzi, V.　95, 107
Marcuse, H.　66-68, 140
Maritain, J.　63, 76, 91, 108, 131-132, 135, 147, 154, 158, 175-177, 181, 192, 198, 207, 212
Marx, K.　140, 250
Mascitelli, E.　297
Masini, V.　263
Massarenti, A.　33, 87
Matthaei, J.H.　102
May, W.E.　99, 266
Mayer, E.　99
Mazzantini, G.　136
Melchiorre, V.　68, 140, 148
Mele, V.　14, 46-47, 54
Melina, L.　92, 205
Mendel, G.　100-101
Merleau-Ponty, M.　148
Merton, R.K.　49
Metters, J.　332
Meyer, R.　142
Mill, J.S.　16, 20, 64, 70, 75, 207, 217, 227, 237
Miller, S.　101

Mitcham, C.　49
Mitterrand, F.　331
Mohamed, Hasin　20
Moltmann, J.　188
Mondin, B.　91
Monod, J.　96, 102, 104-105, 113, 117, 244
Montalenti, G.　239
Moore, G.　56, 60-61
Morchio, R.　99
Morgan, T.H.　101
Mori, M.　16, 33, 69, 87, 149, 169, 347
Morin, E.　111, 239
Morris, B.　293
Mosè, Maimonide　20
Mosso, S.　198
Mouroux, J.　150, 186
Muller, A.W.　101
Muratore, S.　107, 118
Nebuloni, R.　140
Neri, G.　14, 65
Nespor, S.　170
Nicod, B.　220
Nietzsche, F.　250
Nirenberg, M.W.　102
Nozick, R.　48
Nuyens, F.　143
Ogier, M.　220
Oppenheim, F.E.　57
Osborne, L.W.　290
Osswald, W.　333
Palazzani, L.　55, 70, 72-73, 76, 79, 86, 107, 234, 285
Paolo, VI　23-24
Pasteur, L.　98
Pastori, G.　95, 107
Pauling, L.　102
Pellegrino, E.D.　9-10, 53-54, 79, 234, 279-280, 318, 353
Percival, T.　273
Perico, G.　284

Perrin, N.　220
Pessina, A.　32, 62, 80, 82, 145, 199, 201, 247, 254, 261-263, 265-266, 275, 303, 345
Petersen, U.H.　329
Petroni, A.　33, 87
Piana, G.　64, 184, 186, 192, 237-238, 240
Pinckaers, S.　189, 192, 202
Pio, XI　224
Pio, XII　22-24, 103, 305
Piot, G.　220
Platone　19, 21, 37, 96, 137-138, 142, 160, 163-165
Poincaré, H.　59
Popper, K. R.　52, 60, 66, 76, 104, 109-110, 150, 244, 245
Porro, C.　119
Porter, R.　240
Possenti, V.　62, 68-69, 76-77, 93, 95-96, 105, 131, 155-156, 198, 209, 211-213
Potter, V.R.　3-5, 28, 46
Poupard, P.　39
Premuda, L.　240
Privitera, S.　18, 64, 192-193, 237-238
Przewozny, B.　120
Putnam, H.　57, 61-62, 193, 211
Quarello, E.　236
Quattrocchi, P.　7, 239
Quinlan, K.A.　292-294
Quinzio, S.　69
Ramsey, J.T.　135
Ramsey, P.　8
Ratzinger, J.　38, 86
Rawls, J.　73, 207
Reale, G.　20, 51-52, 66, 94, 99, 129, 136, 144, 146, 148-149, 163, 334, 335
Redi, F.　98
Regan, T.　120

Reich, W.T.　5, 7, 9, 28-29, 290, 320
Reid, J.L.　327
Reiser, S.J.　247-248, 266
Remotti, F.　64
Rentchnick, P.　225
Ricoeur, P.　151, 176, 192
Riis, P.　324
Rodotà, S.　168
Rodriguez, Luño A.　192, 197, 206-207
Rogers, A.　11, 324
Rolston, H.　103
Romano, C.　24, 38, 113, 117, 123
Roselli, A.　138
Rosner, F.　290-291
Ross, D.　49, 75, 83, 101, 229
Rossi, P.　49
Rossi, T.　49
Russo, M.T.　111, 120, 159-160, 165, 172
Sacchini, D.　199, 201, 254, 261, 263, 266, 275, 303, 345
Sandel, M.　208
Santosuosso, R.　170
Sartre, J.P.　66, 129, 140
Satolli, R.　170, 263
Scarpelli, U.　16, 33, 54, 57, 66, 69, 87
Scheler, M.　73, 128, 135, 150, 193
Schimmel, P.　103
Schlick, M.　58
Schoonenberg, P.　135
Schooyans, M.　12, 69
Schweiser, E.　142
Scola, A.　131, 143
Scudder, J.R.　79
Seifert, J.　59, 71-72, 76, 78, 147
Sella, G.　99
Sermonti, G.　107, 117
Serra, A.　14, 47, 65, 353, 356
Serres, M.　47
Sgreccia, E.　14, 17, 23, 46-47, 49,

51, 55, 65, 70-73, 75, 80, 82, 119, 123, 146, 152, 161, 200, 203, 217, 243, 247, 255, 286, 290, 298, 303, 311, 327, 340, 353-354, 356
Sgreccia, P.   62
Shelp, E.E.   79, 89
Sherman, M.   320
Sherwin, S.   54
Shorter, E.   272
Siegler, M.   79
Singer, P.   11, 70, 72, 121, 320
Smart, J.J.   70
Socrate   19, 130
Spaemann, R.   68, 92, 98, 126, 191, 203, 206
Spagnolo, A.G.   7, 14, 17, 71, 75, 199, 201, 227, 254, 261, 263, 266, 275, 290, 303, 311, 324, 327, 334, 340-341, 345, 347
Spallanzani, L.   98
Spinsanti, S.   18, 24, 26, 29, 45, 140, 161, 328, 334
Squarise, C.   136, 142
Staglianò, A.   37
Stevenson, C.L.   57, 66
Storch, J.L.   289
Stroppiana, L.   240
Strumia, A.   7, 37, 39, 62, 92, 111
Styczen, T.   83
Sutton, W.S.   101
Tanzella, Nitti G.   7, 37, 39, 62, 92, 111, 117
Tantalo, A.   26
Targonski, F.   120
Teilhard, de Chardin   104
Testart, J.   47
Tettamanzi, D.   17, 89
Theoret, S.   11, 54, 290
Thévoz, J.-M.   336
Thomasma, D.C.   10, 53-54, 79, 234, 279-280
Timio, M.   247

Todisco, O.   120
Tommaso d'Aquino, (san)   82, 88, 108, 125, 129, 131-132, 134, 138, 142-143, 146, 155, 173, 177-178, 189, 195, 199, 202-204, 206-207, 210, 250
Torrelli, M.   26, 305
Toulmin, S.   57
Tripaldi, E.   320
Vaccaro, C.   337
Vaccaro, L.   84
Valori, P.   14, 40, 57, 152, 186, 192-193
Van Beneden, E.   100
Vanni, Rovighi S.   53, 63, 76, 80, 91, 95, 99, 107, 113, 131, 143, 173, 175, 178, 199, 202-203, 250
Veatch, R.M.   73, 79, 290, 293
Vedrinne, J.   53, 189
Vella, C.G.   7, 99
Viafora, C.   3, 15, 75, 209, 227, 230
Vial, Correa J.de D.   49, 80, 82, 200, 203, 247
Viano, C.A.   64, 69
Vico, G.   66
Vidal, M.   53, 184
Villa, L.   53, 189, 243
Viola, F.   198, 222
Von Wright, G.H.   57
Voorzanger, B.   64
Waller, L.   322
Walters, L.   9, 89, 290
Warnock, M.   332
Waters, W.E.   289
Watson, J.   102
Weber, M.   64, 212
Weismann, A.   100
Wikler, D.   316, 320, 323, 329, 333
Williams, B.   70
Wilson, E.O.   64
Wittgenstein, L.   57, 59
Zalba, M.   222

Zanchetti, M.　　307
Zatti, M.　　118
Zecchinato, P.　　57

Ziglioli, R.　　252
Zubiri, X.　　12, 91

事項索引

ア行

安楽死（Eutanasia）
　社会的——（sociale）　225
医学と環境（Medicina e ambiente）
　256-257
医学と社会（Medicina e società）
　249-256
医学の専門化（Specializzazione medica）
　241
医学の人間化（Umanizzazione della medicina）　125-126
医学倫理学のイスラムの規程（Codice islamico di etica medica）　24
医師・患者関係（Rapporto medico-paziente）
　基礎（fondazione）　271-273
　性質（natura）　267-274
　徳（virtù）　285-287
　モデル（modelli）　275-279
医師の像（Medico, figura del）　24
医師のパターナリズム（Paternalismo medico）　275
生きているものの自律（Autonomia del vivente）　95
一応の義務論（Deontologia prima facie）　75
イデオロギー（Ideologia）　250-251
遺伝子コード（Codice genetico）
　102-103
遺伝の法則（Leggi genetiche）
　100-103
インフォームド・コンセント（Consenso informato）　282-285
エリチェ文書（Erice, documento di）
　29

カ行

科学技術（Tecnologia）
　——と医学（e medicina）　246-248
　——とリヴィング・ウィル（Testamenti di vita）　282
科学と信仰の関係（Rapporto tra scienza e fede）　36-41
環境決定論的倫理学（Etiche ecologiste）
　118-122
還元主義（Riduzionismo）　108-112, 243-246
患者の善（Bene del paziente）
　279-282, 305
機械論（Meccanicismo）　94, 139
記述倫理学（Etica descrittiva）　63, 173
規範倫理学（Etica normativa）　174
義務論的倫理学（Etica deontologica）
　207-208
客観的／主観的道徳（Morale oggettiva/soggettiva）　181-189
強制的保健措置（Trattamento sanitario obbligatorio）　285
共通善（Bene comune）→社会性・補完性の原則（生命倫理学の原則）
クィンラン事件（Quinlan, caso）　293
系統発生（Filogenesi）→進化論
ゲノム・プロジェクト（Progetto Genoma）　46
健康（Salute）　163-168, 216-218
原則主義（Principialismo）　74, 226-234
原則の倫理学（Etica dei principi）
　74-75, 79
現代倫理学（Etica contemporanea）

事 項 索 引　　　　　　　　　　　　　　441

209-211
合一である全体（Unitotalità）　78, 151
功利主義（Utilitarismo）　→実用主義・功利主義モデル（生命倫理学のモデル）
個体発生（Ontogenesi）　→進化論
国家生命倫理委員会（Comitato Nazionale per la Bioetica）　283, 313, 317, 321, 329, 331, 334, 336-337, 344-345, 347
国家保健事業（Servizio Sanitario Nazionale）　252-253
コミュニケーションの倫理学（Etica della comunicazione）　73

サ　行

「三角形」方式（Metodo "triangolare"）→生命倫理学の方法論（Metdologia in bioetica）
自然主義的誤謬（Fallacia naturalistica）　56-61
自然道徳法（Legge morale naturale）　192-205
自然と文化（Natura e cultura）　65
実験的方法（Metodo sperimentale）　48
実定法（Legge positiva）　→生命倫理学と法律
社会（Società）　→医学と社会
　　──契約論（Contrattualismo）　72
自由（Libertà）　66-69, 176, 189-192
　　──の条件付け（condizionamenti della）　185-186
　　──意志（Volontà）　175
職業義務規程（Codici deontologici）　25-26
進化論（Evoluzionismo）　65, 99-108, 115-116
人格（Persona umana）　127-134
　　──と健康と病気（e salute e malattia）

158-162, 214-218
　　──超越性（trascendenza）　152-158
人権（Diritti dell' uomo）　25, 301, 305
身体（Corpo）
　　商品化された──（commercializzazione del）　168-173
身体性（Corporeità）　135
　　二元論的概念（concezione dualistica）　136-140
　　一元論的概念（concezione monistica）　140-141
　　人格主義的概念（concezione personalista）　142-152
生気論（Vitalismo）　94, 257
生の質（Qualità della vita）　70-71
生命（Vita）
　　──と目的論（e teleologia）　95-98
　　──の定義（definizione di）　91
　　──倫理的生（Vita etica）　173-175
生命倫理委員会（Comitati di Bioetica）
　　──とサン・マクート憲章（e Carta di San Macuto）　345-347
　　イタリアにおける状況（situazione in Italia）　336-348
　　機能（funzioni）　307-310
　　国際的な状況（situazione internazionale）　315-336
　　準拠する規準（criteri di riferimento）　299-301
　　性格（caratteristiche）　312-315
　　設置のレベル（livelli di istituzione）　316-317
　　前提条件（presupposti）　292-296
　　定義（definizione）　291
　　統合的モデル（modello integrato）　347
　　判断のパラメーター（parametri di

giudizio) 304-307
ユネスコとその―― (Unesco e suo Comitato di Bioetica) 350-351
歴史 (storia) 292-294
生命倫理学（学問分野としての）(Bioetica, come disciplina)
　領域 (ambiti) 29
　定義 (definizioni) 3-6, 26-34
　世俗的生命倫理学とカトリック生命倫理学の論争 (dibattito b. laica e b. cattolica) 48, 86-89
　――と医学 (e medicina) 239-266
　――と医学倫理学 (e etica medica) 17-20
　――と学際性 (e interdisciplinarietà) 34-41
　――の起源 (origine della) 3-6
　――と教導職 (e magistero) 21-24
　――とキリスト教思想 (e cristianesimo) 21-24
　――と啓示 (e Rivelazione) 21-23
　――と神学 (e teologia) 22-26
　――と生物医科学 (e scienza biomedica) 48-53
　――と人間学 (e antropologia) 34-41
　――と法律 (e diritto) 82-86
　――と民主主義 (e democrazia) 84-86
生命倫理学事典 (Encyclopedia of bioethics) 28-32
生命倫理学センター (Centri di bioetica) 7-17
生命倫理学の教育 (Insegnamento di bioetica) 4-17
生命倫理学の原則（人格主義）(Principi della bioetica personalista) 214-226
　生命保護の (di difesa della vita) ―― 214
　自由と責任の (di libertà e responsabilità) ―― 219
　社会性・補完性の (di socialità e sussidiarietà) ―― 223-226
　全体性または治療の (di totalità o terapeutico) ―― 221
生命倫理学の原則（北米）(Principi della bioetica nord-americana) 226-234
　自律の (di autonomia) ―― 227
　正義の (di giustizia) ―― 227
　施善の (di beneficialità) ―― 227
生命倫理学の方法論 (Metodologia in bioetica) 79-82, 299
生命倫理学のモデル (Modelli di bioetica) 54-78
　急進的自由の (liberal radicale) ―― 73-74
　実用主義・功利主義の (pragmatico-utilitarista) ―― 69-72
　社会契約論の (contrattualistico) ―― 72
　社会生物学の (sociobiologista) ―― 63-64
　主観主義の (soggettivista) →急進的自由の
　人格主義の (personalista) ―― 75-79
生命倫理条約 (Convenzione sulla bioetica) 25
世界教会協議会 (Consiglio ecumenico delle Chiese) 24
責任 (Responsabilità) 35, 179, 219-220, 301-303
善 (Bene) 174-176
創造論 (Creazionismo) 116-117, 123

　　　　タ・ナ　行

治療拒否 (Rifiuto delle cure) 284
討議倫理学 (Etica del discorso) 212-213

道徳規範（Norme morali） 192-198
道徳的諸価値（Valori morali）
　192-199
道徳法と市民法（Legge morale e legge civile） 81, 82
徳（Virtù） 177, 285-287
徳倫理学（Etica delle virtù） 78

ニュルンベルク裁判（Norimberga, processo di） 24
人間中心主義（Antropocentrismo）
　117-124, 257
人間の原則（Principio antropico）
　117-118
　寛容の（di tolleranza）── 69
　責任の（di responsabilità）──
　　45-46
　二重結果の（del duplice effetto）──
　　236-238
　より小さい悪の（del male minore）
　　── 235-236
認識論的正当化（Giustificazione epistemologica） 43-44
年齢に適合した質（QALY） →生の質

ハ　行

反人間中心主義（Anti-antropocentrismo）
　117-124, 257
ヒポクラテスの誓い（Ippocrate, giuramento di） 20-22
ヒュームの法則（Hume, legge di）
　56-61

費用／便益の原則（Costo/beneficio, principio del） 70
病者の諸権利（Diritti del malato）
　301-302
複雑性（Complessità） 239, 297
　──のパラダイム（Paradigma della complessità） 111
ベルモント・レポート（Belmont Report） 227
法実証主義（Positivismo giuridico）
　83
保健医療制度のモデル（Modelli di organizzazione sanitaria） 252
保健従事者憲章（Carta degli Operatori Sanitari） 268, 294

マ・ラ　行

メタ倫理学（Meta-etica）　→生命倫理学のモデル
目的論的倫理学（Etica teleologica）
　205- 209
良心（Coscienza） 179-189
　──の異議（Obiezione di coscienza）
　　82
倫理委員会（Comitati Etici）　→生命倫理委員会
倫理学的可知論／倫理学的不可知論（Cognitivismo / non-cognitivismo etico） 56-61
倫理の最小限（Minimo etico） 82

エリオ・スグレッチャ枢機卿（S. Em. Card. Elio Sgreccia）
1928年アルチェーヴィア（イタリア，アンコーナ州）に生まれる。1952年司祭叙階，1993年司教叙階，2010年枢機卿に任命される。1963年ボローニャ大学神学部卒業。1974年より聖心カトリック大学医学部で霊的支援（assistente spirituale），1985－2006年同大学生命倫理センター長，1992－2000年同大学生命倫理研究所長，1990－2006年イタリア国家生命倫理委員会委員，1994－2008年教皇庁生命アカデミー副会長および会長，2009年より名誉会長，2004年より「生命の贈物（Donum Vitae）」協会会長等。
〔著書〕本書文献一覧参照。

秋葉 悦子（あきば・えつこ）
1958年千葉市に生まれる。1991年上智大学大学院法学研究科博士後期課程修了。上智大学法学部助手，国立精神神経センター・精神保健研究所研究員等を経て現在富山大学経済学部経営法学科教授。2004年より教皇庁生命アカデミー客員委員。
〔著訳書〕『人格主義生命倫理学－死にゆく者，生まれてくる者，医職の尊厳の尊重に向けて』（創文社，2014年），『INITIUM VITAE「人」の始まりをめぐる真理の考察』（毎日新聞社，2010年），教皇庁生命アカデミー『着床前の段階のヒト胚―科学的側面と生命倫理学的考察』（カトリック中央協議会，2008年），『人間の尊厳と生命倫理・生命法』ホセ・ヨンパルト共著（成文堂，2006年）『ヴァチカン・アカデミーの生命倫理』（知泉書館，2005年）他。

〔人格主義生命倫理学総論〕　　　　　　　ISBN978-4-86285-206-9

2015年3月5日　第1刷印刷
2015年3月10日　第1刷発行

訳　者　秋　葉　悦　子
発行者　小　山　光　夫
製　版　ジ　ャ　ッ　ト

発行所　〒113-0033 東京都文京区本郷1-13-2
電話03(3814)6161 振替00120-6-117170
http://www.chisen.co.jp
株式会社　知泉書館

Printed in Japan　　　　　　　　印刷・製本／藤原印刷